PathoMaps

Thomas Cerny
Kirill Karlin
(Hrsg.)

PathoMaps

Klinisch-pathologische Übersichtskarten

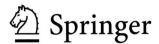

Herausgeber:
Thomas Cerny
Assistenzarzt Innere Medizin, Stadtspital Triemli, Zürich, Schweiz

Kirill Karlin
Tox Info Suisse, Zürich, Schweiz

ISBN 978-3-662-57438-6   ISBN 978-3-662-57439-3 (eBook)
https://doi.org/10.1007/978-3-662-57439-3

Die Deutsche Nationalbibliothek verzeichnet diese Publikation in der Deutschen Nationalbibliografie; detaillierte bibliografische Daten sind im Internet über http://dnb.d-nb.de abrufbar.

Springer
© Springer-Verlag GmbH Deutschland, ein Teil von Springer Nature 2019
Das Werk einschließlich aller seiner Teile ist urheberrechtlich geschützt. Jede Verwertung, die nicht ausdrücklich vom Urheberrechtsgesetz zugelassen ist, bedarf der vorherigen Zustimmung des Verlags. Das gilt insbesondere für Vervielfältigungen, Bearbeitungen, Übersetzungen, Mikroverfilmungen und die Einspeicherung und Verarbeitung in elektronischen Systemen.
Die Wiedergabe von Gebrauchsnamen, Handelsnamen, Warenbezeichnungen usw. in diesem Werk berechtigt auch ohne besondere Kennzeichnung nicht zu der Annahme, dass solche Namen im Sinne der Warenzeichen- und Markenschutz-Gesetzgebung als frei zu betrachten wären und daher von jedermann benutzt werden dürften.
Der Verlag, die Autoren und die Herausgeber gehen davon aus, dass die Angaben und Informationen in diesem Werk zum Zeitpunkt der Veröffentlichung vollständig und korrekt sind. Weder der Verlag noch die Autoren oder die Herausgeber übernehmen, ausdrücklich oder implizit, Gewähr für den Inhalt des Werkes, etwaige Fehler oder Äußerungen. Der Verlag bleibt im Hinblick auf geografische Zuordnungen und Gebietsbezeichnungen in veröffentlichten Karten und Institutionsadressen neutral.

Umschlaggestaltung: deblik Berlin
Fotonachweis Umschlag: © stockadobe.com/RAWKUS

Springer ist ein Imprint der eingetragenen Gesellschaft Springer-Verlag GmbH, DE und ist ein Teil von Springer Nature
Die Anschrift der Gesellschaft ist: Heidelberger Platz 3, 14197 Berlin, Germany

Gewidmet all jenen, die sich in der heutigen Medizin Zeit nehmen,
zu unterrichten und ihr Wissen weiterzugeben

Danksagung

Zuallererst gilt unser Dank allen Beitragsautorinnen und Beitragsautoren. Sie haben sehr viel Zeit, Denkarbeit und Geduld aufgebracht, um Synthesen aus fachlicher Korrektheit und didaktischer Vereinfachung mit uns zu diskutieren. Ohne sie wäre dieses Buch niemals zustande gekommen.

Wir danken den zahlreichen Studenten, die das initiale OnlineProjekt so intensiv nutzten und uns wiederholt baten, daraus ein Buch zu entwickeln. Hierbei danken wir auch Holger Moch, der uns zu diesem Vorhaben ermutigt und dabei unterstützt hat.

Grosser Dank gebührt Gregory Fretz, Peter Vogt, Andreas Kistler, Simone Brandt und Stefan Christen; sie haben als Beitragsautoren der ersten Stunde massgeblich am Aufbau der Kapitelstruktur mitgewirkt und geholfen, dass das Buchprojekt an Fahrt gewann.

Ebenso möchten wir den Mitgliedern unserer Fokusgruppe danken, welche die ersten Kapitelentwürfe gegenlasen und wichtige Bemerkungen aus Studentensicht gaben: Sandra Anusic, Alexandra Auf der Maur, Stephan Baumann, Corina Bräm, Mateusz Dzwiecki, Isabel Maria, Gian-Marco Monsch, Cathia Moser, Bettina Pfister, Liliane Raess, Geraldine Rossi, Lea Sieber, Giovanni Simoni, Nicole Strickler, Joachim Tanner, Raphael Vaccani.

Für das Gegenlesen der Kapitel aus Sicht der Assistenzärzte danken wir Leta Bazzi, Myriam Briner, Matthias Kis, Nadja Scheiwiller, Daphne Schönegg und Moritz Schwyzer.

Für die stets kompetente Unterstützung bei der Erstellung des Buches möchten wir uns ausserordentlich beim Springer-Verlag bedanken. Insbesondere danken wir Anja Goepfrich, Renate Scheddin, Rose-Marie Doyon und Barbara Karg für die stets professionelle Unterstützung und das geduldige Eingehen auf unsere Gestaltungswünsche. Für das kritische Lektorat danken wir Martina Kahl-Scholz. Auch dem Team der Fotosatz-Service Köhler GmbH in Würzburg sei für die hervorragende Arbeit gedankt.

Zahlreiche Personen haben uns in den vergangenen Jahren mit Ihren Rückmeldungen, Hinweisen und Korrekturvorschlägen unterstützt und inspiriert. Wir danken in alphabetischer Reihenfolge:
Mohannad Abou Shoak, Bea Albermann, Simon Bachmann, Monica Bazzi, Rémy Bourgois, Gustav Büscher, Luise Fleischer, Duri Gianom, Johanna Gluderer, Jawid Jalal, Emanuela Keller, Werner Kempf, Matthias Kis, Judith Kurmann, Michael Kurrer, Klara Landau, Peggy Mason, Brice Mouttet, Urs Mühlematter, Lara Muralt, AssistenzärztInnen Ospidal Scuol, Pablo Pagliarani, Claudine Peter, Sereina Roffler, Patrizia Sager, Franca Schaad, Nadja Scheiwiller, Hans Schmid, Isabella Schwyzer, Mathilde Spiess, Roger Staub, Niklas Stauffer, Christian Thüring, Charles Till, Fuat Vojka, Reto Winkler, Helen und Peter Witmer-Höhener, Michael Zbinden.

Wir danken unseren Familien und engsten Freunden, die uns tragen und ertragen: Eva, Marina, Zdenek, Ilya, Caroline, Tania, Nadja und Alicia.

Vorwort

Seit Beginn des Projektes PathoMaps leitet uns ein Grundgedanke: Eine Ansammlung von Fakten ohne erkennbare Struktur überfordert und erschwert deren *Begreifen* – und somit die Freude am Lernen. Wenn viele Krankheitsbilder sich auf den ersten Blick ähnlich sehen, dann fällt es schwer, Ihre Eigenheit zu erlernen. Es ist so, als müsste man in der Luft schwebende Bücher auswendig lernen; anstatt zunächst ein Büchergestell zu konstruieren, worin die Bücher eingeordnet werden können.

Während unseren klinischen Studienjahren erging es uns oft so: es gab zwar ausgezeichnete Lehrmittel mit jeweils eigenen Schwerpunkten, aber es fiel uns und unseren Mitstudenten schwer, einen systematischen Grobüberblick über die Pathologien der Humanmedizin zu behalten. Der lineare Aufbau der meisten Lehrmittel erschwerte es, einen solchen zu erarbeiten. Begriffsunterschiede zwischen Lehrbüchern, Vorlesungen und Internetquellen verkomplizierten dies noch zusätzlich.

Was es brauchte, war pro Organsystem eine logisch strukturierte und visuell ansprechende Übersichtskarte, welche alle relevanten Informationen zusammenführt. Eben eine Art orientierende Landkarte der menschlichen Pathologien – daher der Name *PathoMaps*. Die PathoMaps sollen jenes Büchergestell bieten, das Ordnung und Übersicht schafft. Ihre Kategorien sollen die kognitiven Anker sein, an welche die Lernenden weitere Fakten anbinden können. Dadurch – so die Hoffnung – kann Interesse und Freude zur weiteren Vertiefung entstehen.

Weil dies oft zu Verwirrungen führte, schicken wir an dieser Stelle voraus: die PathoMaps sind kein klassisches Lehrbuch für *Pathologie* (im engeren Sinne des medizinischen Fachgebietes, der Analyse von Gewebe), sondern eine Auslegeordnung der menschlichen *Pathologien* (im Sinne einer klassischen Krankheitslehre). Ebensowenig ersetzen die PathoMaps eigentliche Fachlehrbücher für die einzelnen Organsysteme. Vielmehr sind sie ein hilfreicher Begleiter – quasi ein Navigationswerkzeug – für die klinischen Studienjahre.

Dieser Leitgedanke prägte von Anfang an auch ihre Form: um möglichst schnell Orientierung zu bieten, folgen die Pathomaps soweit möglich stets dem gleichen Aufbau; z.B. findet sich die Spalte mit kongenitalen Erkrankungen immer ganz links, die Neoplasien hingegen immer ganz rechts auf der Übersicht; die Textboxen enthalten die erwähnten Fakten (Epidemiologie, Ätiologie, Pathogenese, Klinik etc.) immer in der gleichen Reihenfolge.

Erste inhaltliche Überarbeitung erfuhren die PathoMaps nach Studienabschluss, als wir sie via Internet weiteren Medizinstudenten zur Verfügung stellten. Durch die rege Nutzung bekamen wir zahlreiche Rückmeldungen und Verbesserungsvorschläge. Gleichzeitig kam der wiederholte Wunsch nach einer Buchform auf. Dadurch wurde der Auftakt zu einer zweiten inhaltlichen Überarbeitung eingeläutet: um die Qualität zu steigern, bedurfte es der Unterstützung durch Fachärztinnen und Fachärzte, so dass nun an jedem Kapitel mindestens ein Facharzt aus Klinik und Pathologie mitarbeitet. Dadurch wurden Struktur und Inhalt der PathoMaps erneut weiterentwickelt und verbessert.

Geblieben ist der möglichst einheitliche Aufbau (siehe „Spiegelseite"), als auch der Wunsch nach kontinuierlichem Austausch mit den Lesern. Alle Rückmeldungen zu Form und Inhalt werden wir gerne bei künftigen Versionen der PathoMaps mitberücksichtigen. Wir bitten daher alle Leserinnen und Leser, uns ihre Korrekturen, Einwände, Fragen und Verbesserungsvorschläge zukommen zu lassen.

Wir wünschen entspannteres und freudiges Lernen.

Kirill Karlin und Thomas Cerny
Zürich, im Juli 2018

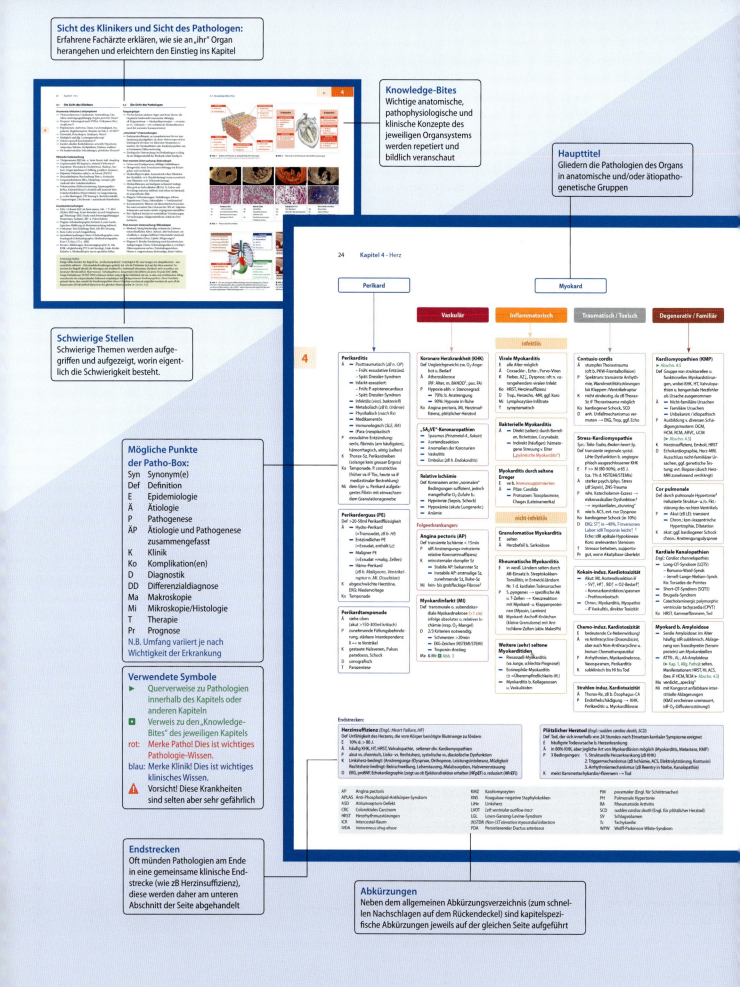

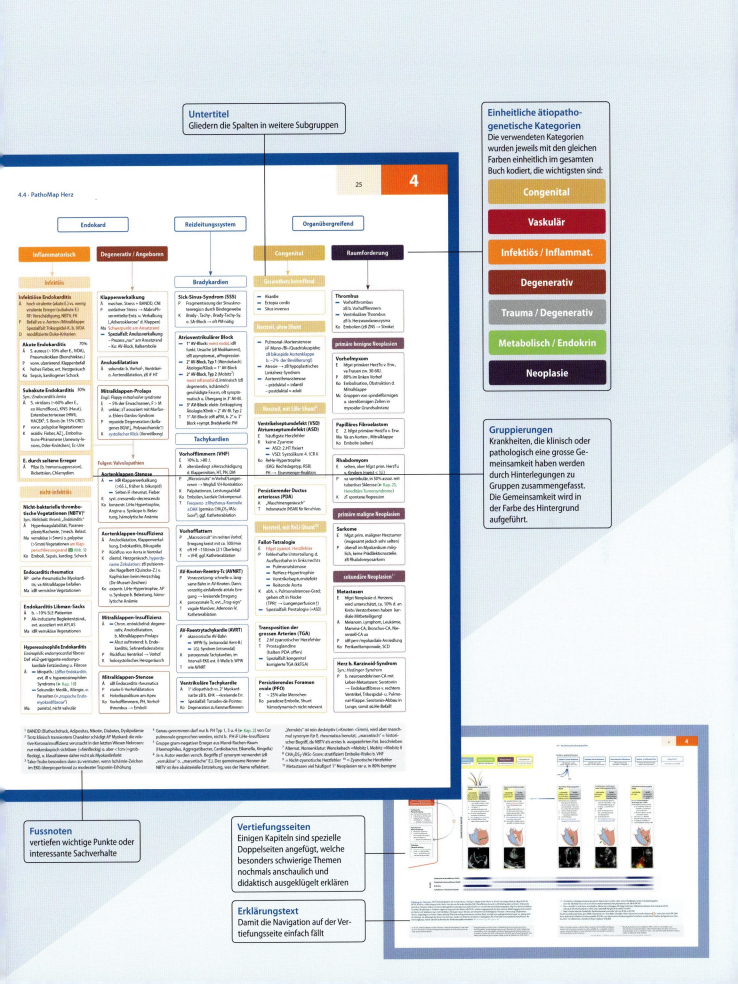

Inhaltsverzeichnis

1	**Allgemeine Pathologie**	1
	Peter Vogt, Holger Moch (Pathologen)	
1.1	PathoMap Allgemeine Pathologie	2
1.2	Knowledge-Bites Allgemeine Pathologie	4
2	**Respirationstrakt**	7
	Gregory Fretz (Kliniker), Peter Vogt (Pathologe)	
2.1	Die Sicht des Klinikers	8
2.2	Die Sicht des Pathologen	8
2.3	Knowledge-Bites Respirationstrakt	9
2.4	PathoMap Respirationstrakt	10
2.5	Vertiefung: Interstitielle Lungenerkrankungen	12
3	**Gefässe**	15
	Axel Haine, Silvan Jungi (Kliniker), Yara Banz (Pathologin)	
3.1	Die Sicht des Klinikers	16
3.2	Die Sicht des Pathologen	16
3.3	Knowledge-Bites Gefässe	17
3.4	PathoMap Gefässe	18
4	**Herz**	21
	Stefan Christen (Kliniker), Peter Vogt (Pathologe)	
4.1	Die Sicht des Klinikers	22
4.2	Die Sicht des Pathologen	22
4.3	Knowledge-Bites Herz	23
4.4	PathoMap Herz	24
4.5	Vertiefung Kardiomyopathien	26
5	**Hals, Nase und Ohren**	29
	Michael Soyka (Kliniker), Kristian Ikenberg (Pathologe)	
5.1	Die Sicht des Klinikers	30
5.2	Die Sicht des Pathologen	30
5.3	Knowledge-Bites	31
5.4	PathoMap Mundhöhle und Hals	32
5.5	PathoMap Nase und Ohren	34
6	**Ösophagus und Magen**	37
	Monica Rusticeanu, Beat Gloor (Kliniker), Rupert Langer (Pathologe)	
6.1	Die Sicht des Klinikers	38
6.2	Die Sicht des Pathologen	38
6.3	Knowledge-Bites	39
6.4	PathoMap	40
7	**Dünn- und Dickdarm**	43
	Peter Studer, Lukas Brügger (Kliniker), Heather Dawson, Alessandro Lugli (Pathologen)	
7.1	Die Sicht des Klinikers	44
7.2	Die Sicht des Pathologen	44
7.3	Knowledge-Bites	45
7.4	PathoMap	46

8	**Leber und intrahepatische Gallenwege**	49
	Beat Müllhaupt (Kliniker), Achim Weber (Pathologe)	
8.1	Die Sicht des Klinikers	50
8.2	Die Sicht des Pathologen	50
8.3	Knowledge-Bites	51
8.4	PathoMap	52
9	**Gallenblase, extrahepatische Gallenwege und Pankreas**	55
	Beat Gloor (Kliniker), Eva Diamantis-Karamitopoulou (Pathologin)	
9.1	Die Sicht des Klinikers	56
9.2	Die Sicht des Pathologen	56
9.3	Knowledge-Bites	57
9.4	PathoMap	58
10	**Niere**	61
	Andreas D. Kistler (Kliniker), Simone Brandt (Pathologin)	
10.1	Die Sicht des Klinikers	62
10.2	Die Sicht des Pathologen	62
10.3	Knowledge-Bites Niere	63
10.4	PathoMap Niere	64
10.5	Vertiefung: Glomerulopathien	66
11	**Männliche Geschlechtsorgane und ableitende Harnwege**	69
	Daniel Eberli (Kliniker), Holger Moch (Pathologe)	
11.1	Die Sicht des Klinikers	70
11.2	Die Sicht des Pathologen	70
11.3	Knowledge-Bites	71
11.4	PathoMap Männliche Geschlechtsorgane	72
11.5	Vertiefung: Ableitende Harnwege	74
12	**Weibliche Geschlechtsorgane**	77
	Robert Lüchinger (Kliniker), Meike Körner (Pathologin)	
12.1	Die Sicht des Klinikers	78
12.2	Die Sicht des Pathologen	78
12.3	Knowledge-Bites	79
12.4	PathoMap Vulva und Vagina	80
12.5	PathoMap Zervix und Uterus	82
12.6	PathoMap Tube und Ovar	84
13	**Mamma und Schwangerschaftsassoziierte Erkrankungen**	87
	Robert Lüchinger, Konstantin Dedes (Kliniker), Zsuzsanna Varga, Meike Körner (Pathologinnen)	
13.1	Die Sicht des Klinikers	88
13.2	Die Sicht des Pathologen	88
13.3	Knowledge-Bites	89
13.4	PathoMap	90
14	**Weichteile**	93
	Bruno Fuchs (Kliniker), Beata Bode-Lesniewska (Pathologin)	
14.1	Die Sicht des Klinikers	94
14.2	Die Sicht des Pathologen	94
14.3	Knowledge-Bites	95
14.4	PathoMap	96
15	**Gelenke**	99
	Florian Winkler, Sandra Blumhardt (Kliniker), Beata Bode-Lesniewska (Pathologin)	
15.1	Die Sicht des Klinikers	100
15.2	Die Sicht des Pathologen	100

15.3	Knowledge-Bites	101
15.4	PathoMap Gelenke	102
15.5	Vertiefungsseite: Kollagenosen und Spondyloarthritiden	104

16 Knochen ... 107
Bruno Fuchs (Kliniker), Beata Bode-Lesniewska (Pathologin)

16.1	Die Sicht des Klinikers	108
16.2	Die Sicht des Pathologen	108
16.3	Knowledge-Bites	109
16.4	PathoMap	110

17 Haut ... 113
Omar Hasan Ali, Alexander A. Navarini, Lars E. French (Kliniker), Katrin Kerl (Pathologin)

17.1	Die Sicht des Klinikers	114
17.2	Die Sicht des Pathologen	114
17.3	Knowledge-Bites	115
17.4	PathoMap Haut	116
17.5	Vertiefung: Infektionskrankheiten der Haut	118
17.6	Vertiefung: Pigmentsystem-Störungen und Hauttumoren	120

18 Primäre lymphatische Organe (Km, Thymus und peripheres Blut) ... 123
Christine Greil (Klinikerin), Anna Verena Frey, Maximilian Seidl (Pathologen)

18.1	Die Sicht des Klinikers	124
18.2	Die Sicht des Pathologen	124
18.3	Knowledge-Bites	125
18.4	PathoMap Knochenmark und Thymus	126
18.5	Vertiefungsseite: Peripheres Blut	128

19 Sekundäre lymphatische Organe ... 131
Christine Greil (Klinikerin), Anna Verena Frey, Maximilian Seidl (Pathologen)

19.1	Die Sicht des Klinikers	132
19.2	Die Sicht des Pathologen	132
19.3	Knowledge-Bites	133
19.4	PathoMap	134

20 Hypophyse und Nebenniere ... 137
Roman Trepp (Kliniker), Ekkehard Hewer, Aurel Perren (Pathologen)

20.1	Die Sicht des Klinikers	138
20.2	Die Sicht des Pathologen	138
20.3	Knowledge-Bites	139
20.4	PathoMap	140

21 Schilddrüse und Nebenschilddrüse ... 143
Roman Trepp (Kliniker), Aurel Perren (Pathologe)

21.1	Die Sicht des Klinikers	144
21.2	Die Sicht des Pathologen	144
21.3	Knowledge-Bites	145
21.4	PathoMap	146

22 Zentrales Nervensystem ... 149
David Winkler, Luigi Mariani, Dominik Cordier, Raphael Guzman, Gian Marco De Marchis (Kliniker); Jürgen Hench, Stephan Frank (Pathologen)

22.1	Die Sicht des Klinikers	150
22.2	Die Sicht des Pathologen	150
22.3	Knowledge-Bites ZNS	151
22.4	Übersicht wichtigster ZNS-Syndrome	152
22.5	PathoMap ZNS	154

22.6	Vertiefungsseite Zirkulationsstörungen und Traumata	156
22.7	Vertiefungsseite Hirntumoren	158

23 Peripheres Nervensystem und Muskulatur — 161
Jens Petersen, Hans H. Jung (Kliniker), Juliane Bremer, Elisabeth J. Rushing (Pathologinnen)

23.1	Die Sicht des Klinikers	162
23.2	Die Sicht des Pathologen	162
23.3	Knowledge-Bites Peripheres Nervensystem und Muskulatur	163
23.4	PathoMap Peripheres Nervensystem	164
23.5	PathoMap Muskulatur	166

24 Auge — 169
Jens Funk (Kliniker), Peter Meyer (Pathologe)

24.1	Die Sicht des Klinikers	170
24.2	Die Sicht des Pathologen	170
24.3	Knowledge-Bites Auge	171
24.4	PathoMap Auge	172
24.4	Abbildungen Auge	174

25 Erbliche Tumorerkrankungen und Phakomatosen — 177
Karl Heinimann (Medizinischer Genetiker), Aurel Perren (Pathologe)

25.1	Die Sicht des Klinikers	178
25.2	Die Sicht des Pathologen	178
25.3	Knowledge-Bites	179
25.4	PathoMap	180

Serviceteil — 183

Literaturverzeichnis	184
Sachverzeichnis	186

Die Herausgeber

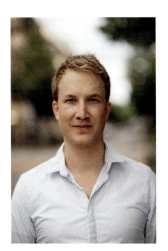

Thomas Cerny

1989 geboren in Schaffhausen, Schweiz. Studium der Humanmedizin in Zürich und Paris. 2017 Promotion. Assistenzarzt in Innerer Medizin, gegenwärtig im Stadtspital Triemli, Zürich. Vorstandsmitglied der *Akademie Menschenmedizin*, die sich für ein Gesundheitswesen einsetzt, das primär den Menschen im Blick hat. Ihn interessiert besonders, wie sich die zunehmende Kommerzialisierung der Medizin auf die Arzt-Patient-Beziehung und die Lehre auswirkt. Beides sieht er dadurch in Frage gestellt und setzt sich für deren Stärkung ein.

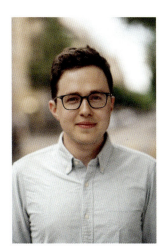

Kirill Karlin

1989 geboren in Krasnojarsk, Sibirien. Studium der Humanmedizin in Zürich, Paris, Tel Aviv und Basel. Assistenzarzt in klinischer Toxikologie in Zürich. Mitgründung und Aufbau des medizinischen Softwareunternehmens *Asimov Medical*, dessen Programme relevante Daten aus Unmengen digitaler Dokumentation extrahieren und ordnen. Das erlaubt mehr Zeit für die eigentliche ärztliche Arbeit und schnellere und bessere Diagnosestellung. Kirill Karlin beginnt demnächst eine Ausbildung zum Pathologen.

Mitarbeiterverzeichnis

Omar Hasan Ali, Dr. med.
Assistenzarzt
Dermatologische Klinik
UniversitätsSpital Zürich
Zürich
omar.hasanali@usz.ch

Yara Banz, PD Dr. med. et phil. nat.
Leitende Ärztin
Institut für Pathologie
Universität Bern
Bern
yara.banz@pathology.unibe.ch

Sandra Blumhardt, KD Dr. med.
Oberärztin, Fachärztin FMH Rheumatologie
UniversitätsSpital Zürich
Klinik für Rheumatologie
Zürich
Sandra.Blumhardt@usz.ch

Beata Bode-Lesniewska, Prof. Dr. med.
Leitende Ärztin Pathologie
UniversitätsSpital Zürich
Institut für Pathologie und Molekularpathologie
Zürich
beata.bode@usz.ch

Simone Brandt, Dr. med.
Oberärztin Pathologie, Fachärztin Pathologie
UniversitätsSpital Zürich
Institut für Pathologie und Molekularpathologie
Zürich
simone.brandt@usz.ch

Juliane Bremer, Dr. med. Dr. sc. nat.
Assistenzärztin
UniversitätsSpital Zürich
Institut für Neuropathologie
Zürich
juliane.bremer@usz.ch

Lukas Brügger, PD Dr. med.
Leitender Arzt Viszerale Chirurgie
Universitätsklinik für Viszerale Chirurgie und Medizin
Inselspital, Bauchzentrum
Bern
lukas.bruegger@insel.ch

Stefan Christen MAS, Dr. med.
Facharzt für Kardiologie und Innere Medizin,
Stv.-Chefarzt, Leiter Spezialgebiete Medizin
Medizinische Klinik
Stadtspital Waid
Zürich
stefan.christen@waid.zuerich.ch

Dominik Cordier, PD Dr. med.
Leitender Arzt Neurochirurgie, Stv. Leiter Hirntumorzentrum
Universitätsspital Basel
Neurochirurgie
Klinikum 1
Basel
Dominik.Cordier@usb.ch

Heather Dawson, Dr. med.
Oberärztin Klinische Pathologie
Institut für Pathologie
Universität Bern
Bern
heather.dawson@pathology.unibe.ch

Gian Marco De Marchis, MSc, PD Dr. med.
Oberarzt Neurologie und Stroke Center
Facharzt für Neurologie
Universitätsspital Basel
Neurologische Klinik und Poliklinik
Basel
gian.demarchis@usb.ch

Konstantin Dedes, PD Dr.med.
Oberarzt
UniversitätsSpital Zürich
Klinik für Gynäkologie
Zürich
konstantin.dedes@usz.ch

Eva Diamantis-Karamitopoulou, Prof. Dr. med.
Leitende Ärztin klinische Pathologie,
Fachärztin für Pathologie
Institut für Pathologie
Universität Bern
Bern
eva.diamantis@pathology.unibe.ch

Mitarbeiterverzeichnis

Daniel Eberli, Prof. Dr. med. Dr. rer. nat.
Leitender Arzt, Facharzt für Urologie, Speziell Operative
Urologie, FEBU
UniversitätsSpital Zürich
Klinik für Urologie
NORD1 B200
Zürich
daniel.eberli@usz.ch

Stephan Frank, Prof. Dr. med.
Facharzt Neuropathologie, Leitender Arzt
Abteilung für Neuro- und Ophthalmopathologie
Institut für Pathologie USB
Basel
stephan.frank@usb.ch

Lars E. French, Prof. Dr. med.
Klinikdirektor und Chefarzt
Dermatologische Klinik
UniversitätsSpital Zürich
Zürich
lars.french@usz.ch

Gregory Fretz, Dr. med.
Facharzt für Innere Medizin und Pneumologie,
Leiter Tagesklinik/ Ambulatorium
Kantonsspital Graubünden
Departement Innere Medizin
Chur
gregory.fretz@ksgr.ch

Anna-Verena Frey, Dr. med.
Assistenzärztin
Department für Pathologie
Institut für Klinische Pathologie
Universitätsklinikum Freiburg
Freiburg, Deutschland
anna.frey@uniklinik-freiburg.de

Bruno Fuchs, Prof. Dr. med. et Dr. sc. nat.
Chefarzt, Leiter Orthopädische Tumorchirurgie
Kantonsspital Winterthur KSW
Klinik für Orthopädie und Traumatologie
Winterthur
bruno.fuchs@ksw.ch

Jens Funk, Prof. Dr. med.
Stv.-Chefarzt
UniversitätsSpital Zürich
Augenklinik und Poliklinik
Zürich
Jens.Funk@usz.ch

Beat Gloor, Prof. Dr. med.
Chefarzt Viszerale Chirurgie
Universitätsklinik für Viszerale Chirurgie und Medizin
Inselspital Bern
beat.gloor@insel.ch

Christine Greil, Dr. med.
Fachärztin für Innere Medizin, Notfallmedizin
Klinik für Innere Medizin I
Hämatologie, Onkologie und Stammzelltransplantation
Universitätsklinikum Freiburg
Freiburg, Deutschland
christine.greil@uniklinik-freiburg.de

Raphael Guzman, Prof. Dr. med.
Chefarzt-Stv., Leitender Arzt Neurochirurgie
Vaskuläre und Pädiatrische Neurochirurgie
Universitätsspital Basel
Neurochirurgie
Klinikum 1
Basel
Raphael.Guzman@usb.ch

Axel Haine, Dr. med.
Facharzt für Angiologie und Allgemeine Innere Medizin
Universitätsklinik für Angiologie
Schweizer Herz- und Gefässzentrum
Inselspital Bern
Universitätsspital Bern
Bern
Axel.Haine@insel.ch

Karl Heinimann, Prof. Dr. med., Dr. phil.II
Stv. Ärztlicher Leiter Medizinische Genetik
Leitung Labor Molekulargenetik
Universitätsspital Basel
Institut für Medizinische Genetik und Pathologie
Basel
karl.heinimann@usb.ch

Jürgen Hench, Dr. med.
Facharzt Neuropathologie FMH, Oberarzt
Abteilung für Neuro- und Ophthalmopathologie
Institut für Pathologie USB
Basel
juergen.hench@usb.ch

Ekkehard Hewer, Dr. med.
Oberarzt, Leiter Neuropathologie
Facharzt für Pathologie und Neuropathologie
Institut für Pathologie
Universität Bern
Bern
ekkehard.hewer@pathology.unibe.ch

Kristian Ikenberg, Dr. med.
Oberarzt
UniversitätsSpital Zürich
Institut für Pathologie und Molekularpathologie
Zürich
kristian.ikenberg@usz.ch

Hans H. Jung, Prof. Dr. med.
Leitender Arzt
UniversitätsSpital Zürich
Klinik für Neurologie
Zürich
hans.jung@usz.ch

Silvan Jungi, Dr. med.
Assistenzarzt
Universitätsklinik für Herz- und Gefässchirurgie
Inselspital Bern
Bern
Silvan.Jungi@insel.ch

Katrin Kerl French, PD Dr. med.
Oberärztin meV
Fachärztin für Dermatologie und Dermatopathologie
Klinik für Dermatologie
Universitätsspital Zürich
Zürich
katrin.kerl@usz.ch

Andreas D. Kistler, PD Dr. med.
Chefarzt Medizinische Klinik
Facharzt für Innere Medizin und Nephrologie
Kantonsspital Frauenfeld
Frauenfeld
andreas.kistler@stgag.ch

Meike Körner, PD Dr. med.
Fachärztin für Pathologie
Pathologie Länggasse
Ittigen
koerner@patholaenggasse.ch

Rupert Langer, Prof. Dr. med.
Leitender Arzt Klinische Pathologie,
Facharzt für Pathologie
Institut für Pathologie
Universität Bern
Bern
rupert.langer@pathology.unibe.ch

Robert Lüchinger, Dr. med.
Facharzt Gynäkologie/Geburtshilfe
Hedingen/ZH
robertluechinger@bluewin.ch

Alessandro Lugli, Prof. Dr. med.
Institut für Pathologie
Universität Bern
Bern
alessandro.lugli@pathology.unibe.ch

Luigi Mariani, Prof. Dr. med.
Chefarzt Neurochirurgie, Leiter Hirntumorzentrum
Universitätsspital Basel
Neurochirurgie
Klinikum 1
Basel
Luigi.Mariani@usb.ch

Peter Meyer, Prof. Dr. med.
Leitender Arzt
Universitätsspital Basel
Neuro- und Ophthalmopathologie
Basel
peter.meyer@usb.ch

Holger Moch, Prof. Dr. med.
Chefarzt und Institutsdirektor
UniversitätsSpital Zürich
Institut für Pathologie und Molekularpathologie
Zürich
holger.moch@usz.ch

Beat Müllhaupt, Prof. Dr. med.
Stv. Klinikdirektor und Leitender Arzt
UniversitätsSpital Zürich
Klinik für Gastroenterologie und Hepatologie
Zürich
beat.muellhaupt@usz.ch

Alexander Navarini, Prof. Dr. med.
Oberarzt
Dermatologische Klinik
UniversitätsSpital Zürich
Zürich
alexander.navarini@usz.ch

Aurel Perren, Prof. Dr. med.
Chefarzt und Direktor
Institut für Pathologie
Universität Bern
Bern
aurel.perren@pathology.unibe.ch

Jens Petersen, PD Dr. med.
Oberarzt
UniversitätsSpital Zürich
Klinik für Neurologie
Zürich
jens.petersen@usz.ch

Elisabeth J. Rushing, Prof. Dr. med.
Oberärztin
UniversitätsSpital Zürich
Institut für Neuropathologie
Zürich
elisabethjane.rushing@usz.ch

Monica Rusticeanu, Dr. med.
Oberärztin Gastroenterologie
Fachärztin für Innere Medizin und Gastroenterologie
Universitätsklinik für Viszerale Chirurgie und Medizin
Bauchzentrum Bern
Bern
monica.rusticeanu@insel.ch

Maximilian Seidl, Dr. med.
Assistenzarzt
Department für Pathologie
Institut für Klinische Pathologie
Universitätsklinikum Freiburg
Freiburg, Deutschland
maximilian.seidl@uniklinik-freiburg.de

Michael B. Soyka, PD Dr med.
Oberarzt meV
UniversitätsSpital Zürich
Klinik für Ohren-, Nasen-, Hals- u. Gesichtschirurgie
Zürich
michael.soyka@usz.ch

Peter Studer, Dr. med. Dr. phil.
Oberarzt Viszerale Chirurgie
Universitätsklinik für Viszerale Chirurgie und Medizin
Inselspital, Bauchzentrum
Bern
peter.studer@insel.ch

Roman Trepp, Dr. med.
Leiter Endokrinologie, Stoffwechselerkrankungen und interdisziplinäre Schilddrüsensprechstunde
Facharzt für Endokrinologie / Diabetologie und Innere Medizin
Universitätsklinik für Diabetologie, Endokrinologie, Ernährungsmedizin und Metabolismus (UDEM)
Inselspital
Bern
roman.trepp@insel.ch

Zsuzsanna Varga, Oberärztin meV, Prof. Dr. med.
Institut für Pathologie und Molekularpathologie
Universitätsspital Zürich
Zürich
zsuzsanna.varga@usz.ch

Peter Vogt, KD Dr. med.
Facharzt für Pathologie
Aarau Rohr
vogt-p@bluewin.ch

Achim Weber, Prof. Dr. med.
Stv. Institutsdirektor
Leitender Arzt Pathologie
Facharzt für Pathologie, Schwerpunkttitel Molekulare Pathologie
Institut für Pathologie und Molekularpathologie
Zürich
achim.weber@usz.ch

Florian Winkler, Dr. med.
Facharzt für Rheumatologie und Allgemeine Innere Medizin
Berner Rheumazentrum am Viktoriaplatz
Bern
florian.winkler@berner-rheumazentrum.ch

David Winkler, PD Dr. med. et phil.
Leiter Neurologie KSBL
Facharzt für Neurologie
Kantonsspital Baselland
Medizinische Universitätsklinik
Neurologie
Liestal
david.winkler@ksbl.ch

Allgemeine Pathologie

Peter Vogt, Holger Moch (Pathologen)
unter Mitarbeit von: *Thomas Cerny, Kirill Karlin*

1.1 PathoMap Allgemeine Pathologie – 2

1.2 Knowledge-Bites Allgemeine Pathologie – 4

© Springer-Verlag GmbH Deutschland, ein Teil von Springer Nature 2019
T. Cerny, K. Karlin (Hrsg.), *PathoMaps*, Springer-Lehrbuch
https://doi.org/10.1007/978-3-662-57439-3_1

Kapitel 1 · Allgemeine Pathologie

Congenital

endogen

Chromosomen-Aberrationen
Def mikroskopisch sichtbare Veränderung d. Anzahl o. Struktur
- Numerische Aberrationen:
  - Trisomie 21 (Down-Syndr.)
  - Trisomie 18 (Edwards-Syndrom)
  - Trisomie 13 (Pätau-Syndrom)
  - XXY (Klinefelter-Syndrom)
  - XXX (Triple-X-Syndrom)
  - Monosomie X0 (Turner-Syndr.)
- Strukturelle Aberrationen:
  - Deletion, zB auf Chromosom: 22q: DiGeorge-Sy. ▶ Kap. 21
    15q v. Vater: Prader-Willi-Sy.
    15q v. Mutter: Angelman-Sy.
    5p: Cri-du-Chat-Syndrom
  - Translokation, Insertion
  - Inversion, Duplikation

Genmutationen
Def mikroskopisch nicht sichtbare DNA-Veränderung in einem Gen
P Substitution, Deletion, Insertion einer o. mehrerer Basen → versch. Mutationsarten möglich:
- Same-sense (ident. AS resultiert)
- Missense (andere AS resultiert)
- Deletion (øAS resultiert, zB CF)
- Nonsense (Stopcodon resultiert)
- Frameshift (neues Prot. resultiert)
- Trinucleotid-Repeat-Expansion:
  - CAG_n: Chorea Huntington
  - CGG_n: Fragiles-X-Syndrom
  - CTG_n: Myotone Dystrophie

Mitochondriopathien
von Mutter vererbt; zB MELAS

exogen

Noxen
- Alkohol (→ FAS)
- Medikamente, zB Phenytoin
- Strahlung

Infekte
- **S**yphilis (→ Hutchinson-Trias)
- **T**oxoplasmose
- **O**ther: Hep. B/C, Listeriose, Zika
- **R**öteln, Ringelröteln
- **C**hlamydien, Coxsackie-Viren
- **H**IV, Herpes-V. (HSV1/2, VZV, CMV)

Maternale Faktoren u. Eihäute
- Stoffwechsel: zB Diabetes mellitus assoziierte Anomalien
- Plazenta: zB Insuffizienz
- Chorion/Amnion: amniot. Bänder
- Nabelschnur: zB FFTS

Mögl. Endstrecke beider Gruppen:

Störung d. Morphogenese
- Agenesie: Absenz d. Anlage
- Aplasie: øAnlagenentwicklung
- Hypoplasie: ↓Anlagenentwickl.
- Fusionsfehlbildung: øTrennung
- Dysraphie: øVerschluss → Spalt
- Atresie: øLumenentwicklung
- Stenose: ↓Lumenentwicklung

Vaskulär/Kreislauf

lokale u. systemische Grundreaktionen

Hyperämie
Def ↑Blutgehalt in Gewebe
- Aktive Hyperämie
  Arterioläre Dilatation → vermehrter Blutzufluss (zB b. Muskelaktivität, Entzündung)
- Passive Hyperämie
  Verminderter venöser Abfluss → Blutrückstau (zB Lungenstauung, Leberstauung)

Ödem
Def abnorme interstitielle Flüssigkeitszunahme
P A) Hydrostatischer Druck↑ (zB Herzinsuffizienz)
  B) Gefässpermeabilität↑ (zB akute Entzündung)
  C) Onkotischer Druck↓ (zB Leberzirrh., nephrot. Sy.)
  D) Lymphabfluss↓ (zB Lymphangiosis carcin.)
- Proteinarm (transsudativ) b. A), C) vs. proteinreich (exsudativ) b. B), D)

Erguss
Def patholog. Flüssigkeitsansammlung in präformierter Höhle
P wie b. Ödem
D Transsudat vs. Exsudat (Unterscheidbar zB anh. Light-Kriterien ▶ Kap. 2)

Hämorrhagie
Def Blutaustritt in voller Zusammensetzung n. innen/aussen
P - Rhexisblutung: b. Gefässruptur iF Trauma, Nekrose
  - Diapedeseblutung („Durchwanderung"): bei
    - Gefässpermeabilität↑ (zB iF Toxin, O_2↓, Allergie)
    - Thrombozytopenie
    - Koagulopathie
Ma Petechien: punktförmig, ~1–2 mm (zB b. Tz-Penie)
   Purpura: kleinfleckig, <1 cm (zB b. Vaskulitiden)
   Suffusion/Ekchymose: flächig (zB b. Trauma)
   Hämatom: voluminöse Gewebeblutung
   In Höhle: zB Hämatothorax, Hämatoperitoneum

Disseminierte intravasale Koagulopathie (DIC)
Syn.: Verbrauchskoagulopathie
P starke Gerinnungsaktivierung zB d. bakt. Toxine → mikrovaskuläre Thromben → überschiessende Fibrinolyse, zudem alle Gerinnungsfaktoren verbraucht → Hämorrhagien
Ko Endorganschäden, oft mehrere gleichzeitig (=MOF)

Hämostase (=Blutgerinnung)
Def physiologische Reaktion auf Gefässendothel-Schaden:
- Reflektorische Vasokonstriktion
- Primäre Hämostase (Tz-Aggregation d. vWF, ADP, TXA2)
- Sekundäre Hämostase (Gerinnungskaskade)
- Stabilisation u. Resorption (tPA)

Thrombose
Def intravitale, intravasale Blutgerinnsel-Bildung
Ä Virchow-Trias:
- Endothelschaden (Toxine, Hypertonie, Entz.)
- Abnormer Fluss (VHF, Stenose, Aneurysma)
- Hyperkoagulabilität (angeboren, Neoplasie)
P arteriell: idR Abscheidungsthrombus („weiss"), venös: idR Gerinnungsthrombus („rot"), „gemischter Thrombus": weisser Kopf, roter Schwanz
Ko lokale Okklusion, distale Embolisation (zB Lungenembolie)

Embolie
Def Gefässverschluss d. hämatogene Verschleppung v. solidem, flüssigem o. gasförmigem Material
Ä - Thrombus (zB LE infolge TVT)
  - Fett (zB b. Röhrenknochen-Fx)
  - Cholesterin (zB b. Atherosklerose)
  - Km (n. Reanimation)
  - Fruchtwasser (Geburt)
  - Luft (Tauchunfall)
  - Fremdkörper (zB Talk b. iv Drogenabusus)

Ischämie
Def Minderdurchblutung iF verminderter arterieller Zufuhr

Infarkt
Def Nekrose infolge Ischämie
P - Anämischer Infarkt: in „Einstromgebieten" (zB Herz)
  - Hämorrhagischer Infarkt: in „Zweistromgebieten" (zB Lunge/Darm: Nekrose arrodiert intaktes 2. Stromgebiet) o. bei 2° Einblutung
  - Hämorrhagische Infarzierung: Minderdurchblutung u. Nekrose iF venöser Stauung

Schock
Def systemische Hypoperfusion wegen ↓CO u./o. ↓BV
Ä - **D**istributiv (zB Anaphylaxie, Sepsis, neurogen)
  - **O**bstruktiv (zB b. LE)
  - **C**ardiogen (zB b. MI)
  - **H**ypovoläm (b. Blutung > 20% des BV)

Immunologisch

normale Immunantwort

Normale Immunantwort
Angeboren/Unspezifisch: PAMPs u. DAMPs werden via Toll-like-Rezeptoren v. nGZ u. Makrophagen erkannt; sofortige Abwehr
Erworben/Adaptiv/Spezifisch: Ziel-Ag durch APCs an LyZ präsentiert → Selektion v. passgenauen CTL u. Ak; Abwehr verzögert, dafür besser
- nGZ: lytische Fresszellen, „first line of defense"
- eGZ: involviert in Heilphase, gegen Parasiten, b. allerg. Reaktionen
- bGZ: involviert in Entzündungsinitiierung, b. allerg. Reaktionen
- Mastzellen: wie bGZ (aber whs øabstammend), v.a. in Haut u. SH
- Monozyten: in Km u. Blut vorhanden, Vorläufer v. MakroPh
- Makrophagen: in Gewebe eingewanderte Monozyten. Spezifische Namen je n. Zielgewebe
- NK-Zellen: antigen-unabhängige cytotoxische T-Zellen
- APC: Überbegriff für Ag-präsentierende Zellen (via MHC-II)
- T-Zellen: ex Thymus, Vermittler d. zellulären adaptiven Abwehr; tragen TZR, der auf MHC-Molekülen präsentiertes Ag erkennt
- $CD4^+$-T-Zellen: aktivieren MakroPh (T_{H1}) resp. B-Zellen (T_{H2})
- $CD8^+$-T-Zellen: antigen-spezifische cytotoxische T-Zellen (CTL)
- B-Zellen: ex Km, Träger der humoralen adaptiven Abwehr; durch Ag-Kontakt selektionierte B-Zellen, werden ua aktiviert zu:
- Plasmazellen: sezernieren d. Rekombination „verbesserte" Ak, die der Ag-Neutralisierung, Opsonierung u. Komplement-Aktivierung dienen

pathologische Immunantwort

Hypersensitivitätsreaktion
- Typ I (Soforttyp): IgE-vermittelte Histamin u. Leukotrien-Ausschüttung aus Mastzellen
- Typ II (zytotoxischer Typ): IgG binden an Zell-gebundenes Ag
- Typ III (Immunkomplex-Typ): anfallende Ag-Ak-Komplexe starten lokale Entzündung
- Typ IV (Spättyp): n. Ag-Kontakt T-Zell-vermittelte mononukleäre lokale Entzündung (n. ~24 h)

Autoimmunerkrankungen
T-Helfer-Zellen u. Ak reagieren mit körpereigenen Strukturen. 2 Faktoren bestimmend:
- Typ der Effektorreaktion: idR Typ-II- o. -III-Reaktion (humoral), oft tritt Typ-IV-Reaktion hinzu
- Betroffenes Organspektrum

Immundefekte
- Angeboren (▶ Kap. 18)
- Erworben: zellulär vs. Ak-Mangel

Metabolisch / Degenerativ

intrazelluläre Ablagerung

Triglyzeridablagerung
Ä excessive Einnahme o. abnormaler Transport
Mi freie Triglyzeride intrazellulär

Cholesterolablagerung
Ä excessive Einnahme o. Defekt im Katabolismus
Mi in Makrophagen, glatten MZ, Intima der Blutgefässe (Atherosklerose)

Proteindeposition
- In Nieren-Tubulusepithel bei starker Proteinurie
- IG in Plasmazellen
- AAT in Hepatozyten
- NF-Tangles in Neuronen

Glykogenspeicherkrankheiten
P Deposition in Makrophagen b. lysosomalen Enzym-Defekt

Eisenablagerung
zB b. Siderose, Hämochromatose
Ä Überladung vs. Transportdefekt

Kupferüberschuss
zB b. Morbus Wilson
P AR-vererbte Kupferansammlung in Leber, Auge, ZNS

extrazelluläre Ablagerung

Dystrophe Verkalkung
P Ablagerung von Kalzium in Entzündungsherden u. Nekrosen

Metastatische Verkalkung
Ä Hyperkalzämie (zB durch Hyperparathyreoidismus)
P Ablagerung von Kalzium im norm. Gewebe (zB Niere, Lunge)

Amyloidose
Def interstit. Ablagerung von abnorm veränderten Proteinen
P - Amyloid A (AA): akute Phase-Protein b. chron. Erkr. (zB chron. Infekte, RA)
  - Leichtketten-Amyloid (AL) b. lymphoplasm. Neoplasie
  - Transthyretin (ATTR): zB senile Amyloidose d. Herzens
  - Aβ-Amyloid: zB Hirn b. Morbus Alzheimer
  - AE-Amyloid: Endokrines A., zB b. medullärem SD-CA
  - Genetisch bedingt
Mi kongorote Ablagerungen

Störungen der EZM

- Skorbut (Vit.-C-Mangel)
- Osteogenesis imperfecta
- Marfan, Ehlers-Danlos

ACE	Angiotensin converting enzyme	
ADP	Adenosindiphosphat	
AIHA	Autoimmun-hämolytische Anämie	
APCs	Antigen-presenting cells	
bGZ	Basophile Granulozyten	
BV	Blutvolumen	
CO	Cardiac output	
CTL	Cytotoxische T-Lymphozyten	
Ec	Erythrozyten	
eGZ	Eosinophile Granulozyten	
FAS	Fetales Alkoholsyndrom	
FFTS	Feto-fetales Transfusions-Syndrom	
DAMPs	Damage-associated molecular patterns	
Km	Knochenmark	
MELAS	Mitochondrial Encephalomyopathy, Lactic acidosis and Stroke-like episodes	
MZ	Mastzellen	
nGz	Neutrophile Granulozyten	
MOF	Multi organ failure	
PAMPs	Pathogen-associated molecular patterns	
PAH	Pulmonale arterielle Hypertonie	

1.1 · PathoMap Allgemeine Pathologie

Zellreaktion

reversible Schädigung

Zell-Hydrops
- Ä leichte transiente Schädigung
- P gestörter Energiehaushalt
  → Stopp der Ionenpumpen
  → Anschwellen intrazellulärer Organellen
- Normalisierung b. Stimulusentfernung, irreversible Schädigung b. Stimuluspersistenz

irreversible Schädigung

Nekrose
- Def unkontrollierter Zelltod
- P
  - Nukleus: Pyknose, Karyorrhexis u. Karyolysis
  - Plasmamembran: enzymat. Zerstörung
- Nekrose-Muster je n. Gewebe:
  - Koagulationsnekrose: in proteinreichem Gewebe („Eiweissgerinnung", zB Herz)
  - Kolliquationsnekrose: in lipidreichem Gewebe („Verflüssigung", zB Hirn)
  - Fibrinoide Nekrose: in kollagen-reichem Gewebe
  - Fettgewebsnekrose: b. Adipozyten: FFS-Freisetzung + Ca^{2+} = Kalkspritzer
- Folge der Nekrose: Entzündung

Apoptose
- Def kontrollierter Zelltod
- P physiologisch (zB Embryogenese, Gewebserneuerung) o. pathologisch (Zellschaden zB b. DNA-Schädigung, Virus-Infekt). Nukleus: Kondensation u. Karyorrhexis
- Keine Begleitentzündung

Anpassungsreaktionen

Atrophie
Einfache Atrophie: ↓ Zellgrösse
Numerische Atrophie: ↓ Zellzahl

Hypertrophie
Vergrösserung der einzelnen Zellen

Hyperplasie
Vermehrung der Zellzahl

Metaplasie
Veränderung des Phänotyps des differenzierten Gewebes

Dysplasie
Ausdehnung von dedifferenzierten Zellen

Entzündung

akut

Akute Entzündung
Gewebeschaden o. Erreger lösen v. Noxe, Erreger o. Autoimmunantwort (via DAMPs/PAMPs → Zytokine) akute Entzündungsantwort aus:
- P A) Vaskuläre Reaktion
  - Kontraktion (initial, kurzzeitig)
  - Dilatation
  - Permeabilitätsstör. (Exsudat)
  B) Zelluläre Reaktion
  - Margination von Lc
  - Endothel-Interaktion (via Selektine, Integrine)
  - Emigration u. Chemotaxis (nGZ n. ~4 h, Makroph ~2 T.)
  - Phagozytose u. Abbau in Phagolysosomen
  Kollateralschaden d. Umgebung!
- K Rascher Beginn (Min-Stunden), Lokal: 5 Kardinalsymptome (nach Galen): rubor, tumor, dolor, calor u. functio laesa; wenn genügend TNF, IL-1 Prod. → Systemzeichen (Fieber etc.) u. Anstieg Akute-Phase-Proteine
- Ma Benennung n. dominierender Extravasatkomponente (su)
- Mi früh: nGZ, Exsudat
  Später: Monozyten, MakroPh

Unterformen n. Extravasat:

Seröse Entzündung
Exsudation *zellarmer Flüssigkeit*
- Wenn subepithelial: Blasen
- Wenn im Gewebe: Ödem
- Wenn in Körperhöhle: Erguss

Fibrinöse Entzündung
Vaskulärer Schaden mit Prokoagulativen Substanzen.
Hf in Körperhohlräumen (zB *Perikarditis, Meningitis, Pleuritis*).

Eitrige Entzündung
Exsudat aus Neutrophilen, nekrotischen Zellen u. Ödem.
- Mukopurulente E.: oberflächlich
- Phlegmone: diffus im Gewebe
- Abszess: Eiter in „Nekrosehöhle"
- Empyem: Eiter in präformierter Höhle

Hämorrhagische Entzündung
Direkte Endothelschädigung in Endstrombahn d. Bakt, Viren o. Toxen mit idF stark Ec-haltigem Exsudat

chronisch

Chronische Entzündung
Anhaltende Entzündung d. Persistenz v. Noxe, Erreger o. Autoimmunantwort
- P mononukleäres Infiltrat (LyZ!), Parenchymdestruktion, Versuch der Heilung mittels Angiogenese u. Fibrose
- Kl Beginn nach Tagen, Dauer Wochen bis Jahre
- Mi Bindegewebsneubildung, Monozyten u. Makrophagen, LyZ u. eGZ (va b. Parasiten)

Unterformen:

Granulierende Entzündung
Bei Gewebeschädigung mit grösserem Gewebsdefekt: Ersatz mit Granulationsgewebe (Merkmal: aktivierte Fibroblasten, Angioneogenese).
Vorläufer v. Narbengewebe.
zB Ulkusgrund, Abszessmembran

Granulomatöse Entzündung
Sequestrationsmechanismus zur Kontrolle schwer beseitigbarer Agenzien: „Einmauerung" mit mononukleären Zellen → Granulom
- P Agens- u. Wirts-Immunstatus determinieren Zellzusammensetzung, Dynamik (nekrotisierend?) u. somit Granulomtyp
- Mi Epitheloid-Zellen[1], ggf. RZ[2] (ungeordnet vs. geordnet), ggf. T-Lymphozyten
- Ko Hypercalcämie, Hypertonie (Granulome hydroxylieren Vit. D u. sezernieren ACE)

A) Histiozytäre Granulome
Angeborenes Immunsystem reagiert auf inertes Material (FK, fremdgewordene Stoffe wie zB Akumhülltes Kollagen); Subtypen:
- FK-Typ
- Rheumatoider Typ

B) Epitheloide Granulome
Syn.: „Immungranulome"
Beteiligte Zellen reagieren auf PAMPs resp. DAMPs; Subtypen:
- Infektiös: Tbc-Typ[3]
  → zentrale Nekrose, wenn intrazelluläre Erreger nicht beseitigt
- Nicht-infektiös: Sarkoidose-Typ
  → keine zentrale Nekrose

Reparatur u. Heilung

Gewebe regenerationsfähig
(zB Leber) u. Zytoarchitektur intakt

Restitutio
- P Abbau der Entz.-Mediatoren, Emigration d. akuten Entzündungszellen, Ersatz d. Gewebsschadens, normale Funktion
- Mi eGZ („Morgenröte" der Entz.)

Gewebe nicht regenerationsfähig
(zB Herz) o. Verlust d. Zytoarchitektur

Narbengewebe o. Fibrose
- P Granulationsgewebe wandelt sich in zellarmes Narbengewebe um
- Mi inaktive spindelförmige Fibrozyten, Kollagenfasern, wenig elastische Fasern, kaum Gefässe

Neoplasie

Grundprinzipien der Onkologie

- Ä
  - (Epi-)Genetische Mutationen führen zur Initialisierung d. Karzinogenese: zB Punktmutation (RET b. MEN-Syndrom), Translokationen (abl-Transl. b. CML), Amplifikationen (HER2/neu b. Mamma-CA), Deletion u. epigenetische Veränderungen (H3-Mutation b. Midline-Gliom)
  - Somatische vs. Keimbahnmutationen (▶ Kap. 25, Hereditäre Tumorerkrank.)
  - DNA-Schädigung durch Onkoviren (HCV b. HCC, HPV b. Zervixkarzinom), physikalische (UV-Strahlung b. Hauttumoren, ionisierende Strahlung b. SD-CA), chemische Noxen (Nitrosamine b. Magen-CA)
- P Schlüssel-Gene der Karzinogenese:
  - (Proto-)Onkogene: kontrollieren Zellteilung u. Zelldifferenzierung bei Mutation / Überexpression: unkontrollierte Proliferation. (N-myc-Ampl. b. Neuroblastom; kras-Mut. b. Kolorektal-CA)
  - Tumorsuppressorgene: kontrollieren Zellzyklus u. lösen Apoptose aus. B. Mutation / Deletion: Ungehemmte Proliferation. (p53 b. >75% d. malignen Tumoren, RB b. Retinoblastom, APC b. FAP)
  - Nach der Initialmutation entwickelt sich der Präkursor zu einer Zelle mit stammzellähnlichen Eigenschaften, die im Verlauf weitere „driver"-Mutationen erwirbt
  - „Driver"-Mutation: ursächlich an Karzinogenese beteiligt. (▶ Abschn. 1.2, „Hallmarks of Cancer")
  - „Passenger"-Mutation: øfunktionelle Konsequenz für Karzinogenese
  - Tumor-Parenchym: neoplastisches Gewebe, determiniert Tumorbiologie
  - Tumor-Stroma: umliegendes, nicht-neoplastisches Gewebe (zB Gefässe, Entzündungszellen), determiniert zT Tumorwachstum
- D
  - Grading: Histologischer Differenzierungsgrad des Tumorgewebes. Von G1 (= hoch differenziert) bis G4 (= undifferenziertes Gewebe)
  - Staging: Ausbreitungsgrad des Tumors. Häufig mittels TNM-System beschrieben: T (primäre Tumorausdehnung), N (Ausmass LK-Befall), M (Vorhandensein v. Fernmetastasen). Prädikat je nach Stagingart: c: klinisch, p: pathologisch, r: b. Rezidiv, y: n. neoadjuvanter Therapie
  - Metastasierungsweg: lymphogen, hämatogen, kavitär, kanalikulär
- K
  - Lokales/distantes Tumorwachstum: Symptome iF Verdrängung, Arrosion, Obstruktion etc. umliegender Strukturen durch Tumor/Metastase
  - Paraneoplastisch: Symptome in Zus. mit Tumor, aber nicht iF Tumor- o. Metastasenwachstum. Vermittelt o. Zytokine o. immunologisch
- T Operation, Chemotherapie, Radiotherapie, „Targeted Therapy"

Benignitätskriterien

- P idR langsames Wachstum, verdrängend, ø Metastasen
- Ma meist scharf begrenzt, homogen, oft fibröse Kapsel
- Mi gut differenziert (ähnlich Ursprungsgewebe), Zellen monomorph (=„alle gleich")
  - Kernform: regelmässig, rund
  - Viel Zytoplasma
  - Nukleolen: unauffällig
  - Hyperchromasie: gering
  - Mitosen: selten, symmetrisch

Malignitätskriterien

- P idR schnelles Wachstum, lokal invasiv, Metastasen mögl.
- Ma schlecht begrenzt, heterogen (Nekrosen, Einblutungen)
- Mi schlecht bis gänzlich undifferenziert (=„anaplastisch"), Zellen heteromorph
  - Kernform: variabel
  - Kernplasmarelation zu Gunsten Kerne verschoben
  - Nukleolen: prominent
  - Hyperchromasie: deutlich
  - Mitosen: zahlreich, atypisch

„Semimaligne": invasives Wachstum, ø Metastasen. zB Basalzellkarzinom der Haut

Ursprung	Benigne	Maligne
Plattenepithel	Papillom (Verruca)	Plattenepithelkarzinom
Drüsenepithelien	Adenom	Adenokarzinom
Bindegewebe	Fibrom, Lipom	Fibrosarkom, Liposarkom
Blutgefässe	Hämangiom	Angiosarkom
Myeloische Zellen		Leukämien
Lymphozyten		Lymphome, Leukämien
Melanozyten	Naevuszellnaevus	Malignes Melanom
Keimzellen	Reifes Teratom, Dermoidzyste	Malignes Teratom, Seminom

---

RZ	Riesenzelle(n)
SH	Schleimhaut
TLR	Toll-like-Rezeptor
Tz	Thrombozyten
TZR	T-Zell-Rezeptor (engl. TCR)
TXA2	Thromboxan aus Thrombozyten
vWF	Von-Willeband-Faktor

[1] Epitheloid-Zellen entstehen aus Makrophagen, die persistierende Antigene phagozytiert haben. Durch dichte Aneinanderlagerung riegeln sie den Entzündungsherd quasi epitheldicht ab, daher der Name „Epitheloid-Zellen"

[2] = Fusionierte Makrophagen u. Epitheloid-Zellen

[3] Vorkommen v. Granulomen vom Tbc-Typ bei: Tbc, Lepra, Syphilis, Leishmaniose, Listeriose, Pest, Histoplasmose

[4] Die Differenzierung nGZ ↔ eGZ kann schwierig sein, zumal die Granula nicht immer so rot erscheinen. Die Granula der eGZ erscheinen jedoch dichter u. grobkörniger, die Kernform der eGZ ist meist zweigelappt

Kapitel 1 · Allgemeine Pathologie

Congenital

endogen

Numerische Chr.-Aberrationen

Gonosomale Aneuplodien

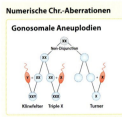

Autosomale Aneuplodien

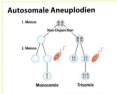

Strukturelle Chr.-Aberrationen

Deletion u. Duplikation

Deletion zB b. Zystischer Fibrose

Translokation

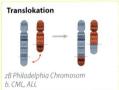

zB Philadelphia Chromosom b. CML, ALL

Genmutationen

Ausgangslage

T G C C T A **G T C** A G C C G

Punktmutation

T G C C T A **C T C** A G C C G

„silent": Kodierung der gleichen Aminosäure; „missense": andere Aminosäure (zB Sichelzellanämie); „nonsense": Kodierung für Stoppkodon (zB Thalassämie)

Frameshift

T G C C T A **T C** A G C C G A

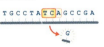

bei Deletion von 1 o. 2 Basen (zB Duchenne-Muskeldystrophie)

Deletion ohne Frameshift

T G C C T A A G C C G

zB Zystische Fibrose

Vaskulär/ Kreislauf

lokale u. systemische Grundreaktionen

Normales Endstromgebiet

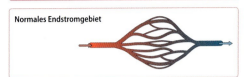

Aktive Hyperämie

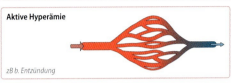

zB b. Entzündung

Passive Hyperämie

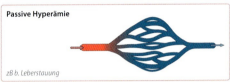

zB b. Leberstauung

Ödem

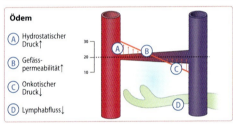

- (A) Hydrostatischer Druck↑
- (B) Gefässpermeabilität↑
- (C) Onkotischer Druck↓
- (D) Lymphabfluss↓

Hämorrhagie

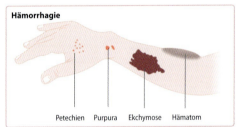

Petechien · Purpura · Ekchymose · Hämatom

Thrombose: Virchow Trias

Endothelschaden	Abnormaler Fluss	Hyperkoagulabilität
Abscheidungs-Thr., zB b. Koronarsklerose Präv.: Tz-Hemmer	Gerinnungsthrombus, zB b. Vorhofflimmern Präv.: Antikoagulation	Gerinnungsthrombus, zB b. APLAS, Präv.: Antikoagulation

„Weisser Infarkt" | **„Roter Infarkt"**

Anämischer Infarkt	Hämorrhagischer Infarkt (1° o. 2°)	Hämorrhagische Infarzierung
Arterielle Insuffizienz in „Einstromgebieten" (zB Niere, Herz, Hirn, Milz)	1°: Arterielle Insuffiz. in „2-Stromgebieten" 2°: Reperfusion (iatrogen, spontan) in „Einstromgebieten"	Venöse Stauung, zB b. Darm-Inkarzeration, b. Hodentorsion, b. Sinusvenenthrombose

Immunologisch

Elemente der normalen Immunantwort

nGZ / eGZ /bGZ[4]

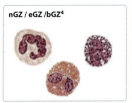

Monozyten/ Makrophagen

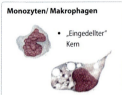

- „Eingedellter" Kern

Lymphozyt (T-/B-/NK-Zellen)

Inaktiv:
- Runder Kern
- Schmaler Saum

- Aktivierter LyZ (evt. T- o. NK)

Reife Plasmazellen

- Kern exzentrisch
- Perinukleärer Halo
- Radspeichenkern

Antikörper u. Lokalisation

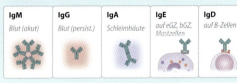

IgM	IgG	IgA	IgE	IgD
Blut (akut)	Blut (persist.)	Schleimhäute	auf eGZ, bGZ, Mastzellen	auf B-Zellen

Hypersensitivitätsreaktionen

Typ I: Sofort-Typ

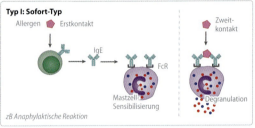

zB Anaphylaktische Reaktion

Typ II: Zytotoxischer Typ

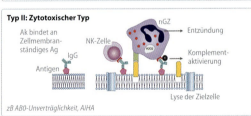

zB AB0-Unverträglichkeit, AIHA

Typ III: Immunkomplex-Typ

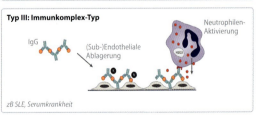

zB SLE, Serumkrankheit

Typ IV: Spät-Typ

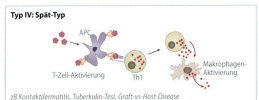

zB Kontaktdermatitis, Tuberkulin-Test, Graft-vs-Host-Disease

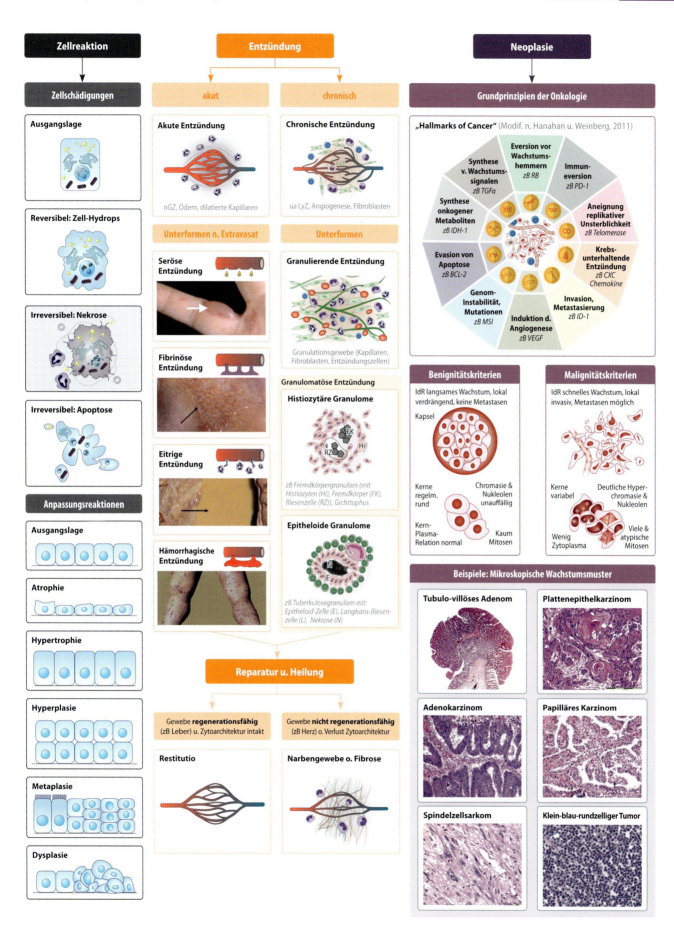

Respirationstrakt

Gregory Fretz (Kliniker), Peter Vogt (Pathologe)
unter Mitarbeit von: *Thomas Cerny, Kirill Karlin*

2.1 Die Sicht des Klinikers – 8

2.2 Die Sicht des Pathologen – 8

2.3 Knowledge-Bites Respirationstrakt – 9

2.4 PathoMap Respirationstrakt – 10

2.5 Vertiefung: Interstitielle Lungenerkrankungen – 12

© Springer-Verlag GmbH Deutschland, ein Teil von Springer Nature 2019
T. Cerny, K. Karlin (Hrsg.), *PathoMaps*, Springer-Lehrbuch
https://doi.org/10.1007/978-3-662-57439-3_2

2.1 Die Sicht des Klinikers

Anamnese: wichtigste Fragen
- Akut vs. chronisch? Beschwerden anhaltend vs. intermittierend (*Asthma*)?
- Risikofaktoren: Nikotin (*COPD, Tumor*)? Beruf (*Mesotheliom nach Asbestkontakt, Asthma b. Bäcker*)? Auslandsreise (*Tbc*)? Adipositas (*OSAS, Hypoventilation*)? Medikamente (*Amiodaron, Methotrexat, Bleomycin*)?
- Familiäre Belastung (*zystische Fibrose, Tumoren*)?
- Husten: akut (< 2 Mo., hf Infekte) vs. chronisch (> 3 Mo., *Asthma, Reflux, post-nasal-drip, chronische Bronchitis, COPD, ILD*), b. der Arbeit (*Asthma*), nachts (*Asthma*).
- Auswurf: Menge/Tag (*becherweise: zystische Fibrose*), Purulenz/Farbe (*Änderung b. AECOPD, blutig b. Tumor, LE*).
- Atemnot: akut (*LE, Pneumothorax*) vs. chronisch (*COPD, ILD*), stabil vs. progredient, nur b. Anstrengung (*ILD, Pulmonal arterielle Hypertonie*)?
- Heiserkeit: akut (*idR viral*) vs. chronisch (*COPD, Steroid-Inhalation, Recurrensparese b. Tumor*)?

Klinische Untersuchung
- Atemfrequenz: unbedingt auszählen, in Akutsituation wichtiger prognostischer Marker (*zB b. Pneumonie*)!
- Perkussion: hypersonor (*Überblähung, Pneumothorax*) vs. gedämpft (*Erguss, Lobärpneumonie*).
- Auskultation: Rasselgeräusche (*zB b. Ödem*), Giemen/Brummen (*b. Obstruktion*), Knisterrasseln (*b. Fibrose*).
- Periphere Ödeme, gestaute Halsvenen (*Cor pulmonale infolge pulmonaler Hypertonie*)?
- Uhrglasnägel/Trommelschlägelfinger/Clubbing (*chronische Hypoxämie, paraneoplastisch*)?

Zusatzuntersuchungen
- Spirometrie/Bodyplethysmographie: Obstruktion (*Asthma, COPD*) vs. Restriktion (*ILD, Zwerchfellparese*)?
- Diffusion: DLCO normal (*zB b. extrapulmonaler Restriktion*) vs. erniedrigt (*ILD, Emphysem*)?
- ABGA: primär respiratorische Störung vs. metabolisch? Aa-Gradient erhöht? 3 Ursachengruppen (Abb. 5): Shunt (*zB b. Atelektase*), Diffusionsstörung (*zB b. ILD*) o. V/Q-Mismatch (*zB b. ARDS, Pneumonie*).
- Bildgebung: Thoraxröntgen (*zB für Infiltrat, Erguss, Pneumothorax*), Thoraxsonographie (*zB für Erguss*), CT-Thorax (*für LE, ILD, Bronchiektasen, Tumoren*).

2.2 Die Sicht des Pathologen

Ausgangslage: Noxen, u. wie die Lunge darauf reagiert
- „Innere Schädigung" durch hämatogen eintretende Noxen (*Sepsiserreger, toxische Metabolite, gewisse Medikamente*), Schockzustände oder immunologische Reaktionen (*zB b. Kollagenosen*).
- „Äussere Schädigung" durch inhalierte Noxen während Gasaustausch (*Infektionserreger, (an-)organische Stäube, Kanzerogene, Reizgase*).
- Reaktionsmöglichkeiten der Lunge sind jedoch begrenzt: reaktive Lungenprozesse münden oft – teils innert Wochen, teils innert Jahren – in Lungenfibrose, die trotz diverser Noxen ähnliche Morphologie aufweisen kann.

Diagnostik
- Gelegentlich schwierig oder unmöglich, die Ursache nur anhand Histopathologie herauszufinden; umso mehr, als auch idiopathische Lungenfibrosen relativ häufig auftreten.
- Angaben zB bezüglich Medikamenten, Beruf etc. daher auch für den Pathologen unabdingbar.
- Histologisch auch auf Details wie Viruseinschlusskörper (*CMV*), grosse (*Tbc*) oder auch sehr kleine Granulome (*EAA*), Befall von Bronchiolen (*Bronchiolitis obliterans*) oder Gefässen sowie Staubablagerungen (*zB Ferruginous Bodies, hinweisend auf Asbestose*) achten!

Besonderheit Lungentumoren
- Kein einziger Karzinomtyp tritt ausschliesslich in der Lunge auf; differentialdiagnostisch immer auch Metastasen bedenken!
- Lungenkarzinome sind zudem ungewöhnlich häufig inhomogen aufgebaut (unterschiedliche Subtypen in gleichem Tumor).
- Aufgrund Inhomogenität erlauben die wenigen mm grossen (trans-)bronchialen Biopsien sowie zytologische Untersuchungen oft keine endgültige Diagnose; dies ist oft erst am Resektat oder bei der Autopsie möglich.
- Während Therapien früher vor allem auf Unterschied kleinzelliges versus nicht-kleinzelliges Karzinom beruhten, ist heutzutage molekulargenetischer Subtyp für Therapieplan wichtig. Hierfür ist Immunhistochemie u. Molekularpathologie notwendig.
- Bisherige Ausschlussdiagnose „grosszelliges Karzinom" (b. Fehlen jeglicher Differenzierungsmerkmale) wird b. ständig neu entdeckten IHC-Markern immer seltener.

Schwierige Stellen
Oft bereitet das Gebiet der interstitiellen Lungenerkrankungen (*engl. interstitial lung disease, ILD*) den Studenten grosse Mühe. Dies gründet einerseits in unscharf verwendeten Begriffen (Definitionen ▶ Abschn. 2.5). Andererseits bezeichnen einige Begriffe lediglich histopathologische resp. radiologische Befunde unabhängig ihrer Ätiologie (*Usual interstitial pneumonia, UIP; diffuse alveolar damage, DAD*), während andere Begriffe die klinische Diagnose bezeichnen (*zB ARDS*), zum Teil unter Einbezug der Ätiologie (*Polymyositis-associated ILD; Idiopathic pulmonary fibrosis, IPF*). Der Schlüssel liegt darin zu begreifen, dass eine bekannte Ätiologie (*zB Polymyositis*) verschiedene pathologische Bilder verursachen kann (*UIP, DAD*), während umgekehrt einer UIP verschiedene Ätiologien zugrunde liegen können (*zB Polymyositis; oder aber idiopathisch, dann IPF genannt*). Die Vertiefung „interstitielle Lungenerkrankungen" (▶ Abschn. 2.5) versucht diese Zusammenhänge aufzuzeigen.

2.3 · Knowledge-Bites Respirationstrakt

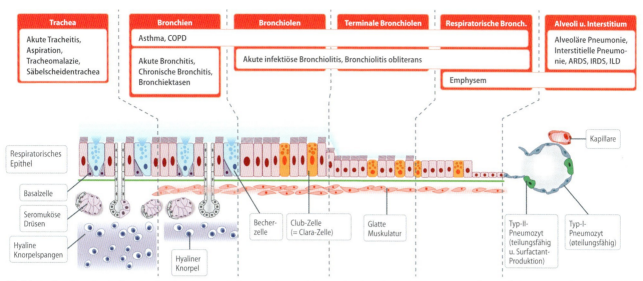

◘ **Abb. 1** Histologischer Aufbau des Bronchialbaums und dazugeordnete Pathologien. Beachte: Die Dicke des respiratorischen Epithels nimmt entlang des Bronchialbaums in Richtung Alveolen kontinuierlich ab. (©Cerny, Karlin, 2018 [2.1])

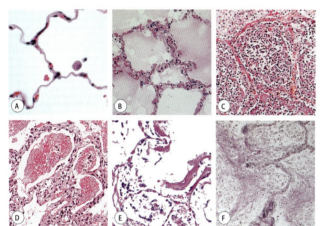

◘ **Abb. 2** Engrammatische Veränderungen der Alveolen im Vergleich. **(A)** Normales Lungenparenchym. **(B)** Alveoläres Lungenödem. **(C)** Alveoläre Pneumonie. **(D)** Interstitielle Pneumonie (hier durch Pneumocystis). **(E)** DAD, akutes Stadium. **(F)** Fibrose = Endstadium b. irreversibler Lungenschädigung. (Abb. A-B: ©PathoPic, 2018; Abb. C-F: ©Dr. med. Peter Vogt, 2018)

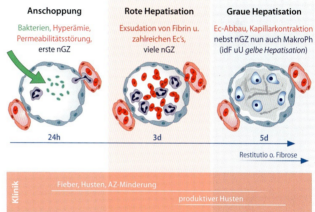

◘ **Abb. 3** Stadien der alveolären Pneumonie (gilt va b. Lobärpneumonie, wo Stadien zeitlich uniform in ganzem Lappen). Je nach Literatur zusätzlich *gelbe Hepatisation* infolge starker Eiterbildung oder bei Lyse mit reichlich Makrophagen. „Hepatisation" verweist auf die Konsistenz der Lunge. nGZ: Neutrophile, Ec: Erythrozyten, MakroPh: Makrophagen. (©Cerny, Karlin, 2018 [2.2])

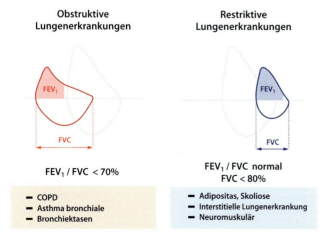

◘ **Abb. 4** Spirometrische Definition von obstruktiver vs. restriktiver Lungenerkrankung mit jeweils häufigen Ursachen.
FEV1: Einsekundenkapazität; FVC: forcierte exspiratorische Vitalkapazität

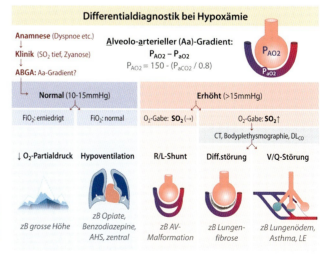

◘ **Abb. 5** Aa-Gradient als zentrales Werkzeug b. Hypoxämieabklärung. PaO_2, $PaCO_2$: mittels arterieller Blutgasanalyse (ABGA) bestimmbar. PAO_2: mittels vereinfachter Gasformel berechenbar (gilt auf Meereshöhe). AHS: Adipositas-Hypoventilationssyndrom; DL_{CO}: Diffusionskapazität für CO. (©Cerny, Karlin, 2018 [2.3])

Kapitel 2 · Respirationstrakt

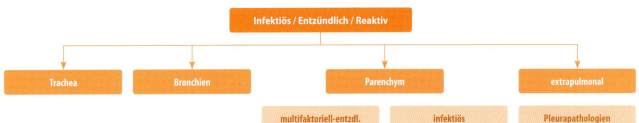

Infektiös / Entzündlich / Reaktiv

Trachea

Larynx-Erkrankungen ▶ Kap. 5
- Pseudokrupp
- Epiglottitis

Akute Tracheitis
- Ä idR viral[1], selten bakt. (b. Ki)
- P katarrhalische bis hämorrhagische bis nekrotisierende Entzündung, idR im Rahmen einer Laryngotracheobronchitis
- K bellender Husten
- T symptomatisch

Aspiration
- E Kinder (Fremdkörper), Pat. mit neurologischen Erkrankungen (fehlende Schutzreflexe)
- P FK → Obstruktion vs. Ventilmechanismus; Infektion
- K akute Dyspnoe, Stridor
- Ko Bolustod, Pneumonie, ARDS (=Mendelson-Syndrom b. Magensaft-Aspiration)
- D Röntgen, b. hohem Verdacht direkt Bronchoskopie
- T bronchoskopisch (b. FK), ±Steroid ±Beatmung

Tracheomalazie
- Def Knorpelerweichung
- Ä — Angeboren
  — Erworben, zB iF Intubation
- K asymptomatisch bis Stridor

Säbelscheidentrachea
- Def Deformation der *gesunden* Luftröhre *von aussen*
- Ä zB b. Struma

Congenital

- Aplasie, Hypoplasie
- Sequester (intra-/extralobär)
- Hamartom
- Kongenitale Bronchiektasien
- Primäre ciliäre Dysfunktion (PCD), Kartagener-Syndrom
- Zysten, zystisch-adenomatoide Malformationen (Typ I, II, III)

Zystische Fibrose (CF)
Syn.: Mukoviszidose
- P Mutation in CFTR-Protein → Chlorid-Transport gestört → viskose Sekretion in Lunge, GIT, Reproduktionsorganen
- D Pränatalscreening, Schweisstest, DNA-Analyse

Bronchien

Akute Bronchitis
- Ä idR viral[1], selten 2° bakt.[2]
- K Husten, Auswurf
- D HNO-Inspektion (idR „Mehr-Etagen-Infekt"); Lungenauskultation (DD Pneumonie!)
- T symptomatisch, ø Antibiotika!

Chronische Bronchitis
- Def Husten + Auswurf whr 3 Mo. in 2 konsekutiven Jahren
- Ä inhalat. Noxen ± ↓Clearance
- D LuFu: keine Obstruktion
- Mi Schleim↑, verdickte BM, Hyperplasie von Becherzellen, gMZ u. Drüsen, Plattenepithelmetaplasie
- T idR keine Inhalativa

obstruktive Lungenerkrank.

Asthma bronchiale
- Def heterogenes Syndrom div. Urs. mit reversibler Obstruktion u. bronch. Hyperreagibilität
- P eosino- vs. neutrophiles A.
- K Husten, Dyspnoe, Giemen
- D LuFu, Methacholin-Test, FeNO
- Mi Anzeichen chron. Bronchitis (s. oben), LyZ (±eGZ!) Im Anfall: Bronchiolospasmus (Lumen sternförmig verformt)
- T SABA ± ICS ± LABA (GINA)

COPD
- Def chron. entzündliche Lungenerkr. mit kaum reversibler Obstruktion
- Ä 90% Rauchen, Luftverschmutzung (RF: Alpha-1 Antitrypsin-Mangel)
- P chronische Bronchitis ± Bronchiolitis ± Emphysem
- K Husten, Auswurf, Dyspnoe (pink puffer vs. blue bloater)
- Ko akute Exazerbation (AECOPD), pulmonale Kachexie, Cor pulmonale
- D LuFu: øFEV-Besserung nach β-Agonist, ggf. ABGA (Beurteilung Langzeit-O₂)
- T Nikotinstopp, Bewegung, Inhalativa (gemäss GOLD ABCD-Tool)

Bronchiektasen
- Def irrevers. Bronchusdilatation
- Ä — Angeboren: Dysgenesie, CF, PCD, IgA/IgG-Mangel
  — Erworben: hf poststenotisch
- P Distension durch Schleim & Entz.
- K Husten, Auswurf↑↑ (va morgens)
- Ma Bronchus > begleitende Arterie
- Mi Dilatation, Mukus u./o. Pus, Anzeichen chron. Bronchitis

Akute infektiöse Bronchiolitis
- E idR Säuglinge u. Kinder < 2J.
- Ä idR RSV, RhinoV, ParainfluenzaV
- K T°, Husten, respirat. Distress

Bronchiolitis obliterans
- Bronchiolitis mit intraluminalem Granulationsgewebe: zB infolge schwerer infektiöser Bronchiolitis
- Konstriktive Bronchiolitis: zB b. Tx-Abstossung, GVHD
- Idiopathische Bronchiolitis (= iR v. ▶ COP, Abschn. 2.5)

Parenchym

multifaktoriell-entzdl.

ARDS
- Ä — Direkt pulmonal: Alveolarschädigung d. Gase, Magensaft
  — Indirekt (via Kapillaren): zB b. Sepsis, Pankreatitis, TRALI
- K Dyspnoe, RGs, Zyanose
- D — Rtg: bilat. Verschattung
  — ABGA → PaO₂/FiO₂
  — Kein kardiales Lungenödem
- Ma Lunge beidseits induriert
- Mi diffuser Alveolarwandschaden (▶ DAD, 2.5) subakut: Alveolar-MPh u. kubische Metaplasie
- Pr Restitutio, Lungenfibrose o. †

IRDS
- Ä Surfactant-Mangel
- Mi überblähte Bereiche (mit hyalinen Membranen) neben atelektatischen Bereichen

Emphysem
- Def irrev. Überblähung distal Bronchioli terminales iF Destruktion von Kapillaren u. Septen
- Ä UGG zw. Proteasen/Inhibitoren
- P zentroazinär (COPD), panazinär (AAT), irregulär (Narben-E.)
- K Dyspnoe, Lippenbremse
- Ko Cor pulmonale
- D Rtg, LuFu, HRCT

Interstitielle Lungenerkr.
Engl.: ILD, Syn.: DPLD[3], ▶ Abschn. 2.5
Bekannte Ätiologie:
- Inhalative Stäube
  – Anorg. → Pneumokoniose[4]
  – Organische Stäube → EAA
- Nicht-inhalative Noxen
  – Medikamente, Radiatio
- Kreislaufbedingt
  – Chronische HI, CNI
- Systemerkrankungen
  – zB Sarkoidose, RA

Unbekannte Ätiologie:
- Akut/subakut:
  – AIP („subakuter DAD")
  – COP (Bronchioli u. Alveolen)
- Chron. fibrosierend:
  – UIP (zeitl. + örtl. heterogen)
  – NSIP (zeitl. + örtl. homogen)
- Rauchen-assoziiert:
  – RB-ILD (peribronchial)
  – DIP (diffus verteilt)
- LIP (idR Lymphome)

infektiös

Alveoläre Pneumonie
- Ä — CAP: klass. bakt. Erreger[2]
  — HAP (>5 T. hospitalisiert): Keime Krankenhaus-spezif.!
- P 1° Befall d. Alveolarlumina
- K Fieber, Husten, AZ↓ (va b. Lobärpneumonie, weniger ausgeprägt b. Herd-P.)
- Ko Abszess, parapneumonischer Erguss bis Empyem, respirat. Insuffizienz, Sepsis, Karnifizierung
- D Rtg, 2x2 BK, Urin-Antigene
- Ma — Lobär-P.: ganzer Lappen, zeitlich homogen
  — Broncho-P.: verstreute Herde, zeitlich inhomogen
- Mi Pneumonie-Phasen (▶ Abb. 4)
- T AB, ggf. Hospitalisation (CURB65)

Interstitielle Pneumonie
- Ä — Bakterien (Chlamydia, Mykoplasma, Legionella[5])
  — Viren (RSV, Para-/Influenza-V.)
  — Opportunisten (zB CMV, P. jirovecii)
- P 1° Läsion im Interstitium, 2° Veränderungen in Alveolarlumen
- K sog. „atypische Pneumonie" (mässig Fieber, trockener Husten, geringe AZ↓)
- Ko Hämorrhagien u. Nekrosen (b. Influenza), eitrige Pneumonie (b. bakt. Superinfekt), Fibrose
- Mi verdickte Interalveolarsepten mit LyZ-Infiltrat

Tuberkulose
- E seit Migration↑ wieder hf!
- Ä M.-tuberculosis-Komplex
- P — Primär-Tbc: Ghon-Komplex[6] → LTBI vs direkt progressiv
  — Postprimär-Tbc: Reaktivierung ex LTBI
- K 1° Tbc: Fieber (1–3 Wo.) 2° Tbc: B-Symptome, Husten
- Ma verkäsende Nekrosen, Kavernen
- Mi — Exsudativ-käsige Entzünd.: unspezif. Lc-Infiltrat, Phagozyten-Nekrose (= „Verkäsung")
  — Proliferativ-produktive Entz.: Eindämmung (und bei guter Abwehrlage: Resorption) des Käseherdes durch ▶ epitheloide Granulome, Kap. 1

Aspergillose
- Ä idR Aspergillus fumigatus
- P abhängig v. Wirtsdisposition:
  – Bei Asthmatikern
    – Allergische bronchopulmonale Aspergillose
  – Bei chron. Erkr. (COPD/Tbc)
    – Aspergillom („Pilz-Ball")
    – Chronisch-kavitäre A.
    – Chronisch-fibrosierende A.
    – Chron.-nekrotisierende A.
  – Bei IS: invasive Aspergillose

extrapulmonal

Pleurapathologien

Pleuraerguss
- Transsudat
  – Hydrostatisch (kardial)
  – Onkotisch (Albumin ↓)
- Exsudat
  – Tumorös (=maligner Erguss)
  – Infektiös
  – Systemerkrankung (SLE!)
  – Oberbauch-Pathologie
- Hämatothorax[7]
- Chylothorax
- D Sonographie, Pleurapunktion (→ Light-Kriterien[8], Zytol./Bakt.)

Spotlight maligner Erguss:
- Hf AdenoCA (Mamma, Ovar), Non-Hodgkin-Lymphom
- Wichtige DD: Mesotheliom

Pleuritis
- Ä idR Begleitreaktion b. Pneumonie, Kollagenosen (zB SLE)
- P serös → fibrinös → ggf. eitrig
- DD ▶ Kap. 23, Pleurodynie Bornholm

Pneumothorax
- Ä traumatisch (auch: iatrogen) vs. spontan (zB b. Bullae)
- P — Geschlossen vs.
  — Offen (n. innen vs. aussen)
  b. Spontanpneumothorax:
  – Primär (øVorerkr.) vs.
  – Sekundär (iF zB COPD)
- K plötzl. Dyspnoe, Thorax-Sz
- D Thorax-Rtg
- Mi spät: Mesothelreaktion
- T Je n. Klinik/Umständen:
  – konservativ vs. Drainage
  – Ggf. Bulla-Resektion

Neuro, Weichteil, Skelett

Zwerchfellruptur
- Ä — Penetrierend. Trauma (2/3)
  — Stumpfes Abdominal-T. (1/3) (dann in 95% linksseitig)
- Ko Darmherniation (Bauch-Sz, Nausea, Vomitus)
- D Unfallmechanismus, klinischer Status → ggf. Rtg, Sono, CT
- T chirurgisch

Phrenicusparese
- Ä — Läsion b. ThoraxOP
  — Viral (Zoster, PolioV)
  — Zervikale Pathologie
  — Pneumonie
  — NG-Plexusparese
- P idR einseitig
- K Anstrengungs-/Ruhedyspnoe, Orthopnoe
- D Thorax-Rtg, „Sniff-Test" unter Bildwandler, Sonographie (inspiratorische Muskelverdickung); für Ursachensuche: CT-Thorax, MRI-Hals

---

AAT	Alpha-1 Antitrypsin-Mangel	DPLD	Diffuse parenchymal lung disease	ILD	Interstitial lung disease
ABPA	Allergische bronchopulmonale Aspergillose	EAA	Exogen allergische Alveolitis	IRDS	Infant respiratory distress syndrome
ARDS	Acute respiratory distress syndrome	Fw	Fruchtwasser	LTBI	Latent tuberculosis infection
CAP	Community-acquired pneumonia	GINA	Leitlinien der Global initiative for asthma	LuFu	Lungenfunktionsprüfung
CTEPH	Chron. thromboembolische pulmonale Hypertonie	gMZ	Glatte Muskelzellen	NSE	Neuronen-spezifische Enolase
CURB65	Risikostratifikations-Score b. Pneumonie	GOLD	Leitlinien der Global initiative for chronic obstructive lung disease	PAH	Pulmonal arterielle Hypertonie
DAD	Diffuse alveolar damage	HAP	Hospital-acquired pneumonia	PVH	Pulmonal venöse Hypertonie iF Linksherz-Erkr.

2.4 · PathoMap Respirationstrakt

Kreislaufstörungen

Neoplasie
- bronchopulmonal
  - epithelial
  - mesenchymal
- Pleura
  - primär mesothelial

Lungenembolie (LE)
- Ä — 90% venöse Thromboembolie
  - 10% Fett, Tumor, Luft, Fw
- RF NOGIT TV65[9]
- P zentrale/parazentr./periphere E.
- K Dyspnoe, Hf↑, TVT-Zeichen
- Ko Lungeninfarkt (su)
- D PERC o. Wells-/revised Geneva-Score → D-Dimer u./o. CT
- Mi zeitabhängige Stadien der Thrombusorganisation
- T BD stabil: Antikoagulation, PESI-Score (In- vs. Outpatient?)
  - Instabil: Rekanalisation

Lungeninfarkt
- Ä LE (grösserer nur b. Links-HI!)
- P hämorrhagischer Infarkt
- K LE-Symptome, Hämoptoe, ThoraxSz (aufgr. Begleitpleuritis)
- Ko Infarktpneumonie
- Ma rotschwarzer, indurierter Keil
- Mi nekrotische Alveolen („abblassend"), gefüllt mit Ec u. Fibrin

Akutes Lungenödem
- Ä kardial (hydrostatisch) vs. nicht-kardial (onkotisch, Permeabilität↑, lymphatisch)
- P interstitielles → alveoläres Ö.
- K Dyspnoe, Orthopnoe, Husten, RGs u. Hf↑ („rasselnder Galopp")
- D Rtg, EKG, BNP, ABGA weitere gem. vermuteter Ätiol.
- Ma Lunge schwer, roter Abstrichsaft
- Mi Septen scheinen verdickt (Ec↑) ± alveoläres Transsudat

Chron. Lungenstauung
- Ma sog. „rote Induration", später „braune Induration"
- Mi septale Fibrose, Venulosklerose, Herzfehlerzellen im Sputum

Pulmonale Hypertonie
- Ä I) PAH II) PVH III) PHPE IV) CTEPH V) unklar
- K Anstrengungsdyspnoe, später Anzeichen v. Rechts-HI
- Ko Cor pulmonale (RV > 4mm)
- D mittels US, ggf. ReHe-Katheter
- Ma Pulmonalsklerose (in Arterien >1 mm, sog. elastische A.)
- Mi Veränderungen n. Edwards & Heath (in musk. Arterien <1 mm)

Vaskulitis (▶ Kap. 3)
- ANCA-pos. Vaskulitiden: GPA, eGPA, mPAN
- Goodpasture-Syndrom

Diffuse alveoläre Hämorrhagie
- Ä autoimmun, Medikamente, ua
- K Husten ±Dyspnoe ±Hämoptoe
- D Rtg/CT, Bronchoalveoläre Lavage

Allgemeines b. Bronchus-Karzinomen:
- Hauptrisikofaktor = Rauchen (ca. 90% der Tumoren infolge Rauchen)
- Leider hf erst spät Symptome: Husten, Hämoptoe, Sz; Pneumonie (b. Obstruktion), zunehmende Atemnot (b. malignem Erguss); vs. Rtg/CT-Zufallsbefund (diskutiert: low-dose Screening-CT b. Rauchern mit >30 PY ab 55 J.)
- Hfgst Metasierungsorte: **B**one, **B**rain, **A**drenal gland, **L**iver
- Diagnostik: CT, Biopsie, PET-CT, ggf. cMRT; Mutationsanalyse

Adenokarzinom 40%
- E häufigstes Bronchus-CA! F>M
- Ä weniger Rauchen-assoziiert!
- P KRAS-, EGFR-, ALK -Mutation
- Ko zB Pancoast-Tumor
- Ma häufig peripher gelegen
- Mi diagnostisch (1 ausreichend)
  - Architektur: azinär, papillär, lepidisch („alveolenartig")
  - Einzelne enthält cytoplasmatisches Mucin (ist PAS+)
  - IHC: TTF-1+, Napsin+
- Pr abh. v. Stad. / Mutations-Status
- Spezialfall: Adeno-CA mit lepidischem Wachstumsmuster (vormals bronchioloalveoläres CA) = bessere Prognose!

Plattenepithel-Karzinom 25%
- E <1980 häufigstes Bronchus-Ca!
- Ä stark Rauchen-assoziiert
- Ko Blutung, selten paraneopl. Sy. (aber typ.: PTHrP↑ → Ca^{2+}↑)
- Ma oft zentral gelegen, Nekrosen
- Mi Verhornung, Desmosomen; falls økeratinisierend: IHC beweisend (zB CK5/6+, Desmoglein+)

Grosszelliges Karzinom 7%
- Ma peripher gelegen, nekrotisch
- Mi diagnostisch (beide notw.):
  - Architektur: Tumor besteht mehrheitlich aus bizarren RZ, ø glandul. / squamöse Diff.
  - IHC negativ für PlattenepithelCA-, AdenoCA- u. neuroendokrine Marker

Adenosquamöses Karzinom 4%
- Mi >10% adenomatöse u. >10% plattenepitheliale Anteile
- Pr schlechtere Prognose als Adeno- / Plattenepithel-CA

Seltene epitheliale Malignome <1%
- Sarkomatoides CA: heterogene Gruppe mit vielen Subtypen
- Speicheldrüsenartige Tumoren: whs ex Bronchialdrüsen o. pluripotenten Stammzellen

Non-Small cell Lung cancer (NSCLC)

Kleinzelliges Karzinom (SCLC) 20%
- E stark Rauchen-assoziiert
- P ua Deletion Chr. 3p; ca. 5% komb. mit anderen CA-Typen; schnelles Wst, früh lymphogene u. hämatogene Metasierer.
- Ko oft paraneoplastische Syndr.! (SIADH, Cushing-Sy., PLEMS); Superior-Vena-cava-Syndrom
- Ma eher zentral gelegen
- Mi hyperchrome kleine Zellen mit „Salz-u.-Pfeffer"-Chromatin, hohe Mitoserate (Ki-67), IHC (Chromogranin, Synaptophysin)
- Pr schlecht (früh metastasierend)

Karzinoid
- Vgl. mit Karzinoiden (=neuroendokrine Neoplasien) anderer Organe
- D „Salz-u.-Pfeffer"-Aspekt, IHC
- Typisches Karzinoid:
  - Homogene Kerne
  - Kaum Mitosen, øNekrosen
- Atypisches Karzinoid:
  - Kernpolymorphie,
  - Viele Mitosen u. Nekrosen

Grosszelliges neuroendokrines Karzinom
- Ma peripher gelegen, nekrotisch
- Mi Organoid, Trabekel, Palisaden; > 10% grosse Zellen, Nekrosen, Mitoserate meist > als b. atyp. Karzinoid (Ki-67↑); IHC: Chromogranin+, Synaptophysin+
- Pr schlecht

Diffuse idiopathische pulmonale neuroendokrine Zellhyperplasie (DIPNECH)
- E hf b. Bronchiektasen u. Fibrose beschrieben
- P präinvasiver Vorläufer von neuroendokrinen Tumoren?

neuroendokrine Tumoren

Epitheliale Benignome
- Papillom
- Adenom
- ua

früher allesamt als „Grosszelliges Karzinom" bezeichnet

---

lymphohistiozytär
- B-Zell-NHL (ex BALT: Bronchus-associated lymphoid tissue)
- ua

ektopes Gewebe
- Keimzelltumoren (zB Teratom)
- Intrapulmonales Thymom
- Melanom
- Meningeom

Metastasen
- E seltener als Lungen-eigene Tu.!
- Ä ursächlicher Primärtumor in absteigender Reihenfolge:
  - Mamma-CA
  - Colon-CA
  - Hoden-Malignome
  - Schilddrüsen-CA
  - Sarkome
- P früher Theorie des „Vena-cava-Typs", whs eher molekularer-Trophismus („Seed-and-soil")

Lymphangioleiomyomatose (▶ Abschn. 2.5, kann den PEcom-Tumoren[10] zugerechnet werden)
- Chondrom ua

Diffuses malignes Pleuramesotheliom
- E Männer >50 J
- Ä in 90% Asbestexposition
- K erst spät: Kompressions- u. Arrosions-Symptome
- Mi — Epithelioid
  - Sarkomatoid
  - Biphasisch (Kombination obiger 2, erlaubt direkte Dx)
  - evt. ferruginous bodies vorhanden
- D IHC wichtig! (Signatur: Calretinin+, CK5/6+, WT1+, CEA-)

(Hyaline) Pleuraplaques
Differentialdiagnose, keine Neoplasie!
- Ä assoziiert mit Asbest-Exposition (ca. 20 J. Latenzzeit)
- Ma idR auf Pleura parietalis (dorsal, Diaphragma)
- Mi hyalines Kollagen, Verkalkungen

primär mesenchymal

Solitärer fibröser Tumor d. Pleura (SFT-P)
- E selten, Peak b. 50-70J.
- Mi spindelig (DD sarkomatoides Pleuramesotheliom!)

sekundäre Neoplasien

Pleurakarzinose
- E häufiger als 1° Pleuratumoren!
- Ä häufiger Primärtumor: Bronchus > Mamma > Ovar
- Mi IHC wichtig für Abgrenzung zu Pleuramesotheliom

Multifaktoriell

Atelektase
- 1°: øEntfaltung b. NG
- 2°: Obturationsatelektase vs. Kompressionsatelektase
- P Lappen/Segment/Platten-A.
- Ko Fibrose, post-stenotische („xanthomatöse") Pneumonie, Cor pulmonale

Obstruktives Schlafapnoe-Syndrom (OSAS)

Adipositas-Hypoventilationssyndrom

Abk.	
PHPE	Pulmonale Hypertonie b. pulmonaler Erkrankung
PTHrP	PTH-related Peptide, wirkt wie PTH
SCLC	Small Cell Lung Cancer
TRALI	Transfusion-related acute lung injury
UGG	Ungleichgewicht

[1] Coxsackie, RSV, Adeno, Corona, ECHO, Para-/Influenza-Virus
[2] Pneumokokken, H. influenzae Typ B, Moraxella catarrhalis, S. aureus
[3] ILD ist etwas irreführend, da oft auch Atemwege mitbetroffen → besser: DPLD
[4] Umfassen: Silikosen (zB Quarz), Silikatosen (zB Asbest), Hartmetall-Lunge
[5] Merke: **M**ycoplasma oft b. **M**id-Teen, **L**egionellen oft b. **L**ow-Immune system
[6] Ghon-Komplex = Tbc-Granulom + Lymphknoten
[7] Bei Hämatothorax gilt $Hk_{Pleura} > Hk_{Blut}/2$. Ansonsten handelt es sich um einen sog. hämorrhagischen Erguss → oft bei Tumor oder Urämie
[8] Exsudat ua falls LDH (Pleura/Serum) > 0.6 od. Protein (Pleura/Serum) > 0.5
[9] Nikotin, Oestrogene, Gerinnungsstörung, Immobilisation, Tumorleiden, Trauma, Vaskulitis, Alter >65 J
[10] Tumoren mit Ursprung aus den sog. *Perivascular Epithelioid Cells*

Kapitel 2 · Respirationstrakt

ÄTIOLOGIE

Bekannte Ursachen

Herz-Kreislauf	Infekt-assoziiert	Inhalative Noxen	Nicht-inhalative Noxen
Schock, chron. Herzinsuffizienz	Bakterien, Viren, Pilze, Protozoen	Org./anorg. Stäube, Rauchen, HCl	MTX, Amiodaron, TRALI, Post-Rx

GROBE HRCT-MUSTER

Alveoläres Muster
GGO bis Konsolidationen im Alveolarraum, mit jedoch erhaltener pulmonaler Architektur.
Auftreten b.:
ARDS, PCP, medikamentös, eosinophile Pneumonie, DAH, PAP, AIP, COP, DIP

Noduläres Muster
Multiple rundliche Opazitäten ø 2–10mm. Form, Dichte u. Verteilung je n. Ursache.
Auftreten b.:
frühe Sarkoidose, Silikose, subakute EAA, frühe Langerhanszell-Histiozytose, RB-ILD

(A)

DIAGNOSEN NACH INTEGRATION ALLER BEFUNDE

alveoläre DPLD

Diffuse alveoläre Hämorrh. (DAH)
- Ä — Kapillaritis (▶ Kap. 3, Vaskulitis)
  — Gefässarrosion
  — iF ▶ *diffuse alveolar Damage*
- P Disruption d. Alveolo-Kap. BM

Pulmonale Alveolarproteinose (PAP)
- Ä angeboren vs. erworben
- P Störung d. Surfactant-Homöostase → intraalveol. Akkumulation
- D HRCT (»crazy paving«), BAL

Amiodaron-Pneumopathie
- E 5–10% d. Behandelten
- Ä RF: >60 J., hohe Dosierung
- D HRCT: diverse Muster mögl.
- T Absetzen, ggf. Steroide

Simple pulmonale Eosinophilie
Syn.: Löffler Syndrom
- Ä ▶ akute eosinophile P.
- K oft asymptomatisch, transient
- D CT: diffuse GGO; BAL: >10% eGZ

Akute eosinophile Pneumonie
- Ä idiopathisch vs. Medikamente, Parasiten, inhalative Noxen
- D Labor: eGZ oft initial normal; CT: diffuse GGO ±Retikulationen; BAL: >25% eGZ

Unklar ob Folge o. eigene Entität:
Chron. eosinophile Pneumonie
- K Beschwerden >4 Wo., oft KG↓
- D Labor: eGZ↑ b. Vorstellung CT: GGO in Lungenperipherie

noduläre DPLD

Exogene allergische Alveolitis (EAA) = Hypersensitivitäts-Pneumonitis
- Ä Inhalation organischer Antigene, zB Aktinomyzeten im Heu (→Farmer-Lunge) o. Klimaanlage (→Befeuchter-Lunge), Vogelkot (→Vogelzüchter-Lunge)
- K – Akute EAA: 4–6 h n. Exposition Fieber, Husten, Atemnot; sistierend innert 12 h
  – Subakute EAA (b. rezidiv. Exposition): Zunahme von Husten, Dyspnoe u. Gewicht↓
  – Chronische EAA (progredient trotz Triggerkarenz): Husten, Dyspnoe, Gewicht↓
- D HRCT: akute EAA selten erwischt, subakut GGO mit Mikronoduli, chronisch zunehmend Fibrose BAL: LyZ↑ mit tiefer CD4/CD8-Ratio, DLCO↓
- T Trigger-Karenz, Steroide (→ Reversibilität bis u. mit subakutes Stadium)

Silikose (=Quarzstaublunge)
- Ä Inhalation v. Quarz(SiO₂)-Staub (Steinmetz, Mineur, Giesser)
- P Phagozytose → Fibroseknoten
- Ko ReHe-Insuffizienz, Tbc-Infekt
- D CT: Nodulo-retikulär im OL, hiläre LK, evt sog. Eierschalenhili
- T Triggerkarenz, Therapie b. LTBI

eGPA *(vormals Churg-Strauss-Sy.)*
▶ Kap. 2, Vaskulitiden

GPA *(vormals Morbus Wegener)*
▶ Kap. 2, Vaskulitiden

Pulmonale Sarkoidose
- E m~f, Alterspeak 20-40 J., Lungenbefall in 90% d. Sarkoidose-Fälle, hfgst ILD!
- ÄP unbekannter Trigger + Disposition triggert CD4-T-Zell Antwort mit konsekutiv CD4-T-Zell- u. Monozyten-Homing in der Lunge u. lymphogener Ausbreitung
- K trockener Husten, Dyspnoe; in 10% Löfgren-Syndrom (Arthritis, E. nodosum, bihiläre LK-Schwellung), Heerfordt-Syndrom (Uveitis, Parotitis, undulierendes T°)
- Ko kardialer Befall → HRST! (Pat. sterben daran!)
- D Labor (Ca↑), Rtg, HRCT, BAL: LyZ↑ mit hoher CD4/CD8-Ratio, in Lungen-Bx (falls nötig): ønekrotisierende epitheloide Granulome (▶ Kap.1, Grundlagen)
- T bei Symptomatik↑↑, Lungenbefall↑↑ oder Herz/Augen/ZNS-Befall: CTC ± DMARD

Eosinophile DPLD

fibrosierende DPLD

Silikatosen (zB Asbestose)
- Ä Asbestverarbeitung (zB für Isolationen, in Zementindustrie)
- P Ablagerung v. „Ferruginous Bodies" interstitiell → Fibrose
- Ko Bronchus-CA, Pleuramesotheliom
- D CT: streifig basal/subpleural, später ~UIP; Pleuraplaques!
- T wie Silikose, zus. CA-Screening

Methotrexat-Pneumopathie
- E ca. 5% d. Behandelten
- Ä RF: >60 J., hohe Dosierung
- D HRCT: am hf NSIP, evt. OP, DAD
- T Absetzen, ggf. Steroide

zystische DPLD

Langerhanszell-Histiozytose (LCH)
- E selten, Peak 20-40 J.
- Ä stark mit Rauchen assoziiert
- P proliferierende Langerhans-Z. (=unreife dendritische Zellen) infiltrieren Alveolarsepten ausgehend von Luftwegen
- Ko Spontanpneumothorax, pulm. Hypertonie, extrapulm. LCH
- D HRCT: initial zentrilobuläre Noduli, durch Kavitation im Verlauf charakt. Kombination aus Noduli u. Zysten, va in Oberlappen
- T Rauchstopp, ggf. Steroide

Lymphangioleiomyomatose (LAM)
- E fast nur Frauen 20–40 J.
- Ä sporadische Mutation vs. iR Tuberöser Sklerose (▶ Kap. 25)
- P TSC-Defekt → mTOR-Aktivität↑ in sog. LAM-Zellen (~gMZ) → Hyperproliferation in Atem- u. Lymphwegen, Östrogen-abh.
- Ko Spontanpneumothorax
- D HRCT: runde dünnwandige Zysten diffus in gesamter Lunge
- T Stopp Östrogene, mTOR-Inhibitor

Lymphoide interstitielle P. (LIP)
= seltene interstitielle Pneumonie
- Ä — 1°: idiopathisch (sehr selten)
  — 2°: b. Immundefizienz (HIV), Autoimmunerk. (zB Sjögren)
- D HRCT: ua Zysten; LM: septal massiv polyklonale T-/B-Zellen

⟶ 3 ⟶

Erklärung zur Übersicht: Die Übersicht beinhaltet drei Ebenen: *Ätiologien, diagnostische Muster* u. *Diagnosen*. Patienten mit diffusen interstitiellen Lungenerkrankungen (ILD, Syn. DPLD) stellen sich idR – relativ unabhängig von der *Ätiologie* – mit trockenem Husten u. progredienter Dyspnoe vor, begleitend oft Fieberschübe u. evt. Gewichtsverlust. Ergeben nun Anamnese, Klinik u. einfache Zusatzuntersuchungen (wie zB Spirometrie) den Verdacht einer ILD, folgt als **entscheidender Schritt** ein hochauflösendes CT (HRCT). Das darin beurteilbare *radiologische Muster* kann **grob** nach dominierender Veränderung eingeteilt werden in *alveolär, nodulär, fibrosierend* oder *zystisch*. (Beachte: dies ist eine starke didaktische Vereinfachung, in der Realität liegen oft Mischformen vor, begleitet von weiteren Mustern). Das gefundene *radiologische Muster* wird zentraler Angelpunkt im weiteren Abklärungsgang:
(A) Einerseits kann das HRCT-Muster (dank seiner Verteilung oder Zusatzbefunden wie Lymphknotenschwellungen) an sich relativ spezifisch sein, dh den Kreis der möglichen Ätiologien einengen. In Zusammenschau mit Anamnese, Klinik etc. kann dann uU bereits eine *Diagnose* gestellt u. auf eine Lungenbiopsie verzichtet werden.

BAL	Bronchoalveoläre Lavage	DL_CO	Diffusionskapazität für Kohlenmonoxid (CO)
BM	Basalmembran	DMARD	*Disease modifying anti-rheumatic drugs*
		GGO	Groundglass-Opacities
		LM	Lichtmikroskopie

2.5 · Vertiefung: interstitielle Lungenerkrankungen

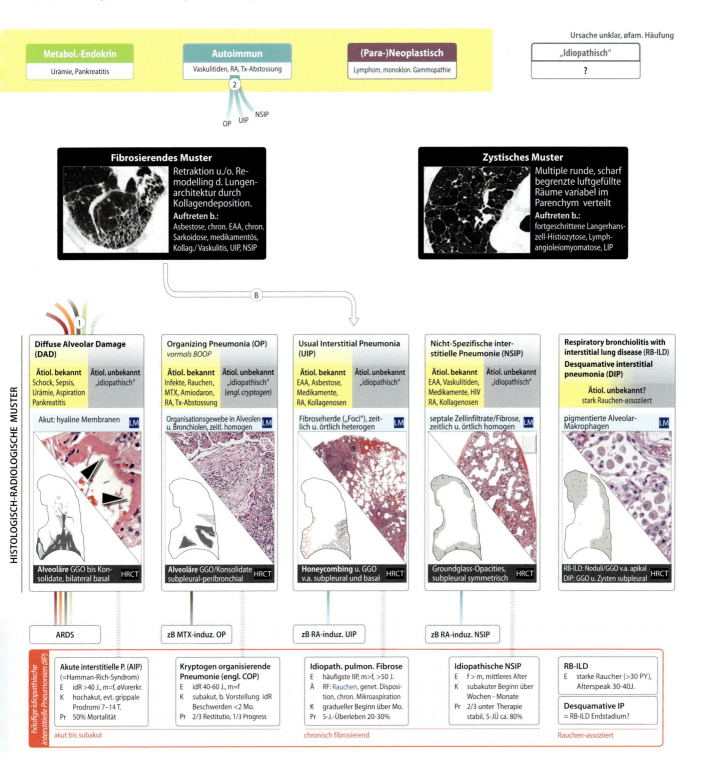

B Andererseits kann ein relativ unspezifisches radiologisches Muster vorliegen (zB UIP, NSIP etc.), dh eines, das von diversen Ätiologien hervorgebracht werden kann. Ist in Zusammenschau von Anamnese, Klinik u. Zusatzuntersuchungen keine Ursache naheliegend, folgt idR eine Lungenbiopsie. Das darin beurteilbare *histologische Muster* ist ein weiterer Baustein im diagnostischen Prozess. Im Idealfall korrelieren radiologisches u. histologisches Muster wie oben dargestellt – zB zeigt sich beidesmal eine *UIP* (=sowohl histologischer als auch radiologischer Begriff!). Als nächstes wird dann nach **bekannten Ursachen** (gelb hinterlegt) einer *UIP* gesucht. Erst nach deren Ausschluss kann die Diagnose einer **idiopathischen** interstitiellen Pneumonie (IIP, rote Box) gestellt werden, in diesem Fall einer idiopathischen pulmonalen Fibrose. **Beachte:** je nach Ätiologie (bekannt vs. idiopathisch) wechselt der Name der resultierenden *Diagnose*!
Drei Beispiele fassen die bestehenden Schwierigkeiten zusammen:
1. *Verschiedene Ätiologien* können das *gleiche diagnostische Muster* hervorrufen.
2. *Eine Ursache* kann *verschiedene* Muster hervorbringen.
3. *Eine Ursache* kann im Verlauf ihre Manifestationsart wechseln (zB pulmonale Sarkoidose: noduläre → fibrosierende Form).

mTOR *mammalian target of rapamycin (siehe auch ▶ Kap. 25)*
TSC *Tuberous sclerosis complex (siehe auch ▶ Kap. 25)*

Histologische Aufnahme von OP u. DIP mit freundlicher Genehmigung von Dr. med. Peter Vogt. Schemata der

CT-Muster von IIP modifiziert nach Mueller-Mang et al., 2007
Seitenaufbau ©Cerny, Karlin, 2018

Gefässe

Axel Haine, Silvan Jungi (Kliniker), Yara Banz (Pathologin)
unter Mitarbeit von: *Thomas Cerny, Kirill Karlin*

3.1 Die Sicht des Klinikers – 16

3.2 Die Sicht des Pathologen – 16

3.3 Knowledge-Bites Gefässe – 17

3.4 PathoMap Gefässe – 18

© Springer-Verlag GmbH Deutschland, ein Teil von Springer Nature 2019
T. Cerny, K. Karlin (Hrsg.), *PathoMaps*, Springer-Lehrbuch
https://doi.org/10.1007/978-3-662-57439-3_3

3.1 Die Sicht des Klinikers

Anamnese: wichtigste Fragen
- Leitsymptome und Umstände identifizieren idR bereits erkranktes Gefässsystem (arteriell, venös o. lymphatisch).
- Arterielle Leitsymptome: akute Schmerzen „aus dem nichts" (*arterieller Verschluss, Dissektion*) vs. chronisch rezidivierende Schmerzen unter typischen Umständen?
  - Lokalisation, Seitendifferenz (*PAVK idR asymmetrisch*)?
  - Zunahme b. Belastung (*PAVK*), postprandial (*Angina abdominalis*)? Besserung durch Stehenbleiben (*PAVK*) vs. Absitzen (*DD: Spinalkanalstenose* ▸ Kap. 15)?
  - Besondere Umstände: vorausgehende Koronarangiographie (*Cholesterinembolie*), Punktion (*Aneurysma spurium*)?
  - PA: Risikofaktoren für embolische Ereignisse (*VHF, Klappenprothese*)? o. Atherosklerose (*cvRF*, ▸ 3.2)?
  - Falls keines davon: Hinweise auf Vaskulitis? St.n. Radiatio (Stenosen nach ca. 10 J. Latenz)? Kokain-Konsum?
  - FA: kardiovaskuläre Ereignisse? Bindegewebsschwäche (Risikofaktor für *Dissektion, Aneurysma*)?
- Venöse Leitsymptome: Beinschwere, Spannungsgefühl, Juckreiz, Krämpfe, Varikosis, Ödemneigung?
  - PA: Anzahl SS? Stehender Beruf? TVT-Risikofaktoren?
- Lymphatische Leitsymptome: einseitiges Extremitätenödem?
  - PA: St.n. OP, Radiatio, Erysipel im betroffenen Gebiet (*sekundäres Lymphödem*)? vs. Ödem < 35. LJ (*primär*)?

Klinische Untersuchung
- Inspektion: Blässe vs. livide Verfärbung? Rhagaden? Fehlende Behaarung? Haut-, Nageldystrophie? Corona phlebectatica? Varikosis? Umfangsdifferenz? Atrophie blanche, Purpura jaune d'ocre? Ulkus? „Kasten-Zehen"?
- Palpation (seitenvergleichend): Temperatur, Pulsstatus (seitendifferent? fehlend?), Rekapillarisationszeit? Palpable Varizen? Ödem? Stemmer-Zeichen positiv?
- Auskultation: Strömungsgeräusche?

Zusatzuntersuchungen
- BD-Messung links/rechts (*Differenz: Stenose? Dissektion?*).
- Ankle-Brachial-Index, Pulsoszillographie (*PAVK?*).
- Farbkodierte Duplexsonographie (*Stenosegrad, Verschluss, Dissektion, Aneurysma? Venöse Insuffizienz, TVT?*).
- D-Dimere (*TVT, Lungenembolie? Dissektion?*).
- CT-Angiographie (*Dissektion, Aneurysma, Plaques, LE*).
- MR-Angiographie (*Infekt, Vaskulitis, Malformationen?*).
- DSA: sehr sensitiv, Einsatz va wenn gleichzeitig Intervention.
- Lymphszintigraphie, Fluoreszenzmikrolymphographie.

3.2 Die Sicht des Pathologen

Ausgangslage
- Gefässschädigung einerseits von endoluminal durch Anreicherung endo- o. exogener Noxen (cvRF: Hypertonie, Adipositas, Rauchen, Diabetes mellitus, Dyslipidämie), andererseits Schädigung von aussen (zB via Vasa vasorum).
- Histologische Reaktionsmuster b. Vaskulitiden zT sehr speziell (zB granulomatös), aber nicht immer spezifisch.
- Vaskuläre Läsion haben charakteristische „life of lesion", dh Änderung ihrer histologischen Präsentation im Verlauf. Bewusstsein darüber wichtig für korrekte Diagnosestellung.

Diagnostik
- Bei OP-Präparaten von Aneurysmata/Dissektionen: ursächlich behandelbare (unerwartete) Pathologien erkennen, zB Vaskulitis (infektiös vs. nicht-infektiös) u. mögliche genetisch bedingte Ursachen (*zB Marfan*, cave Konsequenz für Angehörige: Angehörigenscreening!).
- Bei geringstem Vda infektiösen Prozess: Nativmaterial für Mikrobiologie entnehmen! Kulturelles Anzüchten viel sensitiver als lichtmikroskopischer Erregernachweis, auch ist daraus Resistenzprüfung möglich.
- Subtile histologische Veränderungen beachten: zB Fragmentierung der Lamina elastica interna, angedeutetes Granulom als Indiz einer möglichen Vaskulitis.
- Fehlen von Entzündungszeichen im biopsierten Gefäss schliesst Vaskulitis nicht aus, da sich befallene u. nicht-befallene Abschnitte abwechseln können (sog. „skip lesions", typisch zB für *Riesenzellarteriitis*).

Besonderheit: diagnostische Herausforderungen
- Unterscheidung vaskuläre Neoplasie vs. Malformation histologisch zT nicht möglich; selbst Zusatzuntersuchungen (zB Immunhistochemie) hierbei nur begrenzt hilfreich. Affirmative Diagnose oft nur in Kombination mit Klinik u. Bildgebung möglich.
- Erschwerend treten hinzu: Begriffswirrwarr in der Fachliteratur (zT alte Nomenklaturen verwendet) u. mangelnde Expertise von Pathologen b. seltenen Läsionen.
- Diagnostik der Vaskulitiden herausfordernd aufgrund der zeitlichen Wandelbarkeit („life of lesion"), örtlichen Heterogenität („skip lesions") und uU niedriger Spezifität des vorliegenden Reaktionsmusters.
- Erschwerend kann zB eine Steroid-Anbehandlung hinzukommen („verwischt" die Spuren der Erkrankung).
- Auch hier Diagnose oft nur mithilfe von Klinik u. Labor („Vaskulitis-Screening") möglich.

> **Schwierige Stellen**
> Genauigkeit ist geboten mit dem Begriff „Arteriosklerose". Dieser wird häufig synonym zu „Atherosklerose" (= Plaquebildung b. Dyslipidämie) verwendet. Tatsächlich umfasst „Arteriosklerose" jedoch eine viel grössere Gruppe von degenerativen Gefässveränderungen, die verschiedene Ursachen haben können u. in unterschiedlichen Gefässabschnitten auftreten. ◘ Abb. 2 und die Hinterlegung „Arteriosklerose" in ▸ Abschn. 3.4 veranschaulichen dies weiter. Wichtig zu begreifen ist des Weiteren, dass zB Atherosklerose ein zentrales *Erkrankungsmuster* ist, das den "Boden" zahlreicher Folgeerkrankungen darstellt (*zB PAVK, Aneurysma verum, Dissektion etc.*). Die Folgeerkrankungen sind wiederum untereinander verbunden u. können ineinander übergehen (◘ Abb. 3). Eine Herausforderung sind schliesslich die Vaskulitiden. Es hilft, sich ihre Einteilung nach Gefässgrösse (▸ Abschn. 3.4) u. engrammatisch die betroffenen Patientengruppen u. Organe zu merken.

3.3 · Knowledge-Bites Gefässe

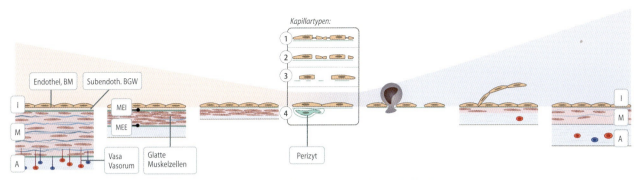

Arterie v. elastischen Typ
Media mit vielen elastischen Fasern zwecks »Windkesselfunktion« der grossen, herznahen Gefässe. Vasa vasorum in Adventitia versorgen Teile d. Media (in Aorta thoracica).

Arterie v. muskulären Typ
Media mit vielen glatten Muskelzellen zur Regulation des peripheren Widerstands herzferner Gefässe.

Arteriole
Sehr dünne Intima, MEI nicht durchgezogen. Media besteht aus 1-2 Schichten von gMZ.

Kapillaren
Durchlässigkeit abhängig von Kapillartypen. Kontraktile Perizyten für regulatorische Prozesse.

Postkapilläre Venolen
Hohe Durchlässigkeit durch undichten Zellkontakt =Ort der Leukozytendiapedese. Keine Venenklappen.

Venen
Klappen sind Duplikationen der Intima. MEI meist nicht durchgezogen, Media mit wenigen gMZ, wenigen elastische Fasern, keine MEE. Adventitia breiter als in Arterien mit zT ausgeprägten Vasa vasorum.

Abb. 1 Histologischer Aufbau der Gefässe. **Tunica Intima (I)**: Endothel, Basalmembran (BM), subendotheliales BGW und zT Membrana elastica interna (MEI). **Tunica Media (M)**: glatte Muskelzellen (gMZ), elastische Fasern und zT Membrana elastica externa (MEE). **Tunica Adventitia (A)**: Bindegewebe (BGW), zT Vasa vasorum. **Kapillartypen: (1)** Fenestriert mit Diaphragma (zB in Darmzotten), **(2)** Fenestriert mit Poren (zB in Nieren-Glomerula), **(3)** Diskontinuierlich (zB in Leber oder Milz), **(4)** geschlossen (zB in Muskulatur, BGW). ©Cerny, Karlin, 2018 [3.1]

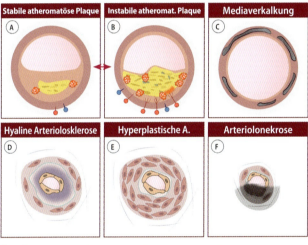

Abb. 2 Makrovaskuläre (oben) vs. mikrovaskuläre (unten) Degenerationsformen: A+B = Atherosklerose **(A)** Kleiner Lipidkern, dicke Kappe, wenig Schaumzellen u. Gefässe **(B)** Grosser Lipidkern, dünne fibröse Kappe, viele Schaumzellen und junge Gefässe **(C)** Dystrophe Kalzifikationen in Media (*Syn.: Mönckeberg-Sklerose*); im Ggs. zu A+B keine Lumeneinengung **(D)** Amorphe Massen in Intima **(E)** Zwiebelschalenartige Media-Hyperplasie **(F)** Fibrinoide Nekrose aller Wandschichten ©Cerny, Karlin, 2018 [3.2]

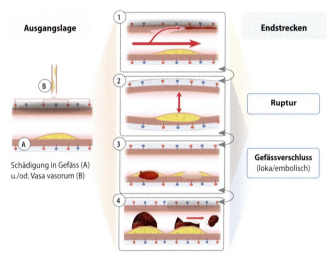

Abb. 3 Wechselwirkung zwischen Gefässschädigung und ihrer Folgeerkrankungen am Beispiel der Atherosklerose/Arteriolosklerose.
(A) Atheromatöse Plaque **(B)** Hyaline Arteriolosklerose **(1)** Dissektion **(2)** Dilatation=Aneurysma verum **(3)** Intramurales Hämatom (IMH) und perforierendes Aortenulkus (PAU) **(4)** Lokaler Thrombus respektive arterioarterielle Thromboembolie. ©Cerny, Karlin, 2018 [3.3]

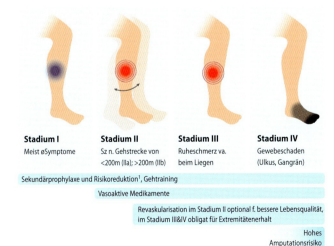

Abb. 4 PAVK-Stadien nach Fontaine und entsprechende Therapieempfehlungen. [1]ua. Blutdruckeinstellung, Thrombozytenaggregat.-Hemmer, Statine, Nikotinkarenz.

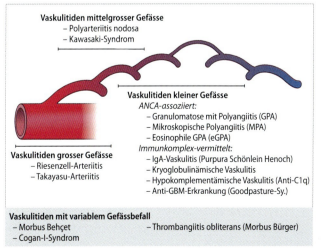

Abb. 5 Einteilung der Vaskulitiden nach Chapel Hill Consensus Conference. (Modifiziert nach Jennette, J. C. et al, 2013)

Kapitel 3 · Gefässe

Congenital / Hereditär

Gefäss-Malformationen
- P Entwicklung propert. zu Wachstum
- K äusserst variabel, abhängig von:
  - Involvierte(m) Gefässtyp(en)
  - Lokalisation (extra-/trunkal)
  - Wachstum (limitiert/infiltrierend)
  - Blutfluss (high vs. low-flow)
- Ko Blutung, evtl. HI bei high-flow!
- T ggf. endovask. Embolisation, OP

Naevus flammeus
- P kapilläre Dilatation
- K flach!

Congenitales Hämangiom (CH)
(Cave Misnomer! CH = *Malformation*, ▶ *infantiles/juveniles H.* = *Neoplasie*)
- K vorhanden b. Geburt, va Kopf-Halsbereich, erhaben! Danach komplette (Rapidly Involuting CH), partielle (PICH) o. Non-Involution (NICH) über Zeit
- Mi partiell lobuläre Gefässproliferate ±Narbe, IHC neg. für GLUT1

AV-Malformation (AVM)
- Ä sporadisch vs. syndromal (zB iR Klippel-Trenaunay-Weber-Sy.)
- P idR high-flow Malformation!
- K abhängig von Lokalisation, zB peripher: Steal-Phänomen intrakraniell: KopfSz, Epilepsie
- Ko lokal: Blutung, Infekt, Gewebehypertrophie (Hyperperfusion =stimulierend); systemisch: HI
- D CT, MRI, Angiographie/DSA

Weitere Malformationen[1]
- Kapilläre Teleangiektasien
- Kavernom

Fibromuskuläre Dysplasie
- EÄ f > m, genaue Ätiologie unklar
- P BGW- u. gMZ-Proliferation in Arterien (va Nieren- u. Hirnarterien)
- K BD↑, Kopf-Sz, pulsatiler Tinnitus
- D US, CTA, DSA: perlschnurartig
- Ko Nieren-, Hirninfarkt (Emboli!)
- T BD-Senkung, ggf. Revaskularisation

Infektiös

Mykotisches Aneurysma ⚠
(= historische Fehlbenennung)
- Def Gefässdilatation infolge Wandbefall d. Mikroorganismen. Je n. Autor nur erste o. mehrere der folgenden Urs. eingeschlossen:
- Ä
  - Septische Emboli (zB b. Endokarditis)
  - Bakteriämie (diverse Erreger)
  - Sekundäre Superinfektion v. vorbestehendem Aneurysma
- K Fieber ohne Fokus, Lokalisationsabhängig evtl. (pulsierende) Sz, evt. pulsierende Masse palpabel
- Ko Ruptur
- D Lc/CRP↑, CTA, pos. Blutkulturen
- T AB iV, aggressives chir. Débridement des infizierten Gewebes u. Gefässrekonstruktion

Luetisches Aneurysma
- E sehr selten geworden
- Ä Treponema pallidum
- P im Gegensatz zum mykotischen Aneurysma øBefall d. Gefässwand, sondern der Vasa vasorum → ischämische Mediaschwäche
- K & D, T: ▶ mykotisches Aneurysma

Graft-Infekte
- Ä
  - Hämatogen (iR Bakteriämie)
  - Per continuitatem: zB Aorto-enterische Fistel
  - Kontamination während Implantation
- K Fieber ohne Fokus, Lokalisationsabhängig evt. Sz
- Ko Nahtinsuffizienz, Anastomosenaneurysma
- D Labor (Lc, CRP, BSG), CT, FDG-PET-CT
- T chirurgischer Ausbau o. langfristige AB-Suppressionstherapie

Degenerativ

Makrovaskulär:

Atherosklerose
- Ä cvRF (♂, Alter, BANDD[2], FA+)
- P gradueller Prozess in Intima:
  1) Initialschaden (LDL-Einlag.)
  2) Entzünd. (lockt weitere Lc an)
  3) Schaumzellen (→ *streaks*)
  4) Fibröse Umwandlung oder Komplexe Läsion = atherosklerotische Komplikation
- K >70% Stenose: zB Angina pectoris, pAVK, Angina abdominalis
- Ko siehe ▯ Abb. 3
- Mi
  - Stabile Plaque (▯ Abb. 2A), Syn.: *hard plaque* versus
  - Instabile Plaque (▯ Abb. 2B), Syn.: *vulnerable/soft plaque*
- T Sekundärprävention

Mediaverkalkung
Syn.: Mönckeberg-Sklerose/Degenerat.
- P altersbedingte, dystrophe Kalzifikationen in der Media
- K idR klinisch stumm, evtl. ABI↑
- Mi siehe ▯ Abb. 2C

Mikrovaskulär (=ab Arteriolen):

Hyaline Arteriolosklerose
Syn.: Arteriolohyalinose
- Ä Hypertonie (HT), Diabetes (DM)
- P "Einpressen" von Serumprotein in Intima durch HT o. iF Endothelschrankenstörung (d. AGE b. DM)
- K asymptomat. bis Komplikation
- Ko zB chronische Niereninsuffizienz infolge Glomerulosklerose Kimmelstiel-Wilson (▶ Kap. 10), Subkortikale arteriosklerotische Enzephalopathie (▶ Kap. 22)
- Mi siehe ▯ Abb. 2D

Cave: gänzlich andere Pathogenese b. zerebraler Amyloid-Angiopathie[3]

Hyperplastische Arteriolosklerose
- Ä maligne Hypertonie, HUS, Rx
- P gMZ-Hyperplasie der Media
- K zB CNI b. starker Schädigung
- Mi siehe ▯ Abb. 2E

Arteriolonekrose
- Ä maligne Hypertonie↑↑
- Mi fibrinoide Nekrose ▯ Abb. 2F

Arteriosklerose

Chronische venöse Störungen (*Chronic venous disorders*)
- Def Gesamtheit aller chronischer, morphologischer u. funktioneller Anomalien des Venensystems. Sobald klinisch manifest = Chronisch venöse *Erkrankung*; sobald höhergradige Erkrankung (CEAP: C≥3) = Chronisch venöse *Insuffizienz*
- Ä venöse Hypertonie infolge:
  - Klappeninsuffizienz: primär (BGW-Schwäche) vs. sekundär (▶ PTS)
  - Kompression: transient (*SSW*) vs. permanent (*Tumor, anatom. Variante*)
  - Drainageminderung: stehender Beruf, Adipositas, Herzinsuffizienz
  - Obstruktion (akut): Thrombose
- P ↓venöse Drainage → Druck↑ u. Wandspannung↑ im vorgeschalteten Segment → Venendilatation (=Varikosis, Stad. C2) u. Klappeninsuffizienz (=Reflux mit Ödemneigung, Stad. C3). Über Jahre Entstehung von Hautmanifestationen (Stad. C4) bis hin zum Ulcus cruris venosum (Stad. C5/6)
- K Einteilung nach CEAP-Klassifikation, siehe ▶ Kap. 17, Dermatologie
- D klinisch, Doppler-Sonographie
- Mi Hyperplasie in den varikös erweiterten Venen
- T
  - Hypoplasie: Rekonstruktion zB mittels Stents
  - Kompression: Dekompression (Stents/Tumorchirurgie)
  - Obstruktion: Desobliteration (Lyse, Antikoagulation)
  - Klappendegeneration: Elimination der refluxiven Segmente (minimalinvasiv/endovaskulär vs. Chirurgie/Stripping), Kompression der Varikosis (Strümpfe)

Dissektion (zB Aorten-) ⚠
(Cave: Klinik ∅immer lehrbuchartig!)
- Ä Wandschwäche + Stress
  - Atherosklerose (häufig)
  - Infektiös (selten[5])
  - Angeborene Mediaschwäche (▶ Aneurysma verum)
- P Rissbildung in Media, zT. Okklusion abgehender Gefässe Spezialfall: intramurales Hämatom
- K idR plötzliches, starkes Schmerzereignis; "klassische" reissende, wandernde Qualität nur in 30%! Ggf. Ausfälle iF ↓Perfusion (renal → Oligurie, spinal → Parese etc.)
- Ko Organischämie, Ruptur
- T
  - Typ A → chirurgisch
  - Typ B → øKomplik.: konserv., Komplikat.: endovaskulär, OP

Akutes Aortensyndrom

Mechanisch / Toxisch

Thoracic Outlet Syndrome (TOS)
- Ä anatomisch-fkt. Enge idR zw. Clavicula/1. Rippe o. muskulär
- K Pulsdefizit b. Armaussenrotation/-elevation, evt. Parästhesien
- DD Ausschluss *neurogenes* TOS (hf!)

Popliteales Entrapment
- Ä Stenosierung A. poplitea durch Normvarianten d. Wadenmusk.
- K Claudicatio intermittens

May-Thurner-Syndrom
- Ä rechte A. iliaca communis komprimiert linke V. iliaca communis
- K b. Vorstellung hf schon *CVI* Bein li
- Ko linksseit. Beckenvenenthrombose

Nutcracker-Syndrom
- Ä Stenosierung linke V. renalis zw. A. mesenterica superior u. Aorta
- K Proteinurie, Hämaturie

Evt. Folge: Pelvic Congestion-Syndrom = Insuffizienz V. ovarica u. pelvine Varikosis → Unterbauch-Sz, Dyspareunie

Vena Cava Syndrom
- Superior: Kompression durch mediastinale Raumforderung → Schwellung/Rötung Gesicht/OEx
- Inferior: Kompression durch SS-Uterus b. Rechtsseitenlage → BD↓, Schwindel ±Beckenvenen-Thomb.

Aneurysma spurium
- Def Wühlblutung in postpunktionellem (Gefässwand-)Hämatom

Kokain-induz. Vaskulopathien
- P
  - Spasmen (durch Kokain)
  - Vaskulitis (durch Levamisol[6])

Rx-induzierte Vaskulopathie
- P Stenosen, idR nach ≥10J. Latenz
- K zB A. carotis (HNO-Tumoren), A. subclavia (Mamma-Ca)

Arterielle Folgeerkrankungen:

(Chronische) Arterielle Verschlusskrankheit (AVK)
- Ä
  - Atherosklerose (95%)
  - Vaskulitiden
- P progrediente Gefässstenose
- K
  - Extremitäten: PAVK (▯ Abb. 4)
  - Koronar: Angina pectoris
  - Visceral: Angina abdominalis
  - Chronisches Leriche-Syndrom (Beinatrophie, Gluteal-/Bein-Claudicatio, erektile Dysfunktion)
- Ko akuter Gefässverschluss, arterioarterielle Embolie

Spezialfall: Subclavian steal-Sy.
= Stenose A. subclavia VOR Abgang der A. vertebralis → bei intensiver Armarbeit Flussumkehr in A. vertebralis mit idF Schwindel bis Synkope

Akuter Gefässverschluss ⚠
- Ä
  - Lokal Thrombotisch: iF Plaqueruptur, Vaskulitis
  - Embolisch: kardial, arterio-arteriell, paradox b. PFO
  - Vasospastisch: zB Kokain
  - Traumatisch
- K peripher: 6 P's nach Pratt (*pain, pallor, pulselessness, paresthesia, paralysis, prostration*)
  - Cerebrovask.: TIA, Hirninfarkt
  - Koronar: Myokardinfarkt
  - Viszeral: Mesenterialinfarkt
  - Renal: Niereninfarkt

Spezialfall: Akutes Leriche-Syndr.
= plötzlicher Aortenverschluss distal der Nierenarterien. Gefahr der kardialen Dekompensation ("Prostration")!

Aneurysma verum
- Ä Wandschwäche u. Dilatation, iF
  - Atherosklerose (95%)
  - Angeb. Mediaschwäche (Marfan, Loeys-Dietz, Ehlers-Danlos)
  - Entzündliches Aneurysma[4]
    - Immunreakt. auf Adventitia-Ag (= *inflammatorisches A.*)
    - Mykotisches/Luetisches A.
    - Aortoarteriitis (▶ Takayasu)
- K zB Bauchaortenaneurysma (häufig! 5% Prävalenz b. M >65J.)
- Ko Ruptur, periphere Embolisation

Penetrierendes Aortenulkus
- Ä Atherosklerose (95%)
- P Wühlblutung an vorbestehender atherosklerotischer Plaque
- Ko Dissektion, Aortenruptur

Venöse Folgeerkrankungen:

Tiefe Venenthrombose (TVT)
- Ä RF: NOGIT TV65[7]
- K Sz, Schwellung, Rötung
- Ko akut: LE (▶ Kap. 2) chron.: ▶ PTS
- D je nach Wells-Score: D-Dimer o. direkt ad Duplexsonographie
- T Antikoagulation (±Lyse/ThrombX)

Thrombophlebitis
- Def Thrombose einer oberfl. Vene
- Ä FK (Venflon), Hämodynamikstörung (Varikosis); seltener Infekt
- P Thrombose → Entzündung; o.: Entzündung → Thrombose
- T Abh. v. Länge/Nähe zu tiefer Vene

Postthrombotisches Syndr. (PTS)
= CVI infolge TVT u. „akzidenteller" Klappenschädigung iR Thrombolyse

---

ABI	Ankle-Brachial Index (BD_{Ankle} / $BD_{Brachium}$ = Index)	BAA	Bauchaortenaneurysma
AGE	*Advanced glycation end products*	CTA	CT-Angiographie
AION	Anteriore ischämie Optikusneuropathie	DIC	*Disseminated intravascular coagulation*
ANA	Antinukleäre Antikörper	DSA	Digitale Subtraktionsangiographie
ANCA	Anti-Neutrophile cytoplasmatische Antikörper	GBM	Glomeruläre Basalmembran
AZA	Azathioprin	HHV8	Humanes Herpesvirus Typ 8
HT	Hypertonie	HI	Herzinsuffizienz
IGAN	IgA-Nephropathie (▶ Kap. 10)		
MGUS	Monoklonale Gammopathie unklarer Signifikanz (▶ Kap. 19)		
MPGN	Membranoproliferative Glomerulonephritis (▶ Kap. 10)		
MRA	Magnetresonanz-Angiographie		
PAVK	Periphere arterielle Verschlusskrankheit		

3.4 · PathoMap Gefässe

Vaskulitiden

sekundär / assoz. mit Systemerkr.

Neoplasien
- zB Kryoglobulinämie iR eines Multiplen Myeloms (► Kap. 19)

Noxen
- Medikamente (zB Propylthiouracil, Hydralazin, Allopurinol)
- Levamisol[6]

Infekte
- HepB: Polyarteriitis nodosa
- HepC: Kryoglobulinämie

Rheumatologische Systemerkrankungen
- Kollagenosen (zB SLE, ► Kap. 15)
- Rheumatoide Arthritis (► Kap. 15)

primär / idiopathisch

Neoplasie

benigne

Lobuläres kapilläres Hämangiom
Syn.: Pyogenes Granulom
- E Va Kinder, junge Erwachsene
- Ä unklar
- K rasch wachsend, rot, polypoid (va Finger, Gesicht, HNO); oft spontan regredient
- Mi kapilläre Proliferate, ±Mitosen, Granulationsgewebe, Ulzera

Infantiles/juveniles Hämangiom
- E Perinatalperiode (häufigste Neoplasie im Säuglingsalter!)
- Ä unklar; sporadisch o. syndromal (zB PHACE-Syndrom)
- K starkes Wachstum in ersten Lebensmonaten, danach spontane Involution über Jahre
- Mi vaskuläre Proliferate, IHC positiv für GLUT1 (im Gegensatz zum ► congenitalen Hämangiom)
- T Propranolol po/top. (beschleunigt Involution), Farbstofflaser

intermediär

Kaposi-Sarkom
- E – AIDS-assoz.: alle Alter
    – øAIDS-assoz.: va ältere
- Ä HHV8 + Immunschwäche
- P – AIDS-assoziiert: aggressives, lokal invasives Wachstum
    – øAIDS-assoz.: langsames Wst.
- K bräunlich-livide Flecken bis Plaques bis Knoten
- Mi Gefässproliferate u. Fibroblasten, PAS⁺ Globuli im Zytoplasma

maligne

Angiosarkom
- E selten
- Ä Post-Rx, b. Immundefekt (zB HIV), chronisches Lymphödem
- Ma livide Papel (früh) bis fleischiger, hämorrhagisch-nekrotischer Knoten (spät)
- Mi Gefässspalten mit endothelialer Auskleidung, Mitosen↑↑, Atypien
- T Chirurgie

Hyperreaktiv

Primäres Raynaud-Syndrom
- E idR Frauen < 30 J.
- Ä idiopathisch
- P Gefässspasmen, keine hypoxische Gewebeschädigung
- K Finger weiss → blau → rot
- D ANA neg., BSG normal
- T Kälteschutz, NO-haltige Handcrème, ggf. Ca^{2+}-Antagonist

Sekundäres Raynaud-Syndr.
- E idR Männer > 40 J.
- Ä – Kollagenosen
    – Hyperviskositäts-Syndrome
    – Rauchen
    – Gefässverschl.krankheiten
- P Gefässspasmen mit uU. hypoxischer Gewebeschädigung
- K Finger weiss → blau → rot; digitale Ulcera
- D abnormale Nagelfalzkapillaroskopie, ANA u. BSG evt. pathol.
- T Ursache behandeln, ASS u. Iloprost b. Ulcera, ansonsten wie primäres Raynaud-Syndrom

Lymphatisches System

Lymphangitis
- Ä Hautverletzung + RF: Ödem, Adipositas, Diabetes mellitus
- P Ausbreitung in Lymphgefässen der Dermis
- K aufsteigende streifige Rötung
- D Klinik, CRP↑
- T Antibiose u. Ruhigstellung!

Lymphödem
- E häufiger Frauen
- Ä – 1°: Fehlanlage d. Lymphwege
    – 2°: St.n. OP, Radiatio, Erysipel im betroffenen Gebiet
- K einseitiges Extremitätenödem
- Ko Lymphangion
- T lebenslang Kompression, repetitiv Drainage, evt. rekonstrukt. OP

Lymphangiom
- E va <5 J., oft schon b. Geburt
- K oft Gesicht/Hals (Hygrom colli) mit ggf. Atemwegsobstruktion
- Pr exzellent b. Resektion

---

grosse Gefässe

Riesenzell-Arteriitis
Vormals: Arteriitis temporalis
- E typisch: F >50 LJ., ~1:1'000
- Ä unklar (genetisch, infektiös?), in 50% assoziiert mit PMR!
- P granulomatöser Befall: Aorta, Äste d. Carotis (A. temporalis) u. Vertebralis
- K temporale Kopf-Sz, Kopfhaut berührungsempfindlich, Kau-Sz, Amaurosis fugax
- Ko Arterienverschluss, AION
- D BSG↑↑, US: Halo, Biopsie
- DD Polymyositis (► Kap. 15)
- Mi LyZ u. Riesenzellen transmural, Fragmentierung der elast. Fasern
- T Therapie vor Biopsie: Steroide hochdosiert (Va b. AION)

Takayasu-Arteriitis
- E (80%) F >> M, Meist 10-40 LJ. 1:1'000'000 (Nordeuropa) häufiger in Asien
- Ä unklar
- K 1) Präokklusives Stadium = B-Symptome Mo. - J.
    2) Okklusives Stadium = „pulseless woman", visuelle u. neurolog. Sy.
- P granulomatöser Befall: Aorta u. ableitenden Äste mit Verengung, Dilatation, Okklusion
- D BSG↑↑, Angio-MRI
- T Steroide, erweiterte Immunsuppression, Stents, Bypass
- Pr oft Chronifizierung

mittelgrosse Gefässe

Polyarteriitis nodosa (cPAN)
Vormals: Panarteriitis nodosa
- E M > F, ~1:30'000
- Ä – 1° idiopatisch: unklar
    – 2°: oft Hepatitis B ursächlich!
- P Befall: Va der mittleren Arterien (zB Kardial, Abdominal, Niere), kein Befall d. Arteriolen, Kapilaren, Venulen
- K Bauch-Sz, Mononeuropathia multiplex (► Kap. 23), Nieren-, Haut- u. Muskelbefall (praktisch alle Organe möglich, aber fast nie Lunge!)
- D Angiographie („Perlschnüre"), ANCA negativ, HBV-Serologie!
- Mi asynchron nekrotisierende, transmurale Vaskulitis mit perivaskulärem Lc-Infiltrat
- T hochdosiert Steroide, erweiterte Immunsuppression

Kawasaki-Syndrom
- E Kinder < 5J.; 1:13'000 (Nordeuropa), häufiger in Japan
- Ä evt. Reakt. auf Mykotoxine
- P Anti-Endothel-Ak (AECA), mittlere u. kleine Gefässe, Koronarien oft mitbefallen
- K „FLE → KE → D"
    – **F**ieber (>5T, AB-res.)
    – **L**ymphadenopat.
    – **E**xanthem
    – **K**onjunktivitis
    – **E**rdbeerzunge u. Erythem (palmar/plantar)
    – **D**esquamation
- T ivIG u. Acetylsalicylsäure (ASS ansonsten b. Ki kontraindiziert, Gefahr Reye-Sy.! ►Kap. 8, Leber)

kleine Gefässe

ANCA-assoz. („pauciimmun")

Va cANCA

Granulomatose mit Polyangiitis (GPA) Vormals: Morbus Wegener
- E 40-60 LJ., M > F, ~1:100'000
- P Komplex, whs primäre ANCA-Bildung gegen endo-/exogene Peptide → ua nGZ-Aktivierung
- K 1) „Kopfstadium": Rhinitis, Sinusitis, Otitis Media
    2) „Generalisation": Lungen-, Nieren-, ZNS-Befall
- D cANCA (geg. PR3) in ~90% d. Pat.
- Mi nekrotisierende Granulome
- T Immunsuppressiva

Va pANCA

Mikroskopische Polyangiitis (MPA, mPAN)
- E ~1:100'000 (Nordeuropa)
- P ähnlich GPA (andere Antigene?)
- K Lungen u. Nierenbefall (oft nekrotisierend! ► EPGN, Kap. 10)
- D pANCA (geg. MPO) in ~80%
- Mi im Ggs. zu cPAN synchron nekrot. Vaskulitis, keine Granulome
- T wie generalisierte GPA

Eosinophile Granulomat. mit Polyangiitis (eGPA) Vormals: Churg-Strauss
- E ø40 LJ. F > M; ~ 1:100'000
- P ähnlich GPA (andere Antigene?)
- K 1) Prodromi: Rhinitis, Asthma
    2) eGZ↑↑: in Blut, Lunge, GIT
    3) Vaskulitis und Granulome
- D pANCA in ~50%, eGZ↑↑ u. IgE↑
- T Steroide (gutes Ansprechen)

Immunkomplex-Kleingefäss-Vask.

IgA-Vaskulitis
Syn.: Purpura Schönlein Henoch
- E hf Kleinkinder; ~1:6'000
- P IgA-Immunkomplexdeposition
- K palpable Purpura (Beine), Abdomen-Sz, Arthritis
- Ko in 50% IGAN (► Kap. 10)
- D Serum-IgA idR normal
- Mi leukozytoklastische Vaskulitis
- T selbstlimitierend, ggf. Steroide

Anti-GBM-Erkrankung
Syn.: Goodpasture-Syndrom
- E sehr selten ~ 1:1'000'000
- K Glomerulonephritis, pulmonale Hämorrhagien (► Kap. 10)
- D lineare Anti-GBM-Ak Ablagerungen an BM
- T Plasmapharese, ivIG

Kryoglobulinämische Vaskulitis
- E F>M, ~ 1:100'000
- Ä – 1° idiopatisch: unklar
    – 2°: oft Hepatitis C ursächlich!
- P Kälte → Aggregation von Ig
- K akrale Purpura u. Nekrosen
- Ko MPGN (► Kap. 10)
- D Kryoglobuline, C3/C4↓
- T Kälteschutz, ggf. Immunsupp.

Anti-C1q-Vaskulitis
Syn.: Hypokomplementämisches urtikarielles Vaskulitis-Syndrom
- K Urtikaria mit Narbenbildung ±Organbef. (Gelenk, Niere, Auge)
- D ±Komplement↓, ±Anti-C1q-Ak

variable Gefässe

Morbus Behçet
- E junge M, ~1:15'000, am hf in Türkei
- Ä unklar (HLA-B51 + Trigger?)
- P Vaskulitis aller Gefässarten mögl.!
- K Uveitis anterior, rezidiv. Oral-/Genitalulzera, Hautläsionen
- Ko Vaskulo- (grössere Gefässe), Entero-, Neuro-Behçet
- Mi Lc-klastische Vaskulitis
- T Steroide, Immunsuppressiva

Thrombangiitis obliterans
Syn.: Morbus Bürger
- E m, Raucher, <40J., ~1:10'000
- P segm. Befall mittlerer/kleiner Extremitäten-Art./Venen, Entz. va in. Thrombus, keine Gefässwand
- K Phlebitis migrans et saltans, Nekr.
- T Rauchstopp, ASS, ggf. Iloprost

Cogan-I-Syndrom
- E junge Erwachsene, sehr selten
- P Befall von Auge (Keratitis) u. Innenohr, gelegentlich systemische Vaskulitis (zB Aorta)
- K Augenrötung, -Sz, Hörminderung, Tinnitus, Schwindel

isolierte Organe

- Kutane leukozytoklastische Vaskulitis (► Kap. 17)
- Isolierte Aortitis
- Prim. ZNS-Vaskulitis (► Kap. 22)
- Prim. PNS-Vaskulitis (► Kap. 23)

PFO	Persistierendes Foramen ovale	
PMR	Polymyalgia rheumatica (► Kap. 15, Gelenke)	
PTA	Perkutane transluminale Angioplastie	
ThrombX	Thrombektomie	

[1] Für ausführliche Auflistung der Gefäss-Malformationen siehe zB ISSVA o. Hamburg-Klassifikation der Malformationen

[2] **B**luthochdruck, **A**dipositas, **N**ikotinabusus, **D**yslipidämie, D**M**

[3] Amyloid Aß kommt dort aus Hirn-EZR, nicht Blut! siehe ► Kap 22

[4] Achtung: Entzündliches Aneurysma = Überbegriff, dessen nähere Ursache infektiös o. immunologisch sein kann. Das inflammatorische Aneurysma ist der Eigenname einer immunologischen Unterform u. daher nicht mit dem entzündlichem Aneurysma gleichzusetzen!

[5] Infektionen verursachen selten Dissektion, eher ein A. verum

[6] Häufiges Kokain-Streckmittel. Bei iV.-Abusus: Vaskulitis möglich!

[7] Nikotin, Oestrogene, Gerinnungsstörung, Immobilisation, Tumorleiden, Trauma, Vaskulitis, Alter >65 J

Bemerkung: „Mediadegeneration Erdheim-Gsell" = veralteter, rein deskriptiver Begriff für morphologisch ähnliche Medienveränderungen diverser Ursachen!

Herz

Stefan Christen (Kliniker), Peter Vogt (Pathologe)
unter Mitarbeit von: *Thomas Cerny, Kirill Karlin*

4.1 Die Sicht des Klinikers – 22

4.2 Die Sicht des Pathologen – 22

4.3 Knowledge-Bites Herz – 23

4.4 PathoMap Herz – 24

4.5 Vertiefung Kardiomyopathien – 26

4.1 Die Sicht des Klinikers

Anamnese inklusive Leitsymptome
- Thoraxschmerzen: Lokalisation, Ausstrahlung, Charakter, anstrengungsabhängig (*Angina pectoris*), Dauer?
- Dyspnoe: Schweregrad nach NYHA, Orthopnoe (*Herzinsuffizienz*)?
- Palpitationen: Auftreten, Dauer, Geschwindigkeit, Irregularität, Begleitsymptom (Klopfen im Hals b. *AVNRT*)?
- Schwindel, Präsynkopen, Synkopen, Stürze?
- Müdigkeit und allg. Leistungsminderung?
- Ödeme (speziell Knöchelödeme)?
- Kardiovaskuläre Risikofaktoren: arterielle Hypertonie, Adipositas, Nikotin, Dyslipidämie, Diabetes mellitus?
- FA: kardiovaskuläre Erkrankungen, plötzlicher Herztod?

Klinische Untersuchung
- Vitalparameter (BD bds., n. 5min Sitzen) inkl. Atemfreq.
- Gegebenenfalls BD liegend u. stehend (Orthostase)?
- Inspektion: Thoraxform (Trichterbrust, Skoliose, Narben), Finger anschauen (Clubbing, periphere Zyanose).
- Palpation: Pulsstatus radial u. an Füssen (*PAVK*)?
- Herzauskultation: Beschreibung Töne u. Geräusche.
- Lungenauskultation (RGs, Dämpfung, Giemen): gibt Auskunft über Linksherzfunktion.
- Volumenstatus (Halsvenenstauung, hepatojugulärer Reflux, Knöchelödeme?): ebenfalls idR Auskunft über Linksherzfunktion (Hypervolämie via Lungenstauung n. rechts übertragen), DD Stauung b. Rechtsherzdysfkt.
- Treppensteigen: 2 Stockwerke = ausreichende Belastbarkeit.

Zusatzuntersuchungen
- EKG: 12-Kanal-EKG als Basis immer, 24h - 7 T.-EKG (Holter-EKG resp. Event-Recorder) je nach Symptomen, ggf. Belastungs-EKG (Suche nach belastungsabhängigen Symptomen, Ischämie, BD- u. Pulsverhalten).
- Doppler-Echokardiographie (ist heute b. jeder kardiologischen Abklärung als Basisuntersuchung indiziert).
- Orthostase-Test (Schellong-Test), 24h-BD-Messung.
- Basis-Labor je nach Fragestellung.
- Spezialuntersuchungen: Stress-Echokardiographie, transösophageale Echokardiographie, Myokardszintigraphie, Koro-CT, Herz-CT u. -MRI.
- Invasive Abklärungen: Koronarangiographie (b. Vda KHK, oft gleichzeitig PTCA mit Stenting), Links-Rechts-Katheter u. Myokardbiopsie nur in speziellen Fällen.

4.2 Die Sicht des Pathologen

Ausgangslage:
- Wie bei keinem anderen Organ sind beim Herzen alle Organteile funktionell voneinander abhängig: zB Klappenvitium → Myokardhypertrophie → vermehrter O_2-Verbrauch → evt. ischämische Myokardläsionen (auch bei normalen Koronararterien).

„Intravitale" Untersuchungen
- Endomyokardbiopsie: an transplantierten Herzen standardmässig durchgeführt, da akute Abstossungsreaktion histologisch oft schon vor klinischen Symptomen erkennbar. Bei Myokarditiden oder Kardiomyopathien nur in bestimmten Fällen notwendig.
- Zytologische Untersuchung: bei Perikarderguss wichtig, da ein Malignombefall des Perikards relativ häufig ist.

Post-mortem-Untersuchung: Makroskopie
- Grösse und Konfiguration, allfällige Fehlbildungen.
- Herzgewicht: beim Erwachsenen abhängig von Körpergrösse und Geschlecht.
- Myokardhypertrophie: konzentrisch (ohne Dilatation der Herzhöhle, va b. Druckbelastung) versus exzentrisch (mit Dilatation, va b. Volumenbelastung).
- Myokardläsionen: am häufigsten ischämisch bedingt, Alter grob an Farbe ablesbar (Abb. 3); Grösse und Verteilung; tumoröse Infiltrate sind selten; bei Myokarditis unspezifisches Bild.
- Klappen: Deformierungen, Verkalkungen, Fibrose, Vegetationen, Ulzera, Sehnenfäden → Funktionalität?
- Koronararterien: Sklerose auf Querschnitten beurteilen. Bei sonst normalem Herz Stenosen bis 70% uU. folgenlos. Kollateralen am besten mittels Angiogramm darstellbar.
- Peri-/Epikard: frische(re) entzündliche Veränderungen, Verwachsungen, Malignominfiltrate, Inhalt des Perikardsacks.

Post-mortem-Untersuchung: Mikroskopie
- Myokard: häufig kleinherdige ischämische Läsionen unterschiedlichen Alters. Seltener, aber bedeutsam: entzündliche o. maligne Infiltrate? Interstitielle (Amyloid) o. intrazelluläre (Eisen, Lipide) Ablagerungen?
- Klappen: b. florider Entzündung nach thrombotischen Auflagerungen, Ulzera, Entzündungszellen u. (wichtig!) Mikroorganismen suchen. Entzündungsresiduen: Fibrose u. eingewachsene dickwandige, kleine Gefässe.

Schwierige Stellen

Einige Mühe bereitet der Begriff der „Kardiomyopathien". Ursprünglich für eine Gruppe von idiopathischen – also ursächlich *unklaren* – Herzmuskelerkrankungen gedacht, hat sich die Definition im Lauf der Jahre erweitert. So umfasst der Begriff aktuell alle Störungen mit strukturell u. funktionell abnormem Myokard, *nach Ausschluss von koronarer Herzkrankheit, Hypertension, Valvulopathien u. kongenitalen Herzfehlern als deren Ursache* (ESC 2008). Einige Definitionen (WHO 1995) schlossen letztere jedoch in die Definition mit ein, so dass sich im klinischen Alltag mancherorts ein entsprechender Gebrauch eingebürgert hat (zB hypertensive *Kardiomyopathie*). Diese Unschärfe gründet darin, dass sowohl die *Kardiomyopathien* (deren Ursachen zunehmend aufgeklärt wurden) als auch zB die hypertensive *Herzkrankheit* klinisch in den gleichen Mustern enden (▶ Abschn. 4.5).

4.3 · Knowledge-Bites Herz

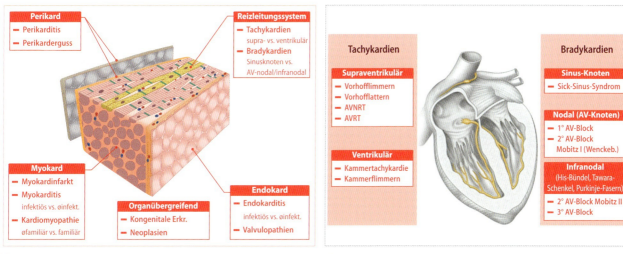

Abb. 1 Aufbau des Herzens u. dazugehörige Erkrankungen. (Grafik mofiziert nach „Medical gallery of Blausen Medical 2014")

Abb. 2 Übersicht u. Einteilung der Herzrhythmusstörungen

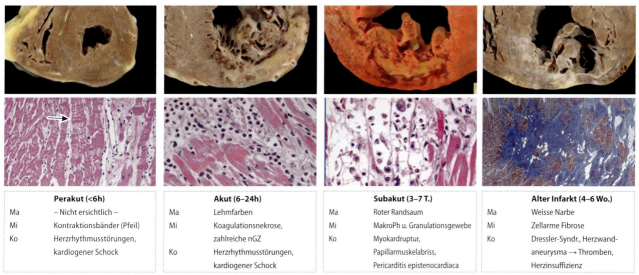

Abb. 3 Phasen des Herzinfarkts.

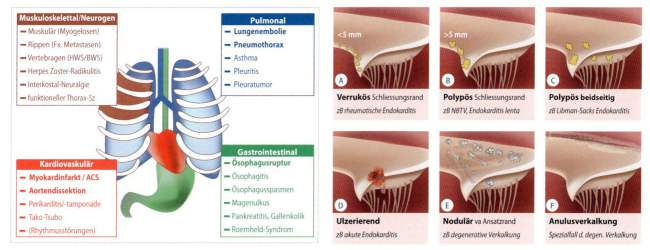

Abb. 4 Die vier wichtigsten differentialdiagnostischen Kategorien b. Thoraxschmerz. In der Akutsituation gilt es zunächst die gefährlichsten Ursachen auszuschliessen (fett markiert, sog. „5 Killers"; siehe entsprechende Kapitel für Beschreibung der aufgelisteten Differentialdiagnosen). (©Cerny, Karlin, 2018 [4.1])

Abb. 5 Wichtige Klappenerkrankungs-Muster: **A)** Verrukös (< 5mm). **B)** und **C)** Polypös (> 5mm). **D)** Ulzerierend. **E)** Nodulär gesamte Klappe betreffend mit Schwerpunkt am Ansatzrand. **F)** Anulusverkalkung. Abk.: NBTV= Nicht-bakterielle thrombotische Vegetationen. (©Cerny, Karlin, 2018 [4.2])

Perikard

Vaskulär

Myokard

Inflammatorisch → infektiös

Traumatisch / Toxisch

Degenerativ / Familiär

Perikarditis
- Ä
  - Posttraumatisch (zB n. OP)
    - Früh: exsudative Entzünd.
    - Spät: Dressler-Syndrom
  - Infarkt-assoziiert:
    - Früh: P. epistenocardiaca
    - Spät: Dressler-Syndrom
  - Infektiös (viral, bakteriell)
  - Metabolisch (zB b. Urämie)
  - Physikalisch (nach Rx)
  - Medikamentös
  - Immunologisch (SLE, RA)
  - (Para-)neoplastisch
- P exsudative Entzündung: serös, fibrinös (am häufigsten), hämorrhagisch, eitrig (selten)
- K Thorax-Sz, Perikardreiben (solange kein grosser Erguss)
- Ko Tamponade, P. constrictiva (früher va iF Tbc, heute va iF mediastinaler Bestrahlung)
- Mi dem Epi- u. Perikard aufgelagertes Fibrin mit einwachsendem Granulationsgewebe

Perikarderguss (PE)
Def >20-50ml Perikardflüssigkeit
- Ä
  - Hydro-Perikard (=Transsudat, zB b. HI)
  - Entzündlicher PE (=Exsudat, enthält Lc)
  - Maligner PE (=Exsudat +malig. Zellen)
  - Hämo-Perikard (zB b. Malignom, Ventrikelruptur n. MI, Dissektion)
- K abgeschwächte Herztöne, EKG: Niedervoltage
- Ko Tamponade

Perikardtamponade
- Ä siehe oben (akut >150-300ml kritisch)
- P zunehmende Füllungsbehinderung, stärkere Interdependenz li → re Ventrikel
- K gestaute Halsvenen, Pulsus paradoxus, Schock
- D sonografisch
- T Parazentese

Koronare Herzkrankheit (KHK)
Def Ungleichgewicht zw. O_2-Angebot u. Bedarf
- Ä Atherosklerose (RF: Alter, m, BANDD[1], pos. FA)
- P Hypoxie abh. v. Stenosegrad:
  - 70%: b. Anstrengung
  - 90%: Hypoxie in Ruhe
- Ko Angina pectoris, MI, Herzinsuffizienz, plötzlicher Herztod

„SA$_2$VE"-Koronaropathien
- Spasmus (Prinzmetal-A., Kokain)
- Aortendissektion
- Anomalien der Koronarien
- Vaskulitis
- Embolus (zB b. Endokarditis)

Relative Ischämie
Def Koronarien unter „normalen" Bedingungen suffizient, jedoch mangelhafte O_2-Zufuhr b.:
- Hypotonie (Sepsis, Schock)
- Hypoxämie (akute Lungenerkr.)
- Anämie

Folgeerkrankungen:

Angina pectoris (AP)
Def transiente Ischämie < 15min
- P idR Anstrengungs-induzierte relative Koronarinsuffizienz
- K retrosternaler dumpfer Sz
  - Stabile AP: bekannter Sz
  - Instabile AP: erstmalige Sz, zunehmende Sz, Ruhe-Sz
- Mi fein- bis grobfleckige Fibrose[2]

Myokardinfarkt (MI)
Def transmurale o. subendokardiale Myokardnekrose (>1 cm) infolge absoluter o. relativer Ischämie (resp. O_2-Mangel)
- D 2/3 Kriterien notwendig:
  - Schmerzen >20min
  - EKG-Zeichen (NSTEMI/STEMI)
  - Troponin-Anstieg
- Ma & Mi: Abb. 3

Virale Myokarditis
- E alle Alter möglich
- Ä Coxsackie-, Echo-, Parvo-Viren
- K Fieber, AZ↓, Dyspnoe; oft n. vorangehendem viralen Infekt
- Ko HRST, Herzinsuffizienz
- D Trop., Herzecho, -MRI, ggf. Koro
- Mi Lymphozytäre Infiltrate
- T symptomatisch

Bakterielle Myokarditis
- Ä
  - Direkt (selten): durch Borrelien, Rickettsien, Corynebakt.
  - Indirekt (häufiger): hämatogene Streuung v. Eiter („pyämische Myokarditis")

Myokarditis durch seltene Erreger
- E va b. Immunsupprimierten
- Ä
  - Pilze: Candida
  - Protozoen: Toxoplasmose, Chagas (Lateinamerika)

nicht-infektiös

Granulomatöse Myokarditis
- E selten
- Ä Herzbefall b. Sarkoidose

Rheumatische Myokarditis
- E in westl. Ländern selten durch AB-Einsatz b. Streptokokken-Tonsillitis; in Entwickl.ländern Nr. 1 d. kardialen Todesursachen
- P S. pyogenes → spezifische Ak u. T-Zellen → Kreuzreaktion mit Myokard- u. Klappenproteinen (Myosin, Laminin)
- Mi Myokard: Aschoff-Knötchen (kleine Granulome) mit Anitschkow-Zellen (aktiv. MakroPh)

Weitere (sehr) seltene Myokarditiden
- Riesenzell-Myokarditis (va Junge, schlechte Prognose!)
- Eosinophile-Myokarditis (± =Überempfindlichkeits-M.)
- Myokarditis b. Kollagenosen u. Vaskulitiden

Contusio cordis
- Ä stumpfes Thoraxtrauma (oft b. PKW-Frontalkollision)
- P Spektrum: transiente Arrhythmie, Wandmotilitätsstörungen bis Klappen-/Ventrikelruptur
- K nicht eindeutig, da zB Thorax-Sz iF Thoraxtrauma möglich
- Ko kardiogener Schock, SCD
- D anh. Unfallmechanismus vermuten → EKG, Trop, ggf. Echo

Stress-Kardiomyopathie
Syn.: Tako-Tsubo, Broken heart-Sy.
Def transiente regionale systol. LiHe-Dysfunktion b. angiographisch ausgeschlossener KHK
- E F >> M (80-90%), ø 65 J. (ca. 1% d. NSTEMI/STEMIs)
- Ä starker psych./phys. Stress (zB Sepsis), ZNS-Trauma
- P whs. Katecholamin-Exzess → mikrovaskuläre Dysfunktion? → myokardiales „stunning"
- K wie b. ACS, evt. nur Dyspnoe
- Ko kardiogener Schock (in 10%)
- D EKG: ST↑ in ~40%, T-Inversionen Labor: idR Troponin leicht↑ [3] Echo: idR apikale Hypokinesie Koro: ørelevanten Stenosen
- T Stressor beheben, supportiv
- Pr gut, wenn Akutphase überlebt

Kokain-induz. Kardiotoxizität
- Akut: MI, Aortendissektion iF
  - SV↑, Hf↑, BD↑ = O_2-Bedarf↑
  - Koronarkonstriktion/spasmen
  - Prothrombotisch
- Chron.: Myokarditis, Myopathie
  - iF Vaskulitis, direkter Toxizität

Chemo-induz. Kardiotoxizität
- E bedeutende Cx-Nebenwirkung!
- Ä va Anthracycline (Doxorubicin), aber auch Non-Anthracycline u. Immun-Chemotherapeutika!
- P Arrhythmien, Myokardnekrose, Vasospasmen, Perikarditis
- K subklinisch bis HI bis Tod

Strahlen-induz. Kardiotoxizität
- Ä Thorax-Rx, zB b. Ösophagus-CA
- P Endothelschädigung → KHK, Perikarditis u. Myokardfibrose

Kardiomyopathien (KMP)
► Abschn. 4.5
Def Gruppe von strukturellen u. funktionellen Myokardstörungen, wobei KHK, HT, Valvulopathien u. kongenitale Herzfehler als Ursache ausgenommen
- Ä
  - Nicht-familiäre Ursachen
  - Familiäre Ursachen
  - Unbekannt / idiopathisch
- P Ausbildung v. diversen Schädigungsmustern: DCM, HCM, RCM, ARVC, UCM (► Abschn. 4.5)
- K Herzinsuffizienz, Emboli, HRST
- D Echokardiographie, Herz-MRI, Ausschluss nicht-familiärer Ursachen, ggf. genetische Testung; evt. Biopsie (durch Herz-MRI zunehmend verdrängt)

Cor pulmonale
Def durch pulmonale Hypertonie[4] induzierte Struktur- u./o. Fkt.-störung des rechten Ventrikels
- P
  - Akut (zB LE): transient
  - Chron.: kon-/exzentrische Hypertrophie, Dilatation
- K akut: ggf. kardiogener Schock chron.: Anstrengungsdyspnoe

Kardiale Kanalopathien
Engl.: Cardiac channelopathies
- Long-QT-Syndrom (LQTS)
  - Romano-Ward-Syndr.
  - Jervell-Lange-Nielsen-Syndr.
- Short-QT-Syndrom (SQTS)
- Brugada-Syndrom
- Catecholaminergic polymorphic ventricular tachycardia (CPVT)
- Ko HRST, Kammerflimmern, Tod

Myokard b. Amyloidose
- Senile Amyloidose: im Alter häufig; idR subklinisch. Ablagerung von Transthyretin (Serumprotein) um Myokardzellen
- ATTR-, AL-, AA-Amyloidose (► Kap. 1, Allg. Patho): selten, Manifestationen: HRST, HI, ACS, (bes. iF HCM, RCM ► Abschn. 4.5)
- Ma verdickt, „speckig"
- Mi mit Kongorot anfärbbare interstitielle Ablagerungen (KMZ erscheinen ummauert, idF O_2-Diffusionsstörung!)

Endstrecken:

Herzinsuffizienz (Engl.: Heart Failure, HF)
Def Unfähigkeit des Herzens, die vom Körper benötigte Blutmenge zu fördern
- E 10% d. > 80 J.
- Ä häufig KHK, HT, HRST, Valvulopathie, seltener div. Kardiomyopathien
- P akut vs. chronisch, Links- vs. Rechtsherz, systolische vs. diastolische Dysfunktion
- K Linksherz-bedingt: (Anstrengungs-)Dyspnoe, Orthopnoe, Leistungsintoleranz, Müdigkeit
  Rechtsherz-bedingt: Beinschwellung, Leberstauung, Malabsorption, Halsvenenstauung
- D EKG, proBNP, Echokardiographie (zeigt ua ob Ejektionsfraktion erhalten (**HFpEF**) o. reduziert (**HFrEF**))

Plötzlicher Herztod (Engl.: sudden cardiac death, SCD)
Def Tod, der sich innerhalb von 24 Stunden nach Einsetzen kardialer Symptome ereignet
- E häufigste Todesursache b. Herzerkrankung
- Ä in 80% KHK, aber jegliche Art von Myokardläsion möglich (Myokarditis, Metastase, KMP)
- P 3 Bedingungen:
  1. Strukturelle Herzerkrankung (zB KHK)
  2. Triggermechanismus (zB Ischämie, ACS, Elektrolytstörung, Kontusio)
  3. Arrhythmiemechanismus (zB Reentry in Narbe, Kanalopathie)
- K meist Kammertachykardie/-flimmern → Tod

AP	Angina pectoris	KMZ	Kardiomyozyten
APLAS	Anti-Phospholipid-Antikörper-Syndrom	KNS	Koagulase-negative Staphylokokken
ASD	Atriumseptum-Defekt	LiHe	Linksherz
CRC	Colorektales Carcinom	LVOT	Left ventricular outflow tract
HRST	Herzrhythmusstörungen	LGL	Lown-Ganong-Levine-Syndrom
ICR	Intercostal-Raum	(N)STEMI	(Non-)ST elevation myocardial infarction
IVDA	Intravenous drug abuse	PDA	Persistierender Ductus arteriosus
PM	pacemaker (Engl. für Schrittmacher)		
PH	Pulmonale Hypertonie		
RA	Rheumatoide Arthritis		
SCD	sudden cardiac death (Engl. für plötzlicher Herztod)		
SV	Schlagvolumen		
Tc	Tachykardie		
WPW	Wolff-Parkinson-White-Syndrom		

4.4 · PathoMap Herz

```
          Endokard                    Reizleitungssystem              Organübergreifend
```

Endokard

Inflammatorisch

infektiös

Infektiöse Endokarditis
- Ä hoch virulente (akute E.) vs. wenig virulente Erreger (subakute E.) RF: Vorschädigung, NBTV, FK
- P Befall va. v. Aorten-/Mitralklappe Spezialfall: Trikuspidal-K. b. IVDA
- D modifizierte Duke-Kriterien

Akute Endokarditis 70%
- Ä S. aureus (~10% aller E., IVDA), Pneumokokken (Bronchiektas.)
- P vorw. ulzerierend. Klappenbefall
- K hohes Fieber, evt. Herzgeräusch
- Ko Sepsis, kardiogener Schock

Subakute Endokarditis 30%
Syn.: Endocarditis lenta
- Ä S. viridans (~60% aller E., ex Mundflora), KNS (Haut), Enterobacteriaceae (HWI), HACEK[5], S. Bovis (in 15% CRC!)
- P vorw. polypöse Vegetationen
- K rezidiv. Fieber, AZ↓, Embolisations-Phänomene (Janeway-Lesions, Osler-Knötchen), Ec-Urie

E. durch seltene Erreger
- Ä Pilze (b. Immunsuppression), Rickettsien, Chlamydien

nicht-infektiös

Nicht-bakterielle thrombotische Vegetationen (NBTV)[6]
Syn.: Nichtbakt. thromb. „Endokarditis"
- Ä Hyperkoagulabilität, Paraneoplasie/Kachexie, ↑mech. Belast.
- Ma verruköse (<5mm) o. polypöse (>5mm) Vegetationen am Klappenschliessungsrand (◯ Abb. 5)
- Ko Emboli, Sepsis, kardiog. Schock

Endocarditis rheumatica
- ÄP siehe Inflammatorischer Myokarditis; va Mitralklappe befallen
- Ma idR verruköse Vegetationen

Endokarditis Libman-Sacks
- Ä b. ~10% SLE-Patienten
- P Ak-induzierte Begleitentzünd., evt. assoziiert mit APLAS
- Ma idR verruköse Vegetationen

Hypereosinophile Endokarditis
Eosinophilic endomyocardial fibrosis
Def eGZ-getriggerte endomyokardiale Entzündung u. Fibrose
- Ä — Idiopath.: Löffler-Endokarditis evt. iR v. hypereosinophilen Syndroms (► Kap. 18)
  — Sekundär: Medik., Allergie, o. Parasiten (= „tropische Endomyokardfibrose")
- Ma parietal, nicht valvulär

Degenerativ / Angeboren

Klappenverkalkung
- Ä mechan. Stress + BANDD, CNI
- P oxidativer Stress → MakroPh-vermittelte Entz. u. Verkalkung („Atherosklerose" d. Klappen)
- Ma Schwerpunkt am Ansatzrand
- Spezialfall: Anulusverkalkung
  – Prozess „nur" am Ansatzrand
  – Ko: AV-Block, Kalkembolie

Anulusdilatation
- Ä sekundär b. Vorhof-, Ventrikel- o. Aortendilatation, zB iF HT

Mitralklappen-Prolaps
Engl.: Floppy mitral valve syndrome
- E ~ 5% der Erwachsenen, F > M
- Ä unklar; zT assoziiert mit Marfan- u. Ehlers-Danlos-Syndrom
- P myxoide Degeneration (kollagenes BGW↓, Polysaccharide↑)
- K systolischer Klick (Vorwölbung)

Folgen: Valvulopathien

Aortenklappen-Stenose
- Ä — IdR Klappenverkalkung (>65 J., früher b. bikuspid)
  — Selten iF rheumat. Fieber
- K syst. crescendo-decrescendo
- Ko konzentr. LiHe Hypertrophie, Angina u. Synkope b. Belastung, hämolytische Anämie

Aortenklappen-Insuffizienz
- Ä Anulodilatation, Klappenverkalkung, Endokarditis, Bikuspidie
- P Rückfluss von Aorta in Ventrikel
- K diastol. Herzgeräusch, hyperdyname Zirkulation: zB pulsierendes Nagelbett (Quincke-Z.) u. Kopfnicken beim Herzschlag (De-Musset-Zeichen)
- Ko exzentr. LiHe-Hypertrophie, AP u. Synkope b. Belastung, hämolytische Anämie

Mitralklappen-Insuffizienz
- Ä — Chron. entwickelnd: degenerativ, Anulodilatation, b. Mitralklappen-Prolaps
  — Akut auftretend: b. Endokarditis, Sehnenfadenabriss
- P Rückfluss Ventrikel → Vorhof
- K holosystolisches Herzgeräusch

Mitralklappen-Stenose
- Ä idR Endocarditis rheumatica
- P starke LiHe-Vorhofdilatation
- K Holodiastolikum am Apex
- Ko Vorhofflimmern, PH, Vorhofthrombus → Emboli

Reizleitungssystem

Bradykardien

Sick-Sinus-Syndrom (SSS)
- P Fragmentierung der Sinusknotenregion durch Bindegewebe
- K Brady-, Tachy-, Brady-Tachy-Sy. o. SA-Block → oft PM nötig

Atrioventrikulärer Block
- — 1° AV-Block: meist nodal, idR funkt. Ursache (zB Medikament), idR asymptomat., øProgression
- — 2° AV-Block, Typ 1 (Wenckebach) Ätiologie/Klinik ≈ 1° AV-Block
- — 2° AV-Block, Typ 2 (Mobitz[7]) meist infranodal d. intrinsisch (zB degenerativ, ischämisch) geschädigte Fasern, oft symptomatisch u. Übergang in 3° AV-Bl.
- — 3° AV-Block: elektr. Entkopplung Ätiologie/Klinik ≈ 2° AV-Bl. Typ 2
- T 1° AV-Block: idR øPM, 2° o. 3° Block +sympt. Bradykardie: PM

Tachykardien

Vorhofflimmern (VHF)
- E 10% b. >80 J.
- Ä altersbedingt ±Herzschädigung d. Klappenvitien, HT, PH, DM
- P „Microcircuits" in Vorhof/Lungenvenen → Wegfall VH-Kontraktion
- K Palpitationen, Leistungsabfall
- Ko Embolien, kardiale Dekompens.
- T Frequenz- ±Rhythmus-Kontrolle ±OAK (gemäss CHA$_2$DS$_2$-VASc-Score[8]), ggf. Katheterablation

Vorhofflattern
- P „Macrocircuit" im rechten Vorhof, Erregung kreist mit ca. 300/min
- K oft Hf ~150/min (2:1 Überleitg.)
- T ≈ VHF, ggf. Katheterablation

AV-Knoten-Reentry-Tc (AVNRT)
- P Voraussetzung: schnelle u. langsame Bahn in AV-Knoten. Dann: vorzeitig einfallende atriale Erregung → kreisende Erregung
- K paroxysmale Tc, evt. „Frog-sign"
- T vagale Manöver, Adenosin iV, Katheterablation

AV-Reentrytachykardie (AVRT)
- P akzessorische AV-Bahn
  — WPW-Sy. (extranodal: Kent-B.)
  — LGL-Syndrom (intranodal)
- K paroxysmale Tachykardien, im Intervall-EKG evt. δ-Welle b. WPW
- T wie AVNRT

Ventrikuläre Tachykardie
- Ä 1° idiopathisch vs. 2° Myokardnarbe zB b. KHK →kreisende Err.
- — Spezialfall: Torsades-de-Pointes
- Ko Degeneration zu Kammerflimmern

Organübergreifend

Congenital

Gesamtherz betreffend
- Akardie
- Ectopia cordis
- Situs inversus

Herzteil, ohne Shunt
- Pulmonal-/Aortenstenose (iF Mono-/Bi-/Quadrikuspidie; zB bikuspide Aortenklappe b. ~2% der Bevölkerung!)
- Atresie → zB hypoplastisches Linksherz-Syndrom
- Aortenisthmusstenose
  – präduktal = infantil
  – postduktal = adult

Herzteil, mit LiRe-Shunt[9]

Ventrikelseptumdefekt (VSD)
Atriumseptumdefekt (ASD)
- E häufigste Herzfehler
- K keine Zyanose
  — ASD: 2.HT fixiert
  — VSD: Systolikum 4. ICR li
- Ko ReHe-Hypertrophie (EKG: Rechtslagetyp, RSB) PH → Eisenmenger-Reaktion

Persistierender Ductus arteriosus (PDA)
- K „Maschinengeräusch"
- T Indometacin (NSAR) für Verschluss

Herzteil, mit ReLi-Shunt[10]

Fallot-Tetralogie
- E hfgst zyanot. Herzfehler
- P fehlerhafte Unterteilung d. Ausflussbahn in links/rechts
  — Pulmonalstenose
  — ReHerz-Hypertrophie
  — Ventrikelseptumdefekt
  — Reitende Aorta
- K abh. v. Pulmonalstenose-Grad; gehen oft in Hocke (TPR↑ → Lungenperfusion↑)
- Spezialfall: Pentalogie (+ASD)

Transposition der grossen Arterien (TGA)
- E 2.hf zyanotischer Herzfehler
- T Prostaglandine (halten PDA offen)
- Spezialfall: kongenital korrigierte TGA (kkTGA)

Persistierendes Foramen ovale (PFO)
- E ~ 25% aller Menschen
- Ko paradoxe Embolie, Shunt hämodynamisch nicht relevant

Raumforderung

Thrombus
- Vorhofthrombus zB b. Vorhofflimmern
- Ventrikulärer Thrombus zB b. Herzwandaneurysma
- Ko Embolien (zB ZNS → Stroke)

primäre benigne Neoplasien

Vorhofmyxom
- E hfgst primärer HerzTu v. Erw., va Frauen zw. 30-60J.
- P 80% im linken Vorhof
- Ko Embolisation, Obstruktion d. Mitralklappe
- Mi Gruppen von spindelförmigen u. sternförmigen Zellen in myxoider Grundsubstanz

Papilläres Fibroelastom
- E 2. hfgst HerzTu v. Erw.
- Ma Va an Aorten-, Mitralklappe
- Ko Embolie (selten)

Rhabdomyom
- E selten, aber hfgst prim. HerzTu v. Kindern (meist < 1J.)
- P va ventrikulär, in 50% assoz. mit tuberöser Sklerose (► Kap. 25, Hereditäre Tumorsyndrome)
- K zT spontane Regression

primäre maligne Neoplasien

Sarkome
- E hfgst prim. maligner Herztumor (insgesamt jedoch sehr selten)
- P überall im Myokardium möglich, keine Prädilektionsstelle. zB Rhabdomyosarkom

sekundäre Neoplasien[11]

Metastasen
- E hfgst Neoplasie d. Herzens; wird unterschätzt, ca. 10% d. an Krebs Verstorbenen haben kardiale Mitbeteiligung!
- Ä Melanom, Lymphom, Leukämie, Mamma-CA, Bronchus-CA, Nierenzell-CA ua
- P idR peri-/myokardiale Ansiedlung
- Ko Perikardtamponade, SCD

Herz b. Karzinoid-Syndrom
Syn.: Hedinger-Syndrom
- P b. neuroendokrinen CA mit Leber-Metastasen: Serotonin → Endokardfibrose v. rechtem Ventrikel, Trikuspidal- u. Pulmonal-Klappe. Serotonin-Abbau in Lunge, somit øLiHe Befall!

---

[1] BANDD: Bluthochdruck, Adipositas, Nikotin, Diabetes, Dyslipidämie
[2] Trotz klinisch transientem Charakter schädigt AP Myokard: die relative Koronarinsuffizienz verursacht in den letzten Wiesen Nekrosen: nur mikroskopisch sichtbare (=feinfleckig) o. aber <1cm (=grobfleckig), u. klassifizieren daher nicht als Myokardinfarkt
[3] Tako-Tsubo besonders dann zu vermuten, wenn Ischämie-Zeichen im EKG überproportional zu moderater Troponin-Erhöhung
[4] Genau genommen darf nur b. PH Typ 1, 3 u. 4 (► Kap. 2) von Cor pulmonale gesprochen werden, nicht b. PH iF LiHe-Insuffizienz
[5] Gruppe gram-negativer Erreger aus Mund-Rachen-Raum (Haemophilus, Aggregatibacter, Cardiobacter, Eikanella, Kingella)
[6] Je n. Autor werden versch. Begriffe zT synonym verwendet (zB „verruköse" o. „marantische" E.). Der gemeinsame Nenner der NBTV ist ihre abakterielle Entstehung, was der Name reflektiert.
[7] Alternat. Nomenklatur: Wenckebach =Mobitz I, Mobitz =Mobitz II
[8] CHA$_2$DS$_2$-VASc-Score: stratifiziert Embolie-Risiko b. VHF
[9] = Nicht-zyanotische Herzfehler [10] = Zyanotische Herzfehler
[11] Metastasen viel häufiger! 1° Neoplasien rar u. in 80% benigne

„Verrukös" ist rein deskriptiv (=Knoten <5mm), wird aber manchmal synonym für E. rheumatica benutzt; „marantisch" = historischer Begriff, da NBTV als erstes b. ausgezehrten Pat. beschrieben

26 Kapitel 4 · Herz

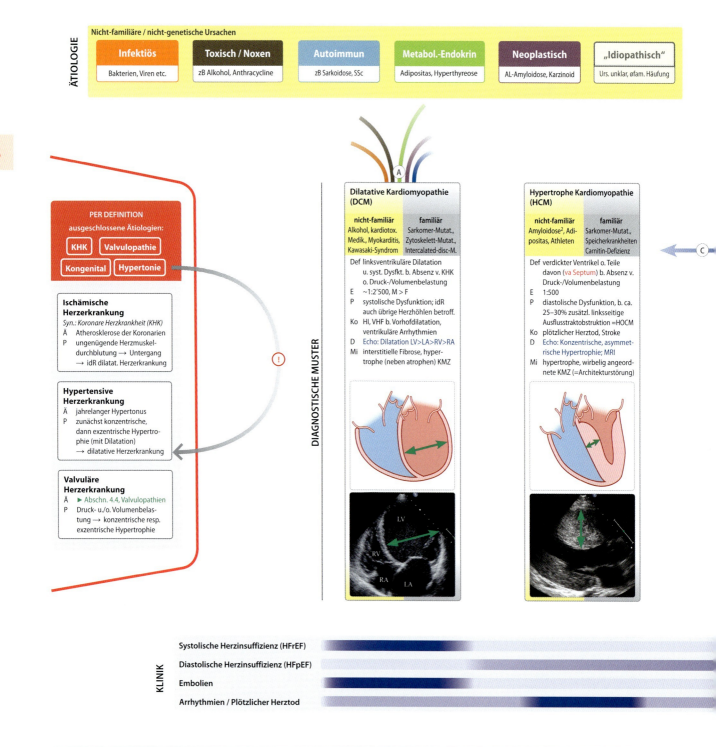

Erklärung zur Übersicht: Die Übersicht gliedert sich in drei Ebenen: *Ätiologien*, *diagnostische Muster* u. *Klinik*. Die mittig stehenden Begriffe DCM, HCM, RCM etc. stellen *diagnostische Muster* dar, die sowohl in der aktuellen ESC-Klassifikation als auch im Klinikalltag einen zentralen Ankerpunkt darstellen: Patienten stellen sich mit kardiologischen Leitsymptomen (siehe *Klinik*) vor, worauf bald eine Echokardiographie folgt. Die darin beurteilbare Ventrikel-Morphologie u. Funktion ergibt ein *diagnostisches Muster* (zB DCM), welches Ausgangspunkt für den weiteren Abklärungsgang wird; nämlich die Suche nach familiären resp. nicht-familiären *Ätiologien* dieses Musters, um schliesslich die bestmögliche Therapie u. Betreuung (zB genetische Tests b. Angehörigen) zu bieten. Oben stehende Übersicht steht gewissermassen auf dem Kopf, sie folgt einer pathogenetischen Logik: am Anfang steht die *Ätiologie*, die pathologische *Muster* hervorbringt, welche mit *klinischen Symptomen* einhergehen. Die Übersicht veranschaulicht jedoch besser die Schwierigkeiten, welche aktuell im Bereich der Kardiomyopathien bestehen: (▶ Fortsetzung auf Gegenseite)

[1] In der ESC 2008 Klassifikation werden Patienten mit Kardiomyopathien in Folge einer de-novo-Mutation zur familiären Kategorie hinzugezählt, da sie ihre Mutation in der Folge weitervererben können

[2] Amyloidose wird aus historischen u. histopathologischen Gründen einerseits b. der RCM geführt (Amyloidablagerungen machen Ventrikel steif, zudem Ablagerugen extrazellulär u. nicht intrazellulär, somit keine Hypertrophie der Kardiomyozyten wie b. anderen Ursachen der HCM), andererseits b. der HCM, weil echokardiographisch eben häufig eine Verdickung der Herzwand vorliegt, womit die Definition der HCM erfüllt ist

4.5 · Vertiefung Kardiomyopathien

Familiäre / genetische Ursachen

Sarkomer-Protein-Mutationen	Zytoskelett-Protein-Mutationen	Intercalated-Disc-Mutationen	Speicher- u. Stoffwechsel-Erkr.	„Idiopathisch"
idR dominant vererbt: Myosin, Troponin, Actin, Titin	idR dominant vererbt: Dystrophin, Desmin, Metavinculin	idR dominant vererbt: Desmoglein 2, Plakophilin 2	M. Pompe, M. Fabry, fam. Amyloidose, Hämochromatose[3]	unidentifizierter Gendefekt

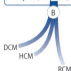

DCM / HCM / RCM

Restriktive Kardiomyopathie (RCM)

nicht-familiär	familiär
Amyloidose[2], Sarkoidose, trop. Endomyokardfibrose, Karznoid	Sarkomer-Mutat. (va Troponin I), Speicherkrankheiten

- **Def** Ventrikel mit „restriktivem" Füllungsmuster (kleine Vol. → grosser Druckanstieg) b. normaler Wanddicke + normalem bis vermind. Ventrikelvolumen
- **E** seltenere Kardiomyopathie
- **P** Versteifung des Myokards → diastolische Dysfunktion
- **Ko** HI, VHF, Embolien
- **D** Echo: so, evt. Binnenechos („Sparkling" b. Amyloidose); MRI

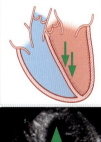

Arrhythmogene (rechts)ventrikuläre Kardiomyopathie (ARVC)

nicht-familiär	familiär
Entzündungsprozesse?	Intercalated-disc-Proteinmutationen, Ryanodine-R.-Mut.

- **Def** rechtsventrikuläre globale o. regionale Dysfunktion, ± linksventrikuläre Beteiligung, mit histolog. u./o. EKG-Kriterien
- **E** 1:5'000
- **P** Ersatz von Myokard durch Fett- u. Bindegewebe; idR rechtsseitig betont
- **Ko** plötzlicher Herztod
- **D** Echo: RV dilatiert, RV-Aneurysmen, RV-Hypokinesien[4]; MRI

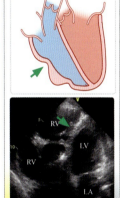

Unklassifizierte Kardiomyopathie (UCM)

nicht-familiär	familiär
Tako-Tsubo	Left-ventricular non-compaction (LVNC)

Beispiel: **Linksventrikuläre ‚Noncompaction' (LVNC)**
- **Def** Myokardwand zweischichtig:
  - Unverdichtete Schicht mit Trabekeln u. Vertiefungen („non-compacted")
  - Darunter: dünne, normale „compacted" Schicht
- **E** sehr selten, ca. 1:800'000
- **P** fehlende Verdichtung in utero
- **Ko** Arrhythmien, Embolien, HI
- **D** Echo: Trabekel/Vertiefungen; MRI

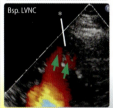

(A) *Verschiedene* Ätiologien können das *gleiche* Muster hervorrufen, ohne Unterscheidbarkeit in der Echokardiographie (sowohl Alkoholkonsum als auch diverse Sarkomermutationen präsentieren sich zB als DCM)

(B) *Ein u. dieselbe Ursache* kann verschiedene Muster hervorbringen (zB einige Sarkomer-Mutationen können sich einmal als HCM, einmal als DCM präsentieren, selbst wenn innerhalb der gleichen Familie vererbt)

(C) Eine Ursache kann im Verlauf die Manifestationsart wechseln! (zB von RCM zu DCM)

Erschwerend kommt hinzu, dass KHK, Hypertonie etc. (Box links) ebenfalls solche Muster hervorrufen können (!), wobei dies nach ESC2008 dann nicht zB als dilatative *Kardiomyopathie* (DCM) resp. hypertensive Kardiomyopathie bezeichnet werden darf, sondern als hypertensive *Herzkrankheit* mit dilatiertem, exzentrisch hypertrophem Ventrikel.

---

[3] Hämochromatose gehört zu den familiären Ursachen. Die ESC2008 Klassifikation basiert nicht auf primäre Ursachen (nur Herz betreffend) vs. sekundäre Ursachen (ganzen Körper betreffend), sondern klassifiziert nach *nicht-familiäre, erworbene* vs. *familiär-genetische, vererbte* Ursachen!

[4] Morphologisches Erscheinungbild der ARVC variiert je nach Befallsmuster: Obwohl typischerweise Rechtsherz-Inflow/ Outflow/Apex betroffen sind, können Veränderungen auch nur subklinisch sein o. aber auch den linken Ventrikel umfassen, sodass ein Bild einer DCM resultiert

Hals, Nase und Ohren

Michael Soyka (Kliniker), Kristian Ikenberg (Pathologe)
unter Mitarbeit von: *Thomas Cerny, Kirill Karlin*

5.1 Die Sicht des Klinikers – 30

5.2 Die Sicht des Pathologen – 30

5.3 Knowledge-Bites – 31

5.4 PathoMap Mundhöhle und Hals – 32

5.5 PathoMap Nase und Ohren – 34

5.1 Die Sicht des Klinikers

Mundhöhle, Speicheldrüsen u. Pharynx
- Durch hohe Exposition gegenüber äusseren Einflüssen oft von Infektionen u. Tumoren betroffenes Gebiet.
- Leitsymptome: Schmerz, Schluckprobleme (Dysphagie, Odynophagie), Geschmacksstörung, Sprechstörung.
- Untersuchung: direkte Inspektion des Vestibulum oris, Mundhöhle u. Oropharynx mittels Stirnlampe; indirekte Spiegeluntersuchung des Epi- u. Hypopharynx, ggf. mittels Fiberendoskopie. Wichtig: Palpation!
- Zusatzungersuchungen: Labor, Abstrich, CT u. MRI, direkte Endoskopien mit Biopsien.

Larynx
- Rasch symptomatisch, wenn Stimmlippen selbst betroffen. Sub-/supraglottische Prozesse zT erst spät bemerkt.
- Leitsymptome: Heiserkeit, Aspiration mit Husten u. Dyspnoe mit inspiratorischem Stridor.
- Untersuchung: äussere Inspektion u. Palpation. Indirekte Laryngoskopie mit Spiegel u. Stirnlampe. (Lupenlaryngologische/Fiberoptische Untersuchung.)
- Zusatzuntersuchungen: Stroboskopie, direkte Laryngoskopie/Mikrolaryngoskopie.

Nase
- Äussere Veränderungen idR rasch bemerkt, während innere Erkrankungen evt. lange mit „Schnupfen" verwechselt.
- Leitsymptome: Nasenatmungsbehinderung, Rhinorrhoe (anterior u. posterior) inklusive Nasenbluten, Geruchssinnsstörungen u. Schmerzen.
- Untersuchung: äussere Inspektion u. Palpation. Vordere Rhinoskopie mit Spekulum/Stirnlampe; hintere Rhinoskopie mit Spiegel/Stirnlampe; Nasenendoskopie.
- Zusatzuntersuchungen: CT u. MRI, Rhinometrien, Geruchstest, Allergietest.

Ohr
- Pathologien idR rasch symptomatisch u. zuverlässig durch gute Anamnese u. Untersuchung diagnostizierbar.
- Leitsymptome: sogenannte „5 S" – **S**chwerhörigkeit, **S**ausen (Tinnitus), **S**ekretion, **S**chmerz u. **S**chwindel.
- Untersuchung: Äussere Inspektion u. Palpation. Otoskopie mit Valsalva (evt. mit Mikroskopie). Weber u. Rinne. Kopfimpulstest, Nystagmusprüfung.
- Zusatzuntersuchungen: Tonaudiogramm, Tympanogramm, BERA (*brainstem evoked response audiometry*), CT u. MRI.

5.2 Die Sicht des Pathologen

Ausgangslage: breites Spektrum auf engem Raum
- Der HNO-Bereich weist auf engstem Raum eine enorme Dichte verschiedener Gewebe auf, welche bei zT gleicher Klinik unterschiedliche Erkrankungen entwickeln können. Dies erfordert grosse Präzision in Diagnose u. Therapie.
- Zusätzlich zum breiten Gewebespektrum wirken je nach Lage eine Vielzahl völlig unterschiedlicher Noxen darauf ein: zB Sonnenexposition der Lippen o. Tabakrauch u. HPV-Exposition des Pharynx. Daraus ergibt sich ein extrem breites Feld möglicher Erkrankungen.

Diagnostik
- Der Pathologe kriegt einerseits Material aus Biopsien o. Exzisionen zur sog. Schnittdiagnostik: Frage nach Ätiologie, im Falle einer Neoplasie nach Dignität, Grading u. lokalem Staging (= pT in der TNM-Klassifikation) für die weitere Therapieplanung.
Typische Probleme sind zu kleine/oberflächliche Präparate u. Entnahme-bedingte, artifizielle Veränderungen.
- Andererseits Material aus Feinnadelpunktionen (von LK, Speichel-, Schilddrüse, Weichteilen) zur zytologischen Diagnostik: auch hier idR klare Aussagen zu Dignität/Ätiologie (reaktiv, Infekt, Metastase/Lymphom?) möglich, zT dank molekularpathologischen Zusatzuntersuchungen.
Problem b. FNP ist die fehlende Architektur; idF können zB Vorläuferläsionen nur eingeschränkt eingeordnet werden.

Besonderheit: grosse Variabilität in Lokalisation u. Art
- Auch wenn auf den PathoMaps „Hals, Nase u. Ohren" auf den folgenden Seiten eine anatomische/räumliche Einteilung erfolgt, sollte man im Hinterkopf behalten, dass dies einer Zuordnung nach relativer Häufigkeit entspricht. Das heisst, dass eine Krankheitsentität zB häufig im Pharynx vorkommt u. daher dort geführt wird – sie kann jedoch auch im Larynx vorkommen. Im HNO-Bereich gilt: „Viele Diagnosen können fast überall vorkommen".
- Bei den Neoplasien der Speicheldrüsen zB kann die formal *selbe Entität* eine enorme morphologische Vielfalt aufweisen. Der Anfänger begnügt sich zunächst mit den häufigen Tumoren u. deren typischen histomorphologischen Mustern.
- Allerdings führt auch im Kopf-Hals-Bereich der vermehrte Einsatz von molekularpathologischen Methoden dazu, dass Entitäten genauer beschrieben u. alte (zu weite) Bezeichnungen aufgehoben werden.

> **Schwierige Stellen**
> Herausfordernd sind zum einen die HNO-Untersuchungsmethoden. Besonders die indirekte Laryngoskopie u. die Epipharyngoskopie können aufgrund eines Würgereizes schwierig sein u. bedürfen häufigen Übens u. grosser Erfahrung in der Interpretation der teils nur subtilen Veränderungen.
> Klinisch bereitet die Unterscheidung der verschiedenen Rhinitis-Formen u. deren Abgrenzung von der chronischen Rhinosinusitis immer wieder Mühe. Ähnlich schwierig ist es, ohne langjährige Erfahrung chronische Mittelohr- u. Gehörgangsprozesse wie Cholesteatome korrekt zu identifizieren. In der Mundhöhle u. dem Pharynx ist die Unterscheidung zwischen Entzündung u. Tumor auch für erfahrene Kliniker nicht immer eindeutig.

5.3 · Knowledge-Bites Hals, Nase und Ohren

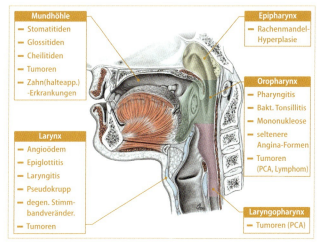

Abb. 1 Anatomie von Mundhöhle, Pharynx u. Larynx u. zugeordnete Pathologien.

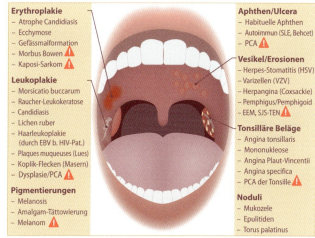

Abb. 2 Differentialdiagnose von enoralen Veränderungen, gruppiert nach klinischen Leitbefunden. ©Cerny, Karlin, 2018 [5.1]

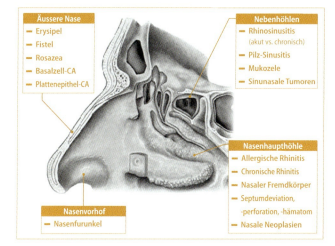

Abb. 3 Anatomie der gesunden Nase u. zugeordnete Pathologien. Nasenvorhof (Vestibulum nasi) und Nasenhaupthöhle (Cavum nasi proprium) bilden zusammen die innere Nase (je n. Lehrbuch werden noch die Nasen-Nebenhöhlen hinzugezählt).

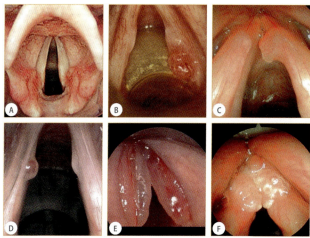

Abb. 4 Laryngoskopische Leitbefunde: **A**) Normalbefund. **B**) Kontaktgranulom: idR einseitig, hinteres ⅓. **C**) Stimmbandpolyp: 1seit. rötlich-gallertige Wucherung. **D**) Stimmbandknötchen: bilateral korrespondierende Knötchen, hf zw. vord./mittl. ⅓. **E**) Reinke-Ödem: bilaterale „Ödemkissen". **F**) Stimmband-Karzinom.

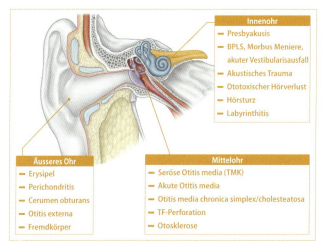

Abb. 5 Anatomie des gesunden Ohres u. zugeordnete Pathologien. Beachte die Nähe des Mittel- u. Innenohres zur mittleren Schädelgrube.

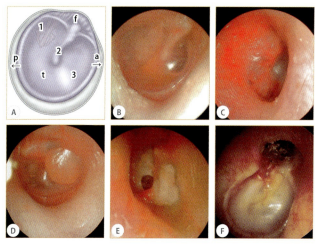

Abb. 6 Otoskopische Leitbefunde: **A**) TF-Normalbefund. 1: Incus u. Stapes, 2: Manubrium mallei (Hammergriff), 3: Lichtreflex, t: pars tensa, f: pars flaccida, a: anterior (nasal), p: posterior (occipital). **B**) Sero(muko-)tympanon. **C**) Otitis media acuta. **D**) Akute Myringitis. **E**) Otitis media chronica simplex. **F**) Erworbenes Cholesteatom.

Mundhöhle

Congenital

Lippen-Kiefer-Gaumen Spalte (LKGS)
- E 50% Lippe mit Gaumen, 30% nur Gaumen, 20% nur Lippe
- Ä idR unklar, evt. syndromal
- P Fusionsfehlbildung, hf linksseitig
- K erschwerte Nahrungsaufnahme (kein Sog möglich), später offenes Näseln, TMK, OMA
- D klinisch (sichtbar o. submukös tastbar), evt. schon in fetalen US
- T unmittelbar zum Stillen: Gaumenplatte, dann Verschluss in mehreren Eingriffen, Logopädie, ggf. Paukendrainage

Infektiös / Inflammat.

Glossitiden

Candidiasis / Soor
- Ä idR Candida albicans
  RF: inhalative Steroide, IS
- K idR Brennen – Schmerzen, Dysphagie (falls Ösophagitis)
- D weisse Beläge, darunter Rötung
- Mi PAS/Grocott-pos. Pseudohyphen

Hunter-Glossitis
- Ä Vit.B12↓ (zB perniziöse Anämie, Leberzirrhose), Folsäure↓
- K „Lackzunge" (Papillenatrophie)

Plummer-Vinson-Syndrom
- Ä chronischer Fe-Mangel
- K Mundwinkelrhagaden, atroph-ulceröse Glossitis, Schluck-Sz

Zungenbiss
- T meist keine Therapie nötig

Cheilitiden

- nutritiv: Cheilitis angularis[1]
- infektiös: Herpes labialis
- autoimmun: Cheilitis granulomatosa (mit N.VII-Parese: MRS-Syndr.)

Stomatitiden

Habituelle Aphthen
- E sehr häufig
- Ä unklar (kein Infekt!)
- K sz-hafte Ulcera (minor <1cm, major >1cm)
- DD Crohn, Behçet, SLE, STD, ▶ PFAPA
- T Adstringenzien, lokale Steroide

Herpangina
- Ä Coxsackie A
- K idR Kinder: T°, HalsSz, herpetiforme Ulcera d. weichen Gaumens
- DD Hand-Fuss-Mund-Erkrankung
- T symptomatisch (Trinkmenge!)

Infektiöse Stomatitiden
- Ä – Viral: HHV, HIV, Masern
  – Bakt.: Diphterie, Lues
  – Pilze: Candida (→ Soor)

Oraler Lichen ruber
- Ä autoimmun (T-Zell-vermittelt)
- K weiss-netzartig, idR schmerzlos
- Mi Hyperkeratose, bandförmiges LyZ-Infiltrat destruiert Basal-Z.
- Ko Malignomentwicklung

DD Leukoplakie

Tumoren

„Simulator" (keine Neoplasie)

(Nekrotisierende) Sialometaplasie
- Ä Ischämie, Trauma, Bulimie
- P Nekrose → Regenerationsversuch
- K ~Ulkus, hf am harten Gaumen
- Mi läppchenförmige Plattenepithelmetaplasie, LyZ

Reizfibrom
Engl.: pressure sore
- Ä chron. Schleimhaut-Reizung

Vorläuferläsionen

Plattenepithel-Dysplasie
- P Präkanzerose
- K Leuko- o. Erythroplakie

Morbus Bowen
- P CIS des enoralen Plattenepithels
- K Erythroplakie

Malignome

Oropharyngeales PCA
(▶ Pharynx)

Zähne u. -Halteapparat

Infekte
- Karies, Parodontitis, Pulpitis
- Ko Mundbodenabszess (Angina ludovici) → Dyspnoe, Mediastinitis

Epulis (=lokale Gingivahypertrophie)
- Epulis granulomatosa[2] exophytische Gefässproliferation
- Epulis gigantocellularis exophytisches vs. Knocheninvasives Riesenzellgranulom

Zahn-Traumata
- Milchzähne: offene Wurzelkanäle abdichten, oft Extraktion, øReimplantation b. Avulsion
- Permanente Zähne: Fragmente ankleben, Kanäle abdichten, Reimplantation möglichst <1h

Odontogene Zysten/Tumoren
- Radikuläre Zyste: Entz.-bedingte Zyste an avitaler Wurzelspitze
- Keratozystischer odontogener Tu.: ex embryonaler Zahnanlage
- Ameloblastom: ex odontogenem Epithel (Rtg: „seifenblasenartig")

Speicheldrüsen

Infektiös / Inflammat.

infektiös

Mumps/Parotitis epidemica
- Ä Mumps-Viren
- K bilaterale sz-hafte Parotisschwellung (in 1/3 subklinisch!)
- Ko Orchitis, Pankreatitis
- D klinisch u. serologisch
- Mi Lymphozyten u. Nekrosen
- T symptomatisch mit NSAR, Hydratation (präventive Impfung)

Sialolithiasis
- Ä Steinbildung → Stauung
- K einseitige sz-hafte Speicheldrüsenschwellung, Essens-Sz
- Ko 2° bakt. Infekt → suppurative Sialadenitis, Parotisabszess
- D eitriges Exprimat → Abstrich
- Mi dilatierte Drüsenlumina mit nGZ, Fibrose, LyZ-Infiltrat
- T endoskopische Steinentfernung, NSAR, b. Infekt AB

Parotitis marantica
- Ä idiopathisch → 2° bakt. Infekt
- E Ältere, n. OP o. Malnutrition
- K sz-hafte Parotisschwellung
- D Pus aus Stenon-Duct b. Palpat.
- T hydrieren, AB (Abszess: Punktion)

nicht-infektiös

Chronische Sialadenitis (zB Küttner-Tumor)
- P chronisch lymphozytäre u. sklerosierende Entzündung (oft Gl. submandibularis)
- K Schwellung, Essens-Sz
- Mi ~Sialolithiasis, zusätzlich Plattenepithel-Metaplasie

Autoimmune Sialadenitis
- E F 10x hf, Prävalenz 60/100'000
- Ä iR 1° vs. 2° Sjögren-Syndrom
- K Xerostomie, ggf. Sicca-Syndrom[3]
- D Schirmer-Test, Biopsie mehrerer Lippen-Speicheldrüsen, Serologie (Anti-SSA/SSB-Ak), Ausschluss 2° Sjögren (zB b. SLE)
- Mi Atrophie, massive LyZ-Infiltrate
- T Befeuchten, NSAR, Steroide, steroidsparende IS, Rituximab

Granulomatöse Sialadenitis
- E Prävalenz 120/100'000
- Ä Sarkoidose, idR als Heerfordt-Syndr.: Parotitis, Uveitis, Fieber
- D Rx-Thorax, Ca²⁺, sIL-2R, Biopsie
- Mi nicht-nekrotisierende Granulome
- T CTC, steroidsparende IS, TNFα-Ak

Tumoren

häufig, idR øSz — *selten, evt. sz-haft*

benigne

Pleomorphes Adenom
- E 2/3 aller Speicheldrüsen-Tu.
- Mi epitheliale u. gMZ-Herde in chondro-myxoidem Stroma

Adenolymphom Syn.: Warthin-Tu., papilläres Zystadenolymphom
- E 2.hf Tumor, RF: Rauchen
- Mi onkozytäres Epithel bedeckt Papillen aus LyZ-reichem Stroma

„Simulatoren" (keine Neoplasie)

Sialoadenose (=Sialosis)
- ÄP endokr. Dysregulation, Mangelernährung, Medik. → Hypertrophie
- K idR beids. Parotisschwellung

Mukozele
- P Extravasationstyp (Trauma → Muzineflux) vs. Retentionstyp (Muzin dilatiert Ductus; wenn in Gang d. Gld. sublingualis = sog. Ranula)

Zystisch-lymphatische Hyperplasie
- Ä Auftreten b. HIV-Infektion
- Mi follikul. Hyperplasie, Duktektasie

maligne

Mukoepidermoides CA
- E alle Alter, bes. auch Ki/Junge!
- Mi epidermoide Nester, zystisch angeordnete schleimbildende Zellen, Intermediär-Zellen

Adenoid-zystisches CA
- E m=f, jedes Alter möglich
- P wächst langsam, aber invasiv, oft Perineuralscheiden-Invasion
- K Sz, Parästhesien, Paresen
- Mi (myo)epithelial diff. Zellen, kribriform, zystisch, tubulär – solide
- Pr gut, aber lebenslange Nachsorge!

Adeno-CA
- Mi viele Subtypen (polymorph, muzinös, NOS etc.)
- DD Metastase eines Adeno-CA!

Azinuszell-CA
- E 30-50J., häufiger Frauen
- K >90% in Parotis (hält sich nicht an Regel!), langsam wachsend
- Mi azinär differenzierte Zellen, gelegentlich deutliches LyZ-Infiltrat
- Pr gut, selten Metastasen

Halsweichteile

Mediane Halszyste (-sinus)
- Ä congenital
- P Migrationsfehlbildung (Ductus thyreoglossus)
- K schluckverschiebliche Raumforderung (idR zw. Hyoid u. Schilddrüse), rezidiv. Infekte
- Ko uU einziges funktionierendes SD-Gewebe, SD-CA (sehr selten)
- D Sonographie
- Ma ein- o. mehrkammerig
- Mi Flimmer- u. kubisches Epithel, SD-Gewebe oft nur Minderheit
- T Exzision (inkl. Hyoid-Anteile)

Laterale Halszyste (-sinus/fistel)
- E 2hf. Halsfehlbildung beim Kind
- Ä congenital
- P unvollständige Obliteration der I-IV Kiemenbögen (am hf Typ II)
- K Schwellung am SCM-Vorderrand, Vergrösserung iR Infekte
- D Sonographie, FNP
- DD Dermoid, Teratom, zyst. Metast. v. Plattenepithel-CA (bes. >50J)
- Ma einkammerig
- Mi Plattenepithel ±respir. Epithel
- T Exzision in Toto

CF	Cystische Fibrose	
CIS	Carcinoma in situ	
CTC	Corticosteroide	
Cx	Chemotherapie	
GAG	Glykosaminoglykane	
GAS	Gruppe A Streptokokken	
GÖR	Gastroösophagealer Reflux	
GPA	Granulomatose mit Polyangiitis (vormals M. Wegener)	
HSM	Hepatosplenomegalie	
IS	Immunsuppression	
LUCs	Large unstained cells	
MRS	Melkersson-Rosenthal-Syndrom	
NNH	Nasennebenhöhlen	
NOS	*not otherwise specified*, Bezeichnung f. unklassifizierbare Muster	
ÖGD	Ösophago-Gastroduodenoskopie	
OMA	Otitis media acuta ▶ Abschn. 5.5	
PCA	Plattenepithel-Karzinom	
PCD	Primäre Ziliendyskinesie	

5.4 · PathoMap Mundhöhle und Hals

Pharynx

Infektiös / Inflammat.

beidseitig, viral

Akute virale Pharyngitis
- E 50-80% aller Pharyngitiden
- K AZ gut, mässiger HalsSz, Rachen/Tonsillen stark gerötet, oft øStippchen; LK mässig↑
  Typisch: Mehretagen-Infekt
- D HNO-Batterie[4], T°, evt. CRP
- DD akutes retrovirales Syndrom![5]
- T topische Desinfektion, ggf. mit Lokalanästhetikum, NSAR

Mononukleose
- E idR Adoleszente
- Ä EBV
- K T°, AZ↓↓, extr. Hals/SchluckSz Tons. grau-gelb belegt, HSM, generalisierte LK-Schwellung
- Ko Milz-Ruptur!
- D Labor (LUCs, LyZ/Lc-Quotient, VCA IgG/IgM, EBNA IgG, Leberwerte), Abdomen-Sono (Milz?)
- DD akutes retrovirales Syndrom![5]
- Mi bunte Hyperplasie (PlasmaZ, Blasten, LyZ in T-/B-Areal), Nekrosen
- T symptomatisch, AB b. Superinfekt. CAVE: øAminopenicillin (Exanthem), øASS b. Milzschwellung, øParacetamol b. Hepatitis

beidseitig, bakteriell

Angina tonsillaris
Syn.: Streptokokken-Tonsillitis
- Ä GAS (selten HiB, Pneumokokken)
- E idR >5J (typ. 5-15J.)
- K T°, AZ↓, starke HalsSz, Tonsillen rot, geschwollen, gestippt; LK stark geschwollen/druckdolent
- Ko Peritonsillarabszess, Scharlach, Sepsis, rheumat. Fieber, Glomerulonephritis (▶ Kap. 10, PIGN)
- D CENTOR-Krit. → ggf. Abstrich
- T idR Penicillin V für 10T., Tonsillektomie wenn rezidivierend

Peritonsillar-/ Retropharyngeal-Abszess
- K starke einseitige Sz, 1seitige Tonsillenschwellung, Uvulaödem/-deviation, Trismus
- D Punktion, ggf. CT
- T Inzision, ggf. Tonsillektomie

Diphtherie Syn.: "echter" Krupp
- E in Industrienationen extr. selten
- Ä Corynebacterium diphtheriae
- K wie ▶ A. tonsillaris, ±bellender Husten u. grau-gelbe Beläge, evt. auf Pharynx übergreifend

beidseitig, andere

Chronische Pharyngitis
- Def >3 Mo. bestehend
- Ä Trockenheit, Nikotin, C2, evt. iR postnasal drip (chron. Rhinitis)
- K Sz, LK-Schwellung, Halithosis
- T Trigger-Kontrolle, Tonsillektomie

Angina agranulocytotica
- Ä — Iatrogen: Metamizol, Thiamazol, Clozapin, Clomipramin, IS
  — Bei Leukämie
- K AZ↓↓, starker HalsSz u. hohes Fieber, ggf. Ulcera, aber keine LK-Schwellung!

PFAPA-Syndrom
- E idR beginn < 5J.
- Ä unklar
- K **p**eriodisch: **F**ieber (~5T.), **A**phthen, **P**haryngitis, zervikale **A**denitis
- D regelm. rezidiv. Fieber mit mind. 1 aus "APA", øAW-Infekt-Zeichen, Ausschluss Fiebersyndrome, Absolut symptomlos im Intervall, Wachstum u. Entwicklung normal
- T Prednison po, Tonsillektomie

idR einseitig

Angina Plaut-Vincent
- E va Erwachsene
- Ä Fusobacterium + T. vincentii
- K AZ gut, kein Fieber
- D Abstrich u. Gram (Cave: sieht Normalflora ähnlich)
- T NSAR, 10% Silbernitrat, ggf. AB

Angina specifica
- Ä — Syphilis
  — Gonokokken
  — Tbc
- D Abstrich → Kultur, Serologie

DD Malignom der Tonsille! ⚠

Tumoren

"Simulator" (keine Neoplasie)

Rachenmandel-Hyperplasie
- Ä b. Kleinkindern physiologisch
- K Mundatmung (Facies adenoidea)
- Ko rezidivierende HNO-Infekte[6]
- T chirurgische Abtragung

Malignome

Oropharyngeales PCA
- E typ. Männer, 50-70J.
- Ä RF: PATHO[7]
- K hf Zungengrund, Tonsille, Hypopharynx; Erythro-/Leukoplakie bis exophytischer/ulzerierender Tu.
- Mi invasive Plattenepithel-Pakete
- T Stadium-abh.: OP vs. Rx±Cx
Sonderfall: HPV-assoziiert
<50j., øC2/Nikotin, hf tonsillär, Prog.↑

Lymphoepitheliales CA
- Ä EBV-assoziiert
- P schlecht differenziertes PCA o. undifferenziertes CA mit ausgeprägtem reaktivem LyZ-Infiltrat

Lymphom der Tonsille
- Ä EBV-assoziiert
- P DLBCL, Hodgkin-L. (▶ Kap. 19)
- K asymmetrisch, ~weisslich belegt

Larynx

Infektiös / Inflammat.

Kinder

Epiglottisches Angioödem
- Ä allergisch vs. idiopathisch
- P Typ-1 Hypersensitivität (▶ Kap. 1), selten: C1-Inhibitor-Mangel

Epiglottitis
- E ø2-8J., Erkr. unabh. v. Jahreszeit
- Ä HiB, Strepto-, Staphylokokken
- K plötzl. T°↑↑, AZ↓↓, Stridor, klossige Sprache, Speichelfluss
- T O₂, Adrenalin/CTC Inhalation, Ceftriaxon iV; Intubations- u. Koniotomie-Bereitschaft!

Pseudokrupp
Syn.: Laryngitis subglottica
- E ø 6M.-5J., va Frühling/Herbst
- Ä viral (idR Parainfluenza-V.)
- K subakut T°↑, AZ↓, Stridor, bellender Husten, idR spätabends
- T: — øStridor: ambulant, Atemluft anfeuchten, Trinken↑
  — Stridor: NaCl/ggf. Adrenalin-Inhalat., CTC rekt., NSAR po, ggf. stat. Aufnahme (Af↑, SO₂↓)

Erwachsene

- T Adrenalin-Inhalation, H1-Antihistaminikum u. CTC iV; falls darunter øBesserung → Bradykinin-Antagonist, C1-Inhibitor iv

Laryngitis acuta
- Ä idR viral, evt. bakt. Superinfekt; Stimmbelastung, Staubexposit.
- P Entzünd. mit Fokus im transglottischen Raum
- K Heiserkeit – Stimmverlust
- T øSprechen, NSAR; b. Vda bakt. Superinfekt: AB

Chron. unspezif. Laryngitis
- E typ. M, 50-60J.
- Ä inhalative Noxen, Säure-Reflux, starker Stimmgebrauch
- P Schleimdrüsenhyperplasie, Ödem
- K flukt. Heiserkeit, Räusperzwang

Larynx-Tbc
- P 1° direkt vs. sekundär (ex Lunge)
- K Heiserkeit, ggf. Dyspnoe
- D Sputum, Abstrich, Biopsie
CAVE: immer =offene Tbc!

Chronisch-Degenerativ

idR einseitig

Kontaktgranulom (▶ Abb. 4B)
- E Männer
- Ä Schreien (Proc. vocalis) ± GÖR
- P Trauma → Granulationsgewebe
- K Heiserkeit

Stimmbandpolyp (▶ Abb. 4C)
- E M 30-50J.
- Ä Rauchen, Schreien
- P Reizung → reaktives Kapillarknäuel → Fibrinexsudation
- K Heiserkeit, Stimmversagen

idR beidseitig

Stimmbandknötchen (▶ Abb. 4D)
- E Sänger, Kinder
- Ä Stimmüberlastung
- P fibroepitheliale Verdickung am Ort der grössten Schwingung
- K Heiserkeit, Diplophonie

Reinke-Ödem (▶ Abb. 4E)
- E f>m, 40-60J.
- Ä Rauchen
- P Ödem, GAG-Ablagerung
- K rau-heisere Stimme

Mechanisch-Traumatisch

Trauma
- Ä stumpf (zB Strangulation), penetrierend (zB Stichverletzung), chemisch (Verätzung), Intubationsverletzungen
- K Heiserkeit, Sz, Krepitation, Dyspnoe
- D Laryngoskopie (Atemwegsverlegung?), ggf. CT (Fraktur?)
Merke: Vda Larynxtrauma → immer ORL-Beurteilung mit Laryngoskopie!

Recurrens-Parese
- Ä Trauma, Tumor, idiopathisch
- K — 1seit.: Heiserkeit, øDyspnoe
  — 2seit.: Dyspnoe, øStimmstörung
  — iF Vagusparese: zus. Dysphagie
- D Laryngoskopie (uni/bilateral?), ggf. CT Hals/Thorax (Ursache?)
- T — 1seit.: Logopädie, Augmentatio
  — 2seit.: Intubation, Tracheotomie, Erweiterungsplastik

Funktionelle Stimmstörung
- Def Stimmstörung ohne 1°organische Stimmapparat-Veränderung
- P — Vocal cord dysfunction
  — Hyper-/Hypofunktionell
- T Logopädie

Tumoren

benigne

Stimmband-Papillom
- Ä HPV 6, 11
- P vertikale Übertragung sub partu
- K Heiserkeit, zunehmender inspiratorischer Stridor
- D Laryngoskopie: morulierte Oberfläche → Biopsie
- T Laserabtragung (Tracheotomie vermeiden!)

maligne

Larynx-CA (▶ Abb. 4F)
- E typ. M 50-70J.
- Ä Rauchen, Alkohol, HPV, Asbest
- P Plattenepithel-CA
- K — Supraglottisch: Dysphagie, Heiserkeit spät
  — Glottisch: Heiserkeit früh (→ gute Prognose)
  — Subglottisch: symptomarm (→ schlechte Prognose)
- T Chirurgie inkl. Laryngektomie, Radio- u. Chemotherapie

PFAPA	Period. Fieber, aphthöse Stomatitis, Pharyngitis, zervikale Adenitis
RTX	Rituximab
SCM	M. sternocleidomastoideus
SD	Schilddrüse
STD	Sexually transmitted disease
sIL-2R	Löslicher Interleukin-2-Rezeptor (b. T-Zell-vermitt. Erkr.)

TMK Tuben-Mittelohr-Katarrh ▶ Abschn. 5.5, Seröse Otitis media
[1] Synonym: Perlèche
[2] Synonym: Pyogenes Granulom
[3] Xerostomie u. Xerophthalmie histor. als Sicca-Syndrom bezeichnet
[4] Otoinspektion, nasale Inspektion, Racheninspektion. Bei viralen Infekten der Atemwege oft Entzündung aller drei "Etagen"

[5] bei 50-90% der HIV-Primoinfektionen 1-5 Wochen nach Übertragung auftretend. Kann sich ähnlich Mononukleose präsentieren, evt. aber auch nur gerötete Rachenhinterwand, enorale Ulzera
[6] va b. rezidivierenden Otitiden in Kleinkindalter besteht die Gefahr einer Hypakusis-Entwicklung
[7] Plummer-Vinson-Sy., **A**lkohol, **T**abak, **H**PV, **O**rale Irritation (zB Karies)

5.4 · PathoMap Mundhöhle und Hals

Pharynx

Infektiös / Inflammat.

beidseitig, viral

Akute virale Pharyngitis
- E 50-80% aller Pharyngitiden
- K AZ gut, mässiger HalsSz, Rachen/Tonsillen stark gerötet, oft øStippchen; LK mässig↑
- Typisch: Mehretagen-Infekt
- D HNO-Batterie[4], T°, evt. CRP
- DD akutes retrovirales Syndrom![5]
- T topische Desinfektion, ggf. mit Lokalanästhetikum, NSAR

Mononukleose
- E idR Adoleszente
- Ä EBV
- K T°, AZ↓↓, extr. Hals/SchluckSz Tons. grau-gelb belegt, HSM, generalisierte LK-Schwellung
- Ko Milz-Ruptur!
- D Labor (LUCs, LyZ/Lc-Quotient, VCA IgG/IgM, EBNA IgG, Leberwerte), Abdomen-Sono (Milz?)
- DD akutes retrovirales Syndrom![5]
- Mi bunte Hyperplasie (PlasmaZ, Blasten, LyZ in T-/B-Areal), Nekrosen
- T symptomatisch, AB b. Superinfekt. CAVE: øAminopenicillin (Exanthem), øASS b. Milzschwellung, øParacetamol b. Hepatitis

beidseitig, bakteriell

Angina tonsillaris
- Syn.: Streptokokken-Tonsillitis
- Ä GAS (selten HiB, Pneumokokken)
- E idR >5J (typ. 5-15J.)
- K T°, AZ↓, starke HalsSz, Tonsillen rot, geschwollen, gestippt; LK stark geschwollen/druckdolent
- Ko Peritonsillarabszess, Scharlach, Sepsis, rheumat. Fieber, Glomerulonephritis (▶ Kap. 10, PIGN)
- D CENTOR-Krit. → ggf. Abstrich
- T idR Penicillin V für 10T., Tonsillektomie wenn rezidivierend

Peritonsillar-/ Retropharyngeal-Abszess
- K starke einseitige Sz, 1seitige Tonsillenschwellung, Uvulaödem/-deviation, Trismus
- D Punktion, ggf. CT
- T Inzision, ggf. Tonsillektomie

Diphtherie Syn.: "echter" Krupp
- E in Industrienationen extr. selten
- Ä Corynebacterium diphtheriae
- K wie ▶ A. tonsillaris, ±bellender Husten u. grau-gelbe Beläge, evt. auf Pharynx übergreifend

beidseitig, andere

Chronische Pharyngitis
- Def >3 Mo. bestehend
- Ä Trockenheit, Nikotin, C2, evt. iR postnasal drip (chron. Rhinitis)
- K Sz, LK-Schwellung, Halitosis
- T Trigger-Kontrolle, Tonsillektomie

Angina agranulocytotica
- Ä – Iatrogen: Metamizol, Thiamazol, Clozapin, Clomipramin, IS
-    – Bei Leukämie
- K AZ↓↓, starker HalsSz u. hohes Fieber, ggf. Ulcera, aber keine LK-Schwellung!

PFAPA-Syndrom
- E idR beginn < 5J.
- Ä unklar
- K periodisch: Fieber (~5T.), Aphthen, Pharyngitis, zervikale Adenitis
- D regelm. rezidiv. Fieber mit mind. 1 aus „APA", øAW-Infekt-Zeichen, Ausschluss Fiebersyndrome, Absolut symptomlos im Intervall, Wachstum u. Entwicklung normal
- T Prednison po, Tonsillektomie

idR einseitig

Angina Plaut-Vincent
- E va Erwachsene
- Ä Fusobacterium + T. vincentii
- K AZ gut, kein Fieber
- D Abstrich u. Gram (Cave: sieht Normalflora ähnlich)
- T NSAR, 10% Silbernitrat, ggf. AB

Angina specifica
- Ä – Syphilis
-    – Gonokokken
-    – Tbc
- D Abstrich → Kultur, Serologie

DD Malignom der Tonsille! ⚠

Tumoren

„Simulator" (keine Neoplasie)

Rachenmandel-Hyperplasie
- Ä b. Kleinkindern physiologisch
- K Mundatmung (Facies adenoidea)
- Ko rezidivierende HNO-Infekte[6]
- T chirurgische Abtragung

Malignome

Oropharyngeales PCA
- E typ. Männer, 50-70J.
- Ä RF: PATHO[7]
- K hf Zungengrund, Tonsille, Hypopharynx; Erythro-/Leukoplakie bis exophytischer/ulzerierender Tu.
- Mi invasive Plattenepithel-Pakete
- T Stadium-abh.: OP vs. Rx±Cx
- Sonderfall: HPV-assoziiert
- <50j., øC2/Nikotin, hf tonsillär, Prog.↑

Lymphoepitheliales CA
- Ä EBV-assoziiert
- P schlecht differenziertes PCA o. undifferenziertes CA mit ausgeprägtem reaktivem LyZ-Infiltrat

Lymphom der Tonsille
- Ä EBV-assoziiert
- P DLBCL, Hodgkin-L. (▶ Kap. 19)
- K asymmetrisch, ~weisslich belegt

Larynx

Infektiös / Inflammat.

Kinder

Epiglottisches Angioödem
- Ä allergisch vs. idiopathisch
- P Typ-1 Hypersensitivität (▶ Kap. 1), selten: C1-Inhibitor-Mangel

Epiglottitis
- E ø2–8J., Erkr. unabh. v. Jahreszeit
- Ä HiB, Strepto-, Staphylokokken
- K plötzl. T°↑↑, AZ↓↓, Stridor, klossige Sprache, Speichelfluss
- T O₂, Adrenalin/CTC Inhalation, Ceftriaxon iV; Intubations- u. Koniotomie-Bereitschaft!

Pseudokrupp
- Syn.: Laryngitis subglottica
- E ø 6M.-5J., va Frühling/Herbst
- Ä viral (idR Parainfluenza-V.)
- K subakut T°↑, AZ↓, Stridor, bellender Husten, idR spätabends
- T: – øStridor: ambulant, Atemluft anfeuchten, Trinken↑
- – Stridor: NaCl/ggf. Adrenalin-Inhalat., CTC rekt., NSAR po, ggf. stat. Aufnahme (Af↑, SO₂↓)

Erwachsene

- T Adrenalin-Inhalation, H1-Antihistaminikum u. CTC iV; falls darunter øBesserung → Bradykinin-Antagonist, C1-Inhibitor iv

Laryngitis acuta
- Ä idR viral, evt. bakt. Superinfekt; Stimmbelastung, Staubexposit.
- P Entzünd. mit Fokus im transglottischen Raum
- K Heiserkeit – Stimmverlust
- T øSprechen, NSAR;
  b. Vda bakt. Superinfekt: AB

Chron. unspezif. Laryngitis
- E typ. M, 50-60J.
- Ä inhalative Noxen, Säure-Reflux, starker Stimmgebrauch
- P Schleimdrüsenhyperplasie, Ödem
- K flukt. Heiserkeit, Räusperzwang

Larynx-Tbc
- P 1° direkt vs. sekundär (ex Lunge)
- K Heiserkeit, ggf. Dyspnoe
- D Sputum, Abstrich, Biopsie
- CAVE: immer =offene Tbc!

Chronisch-Degenerativ

idR einseitig

Kontaktgranulom (▣ Abb. 4B)
- E Männer
- Ä Schreien (Proc. vocalis) ± GÖR
- P Trauma → Granulationsgewebe
- K Heiserkeit

Stimmbandpolyp (▣ Abb. 4C)
- E M 30-50J.
- Ä Rauchen, Schreien
- P Reizung → reaktives Kapillarknäuel → Fibrinexsudation
- K Heiserkeit, Stimmversagen

idR beidseitig

Stimmbandknötchen (▣ Abb. 4D)
- E Sänger, Kinder
- Ä Stimmüberlastung
- P fibroepitheliale Verdickung am Ort der grössten Schwingung
- K Heiserkeit, Diplophonie

Reinke-Ödem (▣ Abb. 4E)
- E f>m, 40-60J.
- Ä Rauchen
- P Ödem, GAG-Ablagerung
- K rau-heisere Stimme

Mechanisch-Traumatisch

Trauma
- Ä stumpf (zB Strangulation), penetrierend (zB Stichverletzung), chemisch (Verätzung), Intubationsverletzungen
- K Heiserkeit, Sz, Krepitation, Dyspnoe
- D Laryngoskopie (Atemwegsverlegung?), ggf. CT (Fraktur?)
- Merke: Vda Larynxtrauma → immer ORL-Beurteilung mit Laryngoskopie!

Recurrens-Parese
- Ä Trauma, Tumor, idiopathisch
- K – 1seit.: Heiserkeit, øDyspnoe
-    – 2seit.: Dyspnoe, øStimmstörung
-    – iF Vagusparese: zus. Dysphagie
- D Laryngoskopie (uni/bilateral?), ggf. CT Hals/Thorax (Ursache?)
- T – 1seit.: Logopädie, Augmentatio
-    – 2seit.: Intubation, Tracheotomie, Erweiterungsplastik

Funktionelle Stimmstörung
- Def Stimmstörung ohne 1°organische Stimmapparat-Veränderung
- P – Vocal cord dysfunction
-    – Hyper-/Hypofunktionell
- T Logopädie

Tumoren

benigne

Stimmband-Papillom
- Ä HPV 6, 11
- P vertikale Übertragung sub partu
- K Heiserkeit, zunehmender inspiratorischer Stridor
- D Laryngoskopie: morulierte Oberfläche → Biopsie
- T Laserabtragung (Tracheotomie vermeiden!)

maligne

Larynx-CA (▣ Abb. 4F)
- E typ. M 50-70J.
- Ä Rauchen, Alkohol, HPV, Asbest
- P Plattenepithel-CA
- K – Supraglottisch: Dysphagie, Heiserkeit spät
-    – Glottisch: Heiserkeit früh (→ gute Prognose)
-    – Subglottisch: symptomarm (→ schlechte Prognose)
- T Chirurgie inkl. Laryngektomie, Radio- u. Chemotherapie

- PFAPA Period. Fieber, aphthöse Stomatitis, Pharyngitis, zervikale Adenitis
- RTX Rituximab
- SCM M. sternocleidomastoideus
- SD Schilddrüse
- STD Sexually transmitted disease
- sIL-2R Löslicher Interleukin-2-Rezeptor (b. T-Zell-vermitt. Erkr.)
- TMK Tuben-Mittelohr-Katarrh ▶ Abschn. 5.5, Seröse Otitis media
- [1] Synonym: Perlèche
- [2] Synonym: Pyogenes Granulom
- [3] Xerostomie u. Xerophthalmie histor. als Sicca-Syndrom bezeichnet
- [4] Otoinspektion, nasale Inspektion, Racheninspektion. Bei viralen Infekten der Atemwege oft Entzündung aller drei "Etagen"
- [5] bei 50-90% der HIV-Primoinfektionen 1–5 Wochen nach Übertragung auftretend. Kann sich ähnlich Mononukleose präsentieren, evt. aber auch nur gerötete Rachenhinterwand, enorale Ulzera
- [6] va b. rezidivierenden Otitiden in Kleinkindalter besteht die Gefahr einer Hypakusis-Entwicklung
- [7] Plummer-Vinson-Sy., Alkohol, Tabak, HPV, Orale Irritation (zB Karies)

Nase u. Nasennebenhöhlen

Infektiös / Inflammat.

äussere Nase

Nasenfurunkel
- Ä Staphylokokken
- K schmerzhafte Pustel, kann auch im Vestibulum nasi sein
- Ko Abszess, venöse Streuung (aber: Ausbreitung via V. angularis in Sinus cavernosus überbewertet)
- T Inzision, AB lokal, AB per os; wenn Furunkel sehr gross: AB iv

Erysipel
- Ä ß-hämolysierende Streptokokken (idR Gruppe A), seltener S. aureus
- K scharf begrenzte Rötung, DDol, häufig Eintrittspforte eruierbar
- D klinisch
- DD Phlegmone, Ekzem, SLE
- T AB po, wenn ausgedehnt iV

Phlegmone
- Ä Staphylokokken, Hautkeime
- K Rötung, Schwellung, Sz u. Fieber
- D klinisch, CRP, Lc, ggf. Sonographie (Ausschluss Abszess)
- DD Erysipel, Abszess, Mucor (dann idR 1° in NNH mit Durchwanderung)
- T idR AB iV

Rosazea / Rhinophym
siehe ▶ Kap. 17, Haut

Congenital

Nasenfistel/-zyste
Engl.: nasal dermoid sinus cyst
- Def Mittellinienfehlbildung mit epithelialer Auskleidung
- K ab Geburt progred. Schwellung am Nasenrücken, sichtbarer Porus
- D Klinik, MRI
- T Exzision in sano

Choanal-Atresie
- Def knöcherner u./o. häutiger Verschluss der Choane(n)
- K — Unilateral: Nasenatmungsbehinderung, Rhinorrhoe
  — Bilateral: Neugeborenes kann nicht trinken
- D Klinik, CT
- T OP (wenn bilateral: umgehend)

innere Nase

Allergische Rhinitis
- K Rhinorrhö, Niesen (▶ Kap. 24, allergische Rhinokonjunktivitis)

Chronische Rhinitis
- Def Dauer >12Wo., øNNH-Beteiligung
- Ä Allergie, Infekt, Medikam./Tox., autoimmun, NARES, hormonell
- K Nasenatmung↓, Juckreiz, Niesen, anteriore/posteriore Rhinorrhoe
- T Auslöserkontrolle, Steroide top.

Rhinitis atrophicans
- Ä — Postoperativ (*empty nose*)
  — Infektiös (Ozäna)
- K NAB, Trockenheit, Muschelatrophie

Nasennebenhöhlen

Akute Rhinosinusitis
- Ä idR viral
- K NAB, Rhinorrhöe, Gesichts-Sz
- Ko bakt. Superinfekt (>5d, zweigipfliger Verlauf: Sz/T°↑, AZ↓), idF evt. Durchbruch: Orbitaphlegmone, *Pott's Puffy tumor*, Meningitis
- D klinisch-anamnestisch, ggf. CT
- T Dekongestiva, NSAR, top. Steroide, b. Vda bakterielle Sinusitis: AB, system. Steroide, selten OP

Chronische Rhinosinusitis mit/ohne Polypen
- Ä — 1° idiopathisch (±Polypen)
  — Sekundär b. CF, PCD
- K idR beidseitig: NAB, Rhinorrhoe, Sz, Geruchsinnsminderung
- D Nasenendoskopie, CT
- DD Tumor (1seitig), Samter Trias[1]
- T topische Steroide, Spülungen, ggf. system. Steroide, AB u. endoskopische Chirurgie

Granulomatöse Rhinosinusitis
- Ä GPA, eGPA, Sarkoidose (▶Kap. 2)
- K therapierefraktäre Rhinosinusitis mit Polyorganbeteiligung
- Ko Septumperforation, Sattelnase

Mukozele
- Ä Trauma, iF chron. Rhinosinusitis
- P ostiale Obstruktion → Schleimretention in NNH, Knochenausdünnung/-durchbruch

Pilz-Sinusitis
- — „Pilzball": hf einseitig, øinvasiv
- — Mucor: nur b. IS, invasiv

Mechanisch-Traumatisch

Nasenseptum-Deviation
- E 80% der Bevölkerung
- Ä Verdrängung/Verbiegung von Knorpel/Knochen whr Wachstum
- K hf asymptomatisch, ansonsten hfgst Grund für einseitige NAB
- D klinisch
- T Septumplastik (falls störend)

Nasenseptum-Perforation
- Ä — Trauma (Manipulation, Post-OP), Noxen (zB Kokain)
  — Entzündlich (zB GPA)
- K NAB, Pfeiffen, Krusten, Blutung
- T nur wenn symptomatisch: Nasensalbe, ggf. OP

Nasen-Fremdkörper
- Ä idR spielende Kleinkinder
- K — Akut: idR asymptomatisch
  — Subakut („unbemerkt"): einseitige stinkende Rhinorrhoe
  → immer FK vermuten!
- T Entfernung, ggf. in Kurznarkose
- Ko Aspiration, Knopfbatterie: Nekrose

Nasen-Fraktur
- T — Offen: sofortige Reposition
  — Geschlossen: Repositio innert 7 T. (nach Abschwellung), anschliessend Schienung

Septumhämatom
- ÄP idR traumatisch bedingte Einblutung zw. Knorpel/Perichondrium
- K fluktuierende Septumschwellung
- T rasche Ausräumung + Kompression (øPunktion, da wiederauffüllt)
- Ko Abszess, Nekrose, Perforation

Laterale Mittelgesichts-Fx
- Ä typisch: Verkehrsunfall, Schlägerei
- P Fraktur v. Jochbogen/-bein, Orbita
- D b. kleinstem Verdacht (grosses Hämatom, Fehlstellung, Stufenbildung, Krepitation etc.) → CT
- T je n. Ausmass/Dislokation: OP

Zentrale Mittelgesichts-Fx
- Ä Hochgeschwindigkeitstraumata
- P — Le Fort I: Alveolarkamm
  — LeFort II: Maxillapyramide
  — LeFort III: Abriss Gesichtsschädel von Schädelbasis

Orbita-Fx *(Blow-out-fracture)*
- — Medial: meist øVersorgung nötig
- — Orbitaboden: versorgen, falls Entrapment (sofort), grosser Defekt o. Enophthalmus-Risiko

Tumoren

benigne (selten)

Allgemeines zu Nasentumoren (Neoplasien)
- K progrediente einseitige NAB, ggf. mit Geruchsinnsverlust, Blutbeimengung
- D Nasenendoskopie, CT u. MRI, Biopsien in Narkose
- T b. soliden Nasentumoren idR OP u. ggf. Nachbestrahlung

Sinusales Papillom
Syn.: Schneider'sches Papillom
- E M 40-60J.
- Ä zT HPV-assoziiert, organische Lösungsmittel, *nicht* Rauchen/C2
- K oft unspezifisch, einseitiger Polyp mit entsprechender NAB
- D im CT typisch: Hyperostose am Tumor-Ansatz
- Mi — Invertierter Typ: Platten- o. respirat. Epithel, nGZ-Infiltrate
  — Onkozytärer Typ
  — Exophytischer Typ
- T endoskopische Exzision *in toto*

Juveniles Angiofibrom
- E nur b. jungen Männern
- P wächst verdrängend
- K rezidivierende Epistaxis b. Nasenatmungsbehinderung

Antrochoanal-Polyp
- E Jugendalter
- K einseitige schmerzlose NAB
- T endoskopische Exzision unter Mitnahme der Anhaftungsstelle

Osteom
(siehe auch ▶ Kap. 16, Knochen)
- P benigne Knochengeschwulst, idR frontal/ethmoidal
- K oftmals Zufallsbefund
- T fast nie therapiebedürftig

maligne (häufiger)

Tumoren d. äusseren Nase
- — Basalzell-CA
- — Plattenepithel-CA
- ▶ Kap. 17, Dermatologie

Sinusales Plattenepithel-CA (PECA)
- E häufigstes nasales Malignom
- Ä RF: Inhalation v. Nickel/Chromverbind., Formalin, Holzstaub
- P — 70% in Antrum
  — 30% Nasen(neben)höhlen
- Ma hf exophytisch, blutig tingiert
- Mi idR verhornend

Sinusales undiff. CA (SNUC)
- E selten
- Ä unklar (wenn HPV/EBV pos. dann SNUC-Diagn. fraglich!)
- Ma hf fortgeschritten, infiltrativ
- Mi undifferenzierte, maligne Zellen; hf Mitosen u. Nekrosen. Keine plattenepitheliale o. drüsige Differenzierung!

Adeno-CA
- E sehr selten
- Ä RF: Holz-/Lederstaub (gehäuft in damit assoziierten Berufen)
- Ma exophytisch, gel. ulzeriert
- Mi — Intestinaler Typ (ähnl. GIT)
  — Non-intestinaler Typ

Olfaktorisches Neuroblastom
Syn.: Ästhesioneuroblastom
- E selten, weite Altersverteilung
- Ä keine gen. Prädisposition
- P vom Riechepithel ausgehend
- K progrediente NAB u. Anosmie
- Mi submukosale, solide Tumorzellnester mit fibrovaskulärem Stroma, evt. Homer-Wright-/Flexner-Winterstein-Rosetten
- T Exzision u. Rx-Therapie

Nebenhöhlen-Melanom
- E selten; 50-80J., Peak 70LJ.
- Ä RF unklar, andere Mutationen als in kutanen Melanomen
- P ex autochthonen Melanozyten
- DD Melanom-Metastase
- Ma oft polypoid, Ulzeration mögl., variabler Pigmentierungsgrad
- Mi sehr variabel (epitheloid, hellzellig, spindelzellig etc.)

Endstrecken / wichtige Symptome

Nasenatmungsbehinderung (NAB)
- Ä Endstrecke fast aller Nasenprobleme
- P idR durch verminderten Atemwegsquerschnitt, aber nicht immer auf Hindernis zurückzuführen (zB Empty Nose Syndrome)
- NB. 1seitige NAB ±Blut ±Schmerzen =Red flag!

Rhinorrhoe („Nasenlaufen")
- Ä idR auf Entzündung hindeutend
- P anterior vs. posterior
- K verschiedene Konsistenzen u. Farben
- D Konsistenz/Farbe lässt KEINEN Rückschluss auf Ätiologie (zB viral vs. bakteriell) zu!

Hyp-/Anosmie
- Ä oftmals im Rahmen einer Rhinosinusitis, postinfektiös o. Trauma, selten Tumoren u. Medikamente
- P — Konduktiv (durch Verstopfung) vs.
  — Sensorineural (Epithel-/Nervenschaden)

Epistaxis („Nasenbluten")
- Ä primär (spontan) vs. sekundär (Ursachen wie Tumoren etc.)
- P anterior vs posterior (je nach Sichtbarkeit der Blutungsquelle in der ant. Rhinoskopie)
- T idR Tamponade o. Koagulation, selten OP

- (e)GPA (Eosinophile) Granulomatose mit Polyangiitis (▶ Kap. 3)
- HN Hirnnerven
- NAB Nasenatmungsbehinderung
- NARES Non-allergic rhinitis with eosinophilia syndrome
- OMCS Otitis media chronica simplex
- RTA Reintonaudiogramm
- TF Trommelfell
- SESH resp. SLSH Schallempfindungs-/leitungsschwerhörigkeit

[1] NSAR-Intoleranz, øallerg. Asthma, chron. polypöse Rhinosinusitis
[2] BIOFEE: Beidseitig, Immunsuppression/Implantat, Otitis prone child, Fehlbildung, Einzig hörendes Ohr, Eitriger Ausfluss (=perforiert)
[3] Head impulse test, Nystagmus, Test of Skew: Screeningtest für ZNS-Urs.

5.5 · PathoMap Nase und Ohren

Aussenohr

Infektiös / Inflammat.

Otitis externa
- Ä Bakt., Viren, Pilze; oft Mischinfekt mit Pseudomonas aeruginosa
- P circumscripta (Furunkel) vs. diffusa
- K sehr sz-haft, Tragusdruck-Sz
- D Otoskop: Gehörgangsschwellung
- T Gehörgangsreinigung, AB top., (Cave: TF intakt?), selten AB iV.
- Ko *Otitis externa necroticans* durch P. aeruginosa b. Diabetes mellitus, Immunsuppression → HN-Schädigung (9.-12.), Meningitis mögl.!

Auriküläres Erysipel
- ÄP ▶ Kap. 17, Haut
- K Ohrläppchen mitbetroffen!
- T AB, wenn ausgeprägt IV!

Perichondritis
- Ä ex Ohrmuschelverletzung o. Gehörgang (cave Pseudomonas!)
- K Schwellung, Rötung, welche Lobulus *nicht* miteinbezieht!

Relapsing Polychondritis
- E sehr selten, 40–50J.
- ÄP Autoimmunchondritis v. Ohr, Nase, Larynx/Trachea u. Gelenken

Mechanisch-Traumatisch

Cerumen obturans
- P Impaktion von Cerumen
- K sz-lose Hörminderung ±Tinnitus
- D Inspektionsbefund, SLSH
- T Spülung, ggf. vorab „Aufweichung" Bei bekannter Perforation, Vor-OP o. letzthörendem Ohr: ad HNO!

Gehörgang-Fremdkörper
- E idR Kinder
- K Ausfluss (wenn lange unbemerkt)
- T Entfernung (øPinzette, Häkchen!)

Trauma d. Ohrmuschel
- T immer Knorpel- u. Hautnaht (auch wenn ältere Wunde), idR AB-Abschirmung. Bei (subtotaler) Amputation: Pocket-Technik

Tumoren

Tumoren d. Aussenohres
- Plattenepithel-CA ▶ Kap. 17
- Basalzell-CA ▶ Kap. 17
- Exostose/Hyperostose ▶ Kap. 16

Congenital / Degener.

Äusseres Ohr
- Präaurikulärer Sinus/Fisteln
- Branchiogene Fisteln
- Ohrmuscheldysplasie: Gr. I („abstehendes Ohr") – Gr. IV (kein Ohr)

Mittelohr

Infektiös / Inflammat.

Seröse Otitis media
Syn.: Tubenmittelohrkatarrh, Engl.: glue-ear
- E va Kinder
- Ä idR viraler Atemwegsinfekt, seltener iF ▶ LKGS, Abschn. 5.4
- P Tubenfunktionsstörung → Mittelohr-Minderbelüftung → Unterdruck → Sekretion, b. Persistenz: SH-Metaplasie → Mukus („glue")
- K sz-lose Hörminderung (SLSH)
- D Otoskopie (▶ Abb. 6B)
- T Abwarten, ggf. top. Steroide, Parazentese, Paukenröhrchen

Otitis media acuta (OMA)
- Ä idR zuerst viral, idF ggf. bakteriell (Pneumokokken, Hämophilus, Moraxella, Streptokokken Gr. A)
- K OhrSz u. SLSH, ±Fieber, ±Otorrhoe
- Ko Innenohrbeteiligung (Fensterruptur, Einblutung in Labyrinth)
- Labyrinthitis (Nystagmus?), Mastoiditis ±Subperiostalabszess, Meningitis, Sinusvenenthrombose
- D Otoskopie (▶ Abb. 6C)
- T NSAR, ggf. Antibiotika (besonders b. letzthörendem Ohr o. Säuglingen, siehe auch Faustregel[2] für sofortige AB-Gabe)

Akute Myringitis
- ÄP idR iR einer OMA, Extravasat zw. äusserer u. mittlerer TF-Schicht (wenn Blut: sog. bullös-hämorrhagische M., zB b. *Grippe-Otitis*)
- D Otoskopie (▶ Abb. 6D)

Otitis media chronica simplex
- Ä vorausgehender Infekt, Trauma
- P zentrale (oakute) TF-Perforation
- K Hörminderung
- Ko b. Infekt: Sekretion u. Sz
- D Otoskopie (▶ Abb. 6E)
- T Wasserschutz, ±AB, uU. Chirurgie

Otitis media chronica cholesteatosa Syn.: erworb. Cholesteatom
- Ä unklar, verschiedene Theorien
- P Plattenepithel hinter TF-Ebene
- K Hörminderung, fötide Otorrhoe
- Ko Ossikel-/Labyrinth-Arrosion, Fazialisparese, Meningitis/Abszess
- D Otoskopie (▶ Abb. 6F)
- T Mastoidektomie, Epitympanektomie u. Tympanoplastik

Otosklerose
- Ä unklar (hereditär, evt. viral)
- P Fixation des Stapes
- K langs. progr. Hörminderung (SLSH)
- Ko cochleäre Otosklerose (= Innenohrbeteiligung)
- D Otoskopie bland, Stapediusreflex vermind., RTA: Carhart-Senke
- T Hörgeräte, Stapedotomie

Traumatisch-Toxisch

Traumatische Trommelfellperforation
- ÄP – Plötzlicher Druckanstieg im Gehörgang, zB b. Ohrfeige
  – Direktes Trauma, zB durch Wattestäbchen
- K akuter Sz u. SLSH
- Ko Ossikelluxation, Innenohrschaden
- D Otoskopie
- T Wasserschutz, abwarten → Spontanheilung o. ▶ OMCS

Barotrauma
- Ä Umgebungsdruck↑ (zB Tauchen, Flugzeuglandung) b. gleichzeitiger Tubendysfkt.
- P Unterdruck → SH-Schädigung
- K akuter Sz, Hörminderung, evt. Blut im Gehörgang
- Ko Innenohrbeteiligung (Fensterruptur, Einblutung in Labyrinth)
- D Hämatotympanon, SLSH, evt. TF-Ruptur
- DD Dekompressionskrankheit → Druckkammer als Therapie
- T NSAR, b. Innenohrbeteiligung umgehende HNO-Vorstellung

Ossikel-Luxation
- Ä traumatisch
- P direktes o. indirektes Trauma
- K Hörminderung
- D SLSH, Tympanometrie (Überbeweglichkeit des TF)
- T Hörgeräte, Ossikuloplastik

Schläfenbein-Frakturen
- Ä – Längsfraktur (80%): laterale Krafteinwirkung
  – Querfraktur (20%): frontale Kraft
- PK – Längs: oft Gehörgangs- u. TF-Verletzung (→SLSH), Facialisparese in ~20%
  – Quer: Gehörgang u. TF idR intakt, aber Innenohr betroffen (→ SESH, Schwindel), Facialisparese in bis zu 50%

Tumoren

Tumoren des Mittelohres
Raritäten!
- Adenome
- Glomus-Tumoren
- Aberrierende Gefässe

Congenital / Degener.

Mittelohr
- Atresia auris congenita
- Ossikel-Fixation
- Angeborenes Cholesteatom (Trommelfell per Def. intakt)

Innenohr

Infektiös / Inflammat.

Labyrinthitis
- Ä – Hämatogen: viral (Grippe?)
  – Fortgeleitet: bakteriell b. OMA
  – Direkt: Postoperativ
- K SESH u. Schwindel
- D Nystagmus (evt. nur in Frenzelbrille!), Kopfimpulstest pos., RTA
- T Steroide, AB

Multifaktoriell

Hörsturz
- E Prävalenz 5–20/100'000/J.
- Ä unklar (entzündlich, vaskulär?)
- P unklar
- K plötzliche SESH u. Tinnitus
- D Otoskopie blande, RTA patholog.
- T Steroide hochdosiert systemisch o. intratympanal
- DD ototoxische Medikamente, Lues

Morbus Menière
- E f > m, Prävalenz 200/100'000
- Ä unklar
- P häufig endolymphatischer Hydrops → Hör- u. Gleichgewichtsorgan betroffen
- K SESH (tiefe Töne), Tinnitus, Nausea u. Schwindelanfälle v. Min.-Stund.
- D klinisch (Verlauf!), vestibulär-apparative Testung, Hydrops-MRI
- T intratymp. Steroide o. Gentamycin (Betahistin: schwindende Evidenz)

Akuter Vestibularis-Ausfall
Syn.: Neuritis vestibularis, Neuronitis vestibularis
- Ä unklar, evt. Zusammenhang mit vorangehendem viralem Atemwegsinfekt
- P unklar (parainfektiös?)
- K progredient einsetzender, anhaltender Schwindel über Stunden - Tage mit Übelkeit u. Erbrechen, ggf. Hörminderung
- D Anamn. u. Klinik (Nystagmus?)
- DD zentral bed.: Stroke, MS (HINTS[3]!)
- T Steroide po, intratympanal

3 hfgst Ursachen vestibulären Schwindels

Motion sickness Syn.: *Kinetosis*
- Ä unerwartete optische o. vestibuläre Bewegungsstimuli (physiologisch möglich, zb auf Schiffsreise)
- K Übelkeit u. Erbrechen
- D Anamnese
- T idR Habituation, ggf. Antiemetika, Antivertiginosa

Congenital / Degener.

Innenohr
- Dys-/Hypoplasie von Bogengängen u./o. Cochlea

Traumatisch-Toxisch

Akustisches Trauma
Engl.: noise-induced hearing loss
- Ä – Akuter Lärm >135dB
  – Chron. Exposition >85dB
- P Abreissen von Stereozilien, Veränderungen in Stützzellen, Elektrolytdysbalance, Innenohr-Ischämie, ZNS-Veränderungen
- K vorübergehende SESH (*temporary threshold shift*) o. bleibende SESH (typ.: c5-Senke)
- D Anamnese, Otoskopie u. RTA
- DD Explosionstrauma
- T – Akutes Trauma: Steroide po
  – Chron.: Schutzmassnahmen

Presbyakusis
- E 30% d. Männer u. 20% d. Frauen mit 70J. haben Hörverlust >30dB
- ÄP unklar
- K SESH, Diskriminationsverlust (sog. „Cocktailparty-Effekt"), vermindertes Richtungshören
- D RTA (Hochton-Schwerhörigkeit)
- T Hörgerät wenn im Alltag einschränkend

Ototoxischer Hörverlust
- Ä Aminoglykoside (zB Amikacin), Cisplatin, Schleifendiuretika
- P Medikamenten-spezifisch, oft Haarzellschädigung
- K SESH, oft im Hochtonbereich beginnend
- D Reintonaudiogramm
- T Medikament ab-/umsetzen, Steroide (umstritten)

Benigner Paroxysmaler Lagerungsschwindel (BPLS)
Syn.: Kupulo-/Kanalolithiasis
- E hfgst Ursache peripher vestibulären Schwindels! idR Erwachsene
- Ä degenerativ
- P Loslösung von Otokonien, hf getriggert durch Kopftrauma (posterior>>lateral>anterior)
- K bewegungsabh., anfallsartige Schwindelanfälle v. Sek. - Min., idR mit starker Nausea/Emesis
- D Frenzelbrille: Nystagmus auslösbar durch bestimmte Manöver (zB Dix-Halpike, Pagnini-McClure)
- T Lagerungsmanöver

Tumoren

Tumoren des Innenohres
Raritäten!
- Plattenepithel-CA
- Endolymphatischer Sack-Tumor
- Papilläres Adenokarzinom

Tumoren umgebender Hüllen
- Vestibularis-Schwannom
- Meningeom
siehe ▶ Kap. 22, Hirntumoren

Ösophagus und Magen

Monica Rusticeanu, Beat Gloor (Kliniker), Rupert Langer (Pathologe)
unter Mitarbeit von: Thomas Cerny, Kirill Karlin

6.1 Die Sicht des Klinikers – 38

6.2 Die Sicht des Pathologen – 38

6.3 Knowledge-Bites – 39

6.4 PathoMap – 40

6.1 Die Sicht des Klinikers

Anamnese u. Leitsymptome
- Dysphagie: oropharyngeal (neurologisch, muskulär, strukturell) vs. ösophageal (Abb. 3)?
- Sodbrennen/retrosternaler Schmerz (*Säurereflux*)?
- Halitosis (*Divertikel, Achalasie, Tumoren*)?
- Übelkeit/Erbrechen (*Ulkus, Gastritis, Stenose*)?
- Hämatemesis ± Teerstuhl (*obere GI Blutung*)?
- Schmerzen nach Lokalisation, Intensität, Qualität, zeitlicher Korrelation zur Nahrungsaufnahme, Dauer, Verlauf, Ansprechen auf Protonenpumpenhemmer?
- Vorzeitige Sättigung, Völlegefühl, Meteorismus (*Magenmotilitätsstörungen*)?
- Begleiterkrankungen?

Klinische Untersuchung
- Inspektion: Ernährungsstatus, Begleiterkrankungen, Voroperationen, umschriebene Vorwölbungen (*Tumoren*)?
- Auskultation: Schluckakt-Spritzgeräusch? Darmperistaltik? Gefässstenosen?
- Perkussion: Aszites, Meteorismus?
- Palpation: Differenzierung oberflächlicher/tiefer Schmerz (*DD Bauchdeckenschmerz*); Lokalisation/Organzugehörigkeit; Druckpunkte (*Boas, McBurney, Lanz*), digital-rektal (*Teerstuhl*).

Zusatzuntersuchungen
- Endoskopie hat einen hohen diagnostischen u. therapeutischen Wert: Biopsie aller verdächtigen Läsionen (Abb. 2).
- Mano-, Impedanz-pH-Metrie (*Motilitätsstörungen, Reflux*).
- Atemtests: C13-Atemtest für Helicobacter pylori.
- Stuhluntersuchungen: Fäkaler okkulter Bluttest (FOBT), HP-Antigen, Calprotectin.
- Labor: Albumin (*Mangelernährung*), Anämie (*Blutung*), Dyselektrolytämie (*Erbrechen*).
- 24-h Bilirubinmessung in der Speiseröhre (*Gallereflux*).
- Endo-Sonographie (Staging b. *Tumoren*).
- Breischluck, Magen-Darm-Passage: b. funktionellen Fragestellungen.
- Radiologie: (Angio-)CT (*Tumor, paraösophageale u. axiale Hernien*)? PET-CT: Staging von *Ösophagustumoren*.
- Diagnostische Laparoskopie (Staging b. *Magenkarzinomen*).
- Bronchoskopie bei Tumoren in den oberen 2/3 des Ösophagus.

6.2 Die Sicht des Pathologen

Ausgangslage
- Schädigung des Ösophagus erfolgt durch exogene (Alkohol, Tabak, Erreger) o. endogene (Reflux) Noxen.
- Magenerkrankungen sind einer Störung im Gleichgewicht zwischen schleimhautprotektiven u. -aggressiven Faktoren geschuldet, nebst exogenen (karzinogenen) Noxen.
- Gewebediagnostik idR im Rahmen der Abklärung einer gastrointestinalen Symptomatik o. Tumorverdacht (→ Biopsat) respektive Tumorresektion (→ Resektat).
- Wichtig bei Befundung eines Biopsats: Hinweise auf Entzündung (Subtyp, Ursache), Dysplasie (inkl. Grading) bzw. Neoplasie (Typisierung?)
- Wichtig bei Befundung eines Resektats: Tumortyp, TNM-relevante Faktoren (Tiefeninfiltration der Organwand ergibt pT, LK-Befall ergibt pN).

Diagnostik
im Bereich des Ösophagus:
- Bei Entzündung: Zeichen für spezifische Infektion (Candida, HSV, CMV) o. spezifische Entzündung (zB *eosinophile Ösophagitis*)? Hinweise auf Reflux?
- Intestinale Metaplasie (*Barrett-Mucosa*) vorhanden? Falls bereits mit Dysplasie: low grade vs. high grade?
- Karzinom vorhanden? (*Plattenepithel-CA* weltweit häufigster Typ; *Adeno-CA* in westlichen Ländern steigende Inzidenz; andere Malignome selten).

im Bereich des gastro-ösophagealen Übergangs:
- Entzündung (oft infolge *Reflux*)? Intestinale Metaplasie?
- Karzinom? (eher *Adenokarzinome*, Abb. 4).

im Bereich des Magens:
- Entzündung oft infolge H. pylori (=Typ B-Gastritis, Erregernachweis anstreben!), Typ A-Gastritis u. Typ C-Gastritis zeigen anderes Entzündungsmuster.
- Bei intestinaler Metaplasie: Lokalisation wichtig! (antral assoziiert mit H. pylori, im Corpus mit Typ A-Gastritis).
- Cave: intestinale Metaplasie = Präkanzerose, auf Dysplasien achten (Correa-Kaskade)!
- *Adeno-CA*: histologische Einteilung nach Laurén o. nach WHO (▶ Abschn. 6.4); Molekulare Klassifikation aktuell mit wenig klinischer Konsequenz.
- Potenziell für Therapie relevante Biomarker: Her2, PD-L1, Mismatch-Repair Gene.
- Hereditäres *Magen-CA*: E-Cadherin-Keimbahnmutation.
- Andere Tumoren selten (*MALT-Lymphome, NET, GIST*).

> **Schwierige Stellen**
> Den Studenten Mühe bereiten kann die Unterscheidung zwischen gastrointestinalem Stromatumor (GIST) u. den gastrointestinalen neuroendokrinen Tumoren (GI-NETs) – beide können im gesamten GI-Trakt vorkommen u. weisen eine vermeintliche semantische Nähe zu „neuro-" auf. GISTs entwickeln sich aus in der Muscularis gelegenen *Cajal-Zellen*, die zwischen enterischen Neuronen u. glatten Muskelzellen vermitteln; sie können nach innen o. aussen wachsen u. sind seltene GIT-Tumoren (~1%). GI-NETs hingegen entwickeln sich aus den epithelial gelegenen Zellen des *gastrointestinalen diffusen neuroendokrinen Systems*, wachsen idR nach intraluminal u. sind relativ häufige Tumoren. Beide Tumoren verursachen idR erst spät Symptome (mechanisch bedingt), NETs können durch Hormonproduktion zusätzlich zur sog. Flush-Symptomatik führen. GISTs kommen am häufigsten im Magen vor, während die GI-NETs va im Dünndarm vorkommen. Das biologische Verhalten sowohl von GISTs als auch von GI-NETs ist variabel u. hängt von der Grösse u. der Mitoserate ab.

6.3 · Knowledge-Bites Ösophagus und Magen

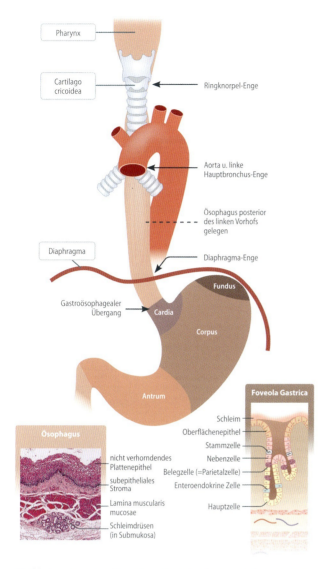

Abb. 1 Schematische Darstellung der anatomischen Verhältnisse u. dazugehörige Pathologien. (©Cerny, Karlin, 2018 [6.1], Histologie-Bild ©PathoPic)

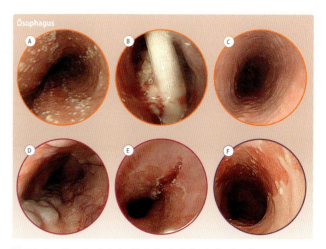

Abb. 2a Charakteristischer Endoskopie-Befunde des Ösophagus: **(A)** Candida-Ösophagitis. **(B)** Fremdkörper (hier Fischgräte). **(C)** Eosinophile Ösophagitis. **(D)** Ösophagusvarizen. **(E)** Mallory-Weiss-Syndrom. **(F)** Barrett-Ösophagus.

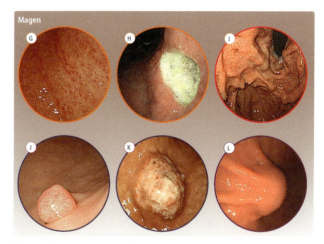

Abb. 2b Charakteristischer Endoskopie-Befunde des Magens: **(G)** Akute Gastritis. **(H)** Magen-Ulkus. **(I)** Hypertensive Gastropathie. **(J)** Hyperplastischer Polyp. **(K)** Karzinom. **(L)** Gastrointestinaler Stromatumor (Beachte: submucosal!).

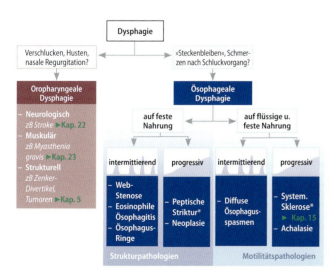

Abb. 3 Vereinfachter Abklärungsgang b. Patienten mit Dysphagie. *Peptische Strikturen u. systemische Sklerose zeigen sich klassisch zusätzlich mit Sodbrennen.

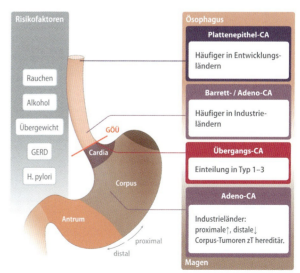

Abb. 4 Darstellung wichtigster Neoplasien des Ösophagus u. Magens. Beachte die assoziierten Risikofaktoren. GÖÜ = Gastroösophagealer Übergang. (Modifiziert nach Hayakawa, 2016)

Ösophagus

Congenital

Ösophagusatresie
- P "falsche Trennung" von Ösophagus u. Trachea während Embryogenese
  Einteilung nach Fistelbildung mit Trachea. Am häufigsten: Ösophagusatresie mit unterer ösophagotrachealer Fistel
- K oft Aspirationspneumonie, ~50% mit VACTERL-Assoziation
- T Nahrungskarenz, OP

Ösophagusringe
- P Schleimhaut-Duplikaturen, cranial o. caudal (zB Schatzki-Ring)
- K evt. Dysphagie fester Speisen
- T Dilatation

Web-Stenose
Syn.: Ösophagusmembran
- ÄP angeboren vs. erworben, Plattenepithel-Membranen des proximalen Ösophagus
- Spez.: Plummer-Vinson-Syn. bei chronischer Eisenmangelanämie: Web-Stenose, Glossitis, Mundwinkelrhagaden

Vaskulär

Ösophagus-Varizen
- Ä portale Hypertonie; zB iR Leberzirrhose (▶ Kap 8, Leber)
- P Dilatation der submucosalen Venen va. im unteren Ösophagus
- K asymptomatisch oder "schmerzlose" Hämatemesis
- Ko Blutung (idR unteres Ösophagusdrittel, da dort Venen oberflächlicher liegend)
- T medikamentös/endoskopisch

Motilität

1° Motilitätsstörungen

Achalasie
- Ä primär (?) vs. sekundär (Chagas-Krankheit - Trypanosoma cruzi)
- P Degeneration von inhib. Neuronen des Plexus Auerbach
- K Dysphagie, Aspiration
- D Manometrie: ↑ Ruhedruck/ keine Relaxation des LES
  Breischluck: "Sektglasförmig"
- T Dilatation, Myotomie, Botox

Diffuse Ösophagusspasmen
- Ä/P Degeneration Pl. Auerbach / N. vagus, provoziert durch Kälte
- K Dysphagie, retrost. Schmerz
- D Breischluck: "Korkenzieher"
- T Calciumkanalblocker, Nitroglycerin

Hyperkontraktiler Ösophagus
- Ä unklar
- P hohe Drücke / lange Kontraktionen
- K starker retrost. Schmerz
- D Breischluck: "Nussknacker"
- T Calciumkanalblocker, Nitroglycerin

2° Motilitätsstörungen
- iR ZNS-Pathologie (zB Stroke)
- iR Polyneuropathie (zB Diabetes)
- iR Muskelerkrankung (Polymyositis, Muskeldystroph.)
- iR Sklerodermie (CREST-Syndrom: Dysphagie) ▶ Kap 15

Mechanisch / Traumatisch

Divertikel
- Pulsionsdivertikel ("falsches Divertikel"): häufig, b. intraluminalem Druck ↑, zB Zenker-Divertikel
- Traktionsdivertikel ("echtes Divertikel"): selten, Zug von aussen, mittleres Drittel, angeboren vs. erworben (Adhäsionen)
- K Mundgeruch, Regurgitation

Ösophagushernie
- Axiale Hernie
  - Mageneingang rutscht nach kranial → Kardia ektop
  - OP nur b. PPI-resist. Reflux
- Paraösophageale Hernie
  - Herniation v. Kardia-fernem Magenteil → Kardia orthotop
  - Maximalvariante: Upside-down-Magen
  - OP immer (Infarzierungsgefahr)
- K Reflux, Dyspepsie
- Ko Erosion/Ulkus d. mechanische Reizung (Cameron-Läsion)
  → Anämie, obere GIT-Blutung

Mallory-Weiss-Syndrom
- Def Schleimhautrisse nach starkem Erbrechen (zB C$_2$-Abus., Bulimie)
- K schmerzhafte Hämatemesis
- P Ruptur der submucosalen Arterien
- D/T Gastroskopie, 90% der Blutungen sistieren spontan

Boerhaave-Syndrom ⚠
- Def distale Ösophagus-Ruptur (transmural) nach starkem Erbrechen
- Ko Mediastinitis! (ThoraxSz, Fieber)
- T operativ

Fremdkörper-Perforation
- Ä zB Fisch-Gräte
- P idR Aufspiessung durch Hustenreaktion auf stecken gebliebenen Fremdkörper
- Ko Mediastinitis

Verätzung des Ösophagus
- Def Va starke Basen führen zu länglichen Verätzungen/ Verengungen des Ösophagus
- D Gastroskopie
- T ggf. wiederholte Dilatation
- Ko RF für Plattenepithel-CA

"Pillen-Ösophagitis"
- Ä ua. b. Tetrazyklinen, NSAR, Bisphosphonaten, Kaliumchlorid
- P direkttoxische Wirkung der Medikamente auf Schleimhaut
- K akute Odynophagie

Infektiös / Entzündlich

Gastroösophageale Refluxkrankheit (GERD)
- Ä
  - Reduz. Salivation (Raucher)
  - Untere Sphinkterschwäche (Medikamente, Hernie)
  - Erhöhter intraabdom. Druck (SS, Adipositas)
- P non-erosiv (NERD) vs. erosiv (ERD)
- K Sodbrennen
- Ko Refluxösophagitis, Asthma
- D klinisch, falls >5 J. Persistenz, >50LJ. u./o. atypisch/Redflags[3]: Abklärung mit Gastroskopie/ Impedanz-Messung
- T PPI empirisch (falls keine Red-Flags[3]); ggf Refluxchirurgie

Refluxösophagitis
- Ä Reflux iR einer GERD
- K Sodbrennen, Odynophagie
- Ko Barrett-Ösophagus
- D endoskopisch
- Ma Savary-Miller-Klassifikation
- Mi eher distal: Ödem, Erosionen u. Ulzera, nGZ, zT auch eGZ
- T wie GERD

Peptische Striktur
- E ~10% der unbehandelten GERD-Patienten
- P Narbe/Fibrose → Stenose

Eosinophile Ösophagitis
- Ä unklar, positive Atopie
- K Dysphagie, Bolusimpaktation
- Ma "Baumringe", "Trachealisierung"
- Mi eher proximal: Ödem u. reichlich eGZ (>20/HPF)
- T PPI, Steroide, b. Bolusimpaktation → Notfall-Gastroskopie

Candida-Ösophagitis
- Ä Immunsupp., AIDS (CD4<100/µL)
- K Dysphagie, oft mit oralem Soor
- Ma weissliche, ø abspülbare Beläge
- Mi PAS+ Sprosspilze
- T empirisch Fluconazol, ggf. ÖGD

Herpes-Ösophagitis
- Ä Immunsupp., HSV-1
- K Dysphagie
- Ma Ulzera: rund, klein
- Mi Milchglaskerne + Einschlüsse (Cowdry-K.), mehrkernig; Nekrosen
- T Aciclovir

Cytomegalovirus-Ösophagitis
- Ä Immunsupp., AIDS-Patienten
- K Dysphagie
- Ma Ulzera: breit, flach, linear
- Mi "Eulenaugenzellen"
- T Ganciclovir

Neoplasie

Barrett-Ösophagus
- Ä chronischer Reflux
- P intestinale Metapl. (Z-Linie n. oben → long [>3cm] vs. short)
- K asymptomatisch
- Mi hochprismatisches intestinales Epithel mit Becherzellen ± Dysplasie (low vs. high Grade)
- T endoskopisch (Resektion/RFA)

Adeno-CA 50%
Syn.: Barrett-CA
- E Hf in Industriestaaten steigend
- Ä RF: siehe GERD
- P Lokalisation: distal (ex Barrett-Mucosa)
- K Dysphagie, Blutung
- Ma exophytisch o. ulcerierend
- Mi Adeno-CA vom intestinalen Typ (vergleiche ▶ Magen-CA)
- T Frühstadium: lokale Resektion
  Fortgeschritt.: Cx + Rx ± OP

Gastroösophageale Übergangskarzinome
- Def Adeno-CA am GÖ-Übergang
  Einteilung nach Siewert in Typ 1-Typ 3 (nach Lokalisation von proximal n. distal)
- T Typ1/Typ2: Ösophagektomie
  ▶ Typ 3 siehe Magen

Plattenepitheliale intraepitheliale Dys-/Neoplasie[1]
- Mi Schichtungsstörung, KernAtypien, aufsteigende Mitosen

Plattenepithel-CA[2] 50%
- E M >50 J.
- Ä RF: hoch% Alkohol, Nikotin, Nahrungsmittel-Toxine, Verätzungen, Rx
- P Lokalisat.: Ösophagusengen, va mittlere u. distale
- K Dysphagie, Gewichtsverlust
- Ma exophytisch o. ulcerierend
- Mi Infiltrate aus atypischen plattenepithelialen Zellen, zT mit Ansätzen zur Verhornung
- T Frühstadium: lokale Resektion
  Fortgeschritt.: Cx + Rx ± OP

Nicht-epitheliale Tumoren
- E selten
- P
  - Benigne: zB Leiomyom
  - Maligne: zB Melanom

APC	Argon-Plasma-Coagulation	NET	Neuroendokriner Tumor
AW	Atemwege	PNP	Polyneuropathie
CNI	Chronisches Nierenversagen	PPI	Protonenpumpeninhibitor
FAP	Familiäre adenomatöse Polyposis	RFA	Radiofrequenzablation
GERD	Gastro-esophageal reflux disease	SSc	Systemische Sklerose
HPF	high-power field; Hauptgesichtsfeld	UGG	Ungleichgewicht

LES	Engl.: Lower Esophageal Sphincter; Unterer Ösophagus-Sphinkter
ÖGD	Ösophago-Gastro-Duodenoskopie
VACTERL	Vertebrale, Anale, Cardiale Anomalien; Tracheo-Ösophageale fistel; Ösophagusatresie; Renale u. "Limb"-Anomalien = Fehlbildungen der Extremitäten

6.4 · PathoMap Ösophagus und Magen

Magen

Congenital

Pylorus-Stenose
- E M>F, 1:1000 Geburten
- K heftiges, nicht-galliges Erbrechen
- D Sonographie, ggf. „olivenförmige" Resistenz palpabel
- T Pylorotomie

Vaskulär

Hypertensive Gastropathie
- Ä portale HT (▶ Kap 8, Leber)
- Ko obere GIT-Blutung
- Ma „Schlangenhaut"-Aspekt der Mukosa ± Ödem u. Erythem

Fundusvarizen
- Ä iR portaler Hypertonie, zB b. Leberzirrhose (▶ Kap 8, Leber)
- Ko obere GIT-Blutung

Gastric antral vascular ectasia (GAVE-Syndrom)
Syn.: Wassermelonen-Magen
- Ä iR portaler Hypertension, CNI o. Kollagenosen (zB SSc)
- P radiär verlaufende Gefäßerweiterungen der Magen-SH, vom Pylorus bis Korpus ziehend
- K chron. okkulter Blutverlust, Eisenmangelanämie
- Ko Teerstuhl (Meläna)
- T endoskopisch: APC-Therapie/RFA

Motilität

Gastroparese
- E ~5% der Diabetiker
- Ä — Autonome Neuropathie häufigst: Diabetes mellitus
  — Muskulär
  — Iatrogen (Vagotomie)
- P Entleerungsstörung b. hypertonem Muskeltonus d. gastrischen Muskulatur
- K vorzeitiges Völlegefühl, Schmerzen

Infektiös / Entzündlich

Akute/aktive Gastritis
- Ä — Exogene Noxe: NSAR, C2[4]
  — Stress (Schock, OP)
  — Endogene Noxen (Urämie)
- K Dyspepsie ±Meläna/ Hämatemesis
- Ma Ödem, Erosionen, Hämorrhagien
- Mi Hallmark: nGZ, zudem Schleimhautödem bis -Nekrose
- T idR PPI ± kausal

Gastritis „Typ A" 5%
Syn.: Autoimmungastritis, AIG
- P Autoimmunreaktion (Ak) geg. Protonenpumpe u. Intrinsic Factor, oft iF SH-Destruktion iR einer Typ B-Gastritis
  Lok: Korpus/Fundus (nur dort PP u. IF enthaltende Belegzellen!)
- K asympt. bis Auftreten v. Kompl.
- Ko Vit.-B12-Mangel-Erscheinungen
- Mi atrophe Korpusdrüsen mit intestinaler Metaplasie u. reichlich LyZ-Infiltrat in Mucosa
- T b. Metaplasie / Dysplasie Überwachung

chronische Gastritiden

Gastritis „Typ B" 80%
- Ä H. pylori[4] (Prävalenz~Alter)
- P Schleimhaut-Schaden durch Abwehrreaktion (nGZ, LyZ) gegen H. pylori
  Lok: Antrum-zentriert
- K asympt. bis Auftreten v. Kompl.
- Ko Magen-Ulkus, Gastritis Typ A, MALTom, Magen-CA
- Mi gekrümmte Stäbchen (=H. pylori), LyZ-Follikel, Plasmazellen u. nGZ, ±intestinale Metaplasie
- T Eradikationstherapie (3er-Schema)

Gastritis „Typ C"
Syn.: Reaktive Gastropathie
- Ä NSAR, C2, Steroide, Gallenreflux
- P chemische Schleimhautreizung
- Mi Foveolen zT tiefer, zT gewunden, kaum LyZ; Stromafibrose, gMZ+

Magen-Ulkus
- Ä H. pylori, NSAR[5], selten: Zollinger-Ellison-Sy. durch NETs
- P UGG zw. schädigenden u. protektiven Faktoren
  Lokalisat.: idR kleine Kurvatur
- K Dyspepsie, Sz b. Magenfüllung
- Ko obere GIT-Blutung, Perforation, Stenose d. Magenausgangs
- D Gastroskopie (Cave: Perforation), Suche nach H. pylori[6]
- Ma Ulkus ±Randwall (chron. Ulkus)
- Mi SH-Ulkus mit schichtweisem Aufbau, überschreitet Lamina muscularis mucosae
- T PPI, Abx[7], ggf. Clipping, ggf. OP

Tumoren

benigne — hyperplastisch

Hyperplastischer Polyp
- E hfgst polypoide Magen-Läsion
- P Gastritis-assoziierte Hyperplasie d. Magenschleimhaut
- Ma idR < 1,5cm, breitbasig o. gestielt, solitär o. in Gruppen (va im Antrum)

Ménétrier-Syndrom
- E/Ä selten, ggf. CMV-assoziiert
- P (?) EGFR↑→ Schleimhautfalten im Fundus stark vergrössert, Drüsenatrophie (Magensaft↓)

Fundusdrüsenpolyp
Syn.: Zystischer Drüsenpolyp
- Ä b. FAP, Peutz-Jeghers, o. Langzeit-PPI-Anwendung
- Ma kleine halbrunde Läsion, va in Fundus o. Corpus, idR multiple
- Mi zystisch vergrösserte Drüsen u. foveoläre Anteile

neoplastisch

Adenomatöser Polyp
- E 5–10% d. polypoiden Magen-Läs.
- Ä RF: FAP, Peutz-Jeghers
- Ma va im Antrum, ⌀3–4cm, breitbasig o. gestielt
- Mi tubulär, villös o. gemischt
- Ko Entartung zu CA

Submuköse Tumoren
- Lipom
- Leiomyom

maligne — epithelial

Adeno-CA des Magens
- E regional sehr unterschiedlich!
- Ä RF: Typ A/B-Gastritis, Alkohol, Nikotin, Magen-Teilresektion
- P Lok: Antrum > kl. Kurv. > Kardia
  Mets: früh lymphogen: supraklavikulär („Virchow-Knoten"), periumbilikal („Sister-Mary-Joseph-Knoten"), axilär; peritoneale Ausbreitung aufs Ovar (Krukenberg-Tumor)
- K Blutung, Dysphagie, Leistungsknick
- Ma Frühkarzinome: nur Sub-/Mukosa
  Fortgeschrittene Karzinome: Einteilung n. Borrmann
  – Polypös (selten)
  – Schüsselförmig ulcerierend
  – Unscharfbegr. ulcerierend
  – Diffus infiltrierend (L. plastica)
- Mi nach WHO: tubulär, papillär, muzinös, siegelringzellig etc.
  nach Laurén:
  – Intestinaler Typ (kohäsives, drüsenbildendes Wachstum)
  – Diffuser Typ (E-Cadherin-Mutation -> Kohäsionsverlust)
  – Mischtyp
  – Nicht-klassifizierbar
- T Früh-CA: lokale Resektion (endoskopisch, vs offen); Fortgeschritten: Cx + OP
- Pr 5-JÜ 45% (Marker: CA-72/4)

Gastroösophageale Übergangskarzinome
- Def Adeno-CA am GE-Übergang.
- T Typ3: Behandlung wie Magenkarzinom
  ▶ Typ 1/2 siehe „Ösophagus"

Hereditäres Magen-CA
- ▶ Hereditäre Tumorerkrankungen
- – Präventive Gastroskopien & Magenresektion ca. ab 40 LJ.

weitere epitheliale Tumoren
- Plattenepithel-CA
- Adenosquamöses CA
- Kleinzelliges CA

maligne — nicht-epithelial

Gastrointestinaler Stromatumor (GIST)
- E an sich seltene GIT-Tumoren (~1%), jedoch hfgst mesenchymaler Tu., u. zu 60% im Magen
- Ä KIT-Mutation
- P ex Cajal-Zellen, die zwischen enterischen Neuronen u. glatten Muskelzellen vermitteln; Wachstum n. intraluminal o. n. aussen möglich
- K idR erst spät Symptome (mechanisch bedingt)
- T nach Risikoklassifikation
- Pr variabel (abh. von Grösse u. Mitoserate)

B-NHL vom MALT-Typ
Syn.: Extranodales Marginalzonen-Lymphom
- Ä H. pylori-assoziiert
- Ma multifokal
- Mi massiv LyZ, invasiv
- T H.-pylori-Eradikation, Rx, Cx (je nach Stadium)
- Pr gut, oft Heilung möglich

Gastrointestinaler Neuroendokriner Tumor (GI-NET)
- E 2.hfgst GIT-Tumor, häufiger im Jejunum (▶ Kap. 7, Dünndarm), Pankreas (▶ Kap. 9, Pankreas), seltener im Magen
- Ä RF: iF Typ A Gastritis (Anazidität)
- P ex Zellen des gastralen diffusen neuroendokrinen Systems; Wachstum idR n. intraluminal
- K mechanisch bedingte Spätsymptome; falls hormonproduzierend evt. Flush, Dyspnoe etc. (sog. Karzinoid-Syndrom, idR erst wenn Lebermetastasen)
- D 5-OH-Indolessigsäure
- T nach Risikoklassifikation, je nach Dimension endoskopische / chirurgische Resektion
- Pr variabel (abh. von Grösse u. Mitoserate)

---

[1] Bisher keine Einigkeit bezüglich Nomenklatur in den entsprechenden Fachgesellschaften

[2] Die Häufigkeit des Plattenepithel-CA u. Barrett-CA liegt in westlichen Ländern b. ca. 50:50%. Weltweit betrachtet ist jedoch das Plattenepithel-CA insgesamt sehr viel häufiger!

[3] Redflags/atypisch = Dysphagie, Odynophagie, Gewichtsverlust, Anämie, Meläna, wiederholtes Erbrechen, Hämatemesis

[4] NSAR u. C2 = 2 häufigsten Ursachen der akuten Gastritis.
H. pylori = häufigste Ursache der chronischen Gastritis

[5] H. pylori: Duodenal-Ulkus > Magen-Ulkus;
NSAR: Magen-Ulkus > Duodenal-Ulkus

[6] Aktiver Infektnachweis von H. pylori (zur Erradikation) mittels Stuhl-Antigen o. 13C-Atemtest (Urease)

[7] Klassische Tripple-Therapie b. (+) H. pylori mittels PPI, Amoxicillin, Clarithromycin (CAVE: Resistenzen)

Dünn- und Dickdarm

Peter Studer, Lukas Brügger (Kliniker), Heather Dawson, Alessandro Lugli (Pathologen)
unter Mitarbeit von: *Thomas Cerny, Kirill Karlin*

7.1 Die Sicht des Klinikers – 44

7.2 Die Sicht des Pathologen – 44

7.3 Knowledge-Bites – 45

7.4 PathoMap – 46

7.1 Die Sicht des Klinikers

Anamnese inklusive Leitsymptome
- Durchfall (*Infektiös, CED, Zöliakie, Laktoseintoleranz, SIBO, paradox b. Tumor, Reizdarmsyndrom*)?
- Obstipation (*Medikamente, Outletproblem b. Beckenbodenpathologien, Hypothyreose, Hypomotilität*)?
- Erbrechen (*Obstruktion Dünndarm/Dickdarm b. Neoplasien/Adhäsionen, CED, paralytischer Ileus*)?
- Bei Schmerzen: Lokalisation? Cave: oft ungenaue Angaben; Möglichkeit d. Schmerzausstrahlung (*referred pain*).
- Schmerzart? Viszeral: dumpf, schlecht lokalisierbar, unruhiger Patient (zB bei *Obstruktion eines Hohlorgans*); Somatisch: lokalisierbar, bewegungsabhängig, peritoneale Reizung (zB bei *Appendizitis, Perforation*).
- Bei Patientinnen: Pathologien d. Geschlechtsorgane?
- Risikofaktoren für kolorektales Karzinom (Alter, positive FA, persönl. Anamnese für Polypen, faserarme Diät, CED, Übergewicht, wenig körperliche Aktivität, Nikotin)?
- Red Flags für kolorektales Karzinom (Änderung der Stuhlgewohnheit, Blut ab ano/im Stuhl, Gewichtsverlust, palpabler Tumor rektal o. abdominal, Eisenmangelanämie)?

Klinische Untersuchung
- Inspektion des Abdomens u. perianal (*Analfissur*)?
- Auskultation: „stilles Abdomen" (*paralytischer Ileus*) vs. hochgestellte Darmgeräusche (*mechanischer Ileus*).
- Palpation: Druckdolenz? Peritonitische Zeichen? Hernie?
- Digital-rektale Untersuchung (*Tumor, Hämorrhoiden*)?

Zusatzuntersuchungen
- Serum-Untersuchungen: Lc, CRP, Hb (*Eisenmangelanämie b. kolorektalem Karzinom,* Hb-Abfall b. *Blutung*), Laktat (*mesenteriale Ischämie*), Albumin, Elektrolyte, Gerinnungsstatus, Vitamine (*Malnutrition/-digestion/-absorption?*), Präalbumin (*hepatische Synthesestörung?*).
- Stuhl-Untersuchungen auf Bakterien (ggf. mit C. difficile-Toxin), Viren, Parasiten, Calprotectin (*CED, infektiöse Enteritis/Kolitis*), Elastase (*Maldigestion*), Stuhlvolumen/-fett (*Diarrhö, Steatorrhö*) u. α1-Antitrypsin-Clearance (*Exsudative Enteropathie*) aus 24h-Stuhl?
- Koloskopie inkl. Endosonographie: *Polypen, CRC, CED*?
- Basisbildgebung: CT Abdomen-Becken mit iv Kontrast.
- Zusatzbildgebungen: CT-Angiographie/konventionelle Angiographie (*Blutung, Perfusionsausfälle, Thrombosen*), MRI-Becken (*Rektum-CA*), MRI-Defäkographie (*Kontinenz*).

7.2 Die Sicht des Pathologen

Ausgangslage
- Der Darm ist Schauplatz einer Vielzahl an Erkrankungen, welche grob in nicht-neoplastische u. neoplastische Pathologien unterteilt werden können. Bei den nicht-neoplastischen Pathologien gilt zu beachten, dass der Darm eine relevante Kontaktfläche zwischen dem Immunsystem u. einer Vielzahl an Antigenen bildet. Dies erklärt auch, weshalb viele infektiöse u. inflammatorische Prozesse sich hier abspielen.
- Bei den Neoplasien sind Kolonkarzinome die häufigsten GI-Tumoren. Tumoren des Dünndarms sind viel seltener.
- Alle Pathologien des Darmes können die physiologischen Prozesse der Nährstoff- u. Wasseraufnahme beeinträchtigen. Von grossem Forschungsinteresse für die Pathogenese bzw. Krankheitsassoziation ist das sehr empfindliche Darmmikrobiom.

Diagnostik
- Das für eine adäquate histologische Diagnostik erforderliche Material ist von der klinischen Fragestellung abhängig. Bei der Beurteilung von Kolitiden u. der Frage nach chronisch-entzündlicher Darmerkrankung empfehlen sich beispielsweise getrennte Einsendungen, zumindest aus dem terminalen Ileum, rechts-/linksseitigen Kolon u. Rektum.
- Bei der Kolonkarzinomvorsorge ist zu beachten, dass das Endoskopieintervall durch die Art, Anzahl u. Grösse der (bei Erstkoloskopie) vorgefundenen Polypen bestimmt wird. Bei positiver Familienanamnese wird die erste Vorsorgeuntersuchung viel früher angesetzt (ca. 40. LJ).
- Bei den epithelialen Tumoren (häufig) kommen nebst den üblichen TNM-relevanten Parametern u. IHC-Markern molekulare Methoden zur Anwendung: zB RAS- u. BRAF-Mutationsanalysen, Mikrosatellitenstatus (sporadische Mikrosatelliteninstabilität vs. hereditär b. *Lynch-Syndrom*).

Besonderheit Polyposen
- Bei der Erkennung von Polyposis-Syndromen spielt die Pathologie eine wichtige Rolle. Beispiel: Die familiäre adenomatöse Polyposis (FAP) zeichnet sich bei der klassischen Form durch hunderte von Adenomen im Dünn- u. Dickdarm aus, bei der attenuierten Variante kann der Phänotyp aber wesentlich diskreter sein. So kann zB die Diagnose eines Adenoms *im Dünndarm* (zB iR einer ÖGD) als indirekter FAP-Hinweis die Indikation zur Koloskopie stellen.

Schwierige Stellen

Insbesondere bei nicht-neoplastischen Erkrankungen ist die Korrelation von Pathologischem Befund mit klinischen, laborchemischen und endoskopischen Angaben von grösster Bedeutung. Zwei Beispiele:
(1) Kolitis: Die histomorphologische Unterscheidung (im Biopsat) zwischen Erstmanifestation einer *chronisch-entzündlichen Darmerkrankung* (zB *Colitis ulcerosa*) u. einer *infektiösen Kolitis/Enteritis* (zB *Campylobacter-Kolitis* o. *Amöbenkolitis*) kann schwierig sein. Klinische Konsequenz dieser Differenzierung: Immunsuppression vs. Antibiotika-Gabe.r
(2) Zöliakie: Zu den typischen histologischen Merkmalen einer Zöliakie zählen die intraepitheliale Lymphozytose und die Zottenatrophie. Da jedoch beide Parameter bei diversen Differenzialdiagnosen ebenfalls vorkommen, sind weitere Tests (Serologiemarker, Ansprechen auf glutenfreie Diät) von wichtiger diagnostischer Bedeutung.

7.3 · Knowledge-Bites Dünn- und Dickdarm

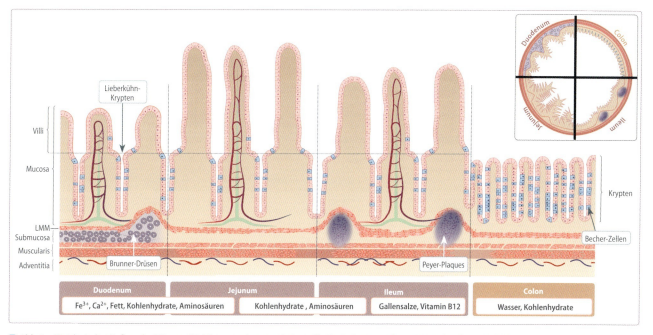

Abb. 1 Histologischer Aufbau des Dünn- u. Dickdarms nach anatomischem Abschnitt. Dazugeordnet untenstehend Orte der Nährstoffresorption. Beachte: die anatomischen Abschnitte unterscheiden sich sowohl mikroskopisch (Plumpe Zotten vs. langgezogene Zotten etc.) als auch makroskopisch (siehe Inlay oben rechts, zB prominente, engstehende Kerckring-Falten in Duodenum u. Jejunum, abflachend im Verlauf des Ileums) (©Cerny, Karlin, 2018 [7.1])

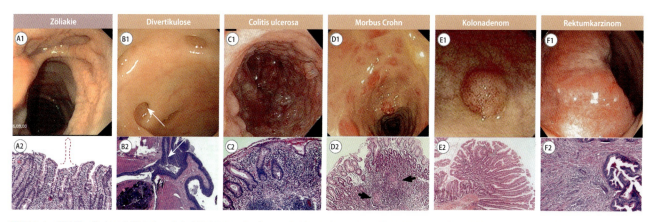

Abb. 2 **(A1)** Abgeflachtes Schleimhaut-Relief. **(A2)** Zottenatrophie, Kryptenhyperplasie, intraepitheliale Lymphozytose. **(B1)** Divertikel verschiedener Form u. Grösse. **(B2)** Intakte Schleimhaut, Invagination der Mucosa in die Muscularis propria. **(C1)** Kontinuierlicher Befall u. Pseudopolypen. **(C2)** Architektur-gestörte u. verkürzte Krypten, ausgeprägtes lymphozytäres Infiltrat basal. **(D1)** Diskontinuierliche, segmentale Entzündung der Darmschleimhaut. **(D2)** Transmurale Entzündung, mehrere Granulome, Fissuren. **(E1)** Sessiles Adenom. **(E2)** Villöser Tumor bestehend aus hyperplastischen Drüsen. **(F1)** Tumor mit typischer Morphologie eines kolorektalen Karzinoms. **(F2)** Karzinomatöse Drüsen, desmoplastisches Stroma. (Abbildungen A2, D2, E2, F2: ©PathoPic)

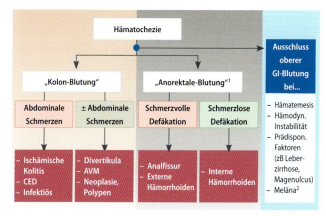

Abb. 3 Vereinfachte Darstellung möglicher Differentialdiagnosen unterer GI-Blutungen. [1]Oft sichtbar auf dem Toilettenpapier nach Abwischen. [2]Meläna kann auch b. unterer GI-Blutung vorkommen (zB rechtsseitige Kolonblutung → genügend Transitzeit für bakterielle Verdauung). AVM: arterio-venöse Malformation.

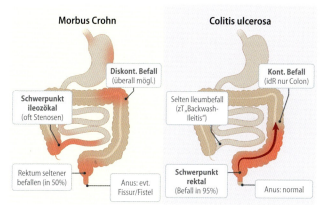

Abb. 4 Gegenüberstellung typischer Entzündungsmerkmale bei zwei häufigen chronisch-entzündlichen Darmerkrankungen (CED): Morbus Crohn (Merkspruch: „segmental, transmural, überall") vs. Colitis ulcerosa.

Kapitel 7 · Dünn- und Dickdarm

Va Dünndarm

Congenital

Meckel-Divertikel
- E 2% der Bevölkerung (m 2x hf)
- Ä Rest des Ductus omphaloentericus
- K asymptomatisch
- Ko in 2% d. Pat.: Meckel-Divertikulitis (Klinik ähnlich Appendizitis), Blutung u. Perforation möglich
- Ma Lokalisation oft 60–100cm („2 feet") proximal der Ileozökalklappe
- Mi echtes Divertikel (=Ausstülpung aller Wandschichten); intestinale Schleimhaut u./o. ektopes Gewebe (Magenmucosa, Pankreas)

Duodenalatresie
- Ä hf assoziiert mit Trisomie 21
- D radiologisch: „Double-bubble sign" durch Erweiterung von Magen u. Duodenum
- Ko pränatal: Polyhydramnion

Laktoseintoleranz
- Ä erworben (häufig) vs. congenital (selten) AR vererbter Gendefekt
- P ↓Lactase (Aktivität o. Mangel) → Lactose verbleibt luminal ▶ osmotische Diarrhö
- K Diarrhö, Blähungen (Dickdarm-Bakterien verdauen Lactose, dabei Gasentstehung)

Vaskulär u. Motilität

Chronische mesenteriale Ischämie
- Syn.: Ischämische Enteritis
- Def „Angina pectoris des GI-Trakts"
- Ä Atherosklerose der Mesenterial-Arterien
- P relative Ischämie
- K postprandiale Schmerzen, Nahrungsverweigerung, Gewicht↓
- D Doppler-US, CTA, Angiographie
- T Stent, Bypass

Akute mesenteriale Ischämie ⚠
- Syn.: Mesenterialinfarkt
- Def „Herzinfarkt des GI-Trakts"
- Ä meist embolisch, selten iF Hyperkoagulabilität (dann eher in venösen Schenkel → Infarzierung)
- P akuter Verschluss v. Mesenterialarterien/-venen → abs. Ischämie
- K initial krampfartige Schmerzen → zT sz-freies Intervall (Schmerzrezeptoren sterben ab = „fauler Friede") → blutige Diarrhö
- D Laktat, Azidose, Angiographie
- T chirurgischer Notfall!

vgl. Ischämische Kolitis „Dickdarm"

Entzündlich

Duodenalulkus
- ÄP H. pylori-Gastritis → gastrische Metaplasie im Duodenum → Infekt mit Erosio, Ulzeration
- K epigastr. Sz, Besserung n. Essen
- Ko Blutung, Perforation (Pneumoperitoneum), Stenose
- Mi nGZ+LyZ, Brunnerdrüs.Hyperpl.

Giardiasis
- Syn.: Lambliasis, beaver fever
- Ä Giardia lamblia (in kontaminiertem Wasser, zB Gebirgsquelle)
- RF: IgA-Mangel, CVID ▶ Kap. 18
- K Steatorrhö, Malabsorption
- T Metronidazol

Morbus Whipple
- E m>>f, ~50 LJ, Kaukasier
- Ä Tropheryma whipplei (Gram-pos.)
- P Phagozytose d. MPh → Lymphstau
- K – Enteral: Malabsorptions-Sy.
  – Gelenksbefall: Polyarthritis
  – ZNS-Befall: kognitive Dysfunktion, Demenz, OMM
- Mi PAS+ Bakterien in Makrophagen
- T Antibiotika mit ZNS-Penetranz

Zöliakie Syn.: einheimische Sprue
- E ~1% der Bevölkerung
- P normal: Gluten → Gliadin durch TG
  Bei Zöliakie: AK-Entstehung gegen Teile des Stoffwechselwegs (Anti-TG2-, Gliadin-, EMA-AK)
- Ma abgeflachtes Relief
- Mi intraepith. LyZ, Zottenatrophie
- K Steatorrhö, IBS-ähnl., Dyspepsie
- Ko Dermatitis herpetiformis, EATL
- D Serum (anti-tTG-AK), Histologie, Ansprechen auf Diät

Tropische Sprue
- E in Tropen (Karibik, Südostasien)
- ÄP Jejunoileiits, Keim ø identifiziert
- K ähnlich Zöliakie
- T Antibiotika

SIBO
- Ä anatomische Veränderungen, Motilitätsstörungen
- P bakt. Dünndarmfehlbesiedlung
- K Malabsorptionssyndrom
- D Jejunum >10⁵/ml Organismen (hinweisend: Vit.B₁₂ ↓, FS norm.)

Polypen, Neoplasien

Neuroendokriner Tumor (NET)
- Syn.: Karzinoid-Tumor
- E 2.hfgst GIT-Tumor
- P Jejunum = hfgst Lokalisation
- K lokal: Meläna, Ileus; systemisch: evt. Dyspnoe, Flush, Diarrhö („Karzinoid-Syndr." iF Serotonin); seltener andere endokr. Syndr. (▶ Kap. 6, GI-NET; Kap. 9, Pan-NET)
- D Serummarker (Chromogranin A, 5-OH-Indolessigsäure), Bildgebung (unter Verwendung radioaktiver Somatostatin-Analoga
- Mi Zellstränge/Ballen aus grossen, runden Zellkernen mit Pfeffer-Salz-Chromatin; pallisadenartig begr., basal Chromogranin-pos.

Gastrointestinaler Stroma-Tumor (GIST)
- E selten (hfgr im ▶ Magen, Kap. 6)
- ÄP KIT-Mutation, ex Cajal-Zellen
- T zT Tyrosin-Kinase-Inhibitoren
- Pr im Magen besser

Weitere Neoplasien
- – Mesenchymale Tumoren (Lipom, Leiomyom, Fibrom etc. ▶ Kap. 14)
- – Lymphom (zB follikuläres Lymph.)
- – Adenom-Karzinom-Sequenz: Seltenheit im Dünndarm (ggf. im Bereich d. ▶ Papilla vateri, Kap. 9)

Appendix

Appendizitis
- Syn.: Blinddarmentzündung
- E häufigste Ursache von akutem Abdomen b. KiJu
- ÄP lymphat. Hyperplasie (iF Infekt), Kot, Calculi, Tumoren → Obstruktion → luminaler u. intramuraler Druck↑ → Thrombosen, Verschlüsse der kleinen Gefässe → lokale Ischämie, Entzündung
- K viszeraler Sz (epigastrisch, "referred") → somatischer Sz (Unterbauch); peritonitische Zeichen, Psoas-Zeichen, Obturator-Z.
- Ko Perforation, Abszess, Peritonitis
- D klinisch, US hilfreich, ggf. CT/MRI
- Ma aufgetrieben
- Mi Ödem, Hyperämie, diffuse nGZ-Infiltration, Ulzera, Nekrosen

Neoplasie[1]

NET der Appendix
- Ma häufige Lok.: in Appendixspitze
- Pr sehr gut

Epitheliale Tumoren
- P Spektrum: von Mukozele bis aggressives Adenokarzinom
- Ko Perforation, Pseudomyxoma peritonei[2]

Dünn- u. Dickdarm

Infektiöse Enteritis

Leitsymptom Erbrechen:
- S. aureus: idR Ingestion präformierter Toxine, selbstlimitierend
- Bacillus cereus: vorgefertigte Toxine (typ.: Reis), selbstlimitierend
- Norovirus: hoch kontagiös, selbstlimitierend
- Rotavirus: klassisch b. Kindern, ggf. Rehydratation notwendig!

Leitsymptom wässrige Diarrhö:
- Enterotoxische E. Coli (ETEC): häufige Ursache v. Reisedurchfall
- Vibrio cholerae: endemisch, Ausbrüche b. Überschwemmung etc.
- Clostr. perfringens: typ. Fleisch, idR selbstlimit., selten: Darmbrand

Leitsymptom „Enteritis"[3]:
- Campylobacter sp.: oft n. rohem Fleischverzehr, ggf. AB b. CRP↑↑
- Shigella: kontaminiertes Essen o. Wasser, Therapie mittels AB
- Salmonella: Hühnchen/Eier-Verzehr, AB b. schwerem Verlauf
- Yersinia enterocolitica: „Pseudoappendizitis", Therapie mittels AB
- Enteroinvasive E. coli (EIEC): AB-Therapie, stets Ausschluss STEC
- STEC (vormals: EHEC): Shigatoxin produz. E. coli. Ko: HUS; keine AB!
- Entamoeba histolytica: RF: ↓sanitäre Verhältnisse. Ko: Gefäss-Invasion → Organbefall (Leberabszess!). T: AB

Endstrecken / wichtige Symptome:

Mechanischer Ileus
- Obstruktion (= »von innen«): Mekonium, Gallenstein, Neoplasie, stenosierender Morbus Crohn
- Okklusion (= »von aussen«):
  – Bride: postoperative Verwachsungen
  – Volvulus: Verdrehung um Mesenterium
- Invagination (= »Einstülpung«) Proximales Darmsegment invaginiert in distales. idR bei Kindern (Peyer-Plaque-Hyperplasie bei Infekt); wenn bei Erwachs.: oft Neoplasie!

Paralytischer Ileus
- Syn.: Funktioneller Ileus
- Metabolisch: Elektrolytstörung (Mg↓, Ca↓)
- Medikamente: Opioide, Anticholinergika
- Entzündlich: bei Pankreatitis, akutem Abd.
- Endokrinologisch: Diabetes mellitus (PNP ▶ Kap. 23), Hypothyreose ▶ Kap. 21
- Myopathisch: Amyloidose, Sklerodermie
- Neuropathisch: M. Parkinson, familiäre autonome Dysfunktion, paraneoplastisch (Anti-neuronale-Ak), Chagas-Krankheit

Diarrhö (akut < 2 Wo., chron > 4 Wo.)
- Def Stuhlgang >3x/d, >240g/d, zu flüssig
- Ä – Motilitätsstörungen
    – Hypermotilität (zB Reizdarm),
    – Hypomotilität (zB DM, SSc) → SIBO
  – Osmotisch: sistiert b. Nahrungskarenz (zB Lactase-Mangel)
  – Sekretorisch: persistiert trotz Karenz (zB Infekte ▶ „wässrige Diarrhö", NETs, Gallensäuren-Verlustsyndrom)
  – Inflammatorisch: Blut, Schleim, Fieber (CED, infektiöse Enteritis, Ischämie)

Malabsorption
- Ä – ↓Resorptionsfläche (zB St.n. Resektion)
  – Geschädigte Resorptionsfläche (zB Zöliakie, CED, Giardiasis)
  – Gestörte Durchblutung
  – ↓Lymphdrainage (Lymphom, M. Whipple)
  – Enzym-Mangel (Lactose-Intoleranz)
- P mangelnde Aufnahme je n. Abschnitt (◻ Abb 1)
- K Gärungsstühle, Steatorrhö, KG↓, ggf. Anasarka
- Beachte: ähnliche Symptome treten bei Maldigestion iF exokriner Pankreasinsuffizienz (▶ Kap. 9) oder iF Gallensäuren-Mangel (▶ Kap. 9) auf!

AB	Antibiotika	EMA	Endomysium-AK	NET	Neuroendokrine Tumoren
CRC	Colorectal carcinoma	FODMAP	Fermentierbare Oligo-, Di- u. Monosaccharide u. Polyole	OMM	Oculomasticatory Myorhythmia
CREST	Unterform der limitierten systemischen Sklerose (▶ Kap. 15)	FS	Folsäure	SIBO	Small Intestinal Bacterial Overgrowth
CTA	CT-Angiographie	IBD	Inflammatory bowel disease	TG	Transglutaminase
EATL	Enteropathie-assoz. T-Zell Lymphom	IBS	Irritable bowel syndrome	TG2	Transglutamin 2
EHEC	Enterohämorrhagische E. coli	MSI	Mikrosatelliteninstabilität	vWF	Von-Willebrand-Faktor

7.4 · PathoMap Dünn- und Dickdarm

Va Dickdarm

Congenital

Morbus Hirschsprung
Syn.: kongenitales Megakolon
- E ~1:5000, M > F
- ÄP Aganglionose des Plexus submucosus/myentericus (am hfgst im distalen Rektum) → Dauerkontraktion, proximale Dilatation; assoziiert ua mit Trisomie 21
- K fehlender Mekoniumabgang
- T Resektion d. befallenen Segments
- DD Mekonium-Ileus (assoziiert mit zystischer Fibrose)

Entzündlich

Divertikulitis
- E häufig
- ÄP auf Boden einer Divertikulose: Divertikelentzündung iF Obstrukt.
- K idR linksseit. Unterbauch-Sz, Veränderung d. Stuhlgangs, Fieber
- Ko Perfor., Abszess, Fistel, Stenose
- D Klinik, Lc/CRP↑, CT-Abdomen
- T Antibiotika b. milder, unkomplizierter Divertikulitis, Chirurgie meist b. wiederkehrender o. komplizierter Divertikulitis

Pseudomembranöse Kolitis
- Ä Clostridium-difficile-Toxine RF: Antibiotika (zB Clindamycin, Cephalosporine), schwere Erkrankung, hohes Alter
- K wässrige o. blutige Diarrhö
- D Toxin-Immunassay, PCR ex Stuhl
- Ma Pseudomembran über Schleimhauterosion/-ulzeration
- Mi Schicht von Entzündungszellen u. „Epitheltrümmern"
- T ggf. Metronidazol u./o. Vancomycin, evt. Stuhltransplantation

Mikroskopische Kolitis
- E 50-60 LJ., F > M
- Ä – Idiopathisch (evt. RF: NSAR-Einnahme, Rauchen)
  – Sekundär b. Autoimmunerkr. (Schilddrüsen-Erkr., Zöliakie, DM, Rheumatoide Arthritis)
- K ausgeprägte wässerige Diarrhö
- D Stuhlmikrobiologie neg., Koloskopie unauffällig → mehrere „blinde" Biopsien notwendig
- Ma unauffällig
- Mi – Lymphozytäre Kolitis vs.
  – Kollagene Kolitis
- T Antidiarrhoika, Aminosalicylate, Budesonid

Ischämische Kolitis
- E idR ältere Pat mit cvRF (jüngere Pat. atypisch)
- Ä Atherosklerose, Hypotonie, Dehydratation; b. jüngeren iF Medikamenten (Estrogene), Noxen (Cocain), Hyperkoagulabilität o. Vaskulitis
- P Ischämie va d. Grenzzonen häufigste Lok.: linke Kolonflexur
- K (evt. rezidiv.) kolikartige Sz, Diarrhöe, Hämatochezie
- D flexible Sigmoidoskopie: Ulzerationen
- T meist supportiv mit Nahrungskarenz, IV Flüssigkeit

Akute mesenteriale Ischämie ⚠
Syn.: Mesenterialinfarkt
siehe ▶ Dünndarm

vgl. akute u. chronische mesenteriale Ischämie „Dünndarm"

Ogilvie-Syndrom
Syn.: Intestinale Pseudoobstruktion
- K abdominale Distension meist b. stationären, schwer erkrankten Patienten, oft post-OP
- P akute Dilatation des Caecum, rechten Hemikolons ohne anatomische Läsion
- Ko Ischämie, Perforation
- T Dekompression, Neostigmin

Vaskulär u. Motilität

Divertikulose
- E sehr häufig, 85% d. 65 J.
- Ä Obstipation (RF: Ballaststoff-arme Diät) u. Kollagenschwäche
- P Schwachstellen: Vasa-recta-Durchtritt durch Muskelschicht
- Ko »Bleed, Block, Burst«: untere GI-Blutung, Divertikulitis ±Abszess
- Mi Krypten bis Schleimhaut-Aussackungen durch Tunica muscularis, Riesenzellen um ausgetretene Kotpartikel (=FK-Granulom)

Angiodysplasie
- P Lokalisation überall von Magen – Kolon möglich (oft im Caecum, aufsteigendes Kolon)
- K asympt. – okkulter Blutverlust
- **Spezialfall: Heyde-Syndrom:** chron. GI-Blutung aus Angiodysplasie bei Aortenklappenstenose (Zerstörung v. vWF-Faktor)

Toxisches Megakolon ⚠
- Ä CED, infektiös
- P dilatierende Zytokine (zB NO), entz. Schädigung d. Muscularis
- K blutige Diarrhö, Fieber, Tachykardie
- D Röntgen
- Ma nicht-obstruktive Kolon-Dilatation
- T Notfall: Steroide, Dekompression, Antibiotika, Flüssigkeit

Polypen, Neoplasien

Pseudopolyp
- ÄP zB iR Colitis ulcerosa: Gewebeplus iF chron. Entz., øNeoplasie

Hyperplastischer Polyp
- E häufigster Polypen-Typ
- Ma meist < 5mm
- Mi hyperplastische Mucosa
- Pr benigne, kein Malignitätspotential

Hamartomatöser Polyp
- Ä juvenil; zT assoziiert mit Peutz-Jeghers-Syndrom (▶ Kap. 25)
- T Entfernen b. Blutungsgefahr
- Pr benigne

Adenomatöser Polyp
- E > 50 LJ.
- Ä zu 95% sporadisch, selten iR hereditärer Tumorsyndrome wie zB FAP (▶ Kap. 25)
- Mi tubulär, tubulovillös, villös (= „höchstes" Malignitätspotential
- Pr gemäss Histologie u. Grösse: zB >2.5cm ~10% Progressionsrisiko zu kolorektalem Karzinom

Kolorektales Karzinom (CRC)
- E M>F, 50-70 J.
- Ä RF: Diät, Genetik, CED
- P – APC/β-Catenin-Pathway vs.
  – Mikrosatelliteninstabilität (siehe ► Spotlight)
- K Blutstuhl, Hb↓, paradox. Diarrhö
- D Koloskopie, Biopsie, Staging → Dukes-Stadien (C = N+, M0)
- Ma exophytisch, ulzerierend o. diffus
- Mi – Adeno-CA (zu ~95%) – tubulär, azinär etc.
  – Muzinöses Adeno-CA
  – Siegelringzell-CA
  – Adenosquamöses CA etc.
- T kurative OP bis Dukes-Stad. C
- Pr Stad. C: 5-JÜ 30-60% (CEA =Verlaufsmarker)
Screening: ohne RF ab 50. LJ. alle 10J
Bei Bestehen v. RF/pos. FA: ab 40. LJ.

Anorektum

Prolaps
- Ä geschwächte Fixation d. Anorektums, Hämorrhoiden
- **Analprolaps:** Vorfall der Anal-Schleimhaut → radiäre Falten
- **Rektumprolaps:** Vorfall des Darmrohrs → zirkuläre Falten

Hämorrhoiden
- E sehr häufig
- ÄP familiär, chronische Obstipation/intraabdominelle Druckerhöhung, portale Stauung durch portokavale Anastomose, venöse Stasis b. SS. Einteilung:
- **Interne Hämorrhoiden:** oberhalb d. Linea dentata, schmerzlose anorektale Blutung
- **Äussere Hämorrhoiden:** unterhalb d. Linea dentata; zT schmerzhafte Thrombose u. Blutung
- T konservativ vs. Gummibandligatur, Hämorrhoidektomie

Analfissur
- Ä Sphinktertonus↑, harter Stuhl
- K sz-hafte Defäkation
- D in 90% posterior (sonst DD ► MC)

Analkarzinom
- Ä HPV-assoziiert
- P Va Plattenepithel-CA, Einteilung:
  – Analkanal-CA (80%)
  – Analrand-CA (20%)
- Ko LK-Metastasen b. Analkanal-CA
- Pr besser bei Analrand-CA (5-JÜ ~80%)

Multifaktoriell

Reizdarmsyndrom
Engl.: Irritable bowel syndrome, IBS
- EÄ häufig, unklare Ätiologie
- K intermitt. Bauch-Sz, Blähungen, Besserung durch Defäkation
- D Ausschluss organische Ursachen, Rome-IV-Kriterien
- T zT Besserung d. FODMAP-Diät

Chronisch-entzündliche Darmerkrankungen (CED)[4]
Engl.: Inflammatory Bowel Disease, IBD (cave: nicht mit IBS verwechseln)
- E ~1:500, 2 Peaks: ~20 LJ. u. ~ 60 LJ.
- ÄP zT genetische RF; evt. pathologische Immuninteraktion Mucosa ↔ Mikrobiom

Morbus Crohn (MC)
- K – Intestinal: Diarrhö, BauchSz, Gewicht↓, evt. Fieber
  – Extraintestinal: ankylosierende Spondylitis/Sacroiliitis, Episkleritis/Uveitis, E. nodosum
- Ko Malabsorption, Gallensteine, Nephrolithiasis (Ca-Oxalat-Steine), Kolon-CA (bei Kolonbefall)
- Ma ◘ Abb. 4: am hfgst terminales Ileum betroffen, segmentaler Befall (Mund bis Anus mögl.!); Pflastersteinrelief, Stenosen, Fisteln, Fibrose
- Mi ganze Wanddicke (transmural) entzündet, tiefe Ulzera, Granulome, Fisteln
- T „Induktionstherapie" vs. „Erhaltungstherapie", ggf. OP[5]

Colitis ulcerosa (CU)
- K – Intestinal: blutige Diarrhö, Tenesmen, rekt. Sz, Inkontinenz
  – Extraintestinal: primär sklerosierende Cholangitis (►Kap.8) Erythema nodosum (MC>CU), Pyoderma gangraenosum
- Ko toxisches Megakolon ±Perforation, Nephrolithiasis (Urat-Steine iF HCO3--Verlust), Kolon-CA
- Ma ◘ Abb. 4: Beginn Rektum → kontinuierlicher Befall in. proximal bis Zökum, terminales Ileum evt. dilatiert, Anus øbefallen
- Mi Mucosa u. Submucosa ulzeriert, Pseudopolypen, Kryptabszesse
- T „Induktionstherapie" vs. „Erhaltungstherapie", ggf. OP[5]

Spotlight: Adenom-Karzinom-Sequenz / MSI

Kumulierende Mutationen führen schrittweise zum kolorektalen Karzinom. Vereinfacht zusammengefasst gibt es 2 Pathways:
(1) **Adenom-Karzinom-Sequenz =APC/β-Catenin-Pathway**[6] (► Kap 25, FAP)
  Verlust beider APC-Tumorsuppressorgene → β-Catenin↑ (WNT-Signalweg); K-RAS mutiert; TP53 mutiert → Karzinom
(2) **Mikrosatelliteninstabilität-Pathway** (► Kap 25, HNPCC)
  Verlust von Mismatch-Reparaturgenen → Microsatelliten-Instabilität → Mutationen: zB TGF-β, BRAF, BAX → Karzinom

---

[1] Neoplasien der Appendix sind insgesamt selten. Diese werden am häufigsten im Rahmen von Appendektomien b. Appendizitis inzidentell gefunden
[2] Beschreibt die diffuse Ansammlung von gelatinösem Material im Intraperitonealraum. Kann ua im Rahmen von muzinösen Tumoren der Appendix oder des Ovars entstehen
[3] Diarrhö mit Blut od. Schleim, Bauchschmerzen, Fieber
[4] Bleibt die Einteilung nach vollständiger Beurteilung unsicher, wird der Begriff „Indeterminate Colitis" verwendet (bei ~15% der CED-Patienten)
[5] Die Therapie bei den CED ist komplex u. hängt stark von der Entzündungsaktivität ab. Mögliche Modalitäten sind ua Aminosalicylate, Kortikosteroide, Immunsuppressiva, Anti-TNF-Therapie. Colitis ulcerosa kann operativ (Proktokolektomie) geheilt werden.
[6] Entspricht der »klassischen« Sequenz (auch Vogelstein-Modell genannt)

Leber und intrahepatische Gallenwege

Beat Müllhaupt (Kliniker), Achim Weber (Pathologe)
unter Mitarbeit von: *Thomas Cerny, Kirill Karlin*

8.1 Die Sicht des Klinikers – 50

8.2 Die Sicht des Pathologen – 50

8.3 Knowledge-Bites – 51

8.4 PathoMap – 52

8.1 Die Sicht des Klinikers

Anamnese inklusive Leitsymptome
- Beschwerden akut (Krankheitsdauer < 6 Monate) vs. chronisch? Beschwerden dauernd vs. intermittierend?
- Müdigkeit: unspezif. Symptom vieler Lebererkrankungen.
- Ikterus: tritt b. akuten u. chronischen Lebererkrankungen auf. Zeichen für schwer verlaufende Erkrankung.
- Juckreiz: typisch nachts, oft Frühsymptom von cholestatischer Lebererkrankung (va b. *Primär biliärer Cholangitis*).
- Risikofaktoren: Bluttransfusion, iv Drogenkonsum (*Hepatitis B, Hepatitis C*)? Alkoholüberkonsum, dh Frau ≥20g/T.; Männer ≥30g/T. (*alkoholische Lebererkrankung, ALD*)? Übergewicht, Diabetes mellitus, metabolisches Syndrom (*nicht alkoholische Fettlebererkrankung, NAFLD*)? Medikamente (*medikamentös toxische Lebererkrankung*)?
- Familienanamnese (*Hämochromatose, M. Wilson, α1-Antitrypsinmangel, familiäre cholestatische Lebererkrankungen*)?

Klinische Untersuchung
- Hautzeichen: Spider naevi, Palmarerythem, Weissnägel.
- Haut- u. Sklerenikterus.
- Abdominelle Untersuchung (Lebergrösse, Leberkonsistenz, Milzgrösse, Nachweis von Aszites).

Zusatzuntersuchungen
- Laboruntersuchung: Screening-Tests für Lebererkrankungen (AST, ALT, Alkalische Phosphatase, gamma-GT), Funktionstests (Albumin, INR, Bilirubin), diagnostische Tests (zB Hepatitis-Serologie), Scores (Child-Pugh-Score, MELD-Score).
- Abdominelle Sonographie (Leber- u. Milzgrösse, fokale Leberläsionen, Anzeichen portaler Hypertonie, Aszites).
- Messung der Lebersteifigkeit zB mit Fibroscan (nicht-invasive Methode zur Abschätzung der Leberfibrose).
- CT u. MRT: Charakterisierung fokaler Leberläsionen.
- MRCP: Darstellung der Gallenwege, Nachweis einer sklerosierenden Cholangitis (*PSC u. sek. Formen*).
- ERCP: Darstellung der Gallenwege, besonders wenn gleichzeitig Intervention an den Gallenwegen.
- Leberbiopsie (Charakterisierung von diffusen u. fokalen Lebererkrankungen, Bestimmung der Aktivität u. des Stadiums von chronischen Lebererkrankungen).

8.2 Die Sicht des Pathologen

Ausgangslage
- Besonderheiten, welche die Funktion u. Pathologie der Leber bestimmen, sind: 1) Das Leberläppchen ◘ Abb. 1 mit Portalfeldern, Sinusoiden u. Zentralvenen als anatomische u. funktionelle Einheit. 2) Die Hepatozyten als hauptsächliche Träger der Leberfunktion. 3) Eine aussergewöhnliche Fähigkeit zur Regeneration.
- Die Leber wird durch endogene (zB Eisenüberladung, fehlerhaftes α1-Antitrypsin) u. exogene (hepatotrope Viren, Alkohol, Hyperalimentation) Faktoren geschädigt.
- Die Leber verfügt über ein beschränktes Repertoire an Reaktionsmustern auf verschiedene Schädigungen. In Folge einer Leberschädigung können sich eine verminderte Funktion (durch Absterben von Leberzellen), eine Leberfibrose/-zirrhose u. ein hepatozelluläres Karzinom (*HCC*) entwickeln.

Diagnostik
- Die Pathologie spielt eine Rolle in der Diagnostik (zB *AIH*) u. Verlaufsbeurteilung (zB Grading u. Staging bei *viraler Hepatitis*) von Lebererkrankungen.
- Wegen der überlappen histopathologischen Reaktionsmuster ist oft eine Integration klinischer u. laborchemischer Parameter nötig, um zu einer spezifischen Diagnose zu gelangen.
- Die H&E-Färbung wird durch histochemische Färbungen (zB Bindegewebsfärbungen zur Darstellung der Fibrose, Berliner-Blau-Färbung für Eisen) u. immunhistochemische Färbungen (zB Zytokeratine für Tumoren) ergänzt.
- Typische histopathologische Reaktionsmuster u. häufige zugrunde liegende Ursachen sind: 1) Leberzelltod: (virale) Hepatitis, medikamentös-toxische Schäden, Ischämie; 2) Entzündung: (virale) Hepatitis; 3) Leberzellschädigung wie Ballonierung, Mallory-Denk-Hyalin (nutritiv-toxisch) o. Milchglashepatozyten (Hepatitis B); 4) tumoröse Infiltration: primäre Lebertumoren, hepatische Metastasen.

Besonderheiten von Lebertumoren
- Die Leber ist ein bevorzugtes Zielorgan der Metastasierung va. aus dem Gastrointestinaltrakt (Pfortadertyp).
- Primäre Lebermalignome (*HCC u. CCC*) entstehen meist auf dem Boden einer chronischen Erkrankung der Leber – (virale) Hepatitis, nutritiv-toxische Schäden, Stoffwechselerkrankungen – bzw. der Gallenwege (*PSC, PBC*).

Schwierige Stellen

Schwierigkeiten kann die Trennung zwischen Ikterus u. Cholestase bereiten. Hierbei hilft, sich zunächst die Definitionen zu vergegenwärtigen: Ikterus meint die *Gelbfärbung von Haut u. Skleren durch Bilirubinablagerung im Gewebe*. Dies ist eine klinische Endstrecke (idR ab Serum-Bilirubin >35μmol/L). Cholestase hingegen bezeichnet den *Rückstau gallepflichtiger Substanzen ins Blut aufgrund eingeschränktem Galleabfluss.* Dies ist primär ein laboranalytischer Zustand (idR anhand AP/GGT gemessen). Da Bilirubin eine gallenpflichtige Substanz ist, kann es b. Cholestase zum Ikterus kommen; umgekehrt muss nicht jeder Ikterus durch Cholestase bedingt sein! Es hilft, in Kompartimenten zu denken (◘ Abb. 5): Ein Ikterus kann *prä-, intra- o. posthepatisch* verursacht sein, während Cholestase *intra- o. posthepatisch* entsteht. Eine „Knacknuss" ist hierbei das intrahepatische Kompartiment: Die Leber kann grob gesagt mit einem *hepatitischen Muster* (Entzündung u. Nekrosen) o. *cholestatischen Muster* (Galle-Sekretionsstörung → Apoptosen) reagieren. Bei **beiden** sind idR sowohl Transaminasen als auch Cholestase-Marker erhöht (hepatitisches Entzündungsinfiltrat komprimiert Gallengänge → Anstieg auch von AP, GGT; Galle-induzierte Apoptosen können auch mal schief gehen → Anstieg auch von AST/ALT). Das Verhältnis von AST/ALT- zu AP/GGT-Anstieg ist ausschlaggebend.

8.3 · Knowledge-Bites Leber

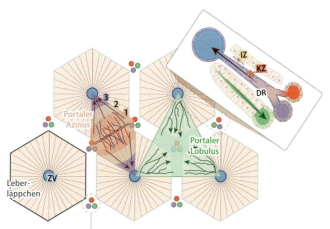

Abb. 1 Histologie der gesunden Leber nach Abschnitten. Glisson-Trias bestehend aus. 1-3: Zonen des Azinus; DR: Disse'scher Raum; I: Ito-Zelle; KZ: Kupffer-Sternzellen; ZV: Zentralvene (©Cerny, Karlin, 2018 [8.1])

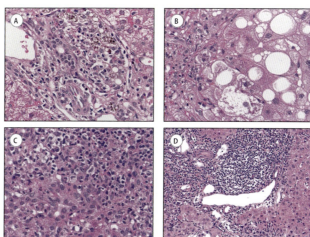

Abb. 2 Typische **entzündliche** Leberveränderungen. **(A)** Chronische Hepatitis C. **(B)** Steatohepatitis (ASH). **(C)** Autoimmunhepatitis (AIH). **(D)** Primär Biliäre Cholangitis (PBC). (Abb. 3A-D mit freundlicher Genehmigung von Prof. A. Weber)

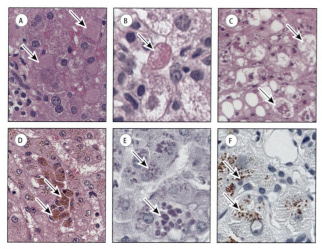

Abb. 3 Wichtige Leitbefunde. **(A)** Milchglashepatozyten, Hepatitis B. **(B)** Leberzellapoptose („Councilman body"), Hepatitis C. **(C)** Makrovesikuläre Steatose sowie Mallory-Denk-Hyalin u. Ballonierung, nutritiv-toxische Schädigung. **(D)** Eisen, Hämochromatose. **(E)** α1-Antitrypsin, α1-AT-Mangel (PAS-D-Färbung). **(F)** Kupfer / Kupfer-speicherndes Protein u. Glykogenlochkerne, Wilson-Erkrankung (Rhodanin-Färbung). (Abb. 3A-F mit freundlicher Genehmigung von Prof. A. Weber)

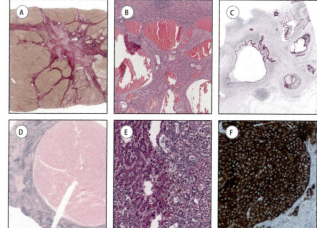

Abb. 4 **Tumoren u. tumorartige** Läsionen der Leber. **(A)** Fokal noduläre Hyperplasie, FNH (EvG Färbung). **(B)** Hämangiom. **(C)** Echinococcus-multilocularis-Zysten (PAS-D Färbung). **(D)** HCC b. Hämochromatose (eisenfreies Areal, Berliner Blau Färbung). **(E)** Intrahepatische cholangiozelluläres Karzinom (iCCC). **(F)** Metastase eines neuroendokrinen Tumors, NET (Synaptophysin Immunhistochemie). (Abb. 3A-F mit freundlicher Genehmigung von Prof. A. Weber)

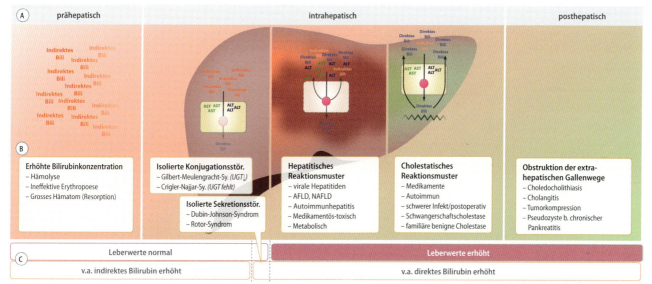

Abb. 5 Differentialdiagnose des Ikterus nach **(A)** ursächlichem Kompartiment, **(B)** Pathomechanismus u. **(C)** Laborwerten. (©Cerny, Karlin, 2018 [8.2])

Kapitel 8 · Leber und intrahepatische Gallenwege

Diffuse Prozesse

Vaskulär

prähepatisch

Schockleber
- P arterielle u. portale Perfusionsreduktion
- Ma rotweiss feinfleckig
- Mi Zone 3: perizentrale Koagulationsnekrosen mit nGZ ± Ceroid-Makrophagen
  Zone 2: hyperäm u. Verfettung
  Zone 1: unbeschadet

Prähepatische Pfortaderthrombose
- P keine Folge für Leber b. normaler arterieller Versorgung

intrahepatisch

Intrahepatische Pfortaderthrombose
- P passive Hyperämie da $P_{art} < P_{zentralvenös}$ →Reflux
- Ma Zahn'scher Infarkt

Anämischer Leberinfarkt
- Ä Verschluss A. hepatica (± Pfortaderast-Verschluss)
- P Portalblut alleine eicht ø aus
- Ma scheckig-gelber Infarkt

Erkr. mit sinusoidaler Dilatation

Sinusoidal obstruction Syndrome (SOS)
~ *veno-occlusive disease* (VOD)
- Ä induziert d. Zytostatika
- Mi erweiterte, blutgefüllte Sinusoide

Nodulär regenerative Hyperplasie (NRH)
- P reaktiv b. ischämischer/medikamentöser Schädigung
- Mi wie Regeneratknoten, aber øFibrose o. Architekturstörung

Peliosis hepatis
- Mi deutlich erweiterte, blutgefüllte Sinusoide

posthepatisch

Leberstauung b. HI
- Ma – Akut: prall dunkelrot
  – Sub-: Beginn Muskatnuß-L.[1]
  – Chron.: Vollbild Muskatnuß
- Mi – Akut: Ec-gefüllte Sinusoide
  – Sub-: Z3 ±Nekr., Z2 Verfett.
  – Chron.: Z3 beginn. Fibrose

Budd-Chiari-Syndrom
- Def Thrombose d. Lebervenen
- Ä Hyperkoagulabilität, Polycythemia vera, postpartum
- Mi wie b. HI-bed. Leberstauung

Infektiös

Virale Hepatitis
- Ä 1° hepatotrop: Hep.-Virus A-E
  2°: HSV, EBV, CMV
- P Apoptoseinduktion in infiz. HZ
- K Übelk., OB-Sz, T°, Ikterus, Pruritus
- Ko ALF, Immunkomplex-vermittelt: Vaskulitis, Glomerulonephritis
- D AST↑, ALT↑ (AST/ALT < 1)
- Mi – Akut (<6 Mo.): HZ ballonniert, ±Nekr., Councilman-Bodies, Lc portal u. *im* Läppchen
  – Chron. (>6 Mo.): LyZ nur portal, Milchglashepatozyt. (b. HBV)
  – Chron.aktiv: LyZ auf Läppchen übergreifend, Mottenfraß- bis Brückennekr. (→Grading) u. idF Fibrose-Zirrh. (→Staging)

Hepatitis A
- E Endemiegebiete: ÜT fäkal-oral
- Ä HAV (Picorna-V.), IZ 2–8 Wo.
- K Verlauf: in 80% akut ikterisch, keine Chronifizierung
- D Anti-HAV-IgM
- T selbstlimitierend

Hepatitis B
- E ÜT via Blut u. sexuell[2]
- Ä HBV (HepaDNA-V.), IZ 1–6 Mo.!
- K Verlauf: in 50% akut ikterisch, in 5% Chronifizierung (Kinder)
- D aktiver Infekt: HBs-Ag, HBV-DNA[7]
  Seronarbe: Anti-HBc-IgG/HBs-IgG
  Pos. Impfstatus: Anti-HBs-IgG
- T PEG-Interferon, Nukleosidanaloga, Impfprophylaxe!

Hepatitis C
- E ÜT via Blut (selten sexuell)
- Ä HCV (Flaviviridae), IZ 2–8 Wo.
- K Verlauf: in 10% akut ikterisch, in 80% Chronifizierung
- D Anti-HCV-Ak, HCV-PCR[3]
- T neu: *direct-acting antivirals (DAA)*

Hepatitis D
- Ä RNA-Virion, IZ 2–8 W., chronifiz.
- E ÜT via Blut, nur wenn HBV+
- D HepB-Status, Anti-HDV-IgM
- T PEG-Interferon

Hepatitis E
- E Endemiegebiete: ÜT fäkal-oral
- Ä HEV (Calciviridae), IZ 2–8 Wo.
- K Verlauf: idR akut ikterisch
  Cave: perakute Verläufe in SS, b. IS Chronifizierung möglich!
- D Anti-HEV-IgM, ggf. HEV-PCR
- T selbstlimit., evt. bald Impfung

Akute eitrige Cholangitis
- Ä – Retrograd: E.coli
  – Hämatogen: Streptokokken
- P portale Gallengangs-Entzünd.
- K rechtsseit. OB-Sz u. Ikterus
- Ko Fibrose, 2° biliäre Cholangitis

Metabolisch-Toxisch

Alkoholische Leberkrank.
Engl.: alcoholic fatty liver disease, AFLD
- Ä M ≥4 / F ≥2 Standarddrinks/T.[4]
- P Acetaldehyd, ROS u. Hypoxie[5]:
  1) Fettleber (øEntzünd.zellen)
  2) Alkohol. Steatohepatitis (ASH)
  3) Alkohol. Leberzirrhose
- K 1) HSM 2) BauchSz, Nausea, KG↓
- Ko Leber: BZ↓, Zieve-Syndr., HCC
- D CAGE, Klinik, MCV↑, CDT↑, Sono
  ab 2) AST↑, ALT↑ (AST/ALT >1), Maddrey- / Child-Pugh-Score
- Mi 1) Va grobtropfige Verfettung
  2) Z1: HZ mit Mallory-B., Ballonierung, Nekrose, nGZ; Z3: Fibrose
  3) Mikronoduläre Zirrhose
- T Alk.-Karenz, Vit.-B-Substitution; schwerer ASH → CT; Zirrh. u. 6Mo. Abstinenz → Tx

NAFLD
Engl.: non-alcohl. fatty liver disease
- E NAFL: 20% d. Bev., 75% b. Adip.
- Ä metabolisches Syndr., Diabetes (C_2/andere Urs. ausschliessen!)
- P 1) NAFL 2) NASH 3) NASH-Zirrh.
- K analog AFLD
- Ko HCC (Hf zunehmend!)
- D BZ, HbA1c, Sono: Verfettung, ab 2) AST↑, ALT↑ (AST/ALT <1)
- Mi analog AFLD, øunterscheidbar
- T KG↓, Diabetes einstellen, Vit. E

Nutritiv-metabolisch

Medik.-toxische Hepatitis
- Ä A) Fakultative Noxen: zB Halothan, MTX, NSAR, Valproat
  B) Obligat. Noxen: zB Paracetamol, Amatoxin (zB grüner Knollenblätterpilz)
- P – Verfettung
  – Cholestase
  – Nekrose
  – Mixed type Injury (zB SSRI)

Reye-Syndrom
- Def Enzephalopathie aufgr. Leberversagen iF ASS-Gabe b. Kindern mit Virusinfekt (VZV, Influenza)
- Ä ASS (heute nur noch b. Kawasaki-Sy. b. Kindern indiziert)
  RF: angeb. Stoffwechselerkr.
- P feintropfige Leberverfettung
- K Nausea, Verwirrung, Koma bei Leberversagen, Hirndruck↑
- D Hepatomegalie, AST/ALT↑, Harnstoff↑, Sono: Verfettung
- T symptomatisch, ggf. Tx

hepatitisches Muster

Genetisch

Hämochromatose
- E 1:200, Manif.alter 40-50J
- Ä – 1° hereditär (Gendefekte) = Hämochromatose i.e.S.
  – 2° erworben = Hämosiderose (Eisen idR nur in Kupffer-Zellen)
- K Befall v. Leber, Pankreas, Herz, Hoden, Hypophyse, Haut u. MCP-Gelenken
- D Eisen-Index, Gentests
- Ma schokobraune Leber
- Mi Fe auch in HepatoZ, va in Z1

Morbus Wilson ⚠
- E Manif. (1) mit 6–25 J.
- Ä AR-Mut. in Cu-Transporter
- P øCeruloplasmin-Beladung → øCu-Exozytose → Nekrose
- K 1) Leber, Niere, Hämolyse
  2) ZNS, Augen (Kayser-Fleischer-Kornealring)

α1-Antitrypsin-Mangel
- Ä AR-Mut. in α1-Antitrypsin (=Protease-Inhibitor)
- P pathol. Akkumulation in HZ, Mangel in Lunge → Emphysem
- K Entwicklung v. Leberzirrhose
- Mi PAS/IHC+ Einschlüsse va in Z1 → Nekrose → uU starke Fibrose!
- T Substitution, øNikotin, CTC

Schwangerschafts-Fettleber
- E selten (1:10-20'000 SSW)
- Ä whs Defekt in β-Oxidation
- P feintropfige Leberverfettung
- K 3. Trim.: Nausea, Erbr., BauchSz
- D Leberwerte↑, Sono: Verfettung
- DD HELLP ausschliessen! (▶ Kap. 13)
- T sofortige Entbindung

Schwangerschafts-Cholestase
- K Pruritus va Hand/Fuß, idR 3. Tri
- D AST/ALT, Serum-Gallensalze
- T UDCA! (senkt Gallensalze u. damit Risiko einer Frühgeburt)

Störungen d. Bilirubinmetabolismus
- – Gilbert-Meulengracht Syndrom
- – Crigler-Najjar Syndrom
- – Benigne rekurrente intrahepatische Cholestase (BRIC)
- – Progrediente familiäre intrahepatische Cholestase (PFIC)
- – Dubin-Johnson-Syndrom
- – Rotor-Syndrom

Glykogenose
- E selten
- Ä diverse Enzymdefekte
- K BZ ↓, epilep. Anfall, øWachstum
- Mi körnig-blasig helle HepatoZ

Autoimmun

Autoimmunhepatitis (AIH)
- E bimodal: Ki u. Erw. (ø50J, f>m)
- P – Typ 1: ANA, Anti-SMA-Ak
  – Typ 2: Anti-LKM, -LC1-Ak
- K oft lange subklinisch, evt. Müdigkeit, Nausea, HSM, Ikterus; zahlr. Autoimmunerkr. assoz.
- Ko ALF, HCC
- D AST/ALT↑, Antikörper, falls LKM+ → Ausschluss HepC! falls CED → Ausschluss PSC
- T Kortison u. Azathioprin

Primär biliäre Cholangitis (PBC)
- E 95% F 50J., Zöliakie-assoziiert
- K Pruritus, Maldigestion
- D AMA+, ösichtbar in US
- Ma Endstadium: feinknotige, grünliche Zirrhose
- Mi 1) Epithelschaden d. Gallengänge, Portalentzündung
  2) Proliferation der Gallengänge
  3) Untergang v. Gallengängen, sept. Fibrose, Cholestase
  4) Zirrhose (zT sehr fibrotisch!)
- T UDCA, ggf. Transplantation

Primär sklerosierende Cholangitis (PSC)
- E 70% M 30J., CED-ass. (CU>MC)
- P fibrosierende Entz. der größeren Gallenng. ("Zwiebelschalen")
- K Pruritus, Maldigestion
- Ko CCC (15% d. Pat.)
- D pANCA, MRCP
- T UDCA, Bougieren, Leber-Tx

Overlap-Syndrom
in 20% Mischform zwischen AIH, PBC u. PSC! Bei Hinweisen auf Therapieversagen → Bx!

cholestatisches Muster

Transplantatabstossung

Akute Abstossungsreaktion
- E b. 15–30% d. Lebertransplant.
- Ä RF: Spender >50J, kalte Ischämiezeit >15h, PBC, HCV, CMV, IS↓
- P Allogen-spez. Typ IV-Hypersensitivitätsreakt. (▶ Kap. 1, Grundlagen)
- K T°, Malaise, BauchSz, Aszites↑
- D AST/ALT↑ ±Bili↑ ±GGT/AP↑, Sono, Leberbiopsie (Goldstand.)
- DD Thrombose, Gallen-Leak, Infekt, Medikamentös, Krankh.-Rezidiv
- T high-dose-CTC (Cave: 10% Non-responder, u. nicht b. HCV)

Chronische Abstossungsreaktion
- E b. 5–15% d. Lebertransplant.
- Ä RF: gleiche wie akute Abstossung
- P multifaktoriell über Mo./J.: Gefässokklusionen, Antikörper/ zellvermittelte Wege

---

AFP	Alpha-Fetoprotein	HZ	Hepatozyten	OB Oberbauch
ALF	*Acute Liver Failure*	IZ	Inkubationszeit	ROS *Reactive oxygen species* (~freie Radikale)
CRC	Colorectales Carcinom	MDT	Magen-Darm-Trakt	TACE Transarterielle Chemoembolisation
CU	Colitis ulcerosa	MRCP	Magnetresonanz-Cholangio-Pankreatikographie	UDCA Ursodeoxycholsäure
ERCP	Endoskopisch retrograde Cholangiopankreatikographie	NAFL	Nicht-alkoholische Fettleber	ÜT Übertragung
HSM	Hepatosplenomegalie	NASH	Nicht-alkoholische Steatohepatitis	Z1,2,3 Funktionelle Zonen des Leberazinus (siehe Abb. 1)

8.4 · PathoMap

Raumforderungen

Fehlbildungen

Von-Meyenburg-Komplex(e)
Def Mikrohamartom(e) der intrahepatischen Gallengänge
E 5% der Erwachsenen
P singulär o. multipel
K idR Zufallsbefund
Ma kleine weisse Knötchen
Mi flachepitheliale Gallengangszystchen

Kongenitale Zysten
- Bei ADPKD (▶ Kap. 10, Niere)
- Bei Caroli-*Krankheit* (=intrahepatische Gallengangsdilatation)
D im US echofrei, glatt berandet, dorsale Schallverstärkung

Kongenitale hepatische Fibrose
Ä AR vererbt, oft mit anderen Syndromen assoziiert, zB mit ARPKD (▶ Kap. 10, Niere), o. mit Caroli-Krankheit (siehe oben, zusammen mit kongenit. hepat. Fibrose sog. Caroli-*Syndrom*)
P Fibrose → portale HT
K manifestiert sich meist im Kindes- o. Jugendalter mit Hepatosplenomegalie, portaler Hypertonie u. va kryptogener Zirrhose
T ggf. portosystemische Shuntoperationen möglich

Infektiös

Bakterieller Abszess
Ä - Portal (zB b. Appendizitis)
   - Arteriell (zB b. Endokardit.)
   - Biliär aufsteigend
   - Per continuitatem (Perfor.)
P primär vs. sekundär (=Superinfektion einer vorbestehenden Läsion)

Amöbenabszess
Ä Enteroamoeba histolytica
P Kompl. v. Amöben-Enterocolitis (▶ Kap. 7), bei hämatog. Streuung
D US (idR rechter Leberlappen betroffen!), Serologie

Alveoläre Echinokokkose
Ä E. multilocularis (Fuchsbandwurm, auch: Hunde)
P multiple wabenartige Zysten, invasiv wachsend
D Bildgebung u. Serologie
T Chirurgie mit Benzimidazolen o. medikament. Dauertherapie
Pr nur noch leicht eingeschränkte Lebenserwartung

Zystische Echinokokkose
Ä E. granularis (Hundebandwurm)
P solitäre Zyste, verdrängendes Wachstum
D Bildgebung u. Serologie
T Chirurgie, PAIR, Benzimidazole o. wait and see
Pr gut

Neoplastisch

primär, benigne

Hämangiom
D Kontrastmittel-verstärktes Ultraschall (Irisblenden-Phänomen)
Ma weinrot (postmortem: schwarz)
Mi grosslumige Kap. in mehr o. weniger Fibrose

Hepatozelluläres Adenom (HCA)
D US: groß, echoarmer Saum
DD HCC!
Mi Trabekel NICHT >2 Zellen breit, keine Portalfelder!
Ko Entartungsgefahr!

Fokal noduläre Hyperplasie
Ä whs n. Durchblutungsstör.
D Kontrastmittel-verstärktes Ultraschall (Radspeichen-Phänomen)
DD Leberadenom
Mi dickwandige Gefäße in zentral sternförmiger Narbe, umgeben v. Hepatozyten ohne sinusoidale Gliederung aber mit Portalfeldern

Von Gallenwegen ausgehend
▶ Kap. 9, Gallenblase/Pankreas
- „Gallengangsadenom"
- Intraduktale papilläre Neoplasie, IPN (Vorstufe zum Gallengangskarzinom)
- Biliäre Intraepitheliale Neoplasie (Bil-IN)

primär, maligne

Hepatozelluläres CA (HCC)
E M 3x häufiger, 50-60J.
Ä RF: Leberzirrhose
P frühe hämatog. Metastasierung (Knochen, Leber, Lunge)
K KG ↓, Hepatomegalie, Aszites
D Sonographie, AFP, MRI/CT, Bx
Ko Pfortaderthrombose
Ma solitär/multinodulär/diffus gelb-grün bis rot-schwarz
Mi HZ var. Grösse bilden Trabekel >2 Z. vs. glanduläre, papilläre bis solide Formen; ø Portalfelder! Präsenz v. Galle
T - Bei M0: Resektion o. Tx
   - Bei M1: TACE
Sonderform: Fibrolamelläres CA
E junge Pat. ohne RF!
D AFP neg. (Cave: HCC in 50%)
Mi ~ HCC, aber fibröse Septen

Cholangiozelluläres CA (CCC)
▶ Kap. 9, Gallenblase/Pankreas
E ältere Menschen
Ä RF: PSC, CU, Leberegel; aber auch chron. Lebererkrank.!
P Metast.: früh lymphatogen
Ma relativ homogen weissgelb
Mi nur d. IHC (CK19) abgrenzbar v. HCC/Pankreas-CA-Metastase

Hämangioendotheliom
E f < m, mittleres Alter
P niedrig-maligne vask. Neoplasie
K AbdomenSz, -Masse, KG↓

Angiosarkom
E m > f, >60 J., Vinyl/Arsen-assoz.
P hoch-maligne vask. Neoplasie
K AbdomenSz, Ikterus, Aszites, KG-
Mi entlang Sinusoiden diffus invasive spindelige Zellen in Kollagenfasern, fokal dilatierte Kapillaren

Hepatoblastom
E hf 1° LeberTu v. Ki, idR < 2J
Ä häufiger b. Trisomien u.ä.
K abdominelle Masse
Ko schnelles Wst → Leberruptur
D Sonographie, Serum AFP++
DD HCC! (ømesenchymales Gew.)
Ma scharfB, dünne Kapsel, Nekrosen, Blutg., evt. Knorpelherde
Mi Mischtumor aus fetalen/embr. HZ u. mesenchymal. Gewebe

sekundär (20x häufiger!)

Lebermetastasen
- CRC (oligonodulär, weiss)
- Mamma-, Bronchus-CA (oft polynodulär, weiss)
- Melanom (polynodulär, schwarz)
D US: inhomogen, echoarmer Randsaum

Leberbeteiligung b. Leukämien/Lymphomen
- Diffus: CLL, CML
- Grobknotig: zB DLBCL

„Endstrecken" vieler Leber-Erkrankungen:

Akutes Leberversagen (ALF)
Ä ua infektiös (virale Hepatitis (Hep A/B)), medikamentös u. toxisch (Paracetamol, Amatoxin), autoimmun (Autoimmunhepatitis), vaskulär (Schockleber, Budd-Chiari-Syndrom, Sepsis, HELLP)
P Nekrose u. Apoptose der Hepatozyten innerhalb von T./Wo.
K unspezifische Symptome (zB Müdigkeit, Übelkeit, OB-Sz, Pruritus, Ikterus b. Bilirubin↑, hepatische Enzephalopathie b. Ammoniak↑ (verschlimmert sich mit fortschreitendem Versagen), Koagulopathien b. Syntheseleistung↓
D INR ↑ (≥ 1.5)/ Prothrombinzeit ↑, ALT u. AST ↑↑ (> 10x d. Norm), Bilirubin ↑; Bei Progression: INR/ Prothrombinzeit weiter ↑
Pr ~40% erholen sich; b. Lebertransplantation: 1-JÜ >80%

Leberfibrose / Leberzirrhose
Ä ua tox. (Alkohol), infektiös (Hep B/C), metabolisch (NASH), genetisch (Hämochromatose, Morbus Wilson), autoimmun (AIH)
P Fibrose: zT reversibel, kollagenes BGW ↑↑, keine Architekturstörung Zirrhose: irrevers., Architekturstörung: BGW-Sept./regen. Knötchen
K unspez. Symptome, Varizen (+ Blutunge) b. portaler Hypertonie, Aszites, Na↓
Ko SBP, hepatorenales Syndrom, Hepatische Enzephalopathie, Ikterus, Koagulopathie, Tc.-penie, hepatozelluläres CA, Spidernävi b. Hyperöstrogenismus, „Acute-on-chronic" Leberversagen
D ALT u. AST moderat ↑, Bilirubin n/ b. Progression: Bilirubin ↑, INR/PT weiter ↑, Albumin ↓, Tz-Penie (weil Milz↑)
Pr entsprechend MELD/CPT-Score

Aszites
Ä - Extraperitoneal: Leberzirrhose, ALF, Budd-Chiari Sy., Herzinsuffizienz, Hypoalbuminämie (Malnutrition), nephrotisches Sy.
   - Peritoneal: Neoplasien (zB Pankreas, Ovar), infektiös
D Zellzahl, Bakterienkulturen, Serumalbumin u. Aszitesalbumin (SAAG[6]), ggf. Zytologie
T gemäss Ursache, ggf.: Spironolacton, Schleifendiuretika, Aszitespunktion, transjugulärer intrahepatischer portosystemischer Shunt

Spontan bakterielle Peritonitis (SBP)
D Aszites + Zellzahl > 250 nGZ/μl (ggf. Erregernachweis)
T IV AB u. AB zur Prophylaxe

---

[1] N.B.: subakute Stauung u. frische Schockleber resp. chronische Stauung u. „ältere" Schockleber sehen sich relativ ähnlich! B. 1. auf Stauungsgrad (mehr b. SubakSt) u. Nekrosenausdehnung (mehr b. Schock-L.) achten, b. 2. unterscheiden zwischen zentraler Fibrose (zellarm) vs. Koagulationsnekrose (zahlreiche nGZ, MakroPh)

[2] HBV: stark kontagiös. Bei Nadelstichverletzung bis 30% Übertragung (im Gegs. zu HCV ~3% ÜT) u. auch sexuell oft übertragen (HCV dagegen seltener)

[3] Cave: Ak-Bildung erst n. 1–5 Monaten b. Hep. C → PCR!

[4] Standarddrink = 12–14g Alk. ~ 33cl Bier, 1dl Wein, 30ml Schnaps

[5] Bei stärkerem Konsum wird Alkohol auch über das MEOS abgebaut, was sehr viel O_2 verbraucht!

[6] SAAG = Serumalbumin - Aszitesalbumin
≥ 11 g/l: Portale Hypertonie: Leberzirrhose , HI, Budd-Chiari-Sy.
< 11 g/l: Nephrotisches Syndrom, Neoplasie, Tuberkulose

[7] Früher auch HBe-Ag für aktiven Infekt gebräuchlich

Gallenblase, extrahepatische Gallenwege und Pankreas

Beat Gloor (Kliniker), Eva Diamantis-Karamitopoulou (Pathologin)
unter Mitarbeit von: *Thomas Cerny, Kirill Karlin*

9.1 Die Sicht des Klinikers – 56

9.2 Die Sicht des Pathologen – 56

9.3 Knowledge-Bites – 57

9.4 PathoMap – 58

9.1 Die Sicht des Klinikers

Gallenblase u. Gallenwege
Anamnese u. Leitsymptome:
- Leitsymptom sind epigastrische Beschwerden, die von uncharakteristischem Druckgefühl bis zu akuten kolikartigen Schmerzen reichen, evt. in rechte Schulter ausstrahlend.

Klinische Untersuchung:
- Abdomenpalpation: Gallenblasenfundus druckdolent (Murphy-Z.) o. indolent geschwollen (Courvoisier-Z.)?

Zusatzuntersuchungen:
- Labor: Blutbild, CRP, Cholestaseparameter (*Choledocholithiasis?*) u. Pankreas-Lipase (*biliäre Pankreatitis?*).
- Sonographie: beste Untersuchung zur Suche nach Gallenblasensteinen.
- MRCP: Choledocholithiasis?
- ERCP: b. Hinweisen auf Gallenwegsobstruktion u. Cholangitis, diagnostisch u. gleichzeitig therapeutisch.

Pankreas
Anamnese u. Leitsymptome:
- Leitsymptom der akuten u. chronischen Pankreatitis sind heftige, meist akut auftretende Bauchschmerzen.
- Immer erfragen: Alkoholkonsum u. Medikamente?
- Beim Pankreaskarzinom leider selten Frühsymptome (ausser b. Tumoren, die aufgrund Lokalisation früh zu einem Verschlussikterus führen).
- Spätsymptome sind (oft gürtelförmige) Oberbauchschmerzen, Appetitverlust u. Zeichen exokriner (*Diarrhö, Gewichtsverlust*) u. endokriner (*Diabetes mellitus*) Pankreasinsuffizienz.

Klinische Untersuchung:
- Palpation: Resistenz? Pralle Spannung (*Pankreatitis*)?
- Auskultation: Darmparalyse (*typisch b. Pankreatitis*)?

Zusatzuntersuchungen:
- Labor: Pankreas-Lipase im Serum, Blutbild, CRP, Nieren- u. Leberwerte. Bei Vda Pankreas-CA: CA19-9.
- Sonographie: Flüssigkeitskollektionen/Pseudozysten nach akuter Pankreatitis? Biliäre Ursache der Pankreatitis?
- Kontrast-CT: bei milder Pankreatitis nicht notwendig, bei schwerer nicht in den ersten 48h. Bei Pankreas-CA erfolgt Dünnschicht-Mehrphasenkontrast-CT: Beziehung des Tumors zu Arterien (A. mesenterica superior, Truncus coeliacus) u. Venen (V. mesenterica superior, V. portae)?
- MRI (mit Diffusionssequenzen) bei Pankreaskarzinom zur Suche nach Lebermetastasen.

9.2 Die Sicht des Pathologen

Gallenblase u. Gallenwege
Ausgangslage:
- Sowohl die akute als auch chronische Gallenblasenschädigung erfolgt überwiegend (95%) durch in situ gebildete u. idF obstruierende Gallensteine.
- Seltene Ursachen (führen zu *akalkulärer Cholezystitis*) sind OP, Schock, Trauma, Medikamente o. Infekte (zB Parasiten).
- Reaktionsmöglichkeiten des Gewebes sind: Entzündung (akut/chron.), Wandverdickung (Fibrose) u. Metaplasie.

Diagnostik:
- Veränderungen sind abhängig von der Erkrankungsdauer.
- Histologisch auf besondere Entzündungsformen achten (eosinophil, xanthogranulomatös).

Besonderheit: Gallenblasentumoren
- Gallenblasen-Adenome (=nicht-invasive, exophytische epitheliale Neoplasien) werden neu als „*intracholezystische papillär-tubuläre Neoplasie, IPTN*" bezeichnet.
- Gallenblasen-Karzinome sind meistens Adenokarzinome; grosses Spektrum von histologischen Bildern möglich, gelegentlich jedoch sehr blande u. hochdifferenziert.

Pankreas
Ausgangslage:
- Schädigung erfolgt mechanisch (obstruierende Cholelithiasis mit konsekutiver „Selbstverdauung"), toxisch (Alkohol) o. selten durch Trauma, infektiös, genetische Faktoren, metabolisch o. medikamentös.
- Reaktionsmöglichkeiten des Gewebes sind: Ödem u. Nekrosen (Fettgewebe o. parenchymatös), später Fibrose u. Atrophie.

Diagnostik:
- Histologisch praktisch unmöglich, die Ursache einer Pankreatitis herauszufinden.
- Ausnahme: Autoimmunpankreatitis Typ 1 oder 2.

Besonderheit: Pankreaskarzinom
- Gilt als eines der aggressivsten Karzinome (5-JÜ <5%).
- Gut differenziertes Pankreaskarzinom uU schwer abgrenzbar von atrophisierender chronischer Pankreatitis. Hilfreiche Befunde die auf CA (Abb. 2-D2) hinweisen: unregelmässig geformte atypische Drüsen, atypische Drüsen in der Nachbarschaft von muskulären Arterien, sowie Nervenscheiden- o. Gefässinfiltration.
- Spezielle histologische Varianten uU schwer abgrenzbar von sekundärem Befall des Pankreas, zB durch Magen-CA.

Schwierige Stellen

Herausfordernd sowohl b. den Gallenwegen als auch beim Pankreas ist, dass pathologische Befunde immer nur Momentaufnahmen sind u. erst im zeitlichen Verlauf klar zugeordnet werden können. Dies gilt auch für zystische Pankreasläsionen; diese werden mit zunehmendem Einsatz von CT u. MRI häufig als Zufallsbefund entdeckt. Dabei kann es sich um benigne, prämaligne o. maligne Veränderungen handeln. Anhand von Grösse, Bezug zum Pankreashauptgang u. Aspekt der Zyste findet eine erste Einteilung statt. Oft hilft eine endosonographische Punktion, um weiter zwischen muzinösen u. serösen Zysten zu unterscheiden. Abklärungsalgorithmen werden laufend überprüft u. angepasst. Ein systematisches Vorgehen (wie zB in Abb. 3) hilft, die Zahl an unnötigen o. verpassten Resektionen tief zu halten. Pankreasresektionen sollten nur an erfahrenen Zentren durchgeführt werden.

9.3 · Knowledge-Bites Gallenblase, extrahepatische Gallenwege und Pankreas

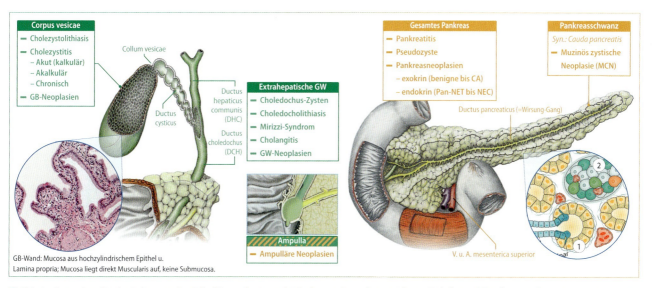

Abb. 1 Anatomie u. Histologie der gesunden Gallenblase u. des gesunden Pankreas, mit jeweils zugeordneten Pathologien. **(1)** Exokrines Pankreas: Azini aus Azinuszellen (gelb) u. zentroazinären Zellen (petrolblau) → Schaltstück u. Ausführgänge (hellerer Blauton) → Ductus pancreaticus, der sich in Ampulla mit DCH vereint. **(2)** Endokrines Pankreas: Langerhans-Insel mit α- (Glucagon), β- (Insulin), γ- (pankreatisches Polypeptid) u. δ-Zellen (Somatostatin). (Schematische Histologie-Abb. ©Ellis et al. 2017).

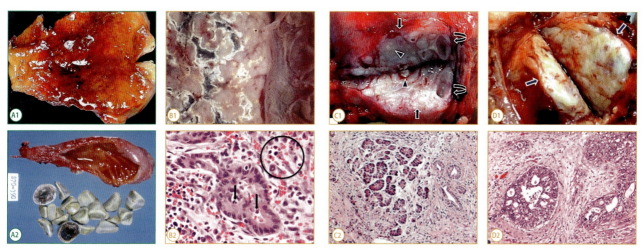

Abb. 2 **(A1)** Akute Cholezystitis mit ödematöser, hyperämer u. zT erodierter Schleimhaut. **(A2)** Chronische Cholezystitis mit fibrös verdickter Wand. **(B1)** Akute Pankreatitis mit autodigestiven Nekrosen u. interstitiellem Ödem, mikroskopisch **(B2)** imponieren Entzündungsinfiltrat (Pfeile) u. diffuse Hämorrhagie (Kreis). **(C1)** Chronische Pankreatitis mit Fibrose, dilatierten Gängen u. Kalzifikationen, mikroskopisch **(C2)** finden sich Inseln aus Rest-Azini umgeben von Fibrose. **(D1)** Intermediär differenziertes Adeno-CA des Pankreas mit grau-weisslicher Schnittfläche, mikroskopisch **(D2)** findet sich deutlicher Zellpolymorphismus begleitet von desmoplastischer Stroma-Reaktion.

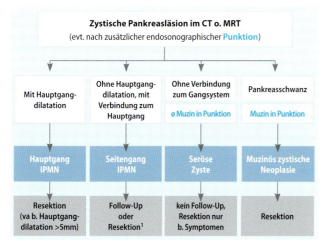

Abb. 3 Vorgehen b. zystischer Pankreasläsion ohne Vorgeschichte einer akuten Pankreatitis, ausgehend von CT/MRT-Befund u./o. endosonographischer Diagnostik. [1] Vorgehen je nach Zystencharakteristika.

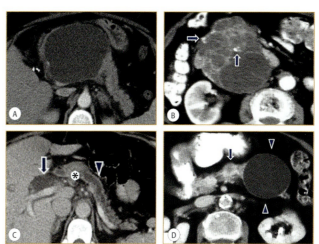

Abb. 4 Ausgewählte CT-Bilder illustrieren variierende Dignität von *zystischen* vs. *soliden* Pankreas-Raumforderungen. **(A)** Pseudozyste. **(B)** Seröses Zystadenom. **(C)** Karzinom (Stern) mit Dilatation von Ductus choledochus (Pfeil) u. Ductus pancreaticus (Pfeilspitze). **(D)** Pseudozyste (Pfeilspitzen) infolge Karzinom (Pfeil).

Kapitel 9 · Gallenblase, extrahepatische Gallenwege und Pankreas

Gallenblase u. extrahep. Gallenwege

Congenital

Gallengangszyste
Engl.: Choledochal cyst
- E ~1:100'000, häufiger in Asien
- P idR Ductus choledochus betroffen: Kompression durch gallengefüllte Zyste
- K Symptome oft im 1 LJ.: Bauch-Sz, Ikterus, Maldigestion

Gallengangsatresie
- E ~1:20'000, häufiger in Asien
- P Verschluss der Gallenwege
- K Ikterus, entfärbter Stuhl, Hepatomegalie
- T hfgst Ursache für Lebertransplantation in Säuglingsalter

„Ausfällungen"

Gallenblase

Cholelithiasis
- E 15% der Erwachsenen; F >M
- Ä RF: „6F" (*female, forty, fair, fertile, fat, family*)
- P Ungleichgewicht zwischen „Detergenzien" (Gallensalze, Phospholipide) u. zu lösenden Substanzen (Cholesterin u. Bilirubin)
  - Cholesterinsteine (80%)
  - Pigmentsteine (10%)
  - Kalziumkarbonatsteine (10%)
- D Sonographie (oft Zufallsbefund)

Cholezystolithiasis
Def Steine in Gallenblase
- K — 70%: asymptomatisch
  - 30%: Koliken im rechten OB, oft nach (fetthaltigem) Essen

Cholesterolose
Syn.: „Stippchengallenblase", Cholesteatose der Gallenblase
- E ca. 10% der Bevölkerung
- P Lipidsynthese durch Epithel, Aufnahme in stromale MakroPh
- K asympt., häufig kleine Polyp. in US
- Ma gelbliche Stippchen („Erdbeergallenblase")
- Mi subepitheliale Schaumzell-Gruppen

Gallenwege

Choledocholithiasis
Def Stein in Ductus choledochus
- P abgewanderter Stein aus Gallenblase o. Ausfällung direkt im Ductus (somit auch n. CCE mögl.)
- K Sz im (rechten) OB, evt. Ikterus, dunkler Urin u. heller Stuhl
- D US (DCH >6 mm), AST/ALT (Anstieg früher), GGT/AP (Anstieg stärker), ggf. MRCP o. ERCP
- Ko biliäre ▶Pankreatitis, ▶Cholangitis
- T ERCP, Cholezystektomie

Mirizzi-Syndrom
Def DHC-Kompression durch impaktierten Stein in Ductus cysticus
- K wie b. Choledocholithiasis

Entzündlich / Infektiös

Gallenblase

Cholezystitis

Akute Cholezystitis
Def Entzündung der Gallenblase
- E Risikogruppe gem. 6Fs (s. links)
- Ä 90% Stein-Obstruktion
- P Entzündung durch Gallensalze, reaktive Mukusprodukt., intraluminaler Druck↑, Blutfluss↓, Hydrops; in ~66%: 2° bakterieller Infekt (E. coli, Klebsiella, Enterobacter)
- K OB-Sz rechts (idR b. Vorstellung >5h), Fieber, evt. Sz-Ausstrahlung in rechte Schulter
- Ko Perforation (frei/gedeckt)
- D Lc↑, Murphy-Z., US (3-schichtig)
- Mi Ödem, Hyperämie, nGZ, Ulzera
- T Antibiotika iV, OP je n. Risikosituation früh o. im Intervall

Chronische Cholezystitis
- Ä iF rezidiv. Cholezystolithiasis
- Ma evt. Porzellan-GB (=RF für CA)
- Mi Schleimhautatrophie, Druckulzera, Adventitia stark verdickt u. fibrosiert, LyZ-Infiltrat, Fibrin auf Serosa, viele Rokitansky-Aschoff-Sinus
- T Cholezystektomie

Akalkuläre Cholezystitis
- ÄP iF schwerem Trauma, post-OP, Verbrennung, Sepsis, Medik. → Ischämie/Reperfusionsschaden
- Pr assoziiert mit hoher Mortalität

Gallenwege

Cholangitis
Def Entzündung der Gallenwege
- Ä Stein, Tumor
- P 1° bakt. Besiedlung vorhanden, b. Abflussstauung: bakt. Wachstum
- K Charcot-Trias (Fieber, Ikterus, Oberbauch-Schmerzen)
- Ko Sepsis
- T sofort ERCP u. AB iV

Primär sklerosierende Cholangitis
(PSC, siehe ▶ Kap. 8, Leber)
- Ä assoziiert mit Colitis ulcerosa
- P intra- u. extrahepatische Gallenwege befallen
- D MRCP o. ERCP

Merke: b. primär *biliärer* Cholangitis (PBC, ▶ Kap. 8, Leber) hingegen nur *intrahepatische* Gallenwege befallen!

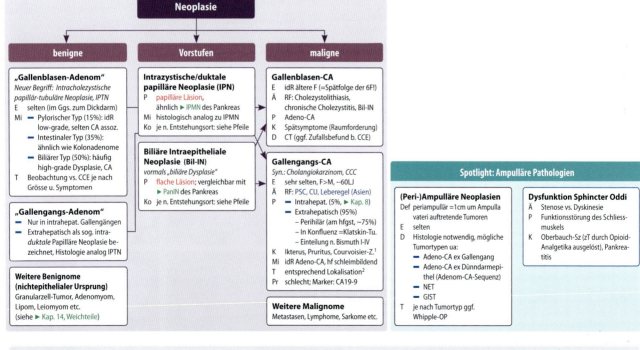

Neoplasie

benigne

„Gallenblasen-Adenom"
Neuer Begriff: Intracholezystische papillär-tubuläre Neoplasie, IPTN
- E selten (im Ggs. zum Dickdarm)
- Mi — Pylorischer Typ (15%): idR low-grade, selten CA assoz.
  - Intestinaler Typ (35%): ähnlich wie Kolonadenome
  - Biliärer Typ (50%): häufig high-grade Dysplasie, CA
- T Beobachtung vs. CCE je nach Grösse u. Symptomen

„Gallengangs-Adenom"
- Nur in intrahepat. Gallengängen
- Extrahepatisch als sog. *intraduktale* Papilläre Neoplasie bezeichnet, Histologie analog IPTN

Weitere Benignome (nichtepithelialer Ursprung)
Granularzell-Tumor, Adenomyom, Lipom, Leiomyom etc.
(siehe ▶ Kap. 14, Weichteile)

Vorstufen

Intrazystische/duktale papilläre Neoplasie (IPN)
- P papilläre Läsion, ähnlich ▶ IPMN des Pankreas
- Mi histologisch analog zu IPMN
- Ko je n. Entstehungsort: siehe Pfeile

Biliäre Intraepitheliale Neoplasie (Bil-IN)
vormals „biliäre Dysplasie"
- P flache Läsion; vergleichbar mit ▶ PanIN des Pankreas
- Ko je n. Entstehungsort: siehe Pfeile

maligne

Gallenblasen-CA
- E idR ältere F (=Spätfolge der 6F!)
- Ä RF: Cholezystolithiasis, chronische Cholezystitis, Bil-IN
- P Adeno-CA
- K Spätsymptome (Raumforderung)
- D CT (ggf. Zufallsbefund b. CCE)

Gallengangs-CA
Syn.: Cholangiokarzinom, CCC
- E sehr selten, F>M, ~60LJ
- Ä RF: PSC, CU, Leberegel (Asien)
- P — Intrahepat. (5%, ▶ Kap. 8)
  - Extrahepatisch (95%)
    – Perihilär (am hfgst, ~75%)
     – In Konfluenz =Klatskin-Tu.
     – Einteilung n. Bismuth I-IV
- K Ikterus, Pruritus, Courvoisier-Z.[1]
- Mi idR Adeno-CA, hf schleimbildend
- T entsprechend Lokalisation[2]
- Pr schlecht; Marker: CA19-9

Weitere Malignome
Metastasen, Lymphome, Sarkome etc.

Spotlight: Ampulläre Pathologien

(Peri-)Ampulläre Neoplasien
Def periampullär =1cm um Ampulla vateri auftretende Tumoren
- E selten
- D Histologie notwendig, mögliche Tumortypen ua:
  - Adeno-CA ex Gallengang
  - Adeno-CA ex Dünndarmepithel (Adenom-CA-Sequenz)
  - NET
  - GIST
- T je nach Tumortyp ggf. Whipple-OP

Dysfunktion Sphincter Oddi
- Ä Stenose vs. Dyskinesie
- P Funktionsstörung des Schliessmuskels
- K Oberbauch-Sz (zT durch Opioid-Analgetika ausgelöst), Pankreatitis

---

AB	Antibiotika	DHC	Ductus hepaticus communis	OB	Oberbauch
CA	Carcinom	ERCP	Endoskopisch retrograde Cholangiopankreatikographie	oGTT	Oraler Glukosetoleranztest
CCE	Cholezystektomie	GB	Gallenblase	pPHT	Primärer Parahyperthyroidismus
CF	Cystische Fibrose	GIT	Gastrointestinaltrakt	PSC	Primäre sklerosierende Cholangitis
CU	Colitis ulcerosa	HH	Hereditäre Hämochromatose	SS	Schwangerschaft
DCH	Ductus choledochus	MODY	*Maturity onset diabetes of the young*	US	Ultraschall

9.4 · PathoMap Gallenblase, extrahepatische Gallenwege und Pankreas

Pankreas

Congenital

Pankreas divisum
- E häufig (ca. 5% d. Bevölkerung)
- P inkomplette Verschmelzung von dorsaler u. ventraler Anlage
- K ggf. häufiger Pankreatitis

Ektopes Pankreasgewebe
- E häufig (ca. 5% d. Bevölkerung)
- P in gesamten GIT möglich, hf im Magen, Duodenum, Meckel-Divertikel (► Kap. 7)

Pankreas anulare
- E sehr selten
- P bifide ventrale Anlage umwandert Duodenum nicht dorsal, sondern „klemmt" es ein
- K evt. Dyspepsie, Darmstenose

Kongenitale Pankreaszysten
- E sehr selten
- Ä assoziiert mit polyzystischen Erkrankungen von Niere (► Kap. 10) u. Leber (► Kap. 8)
- Ma oft seröse Flüssigkeit
- Mi uniformes kuboidales Epithel

Pankreas-Agenesie
- E sehr selten

Entzündlich

Akute Pankreatitis
- Def reversible Entzündung
- Ä zu 75% biliär o. Alkohol; übrige medikamentös, post-ERCP, viral, Tumor → siehe GET SMASHED[3]
- P 1) Intrapankreat. Enzymaktivierung
  2) Lokoregionale Schäden
  3) Systemische Schäden
- K mild: 1) gürtelförmige epigastr. Schmerzen 2) „Gummibauch" (balloniert + leichte Defense)
  schwer: 3) Organversagen, im CT oft >30% Nekrosen
- Ko Arrhythmien, ARDS, Schock, Entwicklung einer Pseudozyste
- D Labor: Lipase, AST[4], CRP, Ca^{2+}, US (DCH >6mm?), CT (ggf. FNP)
- Ma interstitiell-ödematös, nekrotisierend (Kalkspritzernekrosen) bis hämorrhagisch
- Mi unscharfe Nekrosen ausgehend v. septalem Fettgewebe, Ca^{2+}, Einblutungen, Hämatoidin
- T Analgesie, Nahrungskarenz, Vol.- u. Elektrolyt-Substitution; ggf. ERCP, AB, Chirurgie

Chronische Pankreatitis
- Def irreversible Entzündung mit progred. Funktionsverlust
- E idR 30–50J., M > F
- Ä – 80% chronischer C$_2$-Abusus
  – Obstruktion (Tumor, Stein)
  – Idiopathisch
- P b. C$_2$: einerseits direkt toxisch, andererseits zäheres Sekret → Ausführungsgänge verstopfen → intrapankreatische Enzymaktivierung
- K epigastr. Sz (initial episodisch, dann konstant; stärker n. Essen)
  spät: Steatorrhö (exokrine Insuff. erst wenn 90% Funktionsverlust), zuletzt: DM (endokrine Insuff.)
- Ko Pseudozysten, Pankreas-CA
- D ↓Elastase im Stuhl, US, MRCP
- Ma gross, fibrotisch u. verkalkt
- Mi Azinus-Atrophie, dissezierende u. periduktale Fibrose, wenig Entzündungszellen
- T Analgesie, Enzymersatz

Seltene chron. Pankreatitiden
- Hereditär (Pat. 10-30J)
- Autoimmun (AIP): oft als akute Pankreatitis manifestierend:
  – Typ 1: IgG4-assoz. Systemerkr.
  – Typ 2: idiopath., ⌀Systemerkr.
- Bei CF, pHPT, Hämochromatose

Pseudozyste
- Ä akute/chron. Pankreatitis, Trauma, post-OP, iF Gangobstruktion
- P keine echte Zyste, da ⌀Epithel!
- Ko Ruptur
- D US, CT
- T falls Beschwerden → Ableitung

Metabolisch-Endokrin

Diabetes mellitus (DM)
- Def Stoffwechselstörung iF absolutem o. relativem Insulinmangel (letzteres aufgr. Insulin*resistenz*)
- P katabole Stoffwechsellage mit ua Hyperglykämie u. Glukosurie
- K Polyurie, Polydipsie, Müdigkeit, Gewichtsverlust, Visusstörungen
- Ko – Akut: ketoazidotisches vs. hyperosmolares Koma
  – Chron.: Mikro- (Augen, Nieren, Nerven) u. Makroangiopathie (KHK, zerebrale AVK, pAVK)
- D nü-BZ >7 mmol/L (spontan >11), HbA1c ≥6.5%; ggf. C-Peptid, Ak

Diabetes mellitus Typ 1
- E Prävalenz ca. 1:500, hf junge Pat.
- Ä – 1A = autoimmun: GAD-, IA2-Pankreasinselzell-, Zinktransporter-AK; HLA-Assoziation!
  – 1B = idiopathisch: mässige familiäre Komponente (pro betroff. Elternteil 5% Risiko)
- P β-Zell-Destruktion in Langerhans-Inseln → Insulin↓↓ (C-Peptid↓↓)
- K rascher Beginn, Pat. idR schlank, evt. Anz. weiterer Autoimmunerkr.
- Ko diabetische Ketoazidose
- T stets Insulinpflichtig!

Diabetes mellitus Typ 2
- E Prävalenz ca. 1:20 (stark Landes-/Ethnie-abhängig)
- Ä polygenetisch u. Adipositas; starke familiäre Komponente
- P Insulinresistenz → initial relativer Insulinmangel → absoluter Insulinmangel (Pankreas „brennt" aus)
- K langsamer Beginn, Pat. oft adipös (metabolisches Syndrom)
- Ko Hyperosmolares Koma
- T Lebensstil-Veränderung ± orale Antidiabetika ± Insulin

Weitere spezifische Diabetestypen (Typ 3)
- MODY[5] (Typ 3a)
- Gendefekte d. Insulinwirkung (3b)
- Pankreatopriver DM (Typ 3c) zB post-OP, CF, Pankreatitis, HH
- Medikamentös/toxischer DM (zB b. Glucocorticoid-Gabe)
- DM b. Endokrinopathien (Cushing-Sy., Akromegalie, Phäochromozyt.)

Gestationsdiabetes (Typ 4)
- Def erstmals in SS auftretende Glucoseintoleranz bzw. Diabetes
- P „physiologische" Insulinresistenz durch Plazenta-Sekretion v. diabetogenen Hormonen (GH, CRH, Progesteron etc.)[6]
- Ko ↑Risiko für Präklampsie (► Kap. 13), Makrosomie u. Sectio u. damit verbundenen Morbiditäten

---

Neoplasie

97% exokrines Pankreas | 3% endokrines Pankreas

exokrines Pankreas

benigne

Seröses Zystadenom
- E F>M, oft 50-60J.
- D CT (typ.: „Honigwaben"-Bild u. zentrale Verkalkungen)
- T Resektion nur falls symptomatisch

Vorstufen

Muzinöse Neoplasien
- Muzinös zystische Neoplasie perimenopausale F 20x hf, >90% in Cauda, ⌀Anschluss an Gangsystem, intermediäres Entartungspot.
- Intraduktale papilläre muzinöse Neoplasie (IPMN) F=M, hf im Pankreaskopf; Haupt- vs. Seitengang-Typ (◘ Abb. 3) vs. kombiniert; höheres Entartungspotenzial (Hauptgang-Typ 65%)

Pankreatische Intraepitheliale Neoplasie (PanIN)
- Def Vorstufe von solidem CA
  PanIN-1, -2 = low-grade
  PanIN-3 = high-grade
- E low-grade PanIN sehr häufig (~50% Prävalenz b. >50LJ)
- Ma meist <5mm
- Mi Metaplasie u. Proliferation

maligne

Duktales Adeno-CA 90%
- E m > f, 60-70J.
- Ä idR ex Vorstufen; RF: Rauchen, Adipositas, chron. Pankreatitis, C2-Abusus
- P Lok.: 75% in Pankr.kopf; wächst infiltrativ (Gefässe!), metastasiert in LK, Leber, Lunge
- K KG↓, diffuse OB-Beschwerden, sz-loser Ikterus, Courvoisier-Z.
- Ko evt. paraneoplastische Thrombophilie (Trousseau-Syn.)
- D (Endo-)Sonographie („Double-Duct-Sign"), MRCP, CT: Beziehung zu Gefässen entscheidend!
- Ma unscharf begrenzt, grauweiss
- Mi gut (G1) bis wenig (G3) differenziert je nach glandulärem Muster (zB tubulär vs. kribriform), Schleimbildung, Mitosezahl u. Kernpolymorphismus
- T Whipple-OP vs. palliativ (Cx/Rx, Stent) wenn inoperabel (zB b. Gefässinvasion, Lebermetast.)
- Pr – Mit OP: mind. 24 Mo.
  – Inoperabel: 6–12 Monate

Azinäres Adeno-CA 10%
- P von Azinuszellen ausgehend
- K & Pr wie duktales CA

endokrines Pankreas

Neuroendokrine Tumoren des Pankreas (Pan-NET resp. -NEC)
- E 1:100 000
- Ä meistens sporadisch vs. hereditär (NF1, MEN1 ► Kap. 25)
- P Einteilung n. hormon. Aktivität:
  – Nicht-Funktionell (75%) = nicht-sezernierend
  – Funktionell (25%) = sezernierend
- Mi Grading nach Mitosenzahl, Ki-67:
  – Gut differenziert: NET G1-G3
  – Entdifferenziert: Neuroendokrines Carcinom (NEC)
- Pr nach TNM (bei T<2N0M0: gut)

Nicht-Funktionell 75%
- K unspezifisch; trotz Sezernierung von einigen Neuropeptiden (siehe Diagnostik) hier kein klinisches hormonelles Syndrom!
- D zT spätere Diagnose als bei funktionellen NETs. Nachweis von Chromogranin A, neuronenspez. Enolase im Serum

Funktionell 25%
- K Nach hormonellem Syndrom:
  – Insulinom: episodische Hypoglykämie, BZ↓ im Fasten-Test
  – Gastrinom (Zollinger-Ellison-Sy.): aufgr. Hypergastrinämie → HCl↑ → zahlr. gastroduodenale Ulcera, evt. Diarrhoe (HCl + HCO$_3^-$ aus Brunner-Drüsen) ±Steatorrhoe
  – VIPom: wässrige Diarrhö, Hypokaliämie (»pankreatische Cholera«)
  – Glukagonom: Gewichtsverlust, Erythema necroticans migrans, Diabetes mellitus, Cheilitis
  – Serotonin, Histamin, Kallikrein-sernierend (Karzinoid-Sy.): Flush, Diarrhö, evt. Dyspnoe, Herzbeteiligung (► Hedinger-Sy., Kap. 4)
  – Somatostatinom Diabetes mellitus, Cholelithiasis

---

[1] Das Courvoisier-Zeichen ähnelt dem Murphy-Zeichen, indem im rechten Oberbauch eine Resistenz getastet werden kann, beim Murphy-Zeichen steht jedoch deren *Druckdolenz* im Vordergrund, beim Courvoisier-Zeichen die *indolente Schwellung*

[2] Intrahepatisch: Hepatektomie; Perihilär: Gallenwegs-Resektion Distal/Papillär: Whipple-OP

[3] Akronym für Pankreatitis-Ursachen: **G**allstones, **E**thanol, **T**rauma, **S**teroids, **M**umps/Malignancy, **A**utoimmune, **S**corpion stings/spider bites, **H**yperlipidaemia/-calcaemia/-parathyroidism, **E**RCP, **D**rugs

[4] Die AST/ALT sind nicht die „klassischen" Cholestaseparameter (AP, GGT etc.), sie steigen jedoch b. Cholestase ebenfalls an und dies früher als AP und GGT → Hinweis auf biliäre Pankreatitis

[5] Klinisch heterogene Erkrankung; monogene Insulin-Sekretionsstörung iF AD-mutierten Glukosestoffwechsel-Genen (ua HNF, Glucokinase, IPF, NEUROD); Patienten <25 LJ.; meist ⌀insulin-pfl.

[6] „Physiologische" Insulinresistenz sichert Nährstoffversorgung des Fötus. Wenn Pankreasfunktion nicht ausreicht, um SS-Insulinresistenz zu kompensieren → Gestations-DM

Niere

Andreas D. Kistler (Kliniker), Simone Brandt (Pathologin)
unter Mitarbeit von: *Thomas Cerny, Kirill Karlin*

10.1 Die Sicht des Klinikers – 62

10.2 Die Sicht des Pathologen – 62

10.3 Knowledge-Bites Niere – 63

10.4 PathoMap Niere – 64

10.5 Vertiefung: Glomerulopathien – 66

10.1 Die Sicht des Klinikers

Anamnese: wichtigste Fragen
- Die meisten chronischen Nierenerkrankungen verursachen lange keine Symptome u. werden daher oft aufgrund eines abnormen Laborbefundes entdeckt.
- Frühe Symptome u. Befunde können sein:
  - Ödeme (*zB b. nephrotischem Syndrom*), Hypertonie, Mikro-/Makrohämaturie (*zB b. nephritischem Syndrom*).
  - Im Spätstadium urämische Symptome möglich: Inappetenz, Nausea, Adynamie, Pruritus.
  - Flankenschmerzen nur b. wenigen Nierenerkrankungen.
- Anamnese wichtig für Ursachenfindung: Gründe für Dehydratation (*prärenale Niereninsuffizienz*)? Noxen, Medikamente? Hypertonie, Diabetes mellitus (*hypertensive / diabetische Nephropathie*)? Obstruktive Miktionsstörung (*postrenale Niereninsuffizienz*)? Familienanamnese (*ADPKD*)? Hinweise auf Systemerkrankung (*zB Lupusnephritis*)?
- Cave b. Hypertonie: Differenzialdiagnose hypertensive Nephropathie vs. renale Hypertonie nicht immer einfach!

Klinische Untersuchung (oft wenig ergiebig)
- Ödeme, Volumenstatus? Blutdruck?
- Hinweise auf Systemerkrankung?

Zusatzuntersuchungen
- Serumkreatinin für eGFR-Schätzformeln; die GFR gilt als bester globaler Parameter der Nierenfunktion (Cave Nierenerkrankungen mit normaler GFR, zB *nephrotisches Sy.*).
- Urinbefunde: Proteinurie (Menge in 24h-Sammelurin o. abgeschätzt anhand Protein-Kreatinin-Quotient; Albumin vs. andere Proteine zur Unterscheidung glomeruläre vs. tubuläre vs. Überlaufproteinurie); Urinsediment (Ec, Lc, Zylinder, Kristalle); ggf. Urin-Osmolarität, -Na (Abb. 4). Cave: die oft beschriebenen „glomerulären Ec" zwecks Differenzierung glomeruläre/postrenale Blutung wenig sensitiv!
- Serumelektrolyte; Bicarbonat (*renale Azidose*?); Hb (*renale Anämie*?); PTH (*2° Hyperparathyreoidismus*?).
- Sonographie: postrenale Stauung? Nierengrösse, Parenchymbreite (*akute vs. chronische Niereninsuffizienz*) u. -echogenität? Zysten? Raumforderungen?
- Ggf. Virusserologien, Komplement, Auto-Ak, Serumelektrophorese u. freie Leichtketten (*AL-Amyloidose*).
- Bei Hinweisen auf relevante glomeruläre Nierenerkrankung o. unklarer rasch progredienter GFR-Abnahme: Biopsie.
- Selten: genetische Analyse (zB b. ADPKD).

10.2 Die Sicht des Pathologen

Ausgangslage
- Die Nierenschädigung erfolgt va über die zuführenden Gefässe durch endo- o. exogene Noxen; b. glomerulärer Filtration können diese von endotubulär einwirken. Seltener wird die Niere aufsteigend über die ableitenden Harnwege geschädigt.
- Die Niere reagiert auf diese Stimuli spezifisch nach betroffenem Abschnitt (siehe unten). Reaktion kann hochakut (*zB ATN*) vs. chronisch über Jahre (*zB diabetische Glomerulopathie*) erfolgen.
- Nierenerkrankungen können demnach zunächst in akut u. chronisch unterteilt werden: Akute Nierenerkrankungen werden weiter in prärenal, intrinsisch renal o. postrenal eingeteilt (Abb. 4 u. 5), chronische Nierenerkrankungen sind dagegen praktisch immer intrinsisch renal (Abb. 5). Ausnahmen: kardio-/hepatorenales Syndrom (wobei die damit einhergehende chron. Obstruktion sekundär immer auch zu intrinsisch renaler, tubulointerstitieller Schädigung führt).
- Intrinsisch renale Nierenerkrankungen können anatomisch-histologisch nach primär betroffener Struktur weiter unterteilt werden in: vaskuläre, glomeruläre o. tubulo-interstitielle Erkrankungen, sowie (organübergreifende) Fehlbildungen, zystische Nephropathien u. Neoplasien (Abb. 1).

Diagnostik
- Die Pathologie erhält va Nierenbiopsien. Deren aufwändige Aufarbeitung liefert die drei „Bausteine" der Diagnostik:
  1.) Histologie mit zahlreichen Spezialfärbungen
  2.) Immunfluoreszenz/-histochemie (IgM, IgA, IgG, Leichtketten, Komplementfaktoren C3, C1q)
  3.) Elektronenmikroskopie
- Eine histologische Diagnose besteht immer aus der Integration all dieser Befunde. Um definitive, auch Ätiologie umfassende Diagnosen stellen zu können, müssen anamnestische u. klinische Angaben mitberücksichtigt werden.

Besonderheit: „Erkrankungsmanifestation nach Abschnitt"
- Genauigkeit ist geboten im Umgang mit der Nomenklatur von Nierenerkrankungen: Einige Begriffe meinen den globalen Nierenbefall (zB *hypertensive Nephropathie*), andere bezeichnen nur die Erkrankungsmanifestation an einem bestimmten Abschnitt (zB *Nephroangiosklerose*). Dies gilt va auch b. DM u. multiplem Myelom (Abb. 2, ▶ Abschn. 10.4).
- Zum Teil können verschiedene Ursachen (zB Hypertonie u. Diabetes mellitus) isoliert für einen Abschnitt betrachtet ähnliche Veränderungen hervorrufen; dort gelingt die histologische Diagnose nur in Zusammenschau mit den Befallsmustern an den übrigen Abschnitten.

> **Schwierige Stellen**
> Im Studium fällt es oft schwer, Themen wie die Glomerulonephritiden o. akute u. chronische TIN zu begreifen. Das liegt zT. daran, dass Nierenerkrankungen auf drei verschiedenen Ebenen eingeteilt werden können: *Ätio-Pathogenese*, anatomisch-histologische Veränderungen u. *Klinik*. Zwischen den Ebenen bestehen Korrelationen, aber oft kann eine Ätiologie (zB HepB) zu *verschiedenen* histologischen Mustern führen (=Schwierigkeit Nr. 1). Die anatomisch-histologische Sicht unterteilt Nierenerkrankungen weiter in vaskulär, glomerulär, tubulointerstitiell sowie zystisch bzw. neoplastisch (Abb. 1); dabei kann eine Nierenerkrankung aber auch *mehrere* Strukturen betreffen (=Schwierigkeit Nr. 2). Schliesslich sind viele Diagnosen auf der anatomisch-histologischen Ebene definiert (zB *membranöse GN*, ▶ Abschn. 10.5, *akute TIN*, Abb. 3), ohne per se eine Aussage über deren Ätiologie zu machen, gewisse Diagnosen hingegen auf der ätio-pathogenetischen (zB *Lupusnephritis*), ohne Nennung der dabei möglichen Muster. Dieses Wechselspiel zwischen Ätiologie, Histologie u. Klinik ist für die Glomerulonephritiden in ▶ Abschn. 10.5 dargestellt.

10.3 · Knowledge-Bites Niere

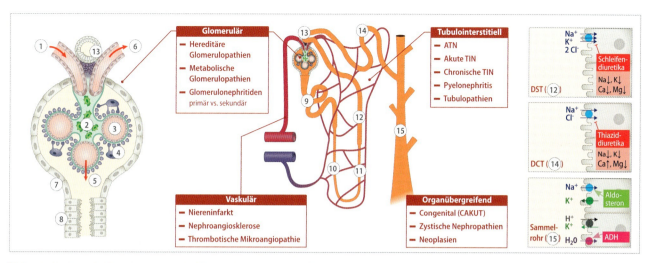

Abb. 1 Aufbau u. Funktion des gesunden Nephrons (=Glomerulum + Tubulusapparat) sowie zugeordnete *intrinsisch renale* Erkrankungen. **(1)** Vas afferens. **(2)** Mesangium mit Mesangialzellen. **(3)** Glomeruläre Kapillare mit Endothel in rot. **(4)** Podozyt mit Podozytenfortsätzen in blau; dazwischen GBM in grün. **(5)** Filtration von Primärharn in Bowman-Raum. **(6)** Vas efferens. **(7)** Bowman-Kapsel. **(8)** Beginn Tubulusapparat. **(9)** Proximaler Tubulus. **(10)** Dünner absteigender Teil der Henle-Schleife. **(11)** Dünner aufsteigender Teil der Henle-Schleife. **(12)** *distal straight tubule* (DST) (= dicker aufsteigender Teil der Henle-Schleife). **(13)** Macula densa. **(14)** *distal convoluted tubule* (DCT). **(15)** Sammelrohr. Transporter u. wichtigste Medikamente mit Effekt auf Serumelektrolyte farbig hinterlegt. (©Cerny, Karlin, 2018 [10.1])

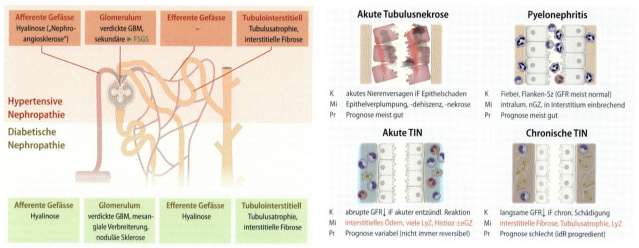

Abb. 2 Die übergreifende Natur von Nierenerkrankungen am Beispiel von HT u. DM: Eine Ätiologie kann mehrere Abschnitte betreffen, umgekehrt kann ein Abschnitt das „Ziel" verschiedener Ursachen werden. (©Cerny, Karlin, 2018 [10.2])

Abb. 3 Gegenüberstellung tubulointerstitieller Reaktionsmuster. Beachte: Bei der akuten u. chronischen tubulointerstitiellen Nephritis (TIN) ist das Interstitium stark verbreitert (durch Ödem u. Entzündungszellen respektive Fibrose). (©Cerny, Karlin, 2018 [10.3])

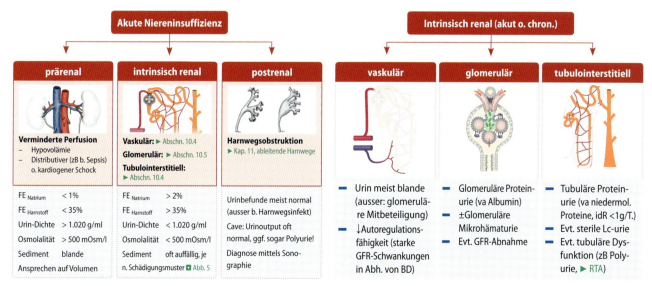

Abb. 4 Differentialdiagnose der akuten Niereninsuffizienz anhand Urinstatus u. Serumwerten. Postrenale Ursachen müssen mittels Abdomensonographie gesucht u. ausgeschlossen werden.

Abb. 5 Die drei Schädigungsmuster von intrinsischen Nierenerkrankungen. Alle drei können sowohl im Rahmen von akuter als auch von chronischer Niereninsuffizienz auftreten.

Kapitel 10 · Niere

Glomerulär (▶ Abschn. 10.5)

Tubulointerstitiell

- akute Tubulusnekrose (ATN)
- akute TIN
- chronische TIN
- Pyelonephritis

Metabolische Glomerulopathien
- Diabetische Glomerulopathie
- Hypertensive Glomerulopathie
- Amyloidose

Glomerulonephritiden
Nicht-proliferativ
- Minimal Change Disease
- FSGS
- MGN

Proliferativ
- IGAN
- PIGN
- MPGN/C3GN
- EPGN

Manifestationen / Endstrecken:

Asymptomatische Proteinurie, Hämaturie → siehe unten

Nephrotisches Syndrom
- Def: Proteinurie → Hypoalbuminämie → Ödeme
- P: Schädigung der Podozytenfussfortsätze → Durchtritt v. Albumin u. anderen grösseren Proteinen
- K: Ödeme, schäumender Urin, BD↑ o. BD↓ (va Kinder)
- D: PU idR >3.5g/24h, Serum-Crea idR initial normal
- Ko: Lipidmetabolismus-Störung → Hyperlipidämie; bei glomerulärem IgG-Verlust → Infektneigung; bei AT III↓ → Thromboseneigung

Nephritisches Syndrom
- Def: Hämaturie, Proteinurie, Hypertonie, progred. Niereninsuffizienz
- P: Endothel- u. GBM-Schaden → Protein- u. Ec-Durchtritt
- K: evt. Makrohämaturie, BD↑, evt. Ödeme (iF Na u. H₂O-Retention)
- D: dysmorphe Ec, Ec-Zylinder, PU idR <3.5g/24h, Serum-Crea↑
- Pr: – selbstlimit. (hf b. akutem Verlauf)
  – RPGN (ESRD innert Wo.)
  – chron. GN (ESRD innert Mo. /J.)

---

akute Tubulusnekrose (ATN)

Ischämische ATN
Syn.: Schockniere
- Ä: anhaltende Hypotonie
- P: Ischämie → akute Tubulusnekrose
- K: Diurese↓, Serum-Crea↑
- D: Anamnese & Klinik, Urinstatus: *muddy brown casts*
- Ma: Rinde blass, Mark dunkel
- Mi: Tubuli dilatiert, Epithel abgeflacht u. Bürstensaum verloren, Nekrose einzelner Tubuluszellen; in späteren Phasen Regeneration

Septische ATN
- Ä: Sepsis
- P: Hypotonie → ischämische ATN; möglicher zusätzlicher Einfluss von Zytokinen
- K: Diurese↓, Serum-Crea↑
- D: Anamnese & Klinik, tiefer BD
- Ma: analog ischämische ATN
- Mi: analog ischämische ATN

Toxische ATN
- Ä: – Medikamente
  – Chromo-Proteine
    – Myoglobin (Crush-Niere)
    – Hämoglobin (selten)
  – Cast/Kristalle: siehe rechts
- P: Tubulusnekrose
- K: Diurese↓, Serum-Crea↑
- D: Anamn. u. Klinik, Nachweis Hämolyse/Rhabdomyolyse, Urin: Hb/Mb-Zylinder, ggf. Biopsie
- Ma: analog ischämische ATN
- Mi: analog ischämische ATN, zus. Nachweis v. obstruierenden Chromoproteinen in Tubuli

---

akute TIN

Medikamentös-allerg. 80%
- Ä: va Antibiotika (Betalaktame, Chinolone, Sulfonamid), PPI, NSAR, Allopurinol
- P: Hypersensitivitätsreaktion Typ IV (T-Zell-vermittelt, ▶ Kap.1)
- K: Serum-Crea↑, leichte PU, sterile Lc-Urie. Ggf. systemische Symptome: Fieber, Exanthem, eGZ↑ (klassische Trias, nur in 10%)
- D: Biopsie

Autoimmun 10%
- Ä: – Systemerkrankung (Sarkoidose, Sjögren, SLE)
  – Renal limitiert (anti-tubuläre Basalmembran Nephritis)

Weitere Ursachen
- Infekt-assoziiert (ca. 5%): viral (CMV, BKV b. TPL, Hanta-Virus), Tbc, Strepto-/Staphylokokken
- Glomerulonephritis-assoziiert
- Idiopathisch

Kristallopathien (▶ Kap. 11, ableitende Harnwege)
- Ä: – Urat-Nephropathie:
  – Akut: Tumorlyse-Syndrom   – Chron.: Hyperurikämie (umstritten)
  – Oxalat-Nephropathie:
  – Akut: Ethylenglykol-Intox.   – Chron.: prim./sek. Hyperoxalurie
  – Nephrocalcinose:
  – Akut: Phosphat-halt. Laxant.   – Chron.: Hypercalciurie div. Ursache

Myelomniere (= idR Synonym für „Cast Nephropathie" verwendet)
- E: eine d. häufigsten Komplikationen d. multiplen Myeloms! (▶ Kap.19)
- P: Cast-Nephropathie: Produktion v. monoklonalen Leichtketten → freie Filtration → intratubuläre Ausfällung mit Tamm-Horsfall-Protein → Cast-Bildung → Tubulusobstruktion
- D: U-Status: Bence-Jones-Protein (Leichtketten + Tamm-Horsfall-Protein)

N.B.: Nebst klassischer Myelomniere (Cast Nephropathie) kann Myelom bzw. monoklonale Gammopathie zu Vielzahl weiterer Nierenschädigungen führen:
- Hyperkalzämie → Diabetes insipidus, prärenales AKI; Nephrocalcinose
- Glomerulopathie iF Ablagerung monoklonaler Proteine (AL-Amyloidose; light/heavy/light and heavy chain deposition disease ▶ Abschn. 10.5)
- Prox. Leichtketten Tubulopathie (κ-Leichtketten toxisch → Fanconi-Sy.)

---

chronische TIN

Medikamentös-toxisch
- Ä: Calcineurin-Inhibitoren, Lithium, Cis-Platin, Aristolochiasäure (Balkan-Nephropathie)

Analgetika-Nephropathie
- E: v.a. ältere Frauen
- Ä: Mischanalgetika mit Phenacetin (seit ~1990 nicht mehr in Gebrauch)
- P: Papillenverkalkung/Nekrose
- K: progred. CNI mit RTA

Autoimmun
- Ä: Sarkoidose, SLE, Sjögren, IgG4-assoziierte Nierenerkrankungen
- K: können sowohl als akute als auch als chron. TIN verlaufen

Weitere Ursachen
- Schwermetalle (Blei, Cadmium)
- Radiotherapie-assoziiert
- Genetisch (ADTKD, Cystinose)
- Balkan-Nephropathie
- Chron. postrenale Stauung[1]

Pyelonephritis

Akute Pyelonephritis
- Ä: SEEK PP[2] (RF: HWO, IS)
- P: aszendierend → 1-seitig
  hämatogen → 2-seitig
- K: Dysurie, FlankenSz, Fieber
- Ma: Eiterherde u. -strassen (Schnitt)
- Mi: streifige nGZ-Infiltrate, die Tubuli destruieren (▣ Abb. 3)

Chronische Pyelonephritis
- Ä: RF: HWO, Reflux
- P: rezidivierender – chron. Infekt
- K: dumpfe Schmerzen, Fieber
- Ko: Urosepsis, CNI
- Ma: kortikomedulläre Narbe(n), verschmälertes Parenchym
- Mi: tubuläre Atrophie mit Thyroidisation, interstitielle Fibrose u. LyZ

---

hereditäre Tubulopathien

Bartter-Syndrom
- Ä: diverse AR-Mutationen
- P: defekter Na/K/2Cl-Kanal in DST
- D: K⁺↓, metabol. Alkalose, Ca↓ (wie Schleifendiuretika-Wirkung)

Gitelman-Syndrom
- Ä: Mutation im SLC12A3-Gen
- P: defekter Na/Cl-Kanal im DCT
- D: K⁺↓, metabol. Alkalose, Ca↑ (wie Thiaziddiuretika-Wirkung)

Liddle-Syndrom
Syn.: Pseudohyperaldosteronismus
- Ä: Mutation im SCNN1-Gen
- P: Überaktivität v. ENaC im Sammelrohr: Na⁺-Absorption↑
- D: K⁺↓, met. Alkalose, Aldosteron↓

Weitere seltene Tubulopathien, zB
- Aminoazidurien (zB Cystinose)
- Familiäre renale Glukosurie
- Primäres Fanconi Syndr.
- Familiäre hypocalciurische Hyperkalzämie (FHH ▶ Kap. 21)

Allgemeine Manifestationen / Endstrecken:

Proteinurie (PU)
- Def: übermässige Proteinmenge im Endharn. Einteilung nach:
- Quantität: nephrotische PU: >3.5g/T. (weniger: subnephrotische PU) feiner: Mikro- (30-300) vs Makroalbuminurie (>300mg/T.)
- Urspr.ort: Überlaufproteinurie („prärenal"), glomeruläre, tubuläre, postrenale PU (zB b. Entzündung ableitender Harnwege)
- Qualität: kleinmolekular (Überlauf-, tubuläre PU), Albumin (Hinw. auf glomeruläre PU), hochmolekular (postrenale, glomeruläre PU)

Hämaturie (HU)
- Def: MakroHU =v. Auge sichtbar, MikroHU =nur mikroskopisch (≥3 Ec/HPF)
- P: glomerulär (GN) vs postglomerulär (HWI, Urolithiasis, Tumor)
- D: Albuminurie u. dysmorphe Ec als Hinweis auf glomerulär

Renale tubuläre Azidose (RTA)
- Ä: angeboren vs. erworben, je n. Mechanismus Einteilung in Typ I, II, IV
- P: I) distale H⁺-Sekretion↓ II) prox. HCO₃⁻-Resorpt.↓ (zB b. Fanconi-Sy.) IV) Na-Resorpt.↓ in Sammelrohr (Aldosteronmangel o. -resistenz)
- D: metabolische Azidose mit normaler Serum-AG u. positiver Urin-AG

Akute Niereninsuffizienz *Engl. acute kidney injury, AKI*[3]
- Def: akute (innert h – T.) Abnahme d. exkretorischen Nierenfkt.
- K: asympt. bis Unwohlsein, ggf. Oligurie, Symptome der Ko. (su)
- Ko: Hypervolämie, Hyperkaliämie, Azidose, Urämie
- D: Eint. n. AKIN/KDIGO anh. Serum-Crea↑/ Urinoutput↓ (Gr. 1-3); Differenzierung in prä-, intrinsisch vs postrenal (▣ Abb.4)
- T: Ursachenbehebung, supportiv, ggf. Dialyse

Chronische Niereninsuffizienz (CNI)[4]
- Def: abnorme Nierenstruktur o. -Fkt. (GFR <60, Albuminurie; pathol. Sediment, Biopsie o. Bildgebung; Elektrolyte↑↓) für >3 Mo.
- K: idR asymptomatisch bis Auftreten von Komplikationen
- D: Einteilung nach KDIGO anh. GFR (G1–5) u. Albuminurie (A1–3)
- T: 1) Kausaltherapie, falls mögl.
  2) Progressionsminderung unabh. von Grunderkrankung: Noxenkarenz, BD-Kontrolle, ACEI/ARB, Therapie der Azidose
  3) Therapie der Komplikationen (s. rechts)
  4) Nierenersatzverfahren (Dialyse, Transplantation)
- Dialyseindikationen: therapierefraktäre Azidose, Bvol↑, Urämie, K⁺↑

Fanconi-Syndrom *angeboren (primäres Fanconi Sy.) vs erworben*
PCT-Defekt → AS/Gluc./Phosphat/HCO₃⁻-Verlust

CNI-Komplikationen / Renale Folgeerkrankungen
- Renale Hypertonie (häufig):
  – P: intrarenale Ischämie → Renin↑ → Salzretention
  – T: Antihypertensiva inkl. Diuretika
- Renale Anämie (ab GFR <30-45 häufig):
  – P: EPO-Produktion↓, Ec-Lebensdauer↓ aufgr. Urämie
  – T: rekombinantes EPO, Eisen
- CKD-MBD (chronic kidney disease - mineral bone disorder)
  – P: Knochen-Entmineralisation, gleichz. vask. Kalzifikation
  – T: Phosphatbinder, Vit D, aktives Vit D, Calcimimetica
- Renale Azidose
  – P: Retention von H⁺; Serum-AG initial normal, später↑
  – T: orale Bicarbonatsubstitution, wenn schwer: Dialyse
- Hyperkaliämie
  – P: renale K⁺-Retention iF GFR↓; aggraviert durch ACEI/ARB
  – T: K⁺-Restriktion, ggf. K⁺-Binder, ACEI/ARB reduz., Dialyse

---

Abk.		Abk.		Abk.		Abk.	
ACEI	ACE-Inhibitoren	AT III	Antithrombin III	GBM	Glomeruläre Basalmembran	KDIGO	Nephrologische Leitlinien
ADTKD	AD tubulointerstitial kidney disease	BKV	BK-Virus (=Humanes Polyomavirus 1)	GN	Glomerulonephritis	LTBI	Latent Tuberculosis infection
ADPKD	Autosomal dominant polycystic kidney disease	CNI	Chronische Niereninsuffizienz	Hb	Hämoglobin	MAHA	Mikroangiopathische hämolytische Anämie
ARPKD	Autosomal recessive polycystic kidney disease	DCT	Distal convoluted tubule	HPF	High-power field: 40x Vergrösserung	Mb	Myoglobin
AG	Anionen-Gap, Anionenlücke	DST	Distal straight tubule	HSCT	Hematopoetic stem cell transplantation	MPGN	Membranoproliferative GN
AKI	Acute kidney injury, siehe Fussnote 3	EPGN	Extrakapillär proliferative GN	HUS	Hämolytisch urämisches Syndrom	PEcom	Perivascular epithelioid cell tumor
ARB	Angiotensin-Rezeptorblocker	ENaC	Epithelial Na channel	HWI/O	Harnwegsinfekt/-obstruktion	PCT	Proximal convoluted tubule

10.4 · PathoMap Niere

Vaskulär

Nierenarterienstenose
- Ä — Atherosklerose
  — Fibromuskuläre Dysplasie
- P 2° Hyperaldosteronismus
- K arterielle Hypertonie (systolisch u. diastolisch!)
- Ma Schrumpfniere
- Mi Atrophie v. Glomeruli u. Tubuli u. interstitielle Fibrose

Niereninfarkt
- Ä — 2/3 embolisch (kardial, arterioarteriell)
  — 1/3 Thrombus (Hyperkoagulabilität, lokale Gefässläsion, zB b. Vaskulitis, insbesondere PAN ► Kap. 3)
- K akute FlankenSz
- D LDH↑, idR Mikrohämaturie, CT
- Ma blass-gelber Keil, hämorrhagischer Randsaum, später Narbe
- Mi Nekrose/Kernverlust, nGZ

Cholesterin-Embolie-Syndr.
- Ä RF: Atherosklerose, endovaskuläre Prozeduren
- P Cholesterinemboli obliterieren Arterien/Arteriolen/Kapillarschlingen
- K KEIN FlankenSz
- D Crea↑, Eosinophilie; LDH normal!

Nephroangiosklerose
Syn.: benigne Nephrosklerose
- Def präglomerulärer Anteil der hypertensiven Nephropathie
- P hyaline Arteriolosklerose des Vas afferens iF art. Hypertonie
- Ma feingranuläre Schrumpfniere

Thrombotische Mikroangiopathien (TMA) ⚠
- — TTP
  – Genetisch: ADAMTS13-Mangel
  – Erworben: Anti-ADAMTS13-AK
- — HUS
  – typisches HUS: iF Shiga-Toxin
  – atypisch: Komplement-Dysfkt.
    -- Genetisch
    -- Erworben: Anti-Faktor-H-AK
- — Sekundäre TMAs
  – Maligne Hypertonie
  – Medikamentös
  – Präeklampsie (► Kap. 13)
  – Systemerkrankungen (SLE)
  – Antiphospholipid-Syndrom
  – Paraneoplastisch, nach HSCT
  – DIC (► Kap. 1)
- P Endothelaktivierung → Tz-Aktivierung u. Fibrinthromben → Ec-Lyse (► MAHA, Kap. 18)
- D Coombs-negative hämolytische Anämie (LDH↑, Rc↑), Fragmentozyten, Tz-penie, Serum-Crea↑

Nierenvenenthrombose
- P Thrombose mit konsekutiver hämorrhagischer Infarzierung

Organübergreifend

Congenital

Congenital Anomalies of the Kidney and Urinary Tract (CAKUT)
Überbegriff für angeborene Anomalien der Nieren u./o. der ableitenden Harnwege

Primär Niere betreffend

Anzahl/Grösse

Aplasie/Agenesie
- — Unilat: Hyperfiltration auf Ggs.
- — Bilateral: Potter-Sequenz[5]

Überzählige Niere (sehr selten)

Hypoplasie
= kleine Nieren, Architektur norm.

Dysplasie
= Architekturstörung d. Parenchyms

Aszensusstörung

Ektopie
zB Beckenniere

Malrotationen

Hufeisenniere
Unterpol-Fusion → Hufeisenniere → „verhängt" sich unter V. mesent. inf.

Primär ableitende Harnwege betreffend
► Kap. 11, ableitende Harnwege

Ureteropelvic junction obstruction (UPJO)

Megaureter

Ureter duplex

Vesicoureteral reflux (VUR)

Blasenekstrophie

Posterior urethral valve (PUV)

Zystische Nephropathien

erworben

Einfache Nierenzyste
- EÄ sehr hf, >50J., Urs. unklar
- P ein- o. beidseitig, kortikal
- K idR asympt., ggf raumfordernd
- D Sonographie, ggf. CT, MRI; Abgrenzung v. zystischen Neoplasien! (Risikostratifikation mittels Bosniak-Kriterien)

Acquired cystic kidney disease (ACKD)
- Ä CNI, Dialyse
- P multiple Nierenzysten in chronisch geschädigten (idR geschrumpften) Nieren
- Ko Nierenzell-Karzinom

hereditär

Multizystische Nierendysplasie[6]
- E häufig
- Ä verschiedene Mutationen
- P Parenchymzysten, evt. assoz. mit Herz-/GIT-Fehlbildungen
- Mi Zysten, unreife Glomerula u. Tubuli in primitiv. Mesenchym
- K asympt. – CNI u. raumfordernd

ADPKD (adulte Form)
- E häufig (ca 1:1`000)
- Ä PKD1/PKD2-Mutation
- P beidseits multiple Zysten (zus. evt. Leber-, Pankreas-, Milzzysten u. Hirnaneurysmen)
- K ~30–40J.: MakrohämatU, evt. FlankenSz (raumfordernd), CNI
- Ma grosse Zysten
- Mi Zysten: flach-kubisches Epithel

ARPKD (infantile Form)
- E selten (1:20`000), Säuglinge
- Ä PKHD1-Mutation
- P beids. multiple Zystenbildung, evt. assoz. mit Leberfibrose
- K idR respiratorisches Versagen aufgr. Lungenhypoplasie[5]
- Ma multiple winzige Zysten

Weitere seltene hereditäre zystische Erkrankungen
- — ADTKD (veralteter Begriff ›medullary cystic kidney disease‹, kurz MCKD, sollte nicht mehr verwendet werden)
- — Nephronophthise

Neoplasie

benigne

Papilläres Adenom
Syn.: Nierenadenom
- P papillärer Tumor <15mm
- Ma kortikaler, meist subkapsulärer grau-gelblicher Herd
- Mi tubulo-papilläre Architektur, helles Zytoplasma, keine Atypien, unbekapselt
- N.B. keine histologische Differenz zu papillärem Nierenzell-Karzinom, Unterschied liegt nur in Grösse!

Onkozytom
- E ~5–10% der Nieren-Tu., 25–90 J.
- Ma rehbraun, zentrale Narbe
- Mi Nester aus rundkernigen Zellen mit onkozytärem (=Mitochondrien-reichem), daher homogen granulärem Zytoplasma

Renales Angiomyolipom
- E sporadisch o. assoz. mit Tuberöser Sklerose (► Kap. 25)
- P assoziiert mit Lymphangioleiomyomatose der Lunge (► Kap. 2); beide gehören zur Gruppe der PECome (► Kap. 14)
- Ko Ruptur u. Blutung möglich → retroperitoneale Hämorrhagie
- Mi 3 Komponenten:
  – Blutgefässe
  – Glatte Muskulatur
  – Fettgewebe

maligne

Nierenzell-Karzinom (NCA)
Engl.: renal cell carcinoma, RCC
- E M > F; >50 LJ.
- Ä — IdR sporadisch (RF: aHT, Rauchen, Adipositas, ACKD)
  — Familiär (zB klarzelliges NCA b. VHL-Syndrom ► Kap. 25)
- Metast.: nach Kava-Typ → zuerst in Lunge, im Verlauf viele Organe
- K sz-lose Hämaturie[7], dumpfer Flanken-Sz, palpable abdomin. Masse, evt. Varikozele, evt. paraneoplast. Syndrome (EPO, Renin)
- Pr stark Subtyp- u. Stadien-abh.

Klarzelliges NCA 80%
- Ä VHL-Mutation (sporad. vs. fam.)
- Ma solide, gelblich, hf zystische Areale, Einblutungen u. Nekrosen
- Mi d. Kapillaren septierte klarzellige Nester, Nucleolen ±prominent
- T M0: Resekt.; M1: chir. Debulking ±Cx ±Immunotherapie (zB IL-2)
- Pr ab M1: infaust (5JÜ 10%)

Papilläres NCA 15%
- Ä RF: Dialyse-assoziiert
- Ma grau-gelblich, solid-bröcklig, mit Einblutungen
- Mi papillärer Aufbau mit feinem fibro-vask. Stroma, Schaumzellen, Psammomkörperchen
- Pr besser wie klarzelliges NCA

Chromophobes NCA 5%
- Ma braun, gut umschrieben
- Mi grosse Zellen mit feingranulärem Zytoplasma u. prominenter Zellmembran (»pflanzenzellartig«)
- Pr besser wie klarzelliges NCA

Sammelrohrkarzinom 1%
- Ma hf im Mark, weiss-derb mit Einblutungen u. Nekrosen
- Mi tubulo-papilläre Architektur mit desmoplastischem Stroma
- Pr aggressiver klinischer Verlauf

Nephroblastom (Syn.: Wilms-Tu.)
- E kleine Kinder
- Ä embryonaler Tumor, sporadisch o. familiär-syndromal (zB WAGR-Sy.)
- K sz-loser abdomineller Tumor
- Ma rund, weissgrau, scharf begrenzt
- Mi 3 Komp.: Blastem, Epithel, Stroma
- Pr je nach histolog. Komponenten

Spotlight: Kontrastmittel u. Nierenschädigung

Kontrastmittel-induz. Nephropathie
- Ä jodhaltiges KM intraarteriell; RF: vorbestehend GFR↓, ältere Pat., Hypovolämie, Jod-KM in letzten 3T.
- P Störung der glomerulären Mikrozirkulation → medulläre Perfusion↓ → Harnviskosität↑ → tubulotoxisch

Gd-Kontrastmittel u. Niere
- Ä Gadolinium (zB b. MRI eingesetzt)
- P renale Ausscheidung des Gd b. Niereninsuffizienz eingeschränkt → Halbwertszeit↑↑ („Akkumulation")
- K nephrogene syst. Fibrose (Haut, Gelenke, Leber, Herz) extrem selten

Spotlight: Transplantat-Abstossung

Nach Zeitpunkt des Auftretens Unterscheidung in hyperakut (Min./Stunden), akut (<6 Mo.) u. chronisch (Mo. - Jahre)
- P — Humoral (hyperakut / akut / chronisch): AK gegen donor-Antigene
  — Zellulär (akut / chronisch): T-Zell-vermittelt
- Mi komplexe vaskuläre, glomeruläre u. tubulointerstitielle Schädigungsmuster; Einteilung nach Banff

---

RTA   Renale tubuläre Azidose
TIN   Tubulointerstitielle Nephritis
TTP   Thrombotische thrombozytopene Purpura
VHL   Von-Hippel-Lindau-Syndrom (► Kap. 25)
WAGR Wilms-Tumor-Aniridie-Syndrom; oft WT1-Mutationen

[1] Zur Nomenklatur: Obstruktive Nephropathie bezeichnet die Funktionsstörung der Niere durch chronische Stauung. Hydronephrose meint das makroskopische Bild einer gestauten Niere

[2] SEEK PP: **S.** aureus (cave MRSA)/saprophyticus, **E.** coli (am häufigsten!), **E**nterokokken, **K**lebsiella, **P**roteus, **P**seudomonas. Cave: zunehmend extended-spectrum beta-lactamase (ESBL)-bedingt Resistenzen b. E. coli, Klebsiella, Proteus (=Enterobacteriaceae)

[3] Im engl. Sprachraum wird vermehrt anstelle acute renal failure (= akute Niereninsuffizienz, Nierenversagen) der Begriff acute kidney injury (AKI) benutzt, da erkannt wurde, dass bereits kleinergradige Nierenfkt.-Minderungen klinisch relevant sind (Mortalität↑ etc.)

[4] Auch die chronische Niereninsuffizienz (CNI) wurde im Engl. vermehrt durch chronic kidney disease (CKD) ersetzt, da erst spät die eigtl. Insuffizienz eintritt, eine Therapie aber schon früher einsetzen sollte

[5] Syn.: Oligohydramnionsequenz = Oligohydramnion → Lungenhypoplasie, Extremitäten-Fehlstellungen, Gesichtsauffälligkeiten

[6] Engl. multicystic dysplastic kidney, MCDK; nicht mit medullary cystic kidney disease, MCKD verwechseln!

[7] Sz-los im Sinne von „kein Brennen beim Wasserlösen" (=keine Algurie)

Kapitel 10 · Niere

ÄTIOLOGIE

Sekundär i.R. einer Systemerkrankung bzw. bekannten Ursache

Genetisch	Infekt-assoziiert	Metabolisch / Maladaptiv
zB Mutationen in Podozytenproteinen, GBM-Komponenten (Kollagen IV ua) o. Komplement-System; lysosomale Defekte (M. Fabry)	zB HIV, HBV, HCV, Parvovirus B19, Lues, Staphylokokken, Streptokokken, weitere chronische bakterielle Infekte	zB Diabetes mellitus, Hypertonie, Hyperfiltration nach Nephrektomie, Adipositas

Ⓐ

MPGN
MGN

Beispiele aufgrund der Ätiologie/Pathogenese definierter Erkrankungen

Thin basement membrane disease
Syn.: benigne fam. Hämaturie
- E sehr häufig
- Ä zT Mutationen in Kollagen Typ IV
- K asymptomatische Mikrohämaturie
- D idR klinisch (idR ∅Biopsie)
- Mi EM: diffus dünne GBM

Alport-Syndrom
Syn.: hereditäre Nephritis
- Ä Mutation im Typ IV Kollagen
- K rezidiv. Mikro o. Makrohämaturie ab Jugendalter; Gehör- u. Augen-Störung
- Mi EM: aufgesplittete, irreguläre GBM

Hypertensive Glomerulopathie
- Ä chronische Hypertonie
- K Proteinurie, progrediente GFR↓
- Mi Arteriolohyalinose (▸ Kap. 3) im Vas afferens, fokal-segmentale (▸ FSGS) o. globale Glomerulosklerose

Diabetische Glomerulopathie
- E hfgst Grund für Dialyse
- P Früh: Hyperfiltration im Vordergrund: nicht-enzymat. Glykosylierung bewirkt Endothel-/GBM-Permeabilität↑ → GFR↑ → Proteinurie (initial Mikroalbuminurie)
  Spät: Glomerulosklerose im Vordergrund: Arteriolohyalinose von Vas afferens, Glomerulum u. Vas efferens → GFR↓
- K Proteinurie (selten Nephrot. Syndr.), progrediente GFR ↓
- T ACE-Hemmer
- Mi Arteriolohyalinose v. Vas afferens + efferens, sog. Glomerulosklerose Typ Kimmelstiel-Wilson

Amyloidose
- ÄP - AA-Amyloidose iR chron. Entzündung (Infekte, Kollagenosen, FMF etc.)
  - AL-Amyloidose bei monoklon. Gammopathie (zB bei MM)
  - Selten andere
- P Amyloid-Ablagerung vaskulär, glomerulär u. interstitiell
- K Proteinurie, ggf. nephrotisches Syndrom, ggf. ESRD
- Mi Kongorot-pos. Ablagerungen perivaskulär u. glomerulär (mesangial)

Lupusnephritis (LN)
- E bis zu 50% d. SLE-Pat.
- P 6 histopath. Hauptklassen
  1) Mesangiale Immundepots
  2) Mesangiale Depots plus Proliferation
  3) Endo-/extrakapilläre Proliferation in <50% der Glomerula
  4) Endo-/extrakapilläre Proliferation in >50% der Glomerula
  5) ▸ MGN
  6) fortgeschrittene Sklerose (in >90% der Glomerula)
- D Bx b. ausgeprägter PU o. patholog. Sediment
- T & Pr je nach Klasse

HISTOLOGISCH DEFINIERTE MUSTER

Minimal Change Disease (MCD)

„sekundär" (10%) | primär (90%)
Medis, EBV, Lymphom/Leuk., Toxen (Quecksilber)

- E Ki. > Erw., hfgst Ursache v. Nephrotischem Syndr. b. Kindern
- P Verlust der Fussfortsätze („podocyts MELT"), Verlust der GBM-Negativladung
- D LM: normale Glomeruli
  IF: blande
  EM: verschmolzene Fussfortsätze
- T Steroide b. primärer Form
- Pr 90% Remission unter Steroiden; davon 1/3 ∅Rezidiv, 1/3 Rezidiv, 1/3 Steroid-abhängig; keine ESRD

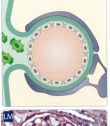

Fokal segmentale Glomerulosklerose (FSGS)

„sekundär" (50%) | primär (50%)
Genet., Hypertonie, Hyperfiltration, HIV, Heroin, Bisphosph. | Zirkulierender Faktor?

- E hfgst Ursache von Nephrotischem Syndr. b. Erwachsenen
- P Podozytenschaden u. -Verlust
- D LM: segment. Sklerose/Hyalinose
  IF: blande
  EM: verschmolzene Fussfortsätze
  Ausschluss der sek. Ursachen
- T ACEI/ARB, Steroide; evt. zusätzliche IS b. primärer Form nötig
- Pr schlecht (ø n. 5–10 J. ESRD), Rezidiv in Nieren-Transpl. möglich

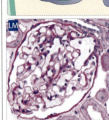
fokaler, segmentaler Befall

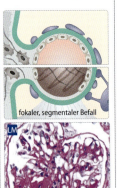

Nicht-proliferative Glomerulonephritiden

KLINIK

Asymptomatische Proteinurie	va sek. FSGS
Nephrotisches Syndrom	va prim. FSGS
Asymptomatische Mikrohämaturie	
Makrohämaturie	
Akutes nephritisches Syndrom	
Chronische Glomerulonephritis	
Rasch progrediente Glomerulonephritis (RPGN)	

Erklärung zur Übersicht: Jeder Glomerulopathie liegt eine *Ätiologie* bzw. ein *Pathomechanismus* zugrunde. Hierbei kann es sich um eine Systemerkrankung handeln („sekundäre Glomerulopathie"), der Prozess kann sich aber auch auf die Nieren beschränken („primär") – im letzteren Fall ist die Ursache oft unklar („idiopathisch"). Diese Ätiologien führen zu einem *histomorphologischen Schädigungsmuster*, das sich mikroskopisch anhand Lichtmikroskopie (LM), Immunfluoreszenz (IF) u. Elektronenmikroskopie (EM) beschreiben lässt. Diese Schädigungsmuster schliesslich führen zu einer *klinischen Manifestation*. Glomerulopathien lassen sich also auf jeder dieser drei Ebenen klassifizieren, so wie in der vorliegenden Abbildung separat dargestellt. Die Komplexität der Glomerulopathien ergibt sich nun aus folgenden Tatsachen:

Ⓐ Eine einzelne Ätiologie kann zu verschiedenen histologischen Schädigungsmustern führen (zB eine Hepatitis B-Infektion zu einer MGN o. einer MPGN).

Ⓑ Ein bestimmtes histologisches Muster kann durch verschiedene Ätiologien hervorgerufen werden (zB MGN: infektassoziiert, paraneoplastisch, medikamentös, iR von autoimmunen Systemerkrankungen etc. oder primär) – oft ist die Ätiologie noch unklar (idiopathisch).

- Die meisten Erkrankungen werden auf der histologisch-morphologischen Ebene definiert (zB MGN, IgAN); gewisse Erkrankungen aber auch anhand der zugrunde liegenden Ätiologie (zB Lupusnephritis).

10.5 · Vertiefung Glomerulopathien

Medikamentös-Toxisch	Autoimmune Systemerkrankungen	Paraneoplastisch	Primär / idiopathisch
zB Bisphosphonate, NSAR, Heroin	zB ANCA-Vaskulitis (GPA, MPA), anti-GBM, Kollagenosen (SLE, Sjögren), IgA-Vaskulitis (PSH), Amyloidose b. div. chron. Entzündungen	Hämatologische u. solide Tumoren, monoklonale Gammopathie	ohne zugrunde liegende Systemerkrankung; teils autoimmun, teils Ätiologie unbekannt („idiopathisch")

Membranöse Glomerulonephritis (MGN)[1]

„sekundär" (25%)	primär (75%)
HBV, HCV, Lues, NSAR, SLE, Sjögren, paraneoplastisch	Oft PLA2R-Auto-AK gegen Podozytenmembran

- E 2. hf Ursache von Nephrotischem Syndr. b. Erwachsenen
- P subepitheliale IK-Ablagerung
- D LM: Kapillarschlingen verdickt, Löcher u. Spikes
  - IF: granulär positiv für IgG, C3
  - EM: subepitheliale IK-Depots
  - 2° Urs.? Serum AntiPLA$_2$-R-AK?
- T ACEI/ARB, bei primärer Form: Steroide ±weitere Immunsuppr.
- Pr n. 10 J.: 1/4 VR, 1/4 PR, 1/4 pers. nephrot. Syndrom, 1/4 ESRD

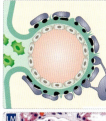
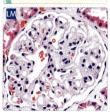

IgA-Nephropathie (IGAN)
Syn: Berger-Nephritis

„sekundär"	primär
evt. Zusammenhang mit Zöliakie, PSH, M. Crohn, Lebererkr.	vorausgehender ORL-/GIT-Infekt als Trigger vermutet

- E häufig; ø20-30 J., M > F (2:1)
- P mesangiale IgA-Ablagerung, idF Mesangialzell-Reaktion
- D LM: mesangiale Proliferation
  - IF: dominante mesangiale Positivität für IgA
  - EM: mesangiale IK-Depots
  - Serum: IgA evtl.↑[2], C3 normal
- T ACEI/ARB, evt. Steroide
- Pr n. 20 J.: 1/2 asymptomatisch, 1/4 progrediente CKD, 1/4 ESRD

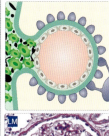
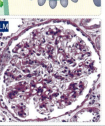

Mesangial proliferative GN

Post-Infektiöse Glomerulonephritis (PIGN)

„sekundär" (100%)
2–4 Wochen n. Gr. A-Strept.-Infekt[3] o. chronischer Infektherd (zB Endokarditis)

Syn.: Poststreptokokken-GN

- E oft 5–12 LJ. u. >60 LJ.
- P AK gegen Gr. A-Streptokokken
- D LM: mesang. + endokap. Zellen↑
  - IF: granulär positiv für IgG, IgM u. C3 an GBM u. Mesangium
  - EM: subepitheliale IK-„Humps"
  - Serum: ASL-Titer↑, C3 tief!
- T supportiv
- Pr bei Ki hf folgenlose Abheilung, bei Erw. CNI möglich

Mesangial u. diffus endokapillär proliferative GN

Membranoprolif. GN (MPGN) / C3-Glomerulopathien

Immunkomplex-vermittelt (A):	
HBV, HCV, chron. Infekt	idiopathisch
Komplement-Dysfunktion (B):	
Genetisch, Monoklonale Gammopathie	AK gegen Faktor-H o. C3

- Def Einteilung früher anhand EM: Typ I, II (neu =DDD) u. III (su.), Neu nach Pathogenese:
- P (A) Immunkomplex-vermittelt
  - (B) Störung alternatives Komplementsystem
- D LM: mesang.+endokap. Zellen↑, „tram-tracks"/Doppelkontur.
  - IF: (A): C3, IgG, IgM (B): nur C3
  - EM: Depots je nach Typ
- T & Pr: je nach Grunderkrankung

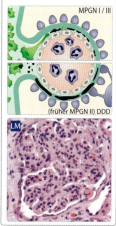

MPGN I / III

(früher MPGN II) DDD

Extrakapillär-proliferative Glomerulonephritis (EPGN)
Engl.: Crescentic GN

Destruktivste GN-Form diverser Ursache. Nach IF in 3 Typen eingeteilt:
- **Typ I:** lineares IF Muster
  - Goodpasture Sy. (Niere + Lunge)
  - Anti-GBM Nephritis (nur Niere)
- **Typ II:** variables IF-Muster
  - Maximalvarianten von IGAN, PIGN etc.
  - Lupus-Nephritis
- **Typ III:** IF-negativ (pauci-immun)
  - ANCA-assoziierte-Vaskulitis[5]
- D LM: alle Typen: extrakapilläre Proliferate (»Halbmonde«)
  - EM: nur Typ II: Depots von IK
- T Steroide + IS ±Plasmapherese

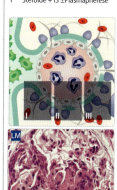
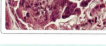

Extrakapillär proliferative GN

- Während gewisse histologisch definierte Erkrankungen praktisch immer zur selben klinischen Manifestation führen (zB MCD zu nephrotischem Syndrom), können andere Erkrankungen eine Vielzahl unterschiedlicher klinischer Manifestationen hervorrufen (zB IgAN). Die möglichen klinischen Manifestationen jeder histologisch definierten Erkrankung u. ihre Häufigkeiten sind oben anhand der blauen Balken dargestellt.

Das vorliegende Schema folgt einer „pathogenetischen Logik" (Ätiologie → pathologisches Muster → Klinik). Im Klinikalltag hingegen stellt die untere, klinische Ebene den Ausgangspunkt für weitere Abklärungen dar (Serologien, etc. → Ätiologie u. Biopsie → Morphologie).

Abk.: ASL=Anti-Streptolysin; CKD = *Chronic kidney disease*; CTC= Corticoide; CYC= Cyclophosphamid; DDD= *Dense deposit disease*; ESRD= *End-stage renal disease* (=Dialysepflichtigkeit/Transplantation); FMF = Familiäres Mittelmeerfieber; IF= Immunfluoreszenz; IK= Immunkomplexe; LM= Lichtmikroskopie; MM= Multiples Myelom; PR, VR = Partial- resp. Vollremission.

[1] „Membranös": benannt n. charakteristischen Verdickungen der Kapillarschlingen im LM
[2] In ~50% der Fälle ist Serum-IgA normwertig, da alles IgA am Endothel abgebunden
[3] Klassisch n. Streptokokken-Tonsillitis, umstritten ob Haut-Infekt ausreichend; PIGN aber auch durch andere Erreger möglich. N.B: PIGN = kein definierendes Element d. rheumat. Fiebers (da kein gezielter AK-Angriff)
[5] Bei ~10% keine Serum-ANCA nachweisbar, dennoch hier subsummiert

Männliche Geschlechtsorgane und ableitende Harnwege

Daniel Eberli (Kliniker), Holger Moch (Pathologe)
unter Mitarbeit von: *Thomas Cerny, Kirill Karlin*

11.1 Die Sicht des Klinikers – 70

11.2 Die Sicht des Pathologen – 70

11.3 Knowledge-Bites – 71

11.4 PathoMap Männliche Geschlechtsorgane – 72

11.5 Vertiefung: Ableitende Harnwege – 74

© Springer-Verlag GmbH Deutschland, ein Teil von Springer Nature 2019
T. Cerny, K. Karlin (Hrsg.), *PathoMaps*, Springer-Lehrbuch
https://doi.org/10.1007/978-3-662-57439-3_11

11.1 Die Sicht des Klinikers

Hoden u. Nebenhoden
- Infektionen u. Tumoren stellen die häufigsten Pathologien dar. Durch Schamgefühl kann es zu signifikanter Verzögerung auf Seiten der Patienten bis zur ersten Abklärung kommen.
- Leitsymptome: Schmerz, Verhärtung, Schwellung, Rötung, Infertilität.
- Untersuchung: Palpation, Urinuntersuchung, Duplexsonographie, Spermiogramm, Tumormarker (LDH, β-HCG, AFP, Testosteron), CT/MRI.

Prostata
- Benigne Prostatahyperplasie gilt als Volkskrankheit. Häufigster Tumor beim Mann ist das Prostata-CA. Aktuelle Problematik ist es, klinisch signifikante Tumoren zu definieren. Verschiedene kurative Optionen sind vorhanden (OP, Radiotherapie) u. müssen diskutiert werden.
- Leitsymptome: obstruktiv vs. irritativ (▶ Abschn. 11.5).
- Untersuchungen: PSA, multiparametrisches MRI, Prostata-Biopsie, Uroflow, Restharnbestimmung, Urinsediment, Prostataspezifisches Membranantigen (PSMA)-PET (bei fortgeschrittenem Tumorleiden zur Lokalisation der Metastasen).

Ableitende Harnwege
Ureter
- Häufigste Lokalisation des Steines b. Nierenkoliken. 20% der Patienten mit Harnblasentumoren zeigen im Verlauf einen Zweittumor der ableitenden Harnwege. Diagnostik der Tumoren aufgrund der Lage oft erschwert.
- Leitsymptome: Kolik, Hämaturie, wurmförmige Koagel im Urin.
- Untersuchungen: Sonographie, Ureterorenoskopie, Zytologie, CT o. retrograde Kontrastmitteldarstellung, Steinanalyse.

Harnblase
- B. jungen Frauen häufig entzündliche Erkrankungen, b. älteren Patienten mit RF (zB Rauchen) häufig Blasentumoren.
- Leitsymptome: Dysurie, Miktionsprobleme, Hämaturie.
- Untersuchungen: Sonographie, Zystoskopie, Sediment / Kultur, Urodynamik, TUR-B zur histologischen Sicherung, CT / MRI, Urin-Zytologie.

11.2 Die Sicht des Pathologen

Hoden u. Nebenhoden
- Hodentumoren sind die häufigsten malignen Tumoren b. Männern zwischen 15 u. 35 Jahren. In den westlichen Ländern ist die Inzidenz der Hodentumoren in den letzten 50 Jahren um das Zehnfache gestiegen. Gesicherte Risikofaktoren sind Kryptorchismus u. dysgenetische Gonaden.
- Man unterscheidet histogenetisch die Keimzelltumoren (*Seminome* u. *nicht-seminomatöse Keimzelltumoren*) von den Tumoren des gonadalen Stromas (Leydig- u. Sertoli-Zellen).
- Keimzelltumoren entstehen aus atypischen Keimzellen (*Keimzellneoplasie in situ, GCNIS*). Ausnahmen sind Keimzelltumoren des Kindesalters u. der spermatozytische Tumor.

Prostata
- Das Risiko für das Prostatakarzinom steigt mit dem Alter. Eine Herausforderung ist die Unterscheidung zwischen aggressiven u. wenig aggressiven Tumoren („Raubtierkrebs versus Haustierkrebs").
- Die Prostatabiopsie ist das wichtigste Mittel zur Diagnose.
- Prostata-CA zeigen unterschiedliche Wachstumsmuster (Gleason pattern), die die Grundlage der Graduierung darstellen (siehe Gleason-System, ▶ schwierige Stellen; ◻ Abb. 4).
- Histologische Gleason-Graduierung dient als Entscheidungsgrundlage für Therapie u. Vorhersage der Prognose.

Äusseres Genital
- Das Peniskarzinom ist ein seltenes Malignom des alten Mannes. In Lateinamerika ist es ein häufiger Tumor.
- Man unterscheidet HPV-assoziierte Peniskarzinome von nicht-HPV-assoziierten Karzinomen.
- Condyloma acuminatum ist eine gutartige HPV-6- u. 11-assoz. Neoplasie, die multipel am Penis auftreten kann.

Ableitende Harnwege
- Urothelkarzinome sind am häufigsten in der Harnblase, aber auch im Nierenbecken u. Ureter.
- Risikofaktoren sind Nikotinabusus, Substanzen aus der Farbstoffindustrie u. die Bilharziose.
- Bei Urothelkarzinomen werden papilläre von soliden Karzinomen unterschieden (auch genetische Unterschiede).
- Eine grosse diagnostische Rolle spielt die Urinzytologie.

Schwierige Stellen
Prostatakarzinom: Eine Herausforderung ist die Bewertung der Prostatakarzinome nach dem Gleason-System, welches die *Gleason pattern*, den *Gleason score* u. die *Gleason grading group* beinhaltet. Es gibt 5 verschiedene architektonische *Gleason pattern*. Beachte: Die Kernmorphologie spielt hierbei keine Rolle. *Gleason pattern 3* zeigt sich gut differenziert u. *Gleason pattern 5* ist schlecht differenziert. Die zwei am häufigsten vorkommenden *Gleason patterns* werden zu einem *Gleason score* aufaddiert. Der *Gleason score* wird dann einer der fünf *Gleason grading group* zugewiesen. (Siehe ◻ Abb. 4)

Akutes Skrotum: Eine klinische Herausforderung im Gebiet der Urologie ist die Differentialdiagnose des „akuten Skrotums": Klinische Zeichen der infektiösen Orchitis / Epididymitis vs. Hodentorsion sind sehr unspezifisch. Kann die Hodentorsion nicht mit letzter Sicherheit ausgeschlossen werden, so ist die operative Exploration als diagnostisches Mittel indiziert. Zudem muss beachtet werden, dass sich auch Tumoren (bei Einblutungen etc.) als akutes Skrotum präsentieren können.

11.3 · Knowledge-Bites Männliche Geschlechtsorgane und ableitende Harnwege

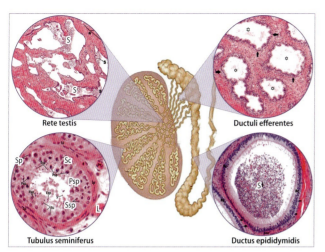

Abb. 1 Anatomie u. Histologie des gesunden Hodens u. Nebenhodens. (**Sc**) Sertoli-Zellen, (**Sp**) Spermatogonien, (**Psp**) primäre Spermatozyten, (**Ssp**) sekundäre Spermatozyten, (**Rsp**) runde, unreife Spermatiden, (**S**) reife Spermatozoen, (**L**) Leydig-Zellen.

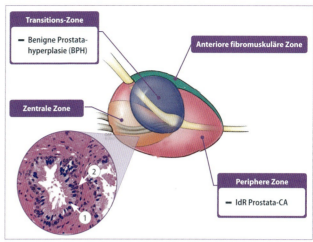

Abb. 2 Anatomie u. Histologie der gesunden Prostata mit zugeordneten Pathologien. Normale Prostatadrüsen bestehen aus zwei Zelltypen: (**1**) kuboidale Sekretionszellen mit klarem Zytoplasma u. (**2**) Basalzellen.

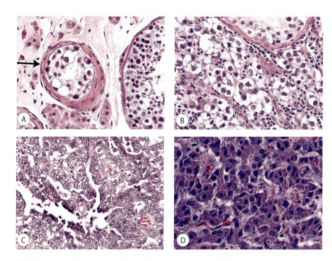

Abb. 3 Hoden: Gegenüberstellung wichtiger Pathologien.
(**A**) Germ cell neoplasia in situ (GCNIS). (**B**) Seminom mit typischen rundkernigen, klarzelligen Tumorzellen, umgeben von fibrösen Septen mit lymphozytärem Begleitinfiltrat. (**C**) Embryonales CA mit eng liegenden Zellkernen u. wenig Zytoplasma. (**D**) Leydig-Zell-Tumor mit diffusem Wachstumsmuster, polygonale Zellen mit reichlich eosinophilem Zytoplasma.

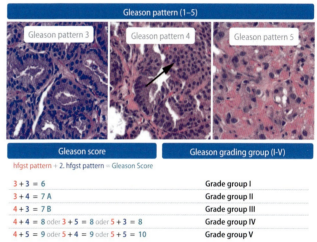

Abb. 4 Prostata-CA-Grading aus Stanzbiopsien: das häufigste u. zweithäufigste Muster („pattern") werden zum Gleason-Score aufaddiert. Bei mehr als 2 Mustern wird das „worst pattern" einbezogen. Die seit 2016 neu bestehenden Grade-Groups bauen auf dem Gleason-Score auf; sie bieten eine genauere Risikostratifizierung als der bisher benutzte Gleason-Score. In den Grade-Groups wird der oft vorliegende „Gleason-Score 7" besser diskriminiert.

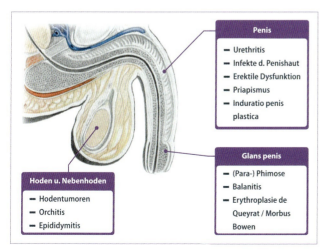

Abb. 5 Anatomie des äusseren Genitals mit zugeordneten Pathologien.

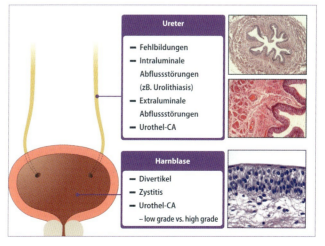

Abb. 6 Anatomie u. Histologie der ableitenden Harnwege u. zugehörige Pathologien.

Hoden/Nebenhoden

Congenital / Degener.

Maldescensus testis
Kryptorchismus = øtastbarer Hoden
- E ~ 3% der Neugeborenen
- Ä hormonelle Dysregulation, FA+
- K Hoden ggf. inguinal/intraabdominell tastbar
- Ko Infertilität, Keimzelltumor (40x gesteigertes Risiko)
- Mi tubuläre Hodenatrophie (sog. „Sertoli-cell-only", da zu warm für Keimzellen)
- T — Ab 6 Mo. hormonell
  — Ab 9 Mo. Orchidopexie

Hypogonadismus[1]
- Primär (testikulär): direkte Schädigung (thermisch, mechanisch, ischämisch, entzündlich, genetisch)
- Sekundär (prätestikulär): gestörte FSH/LH-Sekretion (vgl. ► Kap. 20, Hypophyse)

Spotlight: Infertilität
- Hodenpathologien (zB Kryptorchismus, Varikozele, Torsion, Cx/Rx-Therapie; Dx ggf. mittels Biopsie!)
- Endokrine Pathologien (zB 1° vs. 2° Hypogonadismus)
- Genetisch (zB Klinefelter-Sy.)
- Obstruktion, Ziliendyskinesie

Vaskulär

Hodentorsion
- E idR < 30J., sexuell aktive Männer
- Ä mangelnde Fixation der Tunica vaginalis
- P hämorrhagische Infarzierung (Arterie offen, Vene zu!)
- K Sz, Schwellung, Hodenhochstand, Cremaster-Reflex fehlt, Prehn-Z.[2]
- Ko nach 4h: irreversible Ischämie d. Keimepithels!
- T sofort: chir. Detorsion, Orchidopexie beidseits

Varikozele
- E bis zu 20% aller Männer
- Ä — 1° idiopathisch
  — 2° b. retroperitonealem Tumor
- P Dilatation d. Plexus pampiniformis (in 90% links)
- K idR asymptomatisch
- Ko Infertilität (aufgr. Wärme)
- D Untersuchung stehend → liegend (b. Persistenz: Tumor?), ggf. Spermatogramm, CT
- T OP falls Fertilitätsproblematik vorliegt

Spermatozele
- Def Aufweitung Rete testis u. Ductus deferens b. distaler Obstruktion
- T fakultative operative Therapie

Infektiös / Inflammat.

Infektiöse Orchitis / Epididymitis
- Ä — Sex. aktive Männer: Chlamydia, Gonokokken
  — øSex.-bedingt: iR HWI: E. coli, Enterobacteriacae, Pseudomonas, Mumps
- K Sz, Schwellung, ggf. Fieber
- Ko Infertilität, Hormonmangel
- T AB

Hydrozele
- Def Erguss zwischen viszeral./parietal. Blatt d. Tunica vaginalis, bis zum 4. Lebensmonat physiologisch
- Ä — Angeboren: bestehende Verbindung zu Abdomen
  — Erworben: „Begleiterguss" zB b. Epididymitis o. Lymphabflussstörung
- K Schwellung
- Ko Inguinalhernie (nur b. angeborener Form möglich)
- D sonographisch
- T b. Persistenz, Grössenzunahme: operative Versorgung (Ligatur des offenen Proc. vaginalis, Hydrozelenresektion)

Traumatisch

Stumpfes Trauma
- Ä fast immer Sportverletzung o. Falltrauma
- K akute stärkste Schmerzen, oft mit Begleithämatom
- D klinische Untersuchung u. Sonographie (Hodenkapsel?)
- T Kühlen, NSAR, nur b. Hodenkapselruptur ad Urologie zwecks operativer Versorgung

Neoplasie

Hodentumoren
- E 25–35J. u. 40–50J. (Seminom)
- Ä RF: Kryptorchismus, FA+, Infertilität, intersexuelle Fehlbildung
- P Einteilung n. Ursprungsgewebe
- K derbe, schmerzlose Masse, b. Stroma-Tumoren: ggf. endokrinologische Manifestationen
- D US, β-HCG, AFP, LDH
  Weiter: Thoraxröntgen, CT/MRI des Beckens u. Abdomens (retroperitoneale LK-Metastasen?)
- T Orchiektomie + Rx u. Cx je nach Subtyp u. Stadium
- **Spezialfall**: Keimzelltumoren werden auch ausserhalb des Hodens gefunden: zB im Mediastinum u. Retroperitoneum, „Seminom des ZNS" = Germinom (► Kap. 22, ZNS); „Seminom des Ovars" = Dysgerminom (► Kap. 12, Weibliche Geschlechtsorgane)

Keimzell (90%)

Vorläuferläsion

Keimzellneoplasie in situ[3]
Engl.: GCNIS = Vorläufer aller Keimzelltumoren ausser spermatozytärer Tumor, Dottersack-T. (präpubertär), Teratom (präpubertär)

seminomatös

Klassisches Seminom 40%
- E hfgst Hoden-Tu., va 30-50 LJ.
- D US, AFP-, βHCG-, evt. LDH+
- Ma idR homogen weiss
- Mi septierte Nester aus klarzelligen Zellen, prominente Nukleoli, Lymphozyten entlang fibrovaskulären Septen
- Pr sehr gut (auch mit Metastasen), da sehr Cx-/Rx-sensitiv

Spermatozytärer Tumor[4] 1%
- EÄ va > 45LJ.; nicht ex GCNIS
- Mi Seminom-ähnliche Zellen
- Pr meist keine Metastasen

nicht-seminomatös

Embryonales Karzinom 10%
- E 2.hf Hoden-Tumor
- P oft im Rahmen von MGCT; hämatogene Metastasierung
- K Schmerzen u. Schwellung
- Ma Nekrosen, Einblutungen
- Mi pleomorphe Zellen, Zellkerne überlagernd, hyperchromatisch
- D AFP+, βHCG+
- Pr schlecht (øRx-sensitiv)

Dottersack-Tumor <1%
- E häufig < 4 LJ., Erw: iR v. MGCT
- P Subtypen:
  — Kindl. / präpubertärer Typ nicht mit GCNIS assoziiert
  — Postpubertärer Typ mit GCNIS assoziiert
- Mi retikulär, Schiller-Duval-Körperchen
- D AFP+
- Pr präpubertärer Typ weniger aggressiv

Chorion-Karzinom <1%
- P hämatogene Metastasierung
- Mi Zyto.- u. Synzytiotrophoblasten, Viele Kapillaren (vgl. ► Kap. 13)
- D βHCG++

Teratom 3%
- P präpubertär (nicht mit GCNIS assoz.) vs. postpubertär Typ
- Mi ekto-, meso-, endodermale Anteile
- Pr postpubertär: oft metastasiert, präpubertär: stets gutartig

gemischt

Gemischter Keimzelltumor 45%
Engl.: Mixed germ cell tumor (MGCT)
- E sehr häufig
- Mi > 1 histologischer Typ, z.B.
  — Embryonales CA u. Teratom
  — Chorion-CA u. Embryonales CA
  — Embryonales CA mit seminomatösen Anteilen

Stroma (<5%)

Sertoli-Zell-Tumor 1%
- E mittleres Alter
- P Testosteron-/Östrogen-produzierend
- Mi tubuläre Strukturen
- Pr idR gut

Leydig-Zell-Tumor 2%
- E jedes Alter möglich
- P Androgen-produzierend
- K — Bei Kindern: Pubertas praecox
  — Bei Erwachsenen: Gynäkomastie
- Mi Reinkekristalle, runde Zellkerne
- Pr idR gut

gemischt (Stroma/Keimzell) (<5%)

Gonadoblastom
- E selten, idR Kindesalter
- P Keimzell- u. Keimstrangstroma-Tumor gemischt

sekundär

Lymphom
Wichtige Differentialdiagnose der Seminome!
- P häufigster Typ: DLBCL (► Kap. 19, sek. lymph. Organe)
- Mi z.T. ähnlich Seminom, IHC wichtig zur Differenzierung

Metastasen
- E selten
- P zB Melanom

AFP	Alpha Fetoprotein („Baby-Albumin")
AP	Alkalische Phosphatase
bHCG	Beta-Humanes Choriogonadotropin
Cx	Chemotherapie
DRU	Digital-rektale Untersuchung
ED	Erektile Dysfunktion
ESWL	Extracorporeal Shock Wave Lithotripsy
GCNI	Germ Cell Neoplasia in Situ
HGPUC	High-grade Papillary Urothelial Carcinoma
HWI	Harnwegsinfekt
HWO	Harnwegsobstruktion
KZ	Keimzellen
LGPUC	Low-grade Papillary Urothelial Carcinoma
ProstX	Prostatektomie
PUNLMP	Papillary urothelial neoplasm of low malignant potential
Rx	Radiotherapie
STD	Engl. Sexually transmitted diseases
TUR-P	Transurethrale Prostataresektion

11.4 · PathoMap Männliche Geschlechtsorgane

Prostata

Infektiös / Inflammat.

akut

Akute Prostatitis
- Ä — Sexuell aktive: Chlamydia, Gonokokken
  - øSex bedingt: E. coli, P. aeruginosa
- K Dys-/Pollakisurie, Pelvis-Sz, Ejakulations-Sz, Fieber, AZ↓
- Ko Prostata-Abszess
- D DRU: äusserst druckdolente Prostata; Dreigläserprobe
- T AB, Sz-Mittel
  Falls Harnverhalt: suprapubische Punktion, eher kein Katheter![5]

Prostata-Abszess
- Ä Prostatitis + RF wie Alter, DM
- K persist. Fieber, AZ↓
- T transrektale o. perianale Punktion

chronisch

Chronische Prostatitis/Chronic pelvic pain syndrome
- E breites Altersspektrum, 5–10% der Prostatitiden
- Ä bakteriell vs. nicht-bakteriell
- P chronische Entzündung
- K subklinisch, Dysurie, perineale Schmerzen, rezidivierende HWIs
- D Dreigläser-Probe
- T AB gemäss Antibiogramm Alphablocker, Langzeit-Ciprofloxacin, Wärmeapplikation, Stressreduktion

Neoplasie

benigne

Benigne Prostatahyperplasie (BPH)
- E häufig b. >50 J.
- P Hyperplasie d. eher Östrogenabh. Transitionszone (Drüsen u. Stroma)
- K Pollakisurie, Restharn, rezidivierende HWIs
- Ko Hydronephrose, chronische Niereninsuffizienz, HWI → Urosepsis
- D DRU: prall-elastische Prostata
- Ma knotig-rosig neben zystischen Anteilen
- Mi inhomogenes Bild: dilatierte (Sekretstau) neben kleinglandulären, unregelmässig berandeten Drüsen (n.b. b. Stauungsprostatitis evt. intraluminale MakroPh)
- T Alpha1-Antagonist, 5-alpha-Reduktase-Inhibitor, TUR-P (nur bis ~80g), > 100g offene Adenomenukleation

maligne

Prostatische intraepitheliale Neoplasie (PIN)
- — LG-PIN
- — HG-PIN = Präkanzerose
- Pr höheres Risiko für ein koexistierendes Karzinom

Prostatakarzinom
- E > 50J., zunehmend mit Alter
- Ä RF: Alter, FA+
- P Entartung hf in peripher. Zone
- K lange asymptomatisch, Miktionsbeschwerden, selten Knochen-Sz aufgr. ossärer Metast.
- D DRU: Prostata hart; AP, PSA; FNP → Gleason-Score (GSc) (addiere 2 hf Gleason pattern)
- Ma gelbgrau, evt. sichtbare Umgebungsinfiltration
- Mi gleichförmige englumige Drüsen → Dos-à-dos-Drüsen → über mehr Stroma → hin zu Lumenverlust resp. ► Abschn. 11.3 solide Verbände (▭ Abb. 4, Gleason-Pattern, Score u. Grading)
- T je nach TNM, PSA, Gleason-Score und grading-group, ggf. molekularen Eigenschaften des Tumors: aktive Surveillance; radikale ProstX; Rx; antihormonelle Therapie

Penis

Fehlbildungen

Urethralklappe
- E 1:8000
- D zT in pränatalem US
- T endoskopischer Durchbruch

Hypospadie
- P unvollständiger Verschluss der Urethralrinnen
- K Urethra öffnet sich nach ventral (=inferior)

Epispadie
- E sehr selten
- P abnorme Migration des Genitalhöckers
- K Urethra öffnet sich nach dorsal (=superior)
- Ko kann mit Blasenekstrophie assoziiert sein (Blasenekstrophie-Epispadie-Komplex)

Infektiös / Inflammat.

STDs mit Läsionen
- Condyloma acuminatum (HPV 6,11) (vgl. ► Kap. 17, Haut)
- Granuloma inguinale (Klebsiella granulomatosis)
- Ulcus durum (Lues)
- Herpes-Läsion
- Ulcus molle (H. ducreyi)
- Lymphogranuloma venereum (C. trachomatis L1-L3)

(Sz-haftigkeit)

STDs mit Ausfluss
- Gonorrhoe (N. gonorrhoea)
- Chlamydien-Urethritis (C. trachomatis D-K)

entzündlich-reaktiv

Induratio penis plastica
Syn.: Peyronie-Krankheit
- E Häufigkeit whs unterschätzt, Prävalenz mit Alter steigend, ca. 5% b. > 65J.
- Ä whs Genetik + rezidiv. Mikrotraumata b. Geschlechtsverkehr RF: positive FA, M. Dupuytren
- P Trigger → Aberration des Wundheilungsprozesses → Fibrosierung Tunica albuginea
- K — Akute Phase: Schmerz (b. Erektion o. auch in schlaffem Zustand), Penisabknickung
  — Chronisch: Sz-Regredienz, Stabilisierung d. Verkrümmung
- D Anamnese, Klinik, ggf. Sono
- T — Akute Phase (=Dynamik vorhanden): medikamentös, KEINE OP!
  — Chron. Phase, <30° Krümmung, keine ED: Observieren
  — Chron. Phase, >30° Krümmung, ED: medikam. ± Chir.

Erektionsstörungen

Erektile Dysfunktion (ED)
- Ä organisch (vaskulär, neurogen) vs. psychisch vs. medikamentös RF für organische ED: Diabetes, HT, Komplikation n. Priapismus
- T ggf. PDE-5-Hemmer, Prostaglandin E1-Injektionen

Priapismus ⚠
- Def Erektion > 4 Stunden
- ÄP u.a. durch Medik./Drogen, Hyperviskositätssyndrom; Einteilung:
  — Low flow: (↓venöser Abfluss) ischämisch
  — High flow: (↑ arterieller Zufluss), nicht ischämisch
- K sz-hafte Dauererektion
- D venöse BGA: differenziert zw. low flow / high flow
- T — Low flow: Punktion Corpora cavernosa, Applikation von Alpha-Rezeptor-Agonisten
  — High flow: Überwachung, ggf. Embolisation

Neoplasie

Plattenepithel-CA
- E selten, Peak 60J., geographische Unterschiede (hohe Inzidenz in Südamerika)
- Ä RF: Phimose, Balanitis, øCircumcision, mangelnde Hygiene (Smegma), sexuelle Aktivität (HPV 16,18, 31, 33), Nikotin
- P ex Präkanzerose (M. Bowen, Erythroplasie de Queyrat) (vgl. ► Kap. 17, Haut)
- K idR aufgrund Scham erst späte Vorstellung (signifikanter Delay)
- Ko lymphogene Metastasierung inguinal!
- T Resektion ±Rx ±Cx (letzteres geringer Nutzen)

---

[1] Grundsätzlich ist damit die verminderte hormonelle Aktivität (Testosteron↓) und verminderte Spermatogenese des Hodens gemeint.
[2] Prehn-Zeichen: Schmerzabnahme durch Anheben des Hodens = Prehn positiv, was für Epididymitis spricht. Keine Schmerzabnahme = Prehn negativ → Hodentorsion.
[3] Veraltete Bezeichnung: IGCNU („intratubular germ cell neoplasia of unclassified type")
[4] Veraltete Bezeichnung: spermatozytäres Seminom
[5] Kein Blasenkatheter durch Urethra b. akuter Prostatitis. Risiko eines septischen Schocks o. der Ruptur eines möglichen Abszesses. Suprapubische Blasenkatheter bevorzugt.

Ureter

Fehlbildungen

Vgl. ▶ Congenital Anomalies of the Kidney and Urinary Tract (CAKUT), Kap. 10

Ureter duplex
- E ~1% der Bevölkerung
- P Aufteilung der Ureterknospe bzw. zwei Ureterknospen
- P 2 Harnleiter, 2 Mündungen in Blase pro Seite; partiell vs. komplett
- K meist asymptomatisch, b. komplettem Ureter duplex ggf. vesikoureteraler Reflux, Obstruktion

Ureter fissus
- P 2 Ureter, 1 Mündung in Blase
- T idR nicht indiziert

Megaureter
- Ä whs Migrationsstörung
- P neurogene Dilatation, kann zu ▶ VUR führen
- T idR nicht indiziert

Ureteropelvine Abgangsstenose
- E M>>F
- Ä häufig kreuzendes Gefäss
- Ko Hydronephrose
- T operative Sanierung

Retrograder Fluss

Vesikoureteraler Reflux (VUR)
- E hf b. Kindern, nimmt mit dem Alter ab (spontane Heilung)
- Ä primär häufiger als sekundär:
  - Primär: angeborener Defekt im terminalen Ureter (ureterovesikaler Verschlussmechanismus insuffizient)
  - Sekundär: infravesikale Obstruktion (zB Harnröhrenklappe) o. iatrogen
- P Urin-Rückfluss: Blase → Ureter
- K rezidivierende HWI, chronische Niereninsuffizienz
- D Miktionszystourethrographie (Refluxklassifikation)
- T konservativ bis operativ je nach Risikogruppe u. Ausprägung

Abflussstörungen

intraluminal

Urolithiasis
- EÄ 30–60LJ, M > F, allgemeiner RF: Dehydratation (↑ Urin-Konzentration)
- K stärkste kolikartige Sz von Flanken bis inguinal strahlend
- D US, CT-nativ, U-Status (Mikro-HU)
- T > 5mm ESWL, Ureteroskopie mit Laserzertrümmerung
  > 2cm perkutane Nephrolitholapaxie

Calciumoxalat 80%
- Ä Calcium-Oxalat häufigste Form (Calcium-Phosphat auch möglich)
  - ↑ Ca b.: erhöhte Zufuhr mit der Nahrung, idiopathische Hypercalciurie, Hyperparathyreoidismus
  - ↑ Oxalate b.: oxalatreicher Ernährung, Morbus Crohn, Magenbypass, Ethylenglykol
- D röntgendicht, Urinsediment: rhomboide Kristalle
- T Thiazide: reduz. Calciurese Citrat: bindet lösliches Ca^{2+}

Struvit 10%
- Ä Urease-prod.-Bakt.: Proteus, S. aureus, Klebsiella; RF: ↑Urin-pH
- P Urea → Ammonium, fällt mit Mg-Phosphat aus; Steine können sehr gross werden
- D röntgendicht
- T Urin ansäuern, AB

Urat (= Harnsäure) 10%
- Ä Gicht, Tumorlyse-Sy., chronische Diarrhö, Diabetes mellitus; RF: ↓Urin-pH
- D ø sichtbar im Rtg., Urinsediment: „Diamant"-Kristall
- T Urin-Alkalisation, Hydratation, Allopurinol b. Rezidiven

Cystin <1%
- Ä i.R. von Zystinurie
- D röntgendicht, hexagonaler Kristall

Medikamenten-assoz. <1%
- Ä u.a. Indinavir, Aciclovir, Allopurinol

extraluminal

Retroperitoneale Tumoren
- Ä zB: metastasiertes Zervix-CA, Ovarielles-CA, Rektumkarzinom, Blasen u. Prostatakarzinom
- T Doppel-J-Katheter oder Nephrostomie

Retroperitonealfibrose
Syn.: M. Ormond
- Ä idiopathisch vs. sekundär (chronische Entzündung)
- P Fibrose um Gefässe, Ureter (nach medial verschoben)

Weitere Ursachen
- Schwangerschaft
- Akuter retroperitonealer Prozess (zB. Blutung)

Schematische Darstellung: Benigne Prostatahyperplasie

Zur Nomenklatur: Benigne Prostatahyperplasie (BPH) beschreibt das histologische Bild. Benignes Prostatasyndrom (BPS) beschreibt die klinische Manifestation der BPH

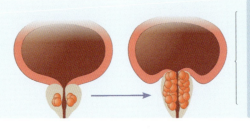

Symptome des Benignen Prostatasyndroms

Obstruktiv
- Verzögerter Miktionsbeginn
- Verlängerung der Miktionszeit
- Abschwächung des Harnstrahls
- Nachträufeln
- Restharn
- Flankenschmerzen b. Hydronephrose

Irritativ
- Pollakisurie
- Nykturie
- Dysurie
- Imperativer Harndrang
- Dranginkontinenz

2.4 · Vertiefung Ableitende Harnwege

Harnblase

Fehlbildungen

Blasendivertikel
- Ä
  - Kongenital: Hutch-Divertikel b. der Uretermündung
  - Erworbene Pseudodivertikel (häufiger): ↑Druck in Harnblase b. infravesikaler Obstruktion (zB ▶ BPH)
- P Schwächung M. detrusor vesicae
- D Zystourethrogramm
- Ko bakt. Zystitis, Blasensteine
- T Resektion falls rezidiv. Beschw.

Blasenekstrophie
- E selten, M > F
- P Teil des Blasenekstrophie-Epispadie-Komplex; embryonale Entwicklungsstörung der muskulären Bauchwand → Herniation u. Freilegung der Harnblase (Innenfläche exponiert)
- Ko oft mit anderen Entwicklungsstörungen anderer Organsysteme assoziiert

Infektiös / Inflammat.

Bakterielle Zystitis
- Ä meist aszendierende GIT-Bakterien (~ 90% E. Coli)
- RF F >> M (längere Harnröhre)
- K Dysurie, Pollakisurie, ↑Harndrang; Einteilung:
  - Unkompliziert: prämenopausale, nicht schwangere Frauen
  - Kompliziert: strukturelle, funktionelle oder metabolische Abnormalitäten (zB SS, Katheter, DM, Steine, ältere Männer)
- D unkompliziert: klinisch, Urinanalyse, ggf. Kultur. Bei allen andern: Urinkultur/Antibiogramm immer nötig
- T AB empirisch + gemäss Resistenzlage
- Spezialfall: asymptomatische Bakteriurie behandeln:
  - während Schwangerschaft
  - vor operativen Eingriffen (bei Mämmern und Frauen)

Schistosomiasis
- Syn.: Bilharziose
- E häufig in Nordafrika, naher Osten
- P S.-haematobium-Eier: chronische Entzündung der Blase
- Ko Plattenepithelkarzinom
- T Praziquantel

Interstitielle Zystitis
- Syn.: chron. Blasenschmerzsyndrom
- E F >> M, assoziiert mit Fibromyalgie, psych. Erkrankungen
- Ä/P unklar: lokale Toxine im Urothel vs. zentrales Schmerzsyndrom (?)
- K vermehrter Harndrang, chronischer Schmerz (>3 Mo.) v.a. b. Blasenfüllung
- D Urinanalyse normal, Zystoskopie: Glomerulationen = punktförmige Schleimhautblutungen

Hämorrhagische Zystitis
- Ä
  - Infektiös: iR HWI/Zystitis (oft vorübergehende Hämaturie), BK-Virus, Adenovirus Typ 11
  - Medikamentös: zB Cyclophosphamid (Präv.: Mesna)
  - Radiogen: ~ 1–20 J. nach Bestrahlung
- P diffuse Blasenschleimhautentzündungen mit variablen Blutungen

Granulomatöse Zystitis
- Ä
  - Tbc (früher häufig)
  - Sekundär nach Bacillus Calmette-Guérin (BCG)-Immunprophylaxe

Malakoplakie
- P unklar, ggf. abnorm. Makrophagen-Reaktion auf einen Infekt
- Ma Zystoskopie: gelbliche Plaques
- Mi Epitheloide Histiozyten (Michaelis-Gutmann-Körperchen u. von-Hansemann-Zellen)

Neoplasie

nicht-invasiv

„Tumorsimulatoren"
- Von-Brunn-Epithelnester: Invagination von Urothel in Lamina propria
- Urocystitis cystica: Ausbildung von Zysten der Brunn-Nester

Papilläre Läsionen
Zystoskopie: „Exophytisch wachsend"

Papillom
- E selten, v.a. jüngere Patienten
- Pr benigne, sehr selten Rekurrenz/Progression

Invertiertes Papillom
- P benigne, Wachstum ins Stroma, Basalmembran erhalten

Papilläre Neopl. mit niedrig malignem Potential (PUNLMP)
- Mi Urothel dicker, Mitosen nur basal
- Pr in 2% Progression

Nicht invasives papilläres Urothel-CA low grade (LGPUC)
- Mi ≈ PUNLMP, vereinzelt Kernatypien
- Pr in 10% Progression

Nicht invasives papilläres Urothel-CA high grade (HGPUC)
- Mi Urothel ungeordnet, Mitosen im gesamten Urothel
- Pr in 30% Progression

Flache Läsionen
Zystoskopie: „rötliche Läsionen"

Dysplasie/Atypie
- Mi atypische Veränderung, CIS-Kriterien jedoch nicht erfüllt

Carcinoma in Situ
- Mi vergrösserte, runde, hyperchromatische Kerne, „Urothel fällt auseinander"

invasiv

Invasives Urothelkarzinom (95%)
- Veraltet: Übergangszellkarzinom
- E M > F, 45–75 LJ
- Ä ex HGPUC o. CIS; RF: Rauchen, Cyclophosphamid, Phenacetin, chronische Entzündung
- P oft: TP53, FGFR3, RB-mutiert
- K schmerzlose Mikro-/ Makrohämaturie, Dysurie
- D Zystoskopie, Urin-Zytologie, TUR-Blase
- Mi Penetration der Lamina propria, z.T. paradoxes Erscheinen: Invasive Zellen z.T. ähnlich den reifen Zellen
- T Resektion (lokal vs. Zystektomie), intravesikale o. systemische ChemoTx, (RadioTx), Bacillus Calmette-Guérin (BCG)-Immunprophylaxe
- Pr ~5-JÜ über alle Stadien: 80%

Plattenepithelkarzinom (5%)
- E sehr selten
- Ä RF: Schistosoma haematobium → chronische Entzündung

Adenokarzinom (<1%)
- E sehr selten
- P ex Urachusreste o. ex intestinaler Metaplasie

Weitere Malignome (<1%)
- Sarkome
- Paraganglione
- Melanome
- Lymphome

Allgemeine Manifestationen:

Sterile Pyurie
- Ä Zystitis ua. durch atypische Organismen: Chlamydien, Ureaplasma, Tbc, interstitielle Nephritis, interstitielle Zystitis, Nephrolithiasis
- D Neutrophile im Urin, negative Kultur

Hämaturie
- Ä aus Niere/Glomerulus (▶ Kap. 10, Niere) vs. Ureter (zB Urolithiasis) vs. Harnblase (zB Zystitis, Neoplasie)
- D jede zweimalig nachgewiesene Hämaturie muss zwingend abgeklärt werden!

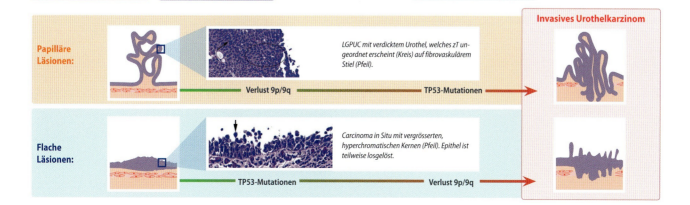

Papilläre Läsionen: LGPUC mit verdicktem Urothel, welches zT ungeordnet erscheint (Kreis) auf fibrovaskulärem Stiel (Pfeil).
— Verlust 9p/9q — TP53-Mutationen → **Invasives Urothelkarzinom**

Flache Läsionen: Carcinoma in Situ mit vergrösserten, hyperchromatischen Kernen (Pfeil). Epithel ist teilweise losgelöst.
— TP53-Mutationen — Verlust 9p/9q →

Weibliche Geschlechtsorgane

Robert Lüchinger (Kliniker), Meike Körner (Pathologin)
unter Mitarbeit von: *Thomas Cerny, Kirill Karlin*

12.1 Die Sicht des Klinikers – 78

12.2 Die Sicht des Pathologen – 78

12.3 Knowledge-Bites – 79

12.4 PathoMap Vulva und Vagina – 80

12.5 PathoMap Zervix und Uterus – 82

12.6 PathoMap Tube und Ovar – 84

© Springer-Verlag GmbH Deutschland, ein Teil von Springer Nature 2019
T. Cerny, K. Karlin (Hrsg.), *PathoMaps*, Springer-Lehrbuch
https://doi.org/10.1007/978-3-662-57439-3_12

12.1 Die Sicht des Klinikers

Anamnese: wichtigste Themenkreise
- Beschwerden: lokal vs. diffus? Zyklusabhängig (*Endometriose*)? Genital o. extragenital (*Dermatosen*)? Schmerz wellenartig, persistierend, akut (*EUG*)? Ausstrahlung? Stimmungslage?
- Sekretion: Farbe, Geruch, Juckreiz (*infektiöse Vaginitis*)?
- Miktions- o. Defäkationsbeschwerden (*Endometriose*)?
- Blutungsmuster: Menarche? Menopause? Zyklusdauer? Regelmässigkeit? (◉ Abb. 5)
- Fertilität: Schwangerschaften? Verlauf? Kontrazeption?
- Sexualverhalten: Partnerschaft? Dyspareunie? Frühere sexuell übertragbare Erkrankungen (*PID*)?
- Impfstatus HPV und Pap-Abstrich-Screening (*Zervixkarzinom*)?
- Medikamente/Hormone: Ovulationshemmer, Hormonersatztherapie (*endometrialer Polyp*), Cortison, Neuroleptika, Antidepressiva (*Prolaktin-Anstieg b. Dopaminantagonisten*)?
- PA/RF: Adipositas, Diabetes (*PCOS*), Nikotin (*Karzinome*), Thrombophilie, kardiovaskulär, Drogen, Sozialstatus.
- FA: Mamma-, Ovar-, Colon-CA, Thrombophilie, cvRF?

Klinische Untersuchung
- Gesamteindruck? BMI-Extreme? Behaarung?
- Inspektion: lokal / diffus? Exophytisch? Ulkus? Entzündlich ± ekzematös? Schuppend? Leukoplakien? Vaginalseptum?
- Palpation: Schmerzen? Bewegungsschmerzen (Portio, Bauchdecke)? Überwärmt? Masse: beweglich, fix, weich, fluktuierend?

Zusatzuntersuchungen
- Kolposkopie: Pubes, Vulva, Vagina, Ektozervix.
- Ultraschall: Organlage, Organstruktur, Architekturstörung, Masse, Flüssigkeit, Durchblutung?
- MRI: Lage, Struktur, Ausdehnung, Umgebung, susceptibility weighted (Endometriose)
- Labor:
  - *Hormone*: Hypophysär: FSH, LH, TSH, PRL Organlevel: E2, Progest., Androgene, βHCG
  - *Infekt*: Nativ, Kultur, PCR, Bakt/Myco/Virologie
  - *Biochemische Marker*: CA-125, CEA, AFP
  - *Genetik*: Karyotyp, BRCA
- Endoskopie: Kolposkopie, Hysteroskopie, Laparoskopie, (Zystoskopie, Koloskopie).

12.2 Die Sicht des Pathologen

Ausgangslage: Zahlreiche endo- u. exogene Einflüsse
- Diese beinhalten das spezielle Hautmilieu, die Besiedelung mit einem breiten Erregerspektrum u. die wechselnden Hormonkonzentrationen.
- Diese Einflüsse wirken auf verschiedenste Gewebskompartimente ein, vom banalen Plattenepithel bis zu den pluripotenten Keimzellen reichend, welche im Laufe des Lebens u. des hormonellen Zyklus einer dauernden Proliferation u. wechselnden Differenzierung unterworfen sind.
- Durch diese endo u. exogene Einflüsse werden Dermatosen, Infekte u. Neoplasien begünstigt.

Diagnostik
- Die Zytologie („PAP-Abstrich") ist eine weit verbreitete, wichtige u. günstige Methode zur Erkennung von Präkanzerosen va. der Portio.
- Die Histopathologie ist zentral für die Diagnostik der Neoplasien. Insbesondere b. den Neoplasien des Ovars besteht die Herausforderung in der korrekten Klassifizierung der vielen verschiedenen, morphologisch oft variablen u. nicht immer eindeutigen sowie teils seltenen malignen Tumortypen aufgrund klassischer histologischer Kriterien.
- Die Immunhistochemie ist in ausgewählten Situationen hilfreich, zB b. der Typisierung von Ovarialkarzinomen (insbesondere auch zur Abgrenzung von Metastasen).
- Die BRCA1/2-Mutationsanalyse ist eine wichtige Bestimmung, mit prädiktivem Aussagewert beim metastasierten high-grade serösen tubo-ovariellen Karzinom.

Besonderheit der gynäkologischen Neoplasien
- Es besteht ein Zusammenhang zwischen manchen Tumoren des weiblichen Genitaltraktes u. dem endokrinen System: einerseits Östrogenabhängigkeit, andererseits Steroidhormonproduktion u. Manifestation mit endokrinen Symptomen.
- Bei der Tumor-Diagnostik im weiblichen Genitaltrakt sollte immer an die Möglichkeit einer Metastase gedacht werden.

> **Schwierige Stellen**
>
> Die häufigsten malignen Neoplasien der weiblichen Geschlechtsorgane sind *epithelialen Ursprungs* u lassen sich entsprechend dem Ursprungsepithels u. assoziierten Risikofaktoren in drei „Gebiete" einteilen (◉ Abb. 4). Die HPV-assoziierten Tumoren des „Zervix-, Vagina- u. (Vulva)-Gebiets" werden jeweils in *LSIL, HSIL* (früher *CIN*) u. *Plattenepithel-CA* eingeteilt. Bei den Östrogen-assoziierten Tumoren des „Endometrium-Gebiets" verläuft die Karzinogenese über die *endometriale Hyperplasie mit Atypie*. Bei den epithelialen Tumoren der Adnexe lassen sich generell drei Formen unterscheiden: seröse, muzinöse u. endometrioide Tumoren. Neben den epithelialen Tumoren sind beim Endometrium ferner die mesenchymalen Tumoren (*Leiomyom*) sehr häufig. Beim Ovar sind zudem die Tumore der Keimzellen/Keimstrang-Stroma zu erwähnen, welche – entsprechend der Funktion der Ursprungszellen – eine heterogene Gruppe darstellen.

12.3 · Knowledge-Bites Weibliche Geschlechtsorgane

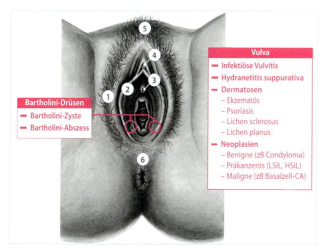

Abb. 1 Vulva u. angrenzende Strukturen: **(1)** Labium majus pudendi. **(2)** Labium minus pudendi. **(3)** Ostium urethrae externum. **(4)** Klitoris **(5)** Mons pubis. **(6)** Perineum.

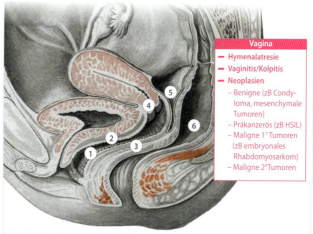

Abb. 2 Vagina u. angrenzende Strukturen: **(1)** Vagina. **(2)** Septum vesicovaginale. **(3)** Septum rectovaginale. **(4)** Cervix uteri. **(5)** Douglas-Raum. **(6)** Ampulla recti.

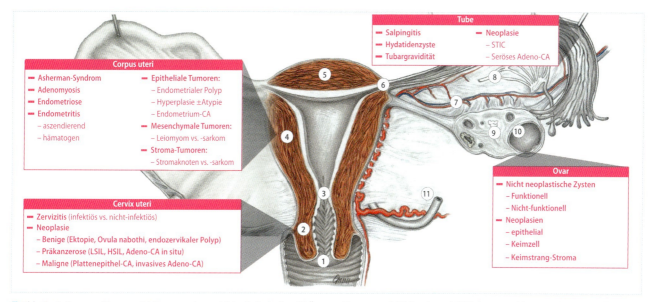

Abb. 3 Aufbau von Uterus und Adnexen u. dazugehörige Pathologien. **(1)** Äusserer Muttermund. **(2)** Cervix uteri. **(3)** Isthmus uteri (=innerer Muttermund). **(4)** Corpus uteri. **(5)** Fundus uteri. **(6)** Pars uterina tubae. **(7)** Ramus ovaricus u. tubarius. **(8)** Hilus ovarii. **(9)** Ovar. **(10)** Sprungreifer Follikel. **(11)** Ureter.

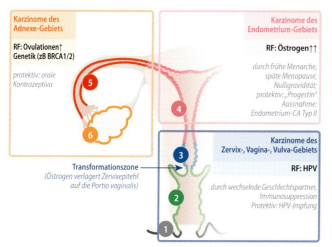

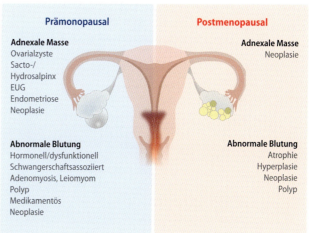

Abb. 4 „Tumorgebiete" nach Ursprungsepithel mit dazugehörigen Risikofaktoren. **(1)** Verhorntes Plattenepithel. **(2)** Unverhorntes Plattenepithel bis zur Portio der Zervix. **(3)** Einschichtiges, hochprismatisches Epithel. **(4)** Einschichtiges, hochprismatisches Epithel mit Stratum basale u. Stratum functionale. **(5)** Isoprismatisches Epithel mit Flimmerzellen u. Drüsenzellen. **(6)** Einschichtiges, flaches Mesothel. (©Cerny, Karlin, 2018 [12.1])

Abb. 5 Stark vereinfachte Gegenüberstellung zweier Leitsymptome und derer Differentialdiagnosen (adnexale Masse und abnormale Blutung) bei prä- vs. postmenopausalen Frauen. (©Cerny, Karlin, 2018 [12.2])

Vulva

Congenital

Intersexuelles Genitale
- E < 1:1'000
- Ä
  - Adrenogenitales Syndrom 95%: 21-Hydroxylase-Mangel
    ▶ Kap. 20, Nebenniere
  - Swyer-Syndrom
  - 5α-Reduktase-2-Mangel
- T abhängig von interdisziplinärem Konsilium und Patientenwunsch

Entzündlich / Infektiös

Infektiöse Vulvitis
- Ä häufig: Bakterien, Pilze, HSV; selten: VZV, Molluscum contagiosum, Lues, Gonorrhoe, Scabies
- K Rötung, Schmerz/Ulzera (HSV), Kondylom, indol. solitäres Ulkus (Lues? DD Tumor?)
- Mi Nativpräparat (Bakterien, Mycelien, Trichomoniasis)
- T gemäss Ursache

Bartholin-Zyste/Abszess
- E häufig
- P Gangobstruktion → Zyste, sekundäre Infektion (Staphylokokken) → Abszess
- T Marsupialisation, Antibiotika

Hidradenitis suppurativa
▶ Kap. 17, Haut
- ÄP oft rasurbedingt; Lokalisation: ischiokrurale Falte über Adduktorensehne

Vulväre Dermatosen
▶ Kap. 17, Haut

Ekzematöse Dermatitis
- E häufig
- P endogen: atopische, seborrh. Dermatitis. Exogen: irritative, allerg. Kontaktdermatitis

Psoriasis
- E oft vulväre Beteiligung
- P Trigger: Reiben, Infekt

Lichen sclerosus
- E ~3 %, breites Altersspektrum inkl. Kinder
- Ä Autoimmunerkrankung
- K asymptomatisch bis schwerer Pruritus
- Ma weisse Plaques, Atrophie
- Mi Epithel atroph o. hyperkeratotisch. Hyaline Fibrose. Lymphozyten-Infiltrat
- DD Frühform ähnelt Lichen planus
- Ko progredient. Selten Plattenepithel-CA (3–4%)

Lichen planus
- K sehr variabel: Schmerz, Dyspareunie, Kontaktblutung
- Ma weisse Streifung, Erosion
- DD Lichen sclerosus, Arzneimittelexanthem, Pilzinfekt
- Ko Plattenepithel-CA

Neoplasie

benigne

Papilläres Hidradenom
- E hfgst. benigner Vulva-Tumor
- Ä spezialisierte anogenitale Drüsen im Interlabialsulkus
- K Masse/Zyste im Interlabialsulkus, ggf. exophytisch prolabierend
- Mi papilläre Epithelzellproliferate innerhalb einer Zyste
- T komplette Exzision
- Pr Rezidiv b. inkompletter Exzision

Condyloma acuminatum (kondylomatöse LSIL)
- E junge Frauen
- Ä HPV low risk (6, 11)
- Ma exophytische, warzige Tumoren (selten solitär)
- Mi Akanthose, Papillomatose, Hyperkeratose, leichte Dysplasie, Koilozyten
- DD seborrhoische Keratose
- T Überwachung, Entfernung (topische Substanzen, Kryotherapie, Elektrokauterisation, Exzision)
- Pr spontane Regression. Rezidive b. Immunsuppression o. begleitender HSIL; Partnerbehandlung!

präkanzerös

Niedriggradige squamöse intraepitheliale Läsionen (LSIL)
= vulväre intraepith. Neoplasie 1 (VIN1)
- E gebärfähiges Alter
- Ä HPV low u. high risk
- K Pruritus, Irritiation, Wundheit; 1/3 asymptomatisch
- Ma Makula, Plaque, Papel, verrukös, hyperkeratotisch. Essigweiss
- Mi s. LSIL der Zervix
- D Biopsie
- T Überwachung
- Pr idR Regression, sehr kleines Progressionsrisiko

Hochgradige squamöse intraepitheliale Läsionen (HSIL)
= vulväre intraep. Neoplasie 2,3 (VIN2,3)
- Ä HPV Typ 16 u. 18
- E Peak in der Prämenopause; Erhöhtes Risiko für CIN u. AIN; RF: HIV, Rauchen
- D Biopsie
- Mi s. HSIL der Zervix
- T Exzision, Laserablation, topische Therapie
- Pr invasives Karzinom zum Zeitpunkt der Diagnose o. im Verlauf im höheren Alter u. bei grossen Läsionen (20%); Rezidiv in 15% nach kompletter Entfernung, in 50% nach inkompletter Entfernung

Vulväre intraepith. Neoplasie vom differenzierten Typ
- E ältere Frauen
- Ä Assoziation mit Lichen sclerosus u. planus. HPV-negativ
- K siehe Lichen sclerosus / Lichen planus
- Ma hyperkeratotische, weisse o. erythematöse Läsion
- Mi Akanthose, wenig basal gelegene Atypien
- Ko starke Assoziation mit invasivem Plattenepithelkarzinom
- T vollständige Entfernung

maligne

Plattenepithelkarzinom
▶ Kap. 17, Haut
- Ä
  - HPV high risk, HSIL, Rauchen
  - Chron. Entzündung, zB Lichen sclerosus Lichen planus
- P HPV-Infektion (s. Zervix); TP53-Mutation
- Ma nodulärer, verruköser, ulzerierter Tumor
- T vollständige Entfernung, Lymphonodektomie
- Pr abhängig von Nodalstatus. Frühe Karzinome zeigen niedrige Rezidivrate

Basalzellkarzinom (Basaliom)
▶ Kap. 17, Haut

Extramammärer M. Paget
- E Postmenopause
- Ä In-situ-Adenokarzinom mit apo-/ekkriner Differenzierung
- P
  - Primär vulvär
  - Sekundäre Ausbreitung eines Adenokarzinoms der Hautadnexe o. eines anorektalen M. Paget
- K Pruritus
- Ma Rötung, ekzematös (ähnlich Dermatose!)
- Mi Karzinomeinzellen (Paget-Zellen) in der Epidermis (ähnlich dem M. Paget der Mamille)
- T vollständige Exzision
- Pr hohe Rezidivrate; Progression zu invasivem Karzinom selten (1–20%)

Malignes Melanom
▶ Kap. 17, Haut
- Ä UV-unabhängig
- E zweithäufigstes Vulva-Malignom
- K Pruritus, Blutung, Massenläsion
- DD extramammärer M. Paget, atypischer genitaler melanozytärer Naevus

---

HPV	Humane Papillomviren	
HSV	Herpes-simplex-Virus	
HRT	Hormone replacement therapy = Hormonersatztherapie	
HSIL	High-grade squamous intraepithelial lesion	
IUD	intrauterine device (Intrauterinpessar)	
LEEP	Loop Electrosurgical Excision Procedure	
LSIL	Low-grade squamous intraepithelial lesion	
SS	Schwangerschaft	
VIN	Vulval intraepithelial neoplasia	
VZV	Varizella-Zoster-Virus	

12.4 · PathoMap Vulva und Vagina

Vagina

Congenital

Hymenalatresie
- P fehlende Fusion Müller-Gang mit Sinus urogenitalis
- K primäre Amenorrhoe
- Ko retrogr. Menstruation, Hämatokolpos

Vaginalseptum
- ÄP Spektrum d. Müller-Dysgenesie
- K Menstruationsstörung, Dyspareunie, Infertilität, Geburtskomplikation

Isolierte vaginale Agenesie
- E sehr selten
- Ko retrograde Menstruation, pelvine Endometriose

Testikuläre Feminisierung
Engl.: Androgen Insensitivity Synd (AIS), »Hairless Woman«
- Ä Testosteron-Rezeptor-Defekt
- P genetisch XY, Testosteron-Rezeptor-Defekt führt zu weibl. Phänotyp ohne Vagina / Uterus, Hoden meist inguinal
- Ko maligne Transformation des Hodens

Infektiös

Infektiöse Vaginitis/Kolpitis
- E häufig
- K Ausfluss, zT auf Ursachen hinweisend
- D Direktpräparat, zytolog. Abstrich

Bakterielle Vaginose
- E 50% aller Vaginitiden
- Ä Mischinfektion (Gardnerella vaginalis, Anaerobier)
- P pH > 4,5 (Lactobacillus ↓)
- K dünner, weisslicher Ausfluss, Fisch-Geruch va. nach Kontakt mit Sperma, Pruritus
- Ko Keimaszension; Frühgeburt, Chorioamnionitis
- Mi Zytologie: „Clue cells"
- T Metronidazol

Trichomoniasis
- Ä Trichomonas vaginalis
- P sexuelle Übertragung
- K dünner, gelblich-grüner übel riechender Ausfluss, Pruritus, Dyspareunie
- Mi Erreger im Nativpräparat ruckartig mobil; Zytologie: schildförmige Erreger, entzündliches Bild
- T Metronidazol, Partner-Mitbehandlung!

Candidiasis
- Ä Candidaspezies, Übertragung sexuell o. asexuell (zB Sauna), unter/nach antibiotischer Therapie
- K Sekret krümelig, weisslich; asymptomatisch o. Pruritus
- Mi Myzelien (im Nativpräparat)
- T Fungizide topisch o. systemisch; oft Rezidive (wegen Sporen); dann ggf. serielle Intervallbehandlung notwendig

Neoplasie

benigne

Condyloma acuminatum
Syn.: kondylomatöse LSIL
- ▶ Abschn. Vulva; Zervix
- E häufig

Benigne mesenchymale Tumoren
- E selten
- Mi – Leiomyom
  – Rhabdomyom
- ▶ Kap. 14, Weichteile

präkanzerös

Niedriggradige squamöse intraepitheliale Läsionen (LSIL)
= vaginale intraepith. Neoplasie 1 (VAIN1)
- ▶ Abschn. Vulva; Zervix

Hochgradige squamöse intraepitheliale Läsionen (HSIL)
= vaginale intraep. Neopl. 2,3 (VAIN2,3)
- ▶ Abschn. Vulva; Zervix
- E Assoziation mit zervikaler HSIL

maligne

Plattenepithelkarzinom
- ▶ Abschn. Vulva; Zervix
- E primär selten; meist ex zervikalem o. vulvärem Plattenepithel-CA; meist 7. Dekade
- Ä HPV high risk versus HPV-unabhängig (untere Vagina)
- P obere Vaginahälfte → pelvine LK-Metastasen; untere Vaginahälfte → inguino-femorale LK-Metastasen
- K schmerzlose vaginale Blutung, Dyspareunie
- Ma Vaginahinterwand, oberes Drittel: exophytisch, ulzeriert
- T primär Bestrahlung; radikale Vaginektomie
- Pr ähnlich Zervix-CA; Lokalrezidiv innert 2 J

Klarzelliges Adenokarzinom
- E historische Seltenheit, Pubertät – 3./4. Dekade
- Ä intrauterine Diethylstilbestrol-Exposition (bis 1971 zur Abortprävention eingesetzt)
- K asympt. o. vaginale Blutung
- T Operation, Radiotherapie.
- Pr generelle Überlebensrate 80%

Embryonales Rhabdomyosarkom
Syn.: Sarcoma botryoides
- E hfgst vaginales Sarkom; 90% < 5 LJ
- K vaginale Masse u. Blutungen
- Ma polypöser Tumor, Oberfläche glatt o. ulzeriert, Schnittfläche weich, nekrotisch
- Mi polypös. Zellreiche Zone („Kambium-Schicht") unter Oberflächenepithel; spindelige Tumorzellen; selten Rhabdomyoblasten mit intrazytoplasmatischer Querstreifung; viele Mitosefiguren
- Th Radiotherapie, Chemotherapie ± Operation
- Pr Heilungsrate 90–95 %

Sekundäre Tumoren
- E häufiger als primäre vaginale Tumoren!
- Ä – Zervix-CA
  – Endometrium-CA
  – Tuboovarielles CA
  – Kolorektales CA
- P direkte Ausdehnung, lymphovaskuläre Metastasierung
- K vaginale Blutung
- Pr schlecht

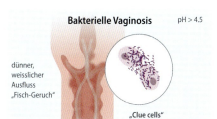

Bakterielle Vaginosis pH > 4,5
dünner, weisslicher Ausfluss „Fisch-Geruch"
„Clue cells"

Trichomoniasis pH > 4,5
gelblicher, grüner übel riechender Ausfluss
motil, schildförmig

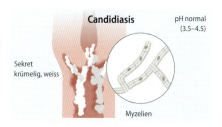

Candidiasis pH normal (3.5–4.5)
Sekret krümelig, weiss
Myzelien

©Cerny, Karlin, 2018 [12.3]

Kapitel 12 · Weibliche Geschlechtsorgane

Organübergreifend

Congenital

Müller-Agenesie
Syn.: Mayer-Rokitansky-Küster-Syndrom
- Def Fehlen von Tuben, Uterus u. Vagina b. vorhandenen Ovarien
- P keine Müller-Gänge
- K normale Vulva ohne Vagina; primäre Amenorrhö, Sterilität
- Spez.: **unilaterale Müller-Agenesie**
  - Uterus unicornis

Müller-Dysgenesie
- P graduelle Fusionsstörung
  - Uterus bicornis
  - Uterus septus
  - Uterus duplex
    ± Vagina septa
- K Geburtskomplikationen
  Ev. Frühgeburt

Entzündlich / Infektiös

Infektiöse Zervizitis
- Ä — Bakterien: β-Streptokokken, Gardnerella vaginalis, N. gonorrhoeae, Chlamydien, T. pallidum
  — Viren: HSV
  — Pilze: Candida
  — Parasiten: Trichomonas vaginalis
- K symptomarm
- Ko aszendierender Infekt (▶ PID, siehe Tube, post partum o. post abortum Endometritis), vertikale Transmission an Kind (Abort, Frühgeburt, Chorioamnionitis, neonatale Sepsis), sexuelle Transmission an Partner
- D asymptomatisch o. Kontaktblutung
- Mi akute o. chronische Entzündungsreaktion
- T je nach Erreger

Nicht-infektiöse Zervizitis
- Ä physikalisch (Fremdkörper, zB IUD-Faden, Instrumentierung)
- K asymptomatisch o. Fluor
- Ko sekundäre Infektion
- Mi Nekrose, akute u. chronische Entzündungsreaktion
- T keine, ggf. kausal

Cervix uteri

Neoplasie

metaplastisch

Glanduläre Ektopie / Plattenepithelmetaplasie
- Ä physiologische Verschiebung der Junktionszone von endozervikalem Zylinderepithel u. ektozervikalem Oberflächenepithel
- P ab Pubertät Ausbreitung des endozervikalen Zylinderepithels in Richtung Ektozervix = glanduläre Ektopie → sekundäre Plattenepithelmetaplasie → zervikale Transformationszone = Zone zwischen ursprünglicher u. neuer Junktionszone
- K asymptomatisch (evt. Kontaktblutung)
- Ko Transformationszone ist anfällig für onkogene Stimuli (HPV-Infektion)
- D Kolposkopie
- DD SIL
- Pr per se physiologisch

Ovula Nabothi
- Ä Retentionszysten der Zervixdrüsen
- P Plattenepithelmetaplasie in der Transformationszone obstruiert Drüsenausführungsgang
- K asymptomatisch
- T keine

Endozervikaler Polyp
- E häufig, 4.-6. Dekade
- K asymptomatisch, Blutungen, Leukorrhoe
- Ma Polyp
- Mi Polyp mit fibrovask. Stroma, bedeckt v. endozervikalem Zylinderepithel. Erosion / Ulkus, Plattenepithelmetaplasie
- T Exzision, Kürettage

präkanzerös

Niedriggradige squamöse intraepitheliale Läsionen (LSIL)
= cervikale intraepith. Neoplasie 1 (CIN 1)
- E häufig, Prävalenz 80% b. 30 J., 5% b. 60 J.
- Ä HPV-Infekt der Transformationszone (80% high risk, 20% low risk)
- P Virusproteine E6, E7 verändern Zellzyklus (p53, Rb) der Wirtszelle
- K asymptomatisch
- D Kolposkopie, zytologischer Abstrich, Portiobiopsie
- Ma nicht sichtbar o. essigweiss
- Mi s. Abb. unten, Koilozyten.
- T Überwachung
- Pr häufig Regression innert 12 Mo. RF für Progression zu HSIL: HPV Typ 16, Immunsuppression, Rauchen, hohes Alter
- Spez.: **Condylomata acuminata** nicht flach, sondern exophytisch wachsend

Hochgradige squamöse intraepitheliale Läsionen (HSIL)
= cervikale intraepith. Neopl. 2,3 (CIN 2,3)
- E oft 4. Dekade, jedoch breites Altersspektrum
- Ä HPV high risk Typen (in 50% Typen 16 u. 18)
- P unklar, ob ex LSIL o. de novo
- K asymptomatisch
- D Kolposkopie, zytolog. Abstrich, Portiobiopsie
- Ma unsichtbar o. essigweiss
- Mi p16-IHC positiv
- T vollständige Entfernung (Konisation, LEEP)
- Pr Progression zu Karzinom unbehandelt 0,5–1% pro Jahr. 30–50% Regression

Adenocarcinoma in situ
- E 4. Dekade
- Ä HPV high risk Typen (16, 18)
- K asymptomatisch
- D Abstrich: atypische glanduläre Zellen; weniger sensitiv als für SIL!
- Mi endozervikale Zylinderepithelien mit Atypien, p16-IHC positiv
- T Konisation o. Hysterektomie
- Pr niedriges Rezidivrisiko nach Konisation

maligne

Plattenepithelkarzinom
- E 2.-3.-häufigstes Malignom der Frau weltweit, in entwickelten Ländern selten wegen Screening, 35–70 J.
- Ä HPV (70% Typen 16, 18). RF: frühe sexuelle Aktivität, HPV Typ 16, Immunsuppression (HIV), Rauchen, Multiparität
- P Sequenz: HPV-Persist. → LSIL → HSIL → invasives CA (über Jahre)
- K erst spät (!): Blutungen
- Ko Ureterobstruktion, vesiko-, rektovaginale Fistel, Lymphödem der Beine
- Ma Ektozervix exophytisch papillär polypoid, endophytisch infiltrativ, ulzeriert
- Mi verschiedene Karzinomtypen
- T — <3mm: Hysterektomie.
  — >3mm: Wertheim-OP, Rx, Cx
- Pr abh. v. Tumorvolumen, Infiltrationstiefe, Gefässinvasion, FIGO-Stadium, Alter

Invasives Adenokarzinom
- E 5.-6. Dekade. 10-25% aller invasiven Zervixkarzinome in entwickelten Ländern (Screening-Effekt weniger Plattenepithel-CA)
- Ä HPV high risk (18 > 16, 45)
- P Adenocarcinoma in situ → invasives CA
- K Blutungsstörung, Massenläsion.
- Ma endozervikal. Exo- o. endophytisches Wachstum (Fassförmige Zervix)
- Mi verschiedene Karzinomtypen. Begleitende HSIL.
- Pr ähnlich Plattenepithel-CA

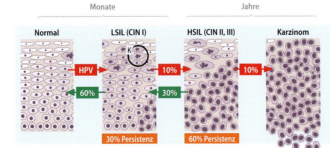

Progression der zervikalen intraepithelialen Neoplasie
Eine Zervixbiopsie wird oft nach einem abnormalen zytologischen Abstrich (Pap-Abstrich) durchgeführt. Histologisch charakteristisch sind für den HPV-Infekt die Koilozyten („K" im Bild), HPV-befallene Plattenepithelzellen sind. Die CIN (SIL) ist histologisch gekennzeichnet durch eine proliferative Aktivität (Mitosefiguren), Zellvermehrung, Architekturstörung u. Zellatpien. Diese Veränderungen liegen b. der CIN I im untersten, b. der CIN II im untersten u. mittleren Plattenepitheldrittel u. b. der CIN III in allen Plattenepithelschichten.
In den vergangenen Jahren gab es bezüglich der Nomenklatur einige Änderungen: So hat man zum Beispiel - wegen der Schwierigkeit der Unterscheidung von CIN II u. III - diese nun in HSIL zusammengruppiert (histologische Nomenklatur nun ähnlich zur zytologischen Nomenklatur).

12.5 · PathoMap Zervix und Uterus

Corpus uteri

- **Entzündlich / Infektiös**
- **Reaktiv**
- **Neoplasie**
  - epithelial
    - benigne / präkanzerös
    - maligne
  - mesenchymal
    - benigne
    - maligne

Endometritis
- Ä infektiös, unspezifische vs. spezifische Erreger (Chlamydien, Mycoplasma, HSV, Actinomyces, CMV)
- P — Aszendierend:
  RF: IUD, Instrumentierung, Abort, post partum
  — Hämatogen (selten):
  Tbc, Toxoplasmose
- K Vgl. ► PID, Abschnitt Tube; Fieber, Bauchschmerzen, Leukozytose, Ausfluss, Schmierblutungen, Infertilität
- Mi Entzündungszellinfiltrate (Plasmazellen), Fibrose
- T Antibiotika iv, ggf. kausal

Asherman-Syndrom
- Ä — idR iatrogen (nach Curettage o. Endometriumablation)
  — Selten: Tbc
- P Vernarbung
- Ma Synechien
- Mi Endometriumatrophie u. -fibrose
- K evt. Amenorrhoe (falls komplette Atrophie)
- Ko Infertilität, SS-Komplikationen (Placenta praevia, Placenta accreta, Frühgeburt)
- T Adhaesiolyse, Hormontherapie

Adenomyosis
vormals: Endometriosis interna
- Def Durchsetzung des Myometriums mit Endometriuminseln
- E 15–30 % der Hysterektomiepräparate
- Ä unklar; Östrogen, immunologisch?
- P versprengtes Endometrium „menstruiert" mit
- K Blutungsstörungen, Dysmenorrhoe
- D Sonographie
- Ma Zysten im Myometrium, Myometriumhypertrophie
- Mi Endometriuminseln (Drüsen, Stroma) innerhalb des Myometriums
- T Gestagene, Hysterektomie
- Pr benigne

Endometriose
- E häufig
- Ä RF: frühe Menarche, Nullipara; nicht ganz klar, Theorien:
  — retrograde Menstruationstheorie
  — embryoanale Theorie: ektopes Restgewebe
  — Metaplasietheorie
- P Zyklische Hyperplasie u. Degeneration, rezidivierende Hämorrhagien führen zu Fibrosierung (► Endometriose-Zyste, Ovar)
- K Dyspareunie, Dysmenorrhö Beckenschmerzen, Infertilität
- D Laparoskopie ± Biopsie

Endometrialer Polyp
- E 4. – 5. Dekade, prä-, peri-, postmenopausal
- Ä Östrogen ↑ ua durch HRT, Tamoxifen (wirkt agonistisch am Endometrium)
- P fokale Endometriumhyperplasie (keine Neoplasie)
- K Blutungsstörungen
- Ko Infertilität, Endometritis
- Ma gestielter o. breitbasiger intrakavitärer Polyp
- Mi proliferierte endometriale Drüsen. Ev. fokale EIN (Neoplasie)
- T Kürettage
- Ko per se benigne. Falls EIN → Risiko für invasives Karzinom

Endometriale Hyperplasie ohne Atypie
- E Peri-/ Postmenopause
- Ä Hyperöstrogenismus (exogene Östrogene ohne Gestagen, anovulatorische Zyklen, Adipositas, PCOS), Diabetes
- P diffuse Endometriumhyperplasie (keine Neoplasie)
- K Blutungen
- Ma Endometrium verdickt
- Mi Vermehrung der endometrialen Drüsen
- Pr Progression zu Endometriumkarzinom in 1 – 3%
- T Gestagentherapie, Überwachung

Endometriale Hyperplasie mit Atypie
Syn.: Endometriale intraepitheliale Neoplasie, EIN
- E Peri-/ Postmenopause
- Ä s. endometriale Hyperplasie ohne Atypien
- P monoklonal
- K Blutungen
- Ma Endometrium normal o. verdickt.
- Mi Vermehrung der endometrialen Drüsen, zusätzlich glanduläre Architekturstörung („Rücken an Rücken") u. zelluläre Atypie u. mehrreihiges Epithel
- Pr gleichzeitiges invasives Karzinom in bis zu 40%
- T Gestagentherapie, Überwachung, Hysterektomie (Ausschluss Karzinom, Karzinomprävention)

Endometriumkarzinom Typ I
- E postmenopausal (60j.)
  (< 50 LJ. b. Lynch-Syndrom ► Kap. 25, Her. Tumorsyndrome)
- Ä Hyperöstrogenismus (Adipositas, PCOS, Nulliparität).
- P EIN → invasives CA. Metastasierung lymphogen (iliakal, paraaortal), hämatogen (Lunge), transtubal (Adnexe), transperitoneal
- K früh Blutungen
- D zytol. Abstrich: evtl. atypische glanduläre Zellen
- Ma exophytisch intrakavitär u./o. endophytisch infiltrativ im Myometrium
- Mi Karzinomtyp: endometrioid. Differenzierung: G1 - G3. Infiltration von Myometrium u. Zervix.
- T Hysterektomie, Adnexektomie, ±Lymphonodektomie, ± Rx, ± Cx
- Pr abhängig von Stadium u. Grad

Endometriumkarzinom Typ II
- E höheres Alter (70j.)
- Ä unklar. Entsteht in langjährig atrophem Endometrium, nicht ex EIN. Hyperöstrogenismus kein RF.
- K Blutungen!
- Mi Karzinomtypen: serös, hellzellig (s. Ovar). Differenzierung: high-grade / G3. Schwere zelluläre Atypien. Lymphgefässinvasion.
- T wie Typ I
- Pr schlechter als b. Typ I, rasche Metastasierung

Chorionkarzinom
sowie schwangerschaftsassoziierte Pathologien: ► Kap. 13

Vergleiche: ► Kap. 14, Weichteile

Leiomyom
- E gebärfähiges Alter. Häufig (70% aller Hysterektomien)!
- P Östrogen ↑ u. Gestagen ↑ (SS, HRT)
- K asymptomatisch, Blutungsstörungen, Druck, Schmerzen
- Ko Infertilität, SS-Komplikationen, Nekrose
- Ma weisse Knoten, mögliche Lokalisationen: submukös, intramural u. subserös
- Mi proliferierte glatte Muskelzellen. Regressive Veränderungen (Fibrose, ischämische Nekrose)
- T GnRH-Analoga, Embolisierung, Myomektomie, Hysterektomie

Endometrialer Stromaknoten
- E selten
- K Blutungsstörung, Schmerzen
- Ma Endo-, Myometrium, gelb, mehrere cm gross
- Mi Proliferation endometrialer Stromazellen
- T vollständige Entfernung (Ausschluss Stromasarkom)

Leiomyosarkom
- E 40–60 J., selten
- P metastasiert lymphogen u. hämatogen (Retroperitoneum, Lunge, Knochen)
- K wie b. Leiomyom
- Ma gelb, Nekrose, unscharf begrenzt
- Mi zellreich, Mitosefiguren, Zellkernatypie, Nekrose, Myometriuminvasion
- T Hysterektomie u. (in PMP) Adnexektomie. Cx-/Rx-Ansprechen schlecht
- Pr 5-JÜ 15–35%.

Endometriales Stromasarkom
- E selten
- Ma wie endometrialer Stromaknoten
- Mi prolif. endometrialer Stromazellen. Atypien, Myometriuminvasion.
- T Hyster-u. Adnexektomie

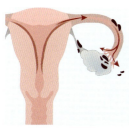

Endometrioseimplantate
Endometrioseimplantate können an vielen Stellen gefunden werden, ua an Ovarien, Peritoneum u. Ligamenten.
Die klinische Manifestation ist variabel u. reicht von asymptomatisch bis zu Dysmenorrhö, Dyspareunie u. chronischen Beckenschmerzen. Schmerzen können sich vor Beginn der Menstruation verschlimmern, was mit dem zyklusabhängigen Wachstum der Implantate zusammenhängt. Bis zu 50% der Frauen mit Endometriose sind unfruchtbar. Die Infertilität kommt durch die entstandene Entzündung u. Verwachsungen im Becken zustande.

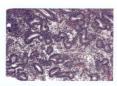

Endometriale Hyperpasie ohne Atypie

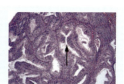

Endometriale Hyperpasie mit Atypie

©Cerny, Karlin, 2018 [12.4]

Kapitel 12 · Weibliche Geschlechtsorgane

Tube

Entzündlich / Infektiös

Pelvic inflammatory disease (PID)
- Def klinischer Überbegriff für „oberen Genitalinfekt"
- P Aszendierend: bakteriell, RF: Menstruation, sexuelle Aktivität, IUD
  - Per continuitatem: zB Appendizitis, Divertikulitis
  - Hämatogen: zB Tbc (su)
- K Schmierblutungen (= Begleitendometritis), sehr schmerzhaft (=idR erst b. Salpingitis o. Peritonitis!)

Nicht spezifische Salpingitis
Syn.: Adnexitis
- E Pubertät – Menopause
- Ä idR bakteriell (Chlamydien, Gonokokken, Streptokokken, Mykoplasmen)
- P Keimaszension b. Kolpitis/Zervizitis
- K subfebril (Chlamydien) bis hochfebril (Gonorrhoe), Schmerzen
- Ko - Akut: Pyosalpinx, Tuboovarialabszess, Perihepatitis (FHC)
  - Spät: Saktosalpinx, tuboovarielle Adhäsionen, EUG, Infertilität
- Ma akut: Rötung, Fibrin u. Eiter auf Peritoneum. Chronisch: Hydro-, Saktosalpinx, Adhäsionen.
- Mi akut: Ödem, Neutrophile, Pus. chronisch: Lymphozyten, Plasmazellen, Fibrose der Plicae.
- DD Adenokarzinom der Tube (b. florider Entzündung)
- T Antibiotika, ggf. Salpingektomie

Granulomatöse Salpingitis
- E selten
- Ä Tbc (hämatogen), Parasiten (Oxyuren, Schistosomen), FK-Reaktion (Stärke, Talk), Sarkoidose, M. Crohn
- DD Adenokarzinom der Tube

Tuboovarieller Abszess (TOA)
- Ä iR. PID: polymikrobiell (areobe u. anaerobe Organismen)
- K Unterleibsschmerzen, Fieber, Schüttelfrost
- D US, CT
- Ko rupturierter TOA: aktues Abdomen, lebensgefährlich

Zystisch

Hydatidenzyste
- E häufig
- Ä angeborener Rest des Müller-Gangs
- K asymptomatisch, ev. sonographischer/laparoskopischer Zufallsbefund
- Ma von Fimbrien ausgehende, einkammerige, dünnwandige Zyste
- Mi Auskleidung durch seröses Epithel
- Pr harmlos

Tubargravidität
- E häufigste Lokalisation einer EUG
- Ä Adhäsionen (nach PID, Appendizitis, Endometriose, Laparotomie), Salpingitis isthmica nodosa; selten in normaler Tube
- P eingeschränkte Motilität der Tube → verzögerter Ei-Transport → Implantation in Tube
- D Serum-beta-HCG, Sonographie
- Ma Tube fokal aufgetrieben (Saktosalpinx), hämorrhagische Nekrose (Hämatosalpinx), Ruptur
- Mi Chorionzotten im Tubenlumen, Trophoblast in der Tubenwand (Implantationsstelle), hämorrhagische Tubenwandnekrose
- K Bauchschmerzen, akutes Abdomen
- Ko Tubenruptur
- T Salpingektomie

Neoplasie

Seröses tubares intraepitheliales Karzinom (STIC)
Syn.: Adenocarcinoma in situ der Tube
- E in prophylaktischen Adnexektomie-Präparaten b. BRCA1/2-Keimbahnmutation, b. gleichzeitigem pelvinem high-grade serösem Karzinom
- P BRCA1/2-Mutation. TP53-Mutation. Mutmasslicher Ausgangspunkt der meisten ovariellen u. peritonealen serösen Karzinome
- K asymptomatisch
- Ko Progression zu invasiven high-grade serösen CA
- Ma nicht sichtbar
- Mi distal (Fimbrien o. Infundibulum). Intraepitheliale flache Proliferation atypischer Zellen. IHC: p53 mutiert. Keine Stromainvasion
- T mit Salpingoophorektomie therapiert (gilt für reines in situ)
- Pr exzellent b. reinem in situ CA

Seröses Adenokarzinom
- P Ausgangspunkt STIC
- D ev. positiver PAP-Abstrich, Sonographie
- Ma früh: mm-grosser Knoten in Tubenfimbrien; spät: transmuraler Tumor. Ausbreitung per continuitatem in kleinen Becken (Ovarien, Uterus, Douglas) u. Peritoneum (Omentum, Zwerchfell)
- Mi Invasion. s. Ovar
- Pr ▶ Ovar

Ovar

Nicht neoplastische Zysten

funktionell

Follikuläre Zyste
- Def persistierender präovulatorischer Follikel > 3 cm ø
- E sehr häufig; Pubertät bis Perimenopause
- P Dysfunktion der hypophysärenovariellen Achse. Östrogenproduktion
- K Blutungsstörungen, Schmerzen, Erbrechen + Diarrhoe (b. iatrogener Überstimulation)
- Ko Torsion (selten)
- D muss zystisch sein (su)
- Mi Zyste mit nicht luteinisiertem Follikelepithel
- T Gestagen

Simple Zyste
- P regressiv veränderte Zyste follikulären Ursprungs
- K meist asymptomatisch
- Ma unilokulär, enthält klare Flüssigkeit, mehrere Zentimeter gross
- Mi Zyste mit Auskleidung durch ein einschichtiges, abgeflachtes, unspezifisches Epithel, umgeben von Fibrosesaum

Corpus luteum Zyste
- P übermässige Blutung nach Ovulation -> verzögerte Involution
- K meist asymptomatisch
- D Sonographie: heterogen, spinnwebenartige Binnenechos
- Ma mehrere Zentimeter gross
- Mi Zyste mit Auskleidung durch ein mehrschichtiges luteinisiertes Follikelepithel, ± intraluminales Blut, ± Regressionszeichen

nicht funktionell

Inklusionszysten
- E häufig, mit zunehmendem Alter
- P abgeschnürtes modifiziertes Mesothel der Ovaroberfläche mit sekundärer tubarer / seröser Metaplasie. Ev. auch periovulatorisch implantiertes Tubenepithel. Fraglicher Ausgangspunkt für einen Teil der serösen high-grade Karzinome des Ovars
- K asymptomatisch
- Ma < 1 cm ø. Multipel, bilateral
- Mi Zysten im oberflächennahen Cortex, einschichtiges simples Epithel o. Epithel vom serösen / tubaren Typ
- DD seröses Zystadenom (> 1 cm ø)
- Pr per se banal

Endometriose-Zyste
- E häufig
- P ▶ Abb. „Endometrioseimplantate" Abschn. 12.5
- K ± Beschwerden
- Ko maligne Transformation möglich (idR > 40J.)
- Ma bis 15 cm ø. Altes Blut (braun, zäh, klebrig) im Lumen („Schokoladenzyste")
- Mi Zyste mit endometrioidem Epithel, endometrioidem Stroma. Blutungszeichen (Siderophagen), Fibrose
- Pr per se benigne. Assoziation mit endometrioidem u. hellzelligem Adeno-CA des Ovars

Polyzystisches Ovar (PCO) / Polycystisches Ovar Synd. (PCOS)
- Def PCO: sonographischer Ovarbefund (subkapsuläre Follikel, „Perlenkette"). PCOS: klinisches Bild b. PCO
- E PCO bis 10% aller Frauen
- ÄP unklar, ggf. genetische RF
- K Anovulation, Infertilität, Androgen ↑ (Hirsutismus), Östrogen ↑, Insulinresistenz / DM Typ 2, Adipositas uam
- Ko indirektes Malignitätspotenzial durch. Östrogen ↑ (Endometrium-CA, 1%)
- Ma Ovarien vergrössert, multiple Zysten < 1 cm ø
- Mi multiple präovulatorische Follikel
- T Gestagen + Antiandrogen

Ovarialtorsion
- Ä Missverhältnis: grosse Masse vs. ausgedünnter Stiel, zB b. follikulärer Zyste, Ovarialfibrom, Teratom, Ovarial-CA
- P/K Infarzierung → stärkste Unterbauch-Sz
- D/T Sonographie, Laparoskopie → OP (Detorquierung vs. Resektion)

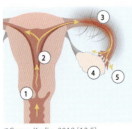

Sammelbegriff: Pelvic inflammatory disease (PID)
Anatomisch bezieht sich PID auf einen akuten Infekt der oberen Genitalstrukturen b. Frauen. Unerkannte u. unbehandelte Zervizitiden (1) können „aufsteigen" u. zur PID führen. PID umfasst ua die (2) Endometritis, (3) Salpingitis, (4) Oophoritis. Ferner kann es zum tuboovariellen Abszess u. zur (5) Peritonitis kommen. Die am häufigsten identifizierten Erreger b. der PID sind sexuell übertragbare Pathogene wie zB N. gonorrhoeae, C. trachomatis. Jedoch sollte PID als eine gemischte (fakultativ anaerobe u. anaerobe) polymikrobielle Infektion angesehen u. behandelt werden.

©Cerny, Karlin, 2018 [12.5]

3 Sonographische Engramme ovarialer Massen

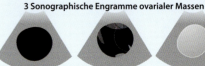

| Einfache Zyste | Komplexe Zyste | Solide Masse |

Kontrolle ab 4–5 cm ø | Nie funktionell! Weitere Abklärungen immer nötig!

©Cerny, Karlin, 2018 [12.6]

12.6 · PathoMap Tube und Ovar

Ovar

Neoplasie

- epitheliale Neoplasien (70%)
- Keimzell-Neoplasien (15%)
- Keimstrang-Stroma-Neoplasien (5%)

Epitheliale Neoplasien

serös – Tumorzelle: serös / tubar
muzinös – Tumorzelle: schleimbildend
endometrioid – Tumorzelle: ähnlich Endometrium

Seröses Zystadenom 🟢
- E häufig, 4.–5. Dekade
- Ma 1 bis > 30 cm ø; uni- o. multilokuläre Zyste
- Mi Zysten mit breiten Papillen, einschichtiges Epithel, keine Atypie, keine Invasion
- T Zystektomie
- Pr benigne

Seröser Borderline-Tumor (SBT) 🟡
- E 5. Dekade.
- P KRAS-, BRAF-Mutation
- Mi Zysten u. Drüsen. Epithelatypien +, verstärkte Epithelproliferation, keine Invasion, peritoneale Implants (10%)
- T Adnexektomie, operatives Staging
- Pr idR gut. Rezidiv b. peritonealen Implants. Progression zu low-grade serösem Karzinom.
- – Spezialfall: SBT, mikropapilläre Variante:
- Mi wie SBT + Mikropapillen. Keine Invasion
- Pr aggressiver als konventioneller SBT, Verlauf wie low-grade seröses invasives Karzinom

Invasives seröses Karzinom, high-grade 🔴
- E häufigster maligner Ovartumor. 7. Dekade
- P Ausgangspunkt STIC? TP53-Mutation, BRCA-Mutation
- K unspezifisch (Nausea, Obstipation, Inappetenz) → 75% fortgeschritten b. Diagnose
- Ma bilateral, solid-zystisch, peritoneale Ausbreitung
- Mi Atypien +++, Invasion
- T Debulking-Operation, Chemotherapie
- Pr stadiumsabhängig, hohe Mortalität (bis 75%)

Muzinöses Zystadenom 🟢
- E häufig
- Ma bis 30 cm ø; uni-/multilokuläre Zyste, intraluminaler Schleim
- Mi einschicht. Epithel. Keine Atypie. Keine Invasion
- T Zystektomie
- Pr benigne, Rezidiv b. inkompl. Exzision

Muzinöser Borderline-Tumor 🟡
- E häufig; breites Altersspektrum
- Ma unilateral. Zystisch. Bis 30 cm ø
- Mi Epithelatypien +, verstärkte Epithelproliferation. Keine Invasion. Assoziation mit Dermoidzyste (10%)
- T Zystektomie
- Pr exzellent in Stadium I

Muzinöses Adenokarzinom 🔴
- E 3–4% aller primären Ovarial-CA, 5. Dekade
- Ma unilateral. Solid u. zystisch
- Mi Atypien ++. Invasion
- DD Metastase eines Karzinoms des GIT (oft!)
- T Chirurgie. Schlechtes Ansprechen auf Radio-Chemotherapie
- Pr meist auf Ovar begrenzt → gute Prognose, extra-ovarielle Ausbreitung → fatal. Kann mit Pseudomyxoma peritonei assoziiert sein (vgl. ▶ Kap. 7, Appendix)

Endometrioides Zystadenom / Adenofibrom 🟢
- E sehr selten
- P Assoziation mit Endometriose
- Mi glanduläre Proliferate, Keine Atypie (DD: Endometriose-Herde mit endometrialem Stroma)
- Pr benigne

Endometrioider Borderline-Tumor 🟡
- E Rarität
- Mi Epithelatypien + verstärkte Epithelproliferation. Keine Invasion
- Pr exzellent

Endometrioides Adenokarzinom 🔴
- E zweithäufigstes Ovarial-CA, 5.–6. Dekade
- P Assoziation mit Endometriose; Protektiv: Tubenligatur
- Ma 20% bilateral. Bis 15cm ø.
- Mi vgl. endometrioides Endometrium-CA
- Ko 15–20% gleichzeitig endometrioides Endometrium-CA
- Pr meist auf Ovar beschränkt → 5-JÜ 80%

Keimzell-Neoplasien

Reifes Teratom 🟢
- E häufig, va gebärfähiges Alter
- P ex primordialer Keimzelle
- K ± symptomatisch, Schmerzen, abdominaler Tumor
- Ma zystisch, intraluminaler Talg, Haare, Zähne, 10% bilateral
- Mi reifes Gewebe aller 3 Keimblätter: bronchiale Drüsen, Fett, Knorpel, Knochen, Schilddrüsengewebe (Struma ovarii), GIT, Haut, Hirngewebe
- T Zystektomie
- Pr benigne

Unreifes Teratom 🔴
- E < 30 J.
- Ko miliare peritoneale Aussaat
- Ma unilateral, gross, solid-zystisch
- Mi neben reifem auch unreifes, embryonales Tumorgewebe (va neural differenziert).
- T Chemotherapie

Dysgerminom 🟡
- E häufigster maligner Keimzelltumor, Kinder u. junge Frauen
- P gehäuft b. gonadaler Dysgenesie, Intersex.
- Ma oft bilateral, gross, solid, fleischig
- D zT LDH↑, β-hCG↑
- Mi grosse Zellen, klares Zytoplasma, zentrale Kerne (vgl. Seminom des Hodens)
- T Chirurgie, Radiotherapie
- Pr Überleben > 90%

Dottersack-Tumor 🔴
- E Mädchen u. junge Frauen
- D AFP↑
- Ma unilateral, 2–3 cm ø, solid-zystisch, fleischig
- Mi Schiller-Duval-Körperchen
- T Chirurgie, Chemotherapie

Embryonales Karzinom 🔴
- E Kinder u. junge Frauen
- D β-HCG erhöht
- Ma unilateral, gross, solid-zystisch, fleischig
- Mi oft Synzytiotrophoblastzellen
- T Chirurgie, Chemotherapie
- Pr aggressiv, früh Metastasen

Keimstrang-Stroma-Neoplasien

Fibrom 🟢
- E 4% d. Ovarialtumoren, mittleres Alter
- P produziert Östrogen
- K zT gross, Aszites, 1% Meigs-Syndrom (Aszites, Pleuraerguss)
- Ko Torsion
- Ma unilateral, solid-zystisch, weiss
- Mi spindelige StromaZ., keine Atypien, Stromafibrose, Einblutungen
- Pr benigne

Thekom 🟢
- E ≤ 1% der Ovarialtumoren, postmenopausal
- K Hyperöstrogenismus > Virilisierung
- Ma solid, gelb-weiss
- Mi zytoplasmareiche Spindelzellen. Keine Atypie. Stromafibrose
- Pr benigne

Granulosazell-Tumor 🟡
- E 1% der Ovarialtumoren, breites Altersspektrum
- P produziert Östrogen
- K Hyperöstrogenismus: Zyklus-Störung, PMP-Blutung, Amenorrhoe, Pubertas praecox
- Ma unilateral, solid-zystisch
- Mi Tumorzelle ähnelt Follikelepithel, Call-Exner-Bodies, Kaffeebohnen-Kerne, juveniler u. adulter Typ
- Ko Ruptur, Torsion (10%)
- Pr low-grade maligne. Häufige u. späte Rezidive. Leber-, Lungenmetastasen

Leydigzell-Tumor 🟢
- P prod. Testosteron > Östrogen
- Ma unilateral, 2–3 cm ø; braun. Im Ovarhilus.
- Mi Leydig Zellen: eosinophiles Zytoplasma, Reinke-Kristalle
- Pr benigne

Sertoli-Leydigzell-Tumor 🟡
- E sehr selten
- P prod. Testosteron > Östrogen
- K Hyperandrogenämie: Virilisierung (Hirsutismus, Amenorrhoe, Brustatrophie, Heiserkeit), Aszites
- Mi Sertoli-, Leydig-Zellen
- Ko Ruptur

Vergleiche mit ▶ Kap. 11, Neoplasien des Hodens

Metastasen (10%)
- E häufig!
- Ä Primaria: kolorektal, Magen (Krukenberg tumor), pankreatobiliär, Appendix vermiformis (muzinös), Endometrium, Mamma (lobulär)
- D Erkennen prognose- u. therapierelevant

– Argumente für Metastase: klein (< 10 cm), bilateral, oberflächliche Ovarinfiltration; Siegelringzellen
– Argumente für Primärtumor: gross, unilateral, angrenzende Vorläuferläsion (Endometriose), Immunhistochemie (CK7 > CK20, PAX8, WT-1, ER/PR)

Weitere seltene Typen
- Brenner-Tumoren
  Tumorzelle: Übergangsepithel
  benigner Brenner Tumor >> maligner/Borderline Brenner T.
- Hellzellige Tumoren
  Hellzelliges Karzinom >> Hellz. Borderline > Hellz. Adenom. Assoziation mit Lynch-Sy.

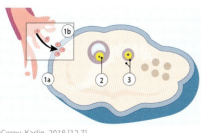

Ovarialtumoren

Histologisch sind Ovarialtumoren sehr vielfältig, da sie von einem der drei Zelltypen des Ovars ausgehen können: **(1a)** Oberflächenepithel, **(2)** Keimzellen u. **(3)** Keimstrang/Stroma. Die häufigsten Tumoren sind epithelialen Ursprungs u. machen insgesamt ca. 70% aller Neoplasien der Ovarien u. etwa 90% der malignen Tumoren aus.
Ein mutmasslicher Ausgangspunkt für seröse high-grade Karzinome sind *STIC* (▶ Tube) **(1b)** u. ggf. Inklusionszysten.
Symptome der Ovarialtumoren treten oft erst spät auf. Die Diagnose wird in vielen Fällen in einem fortgeschrittenen Stadium gestellt. Dies geht in der Regel mit einer schlechten Gesamtprognose einher. Klinische Symptome sind ua Bauchschmerzen, Blähungen, Gewichtsverlust u. Pleuraerguss. Es existieren zur Zeit kein Screening-Verfahren u. der mit epithelialen Tumoren assoziierte Serummarker CA-125 eignet sich va. für Therapiemonitoring. Tumoren des Keimstrang/Stromas (3) können Hormone sezernieren u. entsprechende endokrinologische Veränderungen verursachen. Dignität farbkodiert: 🟢 benigne 🟡 Borderline/semimaligne 🔴 maligne

©Cerny, Karlin, 2018 [12.7]

Mamma und Schwangerschafts-assoziierte Erkrankungen

Robert Lüchinger, Konstantin Dedes (Kliniker), Zsuzsanna Varga, Meike Körner (Pathologinnen), unter Mitarbeit von: *Thomas Cerny, Kirill Karlin*

13.1 Die Sicht des Klinikers – 88

13.2 Die Sicht des Pathologen – 88

13.3 Knowledge-Bites – 89

13.4 PathoMap – 90

13.1 Die Sicht des Klinikers

Mamma

Anamnese u. Leitsymptome:
- Schmerzen? Knoten? Lokalisation? Zyklusabhängig?
- Sekretion: uni- vs. bilateral? Blutig, serös, milchig?
- Begleitsymptome: Fieber *(Mastitis)*? Diplopie *(Prolaktinom)*?
- Medikamente *(va Hormone)*? Noxen?
- Risikofaktoren für Mamma-CA?
- Bei Vd.a. Malignom: familiäre Häufung? (20% aller Mamma-CA!) Hereditäres Syndrom *(erbliche Genmutation zB BRCA1/2, TP53)*?

Klinische Untersuchung:
- Inspektion: Mamillenretraktion, Hautödem (peau d'orange), Rötung, Dermatose?
- Palpation: lokal, diffus, dolent, überwärmt? Axilla!

Zusatzuntersuchungen:
- Mammasonographie: erste Wahl zur Abklärung.
- Mammographie: Rtg, MRI (auch als Screening).
- Histologische Abklärung: Stanzbiopsie.
- Blutuntersuchung (zB Prolaktin).
- Abklatschzytologie b. Mamillensekretion.
- Mikrobiologie b. Mastitis.
- BRCA1/2-Mutationsanalyse bei Vd.a. hereditäres Sy.

Schwangerschafts-assoziierte Erkrankungen

Anamnese u. Leitsymptome:
- Uterus: Grösse korreliert mit SSW? Weich? Kontraktionen? Hart *(Abruptio placentae)*?
- Abgänge wässrig (Urin, Fruchtwasser), putrid *(Infekt)*, blutig *(Abortus imminens, Placenta praevia, Abruptio placentae)*?
- Kindslage: Beckenendlage, Querlage, unklare Lage?
- Blutdruck, Reflexe (↑ *bei Präeklampsie*)
- Hautverhältnisse, Ödeme, Varikosis.

Klinische Untersuchung:
- Labor: β-hCG, Blutbild, CRP, Leberwerte, Gruppe B Streptokokken, Candida, Chlamydien, ggf. Karyotyp.
- Ultraschall: Frucht intra-/extrauterin, Embryo/Fetus: ±vital, Grösse≈SSW, Morphologie? Gemini (mono-/di-)? Fruchtwassermenge, Cervixlänge? Chorion/Plazenta: Lokalisation, Struktur *(bläschenartig/„Schneegestöber" b. Blasenmole)*, Dicke, Hämatom? Art der Nabelschnur-Insertion, drei Gefässe vorhanden?

13.2 Die Sicht des Pathologen

Mamma

Ausgangslage: starke Abhängigkeit von Lebensabschnitt
- Wie b. anderen Geschlechtsorganen variiert das Krankheitsspektrum der Mamma je nach biologischem Kontext: ist Patientin prämenopausal, schwanger, postmenopausal?
- Die Mamma ist einerseits exogenen Noxen (zB Infekt), andererseits endogenen Einflüssen (zB Hormonen) ausgesetzt. Die wiederkehrende, zyklusabhängige Proliferation ist ein wichtiger Faktor für die Entstehung von Neoplasien.

Diagnostik:
- Die Lichtmikroskopie ist zentral: Nachweis von Basalmembran (BM) u. einer Myoepithelschicht in den terminalen duktulo-lobulären Einheiten (TDLE) ist Ausgangspunkt für Einteilung von Mamma-Läsionen. Ein *DCIS* zB ist durch atypische intraduktale Proliferate b. erhaltener Myoepithelschicht/BM gekennzeichnet, beim invasiven duktalen Mamma-CA hingegen fehlen beide.
- Die Immunhistochemie (IHC) ist eine wichtige Stütze, zB beim Nachweis der BM/Myoepithelschicht, o. für die Unterscheidung zwischen benigner epithelialer Proliferation u. Präkanzerose: b. der *UDH* sind zB Marker für Östrogenrezeptor (engl. ER) u. basale Zytokeratine (CK5/6) heterogen mosaikartig positiv, während zB b. *ADH* o. *DCIS* ER hochreguliert u. CK5/6 verloren gegangen ist.
- Bei jedem neu diagnostizierten Mammakarzinom (o. Rezidiv) sind mittels IHC u./o. In-situ-Hybridisierung obligat zu bestimmen: Östrogen-/Progesteronrezeptor(PR)- u. Her2-Status sowie die Proliferationsfraktion (Ki-67).

Besonderheit: Heterogenität der Mammakarzinome
- „Mammakarzinom" ist eine heterogene Erkrankung, deren Prognose von der Summe folgender Faktoren abhängt:
- Konventionelle Faktoren (am Lichtmikroskop): Tumortyp, Tumorgrösse, Gefässeinbrüche, Grading, Nodalstatus.
- Prädiktive Faktoren: ER-, PR-, Her2-Status, Ki-67. Aus diesen können biologische Subtypen (Luminal A/B, Her2 positiv, *triple negativ*, Abb. 3) abgeleitet werden. Alle diese Faktoren werden für die Therapie-Entscheidung an der interdisziplinären Tumorkonferenz berücksichtigt.

Schwangerschafts-assoziierte Erkrankungen
- Pathologien in Früh-SS infolge zytogenetischen Anomalien o. Implantationsstörung. Klinische Endstrecke: Abort.
- Mittlere u. Spät-SS: Ursachen vielfältig (maternale, kindliche u. plazentäre Faktoren (Abb. 2).

Schwierige Stellen

Eine Herausforderung bei der Mamma ist die Nomenklatur der benignen epithelialen Proliferationen. Einfacher fällt es, wenn man bewusst zwischen *klinischen, radiologischen u. pathologischen* Diagnosen unterscheidet. „Brustzysten" sind zunächst mal *radiologische* Diagnosen (Abb. 4). Die „Mastopathie" ist eine *klinische* Diagnose (=Areal palpatorisch diffus vermehrter Dichte). Wird daraufhin eine Biopsie entnommen, kann von der Pathologie dann zB die Diagnose einer „gewöhnlichen duktalen Hyperplasie, engl. UDH" o. einer „sklerosierenden Adenose" gestellt werden.

An dieser Stelle sei erwähnt, dass neoplastische Veränderungen der Mamma letztlich *pathologische* Diagnosen sind. Diese werden gegenwärtig anhand von Morphologie, IHC-Muster sowie molekular-genetischen Untersuchungen eingeteilt. Erkenntnisse der letzten Jahre lassen sich in einer möglichen Kaskade der Tumorgenese zusammenführen (Abb. 3).

13.3 · Knowledge-Bites Mamma u. Schwangerschafts-assoziierte Erkrankungen

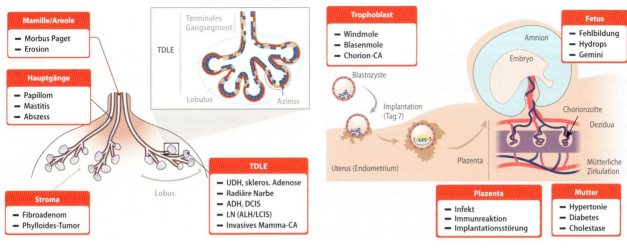

Abb. 1 Aufbau der gesunden Mamma u. eine Auswahl der assoziierten Pathologien. TDLE: Terminale duktulo-lobuläre Einheit. (©Cerny, Karlin, 2018 [13.1])

Abb. 2 Entwicklung der Frucht resp. der Plazenta im Laufe der Schwangerschaft u. damit verbundene Erkrankungen. (©Cerny, Karlin, 2018 [13.2])

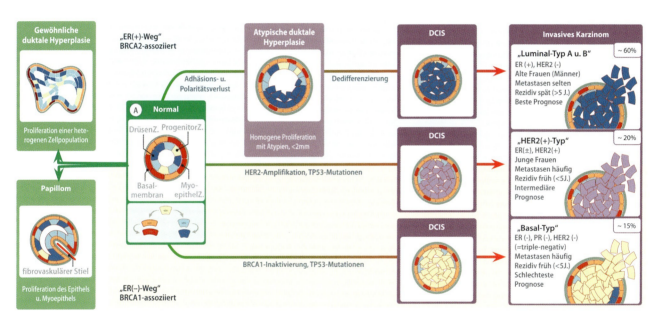

Abb. 3 Vereinfachtes Modell der benignen epithelialen Proliferationen u. Mamma-Neoplasien mit resultierenenden molekularen Subtypen. Aus den Progenitorzellen (blassgelb) entstehen in der gesunden Mamma via Zwischenstufen (orange, hellblau) die Gang-/Drüsenzellen (blau) u. Myoepithelzellen (rot). (©Cerny, Karlin, 2018 [13.3])

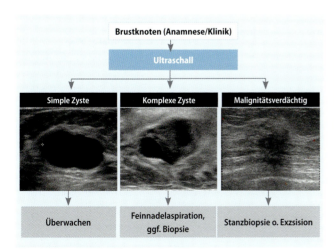

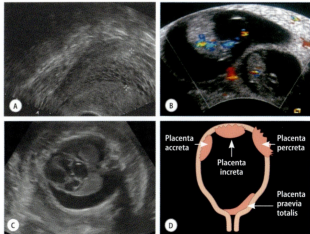

Abb. 4 Vereinfachte Darstellung der Ultraschallabklärung von Brustknoten. Malignitätsverdächtige Massen zeigen ua Infiltration des angrenzenden Gewebes. Eine weitere wichtige Modalität ist die Mammographie (hier nicht dargestellt), welche zusätzliche Hinweise auf Malignität geben kann (zB Mikrokalzifikationen).

Abb. 5 (A) „Schneegestöber" b. kompletter Blasenmole. **(B)** Geminigravidität (dichorial/-amnial). **(C)** Hydrops Fetalis: Pleuraergüsse, ausgeprägtes Hautödem. **(D)** P. accreta: am Myometrium verwachsen; P. increta: ins Myometrium eindringend; P. percreta: Myometrium perforierend. P. praevia totalis: Muttermund überwachsend.

Mamma

Entzündlich / Infektiös

Mastitis
- Ä infektiös: meist S. aureus
- P
  - Mastitis puerperalis: durch Milchstau, Brustschwellung post partum; Infekt
  - Mastitis non-puerperalis
- Ko Mammaabszess
- D non-puerperale Mastitis: immer Malignom-Ausschluss n. Abheilung! (DD Inflammatorisches CA)

Congenital

- **Akzessorisches Brustgewebe**
  ca. 1% d. Bevölkerung, aus Resten der Milchleiste (Axilla bis Inguinan möglich); Polymastie (Gewebe) vs. Polythelie (Nippel)
- **Brustasymmetrie**
  häufiger Befund während Brustentwicklung, b. 25% der Patienten persistent

Trauma

Fettgewebs-Nekrose
- Ä Trauma, Operation
- D Verkalkungen in Mammographie
- Mi Riesenzellen, Verkalkungen

Komplikationen b. Mamillen-Piercing
- P Piercing as Eintrittspforte
- K Infekt, Nickel-Allergie
- Ko Abszess, Verlust der Mamille

Metabolisch-Endokrin

Gynäkomastie
- Def Brustdrüsengewebe-Zunahme beim Mann
- Ä Östrogen↑ (zB b. Hormontherapie, Hypogonadismus, Leberzirrhose)
- DD „Falsche Gynäkomastie": Fetteinlagerung in Brustgewebe bei Adipositas

Hyperprolaktinämie
- Physiologisch: Schwangerschaft, Brust-Reizung
- Lactotrophe Adenome, Hypothalamus-/Hypophysenerkrankungen (▶ Kap. 20), Medikamente
- Hereditär (PRL-Rez.-Mutation)

Benigne epitheliale Proliferationen

Brustzyste
- E 35–50 LJ.
- D Sonographie (flüssigkeitsgefüllt)
  - Simple Zyste: einkammrig, Septum dünn = gutartig
  - Komplexe Zyste: mehrkammrig, Septum dick → evt. maligne
  FNP b. Symptomen, Dynamik o. wiederholtem Auftreten; ggf. Biopsie b. komplexen Zysten

„Mastopathie"
Syn.: Fibrozystische Mastopathie, Mastitis fibrosa cystica
- Def klinischer Begriff für ein Areal mit palpatorisch u. bildgebend diffus vermehrter Dichte
- Ä unklar, hormonelle Imbalance: Proliferation mesenchymaler u. epithelialer Strukturen
- E sehr häufig (50% aller Frauen)
- K zyklische Sz, für Pat. oft einseitig betont (obwohl Pathologie bds)
- D Sonographie, ggf. Mammographie
- Mi pathologische Diagnose (Prechtel):
  - Grad I (=einfach): zystische Umwandlung, apokrine Metaplasie
  - Grad II: UDH, sklerosierende Adenose
  - Grad III (=proliferativ): mit ADH u. klassischer LN/ALH assoziiert
- T Gestagen lokal/oral, ggf. Kontrolle in 6 Monaten

Gewöhnliche duktale Hyperplasie
Syn.: Usual ductal Hyperplasia (UDH), seltener: hyperplasia without atypia
- D idR Zufallsbefund b. radiologischer Abklärung
- Mi Grössen- u. Formunterschiede der Zellen, keine Atypien
- T keine Massnahmen nötig

Sklerosierende Adenose
- Def Adenose = Zunahme von Azini innerhalb einer TDLE. Sklerosierende Adenose = Adenose begleitet v. Fibrosierung → Kompression d. Azini
- T keine Massnahmen nötig

Radiäre Narbe
Syn.: komplex sklerosierende Läsion
- D pathologische Diagnose; idR Zufallsbefund b. Biopsie
- Mi zentrale Fibroelastose, ausstrahlende Kanäle u. Lobuli; IHC zur Abgrenzung zu CA notwendig; in der Peripherie häufig ADH u./o. CA nachweisbar
- T ggf. Exzision nach Biopsie (Entartungsrisiko)

Neoplasie

benigne

Fibroadenom
- E hfgst benigner Mammatumor, ~30J.; zT multiple Fibroadenome
- P Östrogen-sensitiv (Wachstum in Schwangerschaft, unter Östrogen-Therapie)
- Ma grau-weiss, scharf begrenzt, lobulierte Knoten
- Mi „Hirschgeweih-artig" verzweigte Kanäle mit zweischichtigem Epithel in zellarmem Stroma
- D US: feste Masse; Stanzbiopsie
- T ggf. Exzision b. Symptomen o. Dynamik

Phylloides-Tumor
- E seltener, 60–80 J.
- P Neoplasie des fibrösen Stromas, schnelles Wachstum
- K neuer Knoten in postmenopausaler Brust
- D palpatorisch Knoten, US, Mammographie
- Ma scharf begrenzt, hellbraun, oft grösser als Fibroadenom
- Mi ähnlich Fibroadenom, jedoch zellreiches Stroma; benigne vs. „borderline" bis hin zu malignem Tumor mit Atypien
- D Stanzbiopsie
- T Exzision mit Sicherheitsabstand, keine LK-Resektion

Intraduktales Papillom
- P ex Gangepithel, solitär vs. multipel
- K evt. mamilläre Sekretion
- D Sonographie, Mammographie, MRI
- Mi fibrovaskuläre Septen, zweischichtiges Epithel; zT Areale mit DCIS u. ADH
- D Stanzbiopsie
- T Exzision (oft wegen anhaltender Klinik)

Seltene mesenchymale Tumoren
- ZB Lipom; Hämangiom
  ▶ Kap. 14, Weichteile

präkanzerös

Atypische Duktale Hyperplasie (ADH)
- Mi einheitliche Zellpopulationen wie low-grade DCIS, scharf abgegrenzt, oft <2-3mm
- T Monitoring, Risikoreduktion
- Pr Risiko für invasives Mamma-CA 4–6× erhöht[1]

Duktales Carcinoma in situ (DCIS)
- E 30% aller pathologischen Mammographie-Befunde
- Mi Mikrokalk, E-Cadherin(+), ø Invasion der BM; vielfältige Histologie; zB fest, papillär, kribriform
- T Chirurgie, Rx-Therapie, Chemoprävention (Tamoxifen)
- Pr behandelt: insgesamt gute Prog. Unbehandelt: Progression zu invasivem Mamma-CA in gleicher Brust/Quadranten (~40%)

Spezialfall: M. Paget der Mamille
- Def Ausdehnung von DCIS in Milchkanäle u. angrenzende Haut
- K Krustenexsudat über Mamille Cave: oft als „dermatologisches" Problem beurteilt

Klassische Lobuläre Neoplasien (LN)

Atypische Lobuläre Hyperplasie (ALH)
- Mi monomorphe, gleichmässig verteilte Zellen, ähnlich LCIS
- T Monitoring, Risikoreduktion
- Pr Risiko für invasives Mamma-CA 4–6× erhöht

Lobuläres Carcinoma in situ (LCIS)
- E fast immer Zufallsbefund
- Mi monomorphe Zellen, in Clustern innerhalb von Läppchen, kein Mikrokalk, E-Cadherin(-)
- T Chemoprävention (Tamoxifen), ggf. bilaterale Mastektomie
- Pr 1/3 entwickeln invasives CA (gleiche u. kontralaterale Brust) = LCIS: „Marker" für invasives Mamma-CA u. direkter Vorläufer (Risiko erhöht sich 1–2% pro Jahr)

DD Mikrokalk in Mammographie
- Fettgewebs-Nekrose
- Sklerosierende Adenose
- DCIS
- Invasives Mamma-CA

maligne

- E F>>M (100:1), 1/8 aller Frauen, hfgst Malignom 2.-hfgst Krebstodesursache b. F
- RF
  - Hormonell: lange Östrogen-Exposition, Nulliparität
  - Hereditär: pos. FA, BRCA1/2, Li-Fraumeni-/Peutz-Jeghers-Sy. (▶ Kap. 25)
- Mi Klassifikation nach Histologie (siehe unten). Alternativ nach Genexpression: Luminal-A, Luminal-B, HER2(+)-Typ, Basal-Typ (⊙ Abb. 3)
- D Biopsie b. path. Mammographie-Screening/US/MRI, klinisch suspekter Masse

Invasives duktales Karzinom[2]
- E ~ 75% d. invasiven Mamma-CA
- Ä/P DCIS-assoziiert (⊙ Abb. 3)
- Ma hart, grauweiss, in Umgebung einwachsend („sternförmig")
- Mi variabel: differenzierte Tubuli bis zu anaplastischen Zellen, welche BM durchbrechen; in Umgebung desmoplastische Reaktion[3]
- T abh. von Subtyp u. Stadium
- Pr siehe ⊙ Abb. 3

Invasives lobuläres Karzinom
- E ~ 10% d. invasiven Mamma-CA
- P ex Drüsenepithel, oft multizentrisch u. bilateral Metast.: ZNS, Peritoneum, GI-Trakt
- Mi Zellen invadieren einzeln („Indian file"), oft ødesmopl. Reaktion
- T je nach Subtyp u. Stadium

weitere histologische Muster

Tubuläres Karzinom
- E ~ 2% d. invasiven Mamma-CA
- P ER(+); HER2(-); gut diff. Tubuli
- Pr sehr gute Prognose

Muzinöses CA (Kolloid-CA)
- E ~ 2% d. invasiven CA, Ältere
- P ER(+); HER2(-), viel Muzin
- Pr gute Prognose

CA mit medullären Eigenschaften
- E ~ 1% d. invasiv. Mamma-CA
- P „tripple-negativ"; BRCA-1-Ass. grosse Zellen, Lymph.-Infiltrat.
- Pr besser b. lymphozyt. Infiltrat

Inflammatorisches CA
- = klinisches Muster
- P Lymphangiosis carcinomatosa (CA infiltriert Lymphgefässe)
- K gerötete Brust, Peau d´orange
- Pr 5-JÜ 50%

Seltene mesenchymale/ hämatogene Tumoren
- ZB Angiosarkom, Lymphom
  ▶ Kap. 14, Weichteile
  ▶ Kap. 19, Sekundäre Lymph. Organe

ADH	Atypische duktale Hyperplasie	FNP	Feinnadelpunktion	IUGR	Intrauterine growth restriction (Intrauterine Wachstumsretardierung)
BM	Basalmembran	HELLP	Hemolysis, Elevated Liver enzymes (erhöhte Leberwerte), Low Platelet count (Thrombozytopenie)		
DIC	Disseminierte intravasale Coagulopathie			PRL	Prolactin
FFTS	Fetofetales Transfusionssyndrom	IUFT	Intrauteriner Fruchttod		

13.4 · PathoMap Mamma und Schwangerschafts-assoziierte Erkrankungen

Schwangerschafts-assoziierte Erkrankungen

- Trophoblaststörung
- Prädominant fetale / embryonale Pathologie
- Materno-Plazentare Interaktion
- Prädominant mütterliche Erkrankung

Trophoblaststörung

benigne

Windmole
- Def leere Fruchthöhle; ø Embryo
- D β-hCG(+), Sonographie
- K Blutung, Spontanabort

intermediär

Partielle Blasenmole
- E < 1 ‰
- Ä 69, XYY / XXY / XXX
- P Befruchtung einer Eizelle durch 2 Spermien
- K Blutung, Abort
- Mi 2 Zottenpopulationen:
  1) vergrösserte Zotten mit unregelmässiger Kontur u. ↑Proliferation des Trophoblasten
  2) kleine fibrosierte Zotten
- Pr Persistenz (< 4%), sehr selten Chorion-CA
- T Kürettage

Komplette Blasenmole
- E < 1 ‰
- Ä 46, XX >> 46,XY (nie 46,YY)
- P meist: 1 leere Eizelle + 1 Spermium u. Chromosomenverdoppelung. Selten: 1 leere Eizelle + 2 Spermien
- K Blutung
- D Sonographie (blasige Plazenta), β-hCG ↑↑
- Mi grosse zystische Zotten, Trophoblastproliferation ↑↑
- T Kürettage; nach 6 Monaten: β-hCG-Nachkontrolle; b. Persistenz → Chemotherapie
- Pr Persistenz 20%, Chorion-CA 5%

maligne

Chorionkarzinom
- E << 1 ‰; 50% nach Blasenmole, 50% nach Abort o. Termingeburt
- Ä 46,XX (beide paternal)
- K Blutung, β-hCG ↑↑↑. Symptome der Metastasen
- Ma Blutmassen
- Mi 2 Zellpopulationen: Zytotrophoblast (mononukleär), Synzytiotrophoblast (multinukleär). Keine Zotten. Blutmassen.
- Ko hämatogene Metastasen (Lunge, Leber, ZNS).
- T Chemo-, Radiotherapie
- Pr b. Therapie vollständig heilbar, unbehandelt hohe Mortalität

---

Prädominant fetale / embryonale Pathologie

Gemini
- E 1:80 Schwangerschaften
- Ä familiär, FSH↑
- P Befruchtung 2 Ova o. Teilung 1 befruchteten Ovums.
  - Dichorial diamniot (DiDi): 2 befruchtete Eier implantieren separat → 2 Fruchthöhlen
  - Monochorial diamniot (MoDi): Teilung der Anlage nach Ausbildung des Chorions → 2 Fruchthöhlen
  - Monochorial monoamniot (MoMo; selten): Teilung der Anlage nach Ausbildung von Chorion u. Amnion → 1 Fruchthöhle
- Ma interplazentare Gefässanastomosen b. MoDi, nicht DiDi
- Mi Trennwand b. DiDi mit, b. MoDi ohne Chorionanteile
- Ko asymmetrisches Wachstum, FFTS b. MoDi u. MoMo. Inkomplette Trennung der Feten b. MoMo (parasitärer Zwilling). Intrauteriner Zwillingstod (vanishing twin, fetus papyraceus)
- Pr perinatale Morbidität u. Mortalität: DiDi < MoDi < MoMo

Embryonale Fehlbildungen
- E ca. 2–5%
- Ä endogen (genetisch), exogen (Noxen, Viren etc.), unklar
- K unzählige Syndrome
- Pr asympt. bis behindernd bis letal

Hydrops placentae, Hydrops fetalis
- Ä Immunhydrops (Rhesus-Inkompatibilität) < Nicht-Immunhydrops: fetale Fehlbildung (kardial, pulmonal, urogenital), fetale Anämie (Parvovirus B19, feto-maternale Blutung, FFTS, ► STORCH-Infekt, fetaler Tumor, Chromosomenaberration)
- P Ödem der Zotten → maternofetale Diffusion↓
- Ma grosse, blasse Plazenta
- Mi grosse, ödematöse Zotten
- T Ursachenbehandlung wo mögl.
- Pr abhängig von Ursache

Materno-Plazentare Interaktion

Hypertensive Schwangerschafts-Erkrankung (Präeklampsie)
- E ~ 5% der Schwangerschaften
- Ä unklar; immunologische u. genetische Faktoren; Endothelzellschaden, Koagulopathie. RF: essentielle Hypertonie, chronische Nierenerkrankung, Diabetes, junges o. hohes Alter, Mehrlinge
- P mangelhafte Umwandlung der dezidualen Spiralarterien in weitlumige Gefässe → Vasokonstriktion↑ → utero-plazentarer Blutfluss↓, Ischämie
- K Hypertonie, Prä-Eklampsie
- Ma kleine Plazenta, Infarkte
- Mi deziduale Vaskulopathie
- Ko Mutter: Eklampsie, HELLP; Kind: IUGR
- T Magnesium-Sulfat, Antihypertensiva, Geburt

Placenta praevia
- E < 1% aller Schwangerschaften
- Ä RF: St.n. Kürettage, St.n. Sektio, Multipara, uterine Fehlbildungen
- P Implantation nahe (marginalis) o. über (partialis o. totalis) innerem Muttermund
- K schmerzlose Blutung
- T Sektio

Abruptio placentae
- E ~1% der Schwangerschaften
- Ä RF: Rauchen, Kokain, Trauma, SS-Hypertonie, Mehrlinge, Amnioninfekt, Gerinnungsstörung
- P Ablösung der Plazenta von der Dezidua, retroplazentare Einblutung → utero-plazentare Versorgung↓
- K vaginale Blutung, schmerzhafter Uterus, Wehen, Dauerkontraktion!
- Ma oB b. frischer Lösung. Retroplazentares Hämatom mit Eindellung der Plazenta
- Mi zeitabhängig von unauffällig bis Zotteninfarkt
- Ko IUFT, Frühgeburt, mütterliche DIC
- Pr abhängig von Grösse des Lösungsbezirks u. von Gestationsalter

Placenta accreta, increta, percreta
- E < 1% aller Geburten
- Ä RF: siehe P. praevia
- P Haftzotten direkt am Myometrium implantiert, keine trennende Dezidua
- Mi fokal fehlende Dezidua in der Basalplatte. Zotteninvasion oberflächlich (accreta), tief ins Myometrium (increta) o. durch Uterusserosa (percreta) ▸ Abb. 5D
- Ko Uterusruptur, schwere postpartale Blutung; Plazentapolyp
- T Nachkürettage; Hysterektomie

Akute Chorioamnionitis, Amnioninfektsyndrom
- E häufig
- Ä Anaerobier, Gr.B Streptokokken, E. coli, Mykoplasma, H. influenzae, Candida
- P Keimaszension. RF: vorzeitiger Blasensprung. Zytokine → fetale Vasokonstriktion
- Ma trübe Eihäute
- Mi Neutrophile in Eihäuten
- K vorzeitige Wehen, Fieber; Fetus: Infekt, ZNS-Schädigung, IUFT

Infekte vom „STORCH"-Typ
- E selten (Impfstatus)
- Ä **S**yphilis, **T**oxoplasmose, **O**ther (HepB/C, Listeriose), **R**öteln/Ringelröteln, **C**hlamydien/Coxsackie, **H**IV/Humane Herpesviren
- P hämatogen
- Mi Lymphozyten u. Plasmazellen in Zotten (Villitis)
- Ko Schäden an ZNS, Herz, Augen, Gehör ua

Chronische Villitis unklarer Ätiologie (CVUE)
- E 10% der Terminplazenten
- Ä idiopathisch
- P maternale Immunreaktion auf fetales Gewebe? fokal → klinisch unauffällig; ausgedehnt → Komplikationen
- K IUGR, rezidivierende Aborte, evt. begleitende mütterliche Autoimmunerkrankung
- Ko Frühgeburt, IUFT, kindlicher ZNS-Schaden
- Ma kleine Plazenta
- Mi Lymphozyten in Zotten
- Pr Rezidivrisiko (10–25%)

Prädominant mütterliche Erkrankung

Gestationsdiabetes
- Ä vorbestehender Typ 1-Diabetes o. pathologische Glukosetoleranz in der Schwangerschaft
- Ko fetale Makrosomie
- Ma grosse Plazenta
- Mi typisches Bild von grossen ödematösen Zotten mit vermehrten Blutgefässen (Chorangiose)
- T Blutzuckereinstellung

Schwangerschafts-Cholestase
- E selten
- Ä unklar; hormonell, viral?
- K Juckreiz, alk. Phosphatase ↑, Gallensäure ↑
- T medikamentös

Schwangerschafts-Fettleber
- E << 1‰
- Ä unklar
- K Ikterus, Erbrechen, Schmerzen
- Ko Enzephalopathie, Koagulo-, Nephropathie
- T Sectio caesarea

Pemphigoid gestationis
- Ä unklare Autoimmunstörung (nicht Herpes!)
- K Hautblasen
- T Cortison

Anämie
- Ä Eisen-, B12-, Folsäure-Mangel, hereditär (zB Thalassämie)
- D Blutbild inkl. Rc-Index
- T Substitution
  ► Kap. 18, Prim. Lymph. Organe

Hypothyreose
- E va Jodmangelgebiete
- Ä Jodmangel
- D TSH, fT4
- K meist asymptomatisch
- T Substitution
  ► Kap. 21, Schilddrüse

SS Schwangerschaft
TDLE Terminale duktulo-lobuläre Einheit
UDH *Usual ductal hyperplasia*
US Ultraschall

[1] Wenn eine ADH reseziert wird, kommt es in 20–30% zu einem sog. „Upgrade", d.h. im Resektat wird ein malignerer Befund diagnostiziert, idR ein DCIS

[2] ≈ infiltrierendes Karzinom ohne besonderen Typ („NST")

[3] Durch Tumor induzierte Kollagen-Bildung, daher dicht in Mammographie

Weichteile

Bruno Fuchs (Kliniker), Beata Bode-Lesniewska (Pathologin)
unter Mitarbeit von: *Thomas Cerny, Kirill Karlin*

14.1 Die Sicht des Klinikers – 94

14.2 Die Sicht des Pathologen – 94

14.3 Knowledge-Bites – 95

14.4 PathoMap – 96

14.1 Die Sicht des Klinikers

Anamnese inklusive Leitsymptome
- Grundsätzlich sind die Symptome der Weichteilpathologien meistens unspezifisch, in Form von mehr o. weniger schmerzhaften Gewebeschwellungen.
- Lokale Überwärmung u. Fieber (*Abszess, Phlegmone, nekrotisierende Fasziitis*)?
- Neu entstandene, wachsende, schmerzlose Schwellung (*Neoplasie*)?
- Schmerzhafte, schnell wachsende Tumormasse (bei ca 20% d. Patienten mit *hochgradig malignen Tumoren*)?
- Je nach betroffener Körperregion werden Neoplasien b. unterschiedlicher Grösse entdeckt (zB schneller/kleiner am Vorderarm, als am Oberschenkel o. im Retroperitoneum).
- Neurologische bzw. Gefäss-bezogene Symptome können in Abhängigkeit von der Lagebeziehung des Tumors auftreten (Kompression / Infiltration der Nerven u. Gefässe).

Klinische Untersuchung
- Grösse, Lage u. topographische Beziehungen?
- Bestehen oberflächliche Hautveränderungen: Induration, Rötung, Ulzeration?
- Begleitende neurologische o. vaskulär bedingte Symptome (*neurologische Ausfälle, Thrombose, Ischämie*)?

Zusatzuntersuchungen
- Labor: Leukozytose, CRP (*Weichteilinfektion*)?
- Konventionelle Röntgenbilder: Verkalkungen in Weichteilmassen? Erosionen der benachbarten Knochen?
- MRI zur Darstellung der Weichteilmassen: anatomische Lokalisation? Beziehung zur Umgebung? Kontrastmittelgabe iv zur Darstellung der Gefässe in/um die Raumforderung.
- MRI zur diagnostischen Eingrenzung einige Weichteiltumoren: zB Lipome u. Liposarkome, synoviale Zysten, pigmentierte villonoduläre Synovialitis, Hämangiome u. Fibromatosen.
- Bildgebung kann nicht immer zwischen nicht-neoplastischen Massen (*Fettgewebsnekrose, Entzündungen*) u. Neoplasien unterscheiden.
- Definitive histopathologische Diagnose muss in unklaren u. malignitätssuspekten Fällen mit einer Gewebeprobe (Biopsie) gestellt werden. Oft als Stanzbiopsie mit US-Führung o. CT-geführt (bei zB tiefen Lokalisationen).

14.2 Die Sicht des Pathologen

Ausgangslage: Rätselhafte Tumoren
- Abgesehen von Lipomen o. Hämangiomen sind die meisten Weichteiltumoren selten, besonders die malignen Subtypen (Sarkome). Diese stellen weniger als 1% aller malignen Tumoren dar, gleichwohl unterscheidet die geltende WHO-Klassifikation (2013) >50 verschiedene Subtypen.
- Dies hat zT auch historische Hintergründe; die auf der morphologischen Ähnlichkeit zu normalen Gewebetypen basierende Nomenklatur stammt vom Anfang des 20. Jh. u. spiegelt nicht unser modernes Verständnis der Entstehung von Weichteiltumoren wider (siehe unten).
- Bei einer wachsenden Anzahl von Weichteiltumoren konnten die an der Pathogenese beteiligten genetischen Aberrationen beschrieben werden, was ein neues Verständnis der Tumorentstehung ermöglicht.

Diagnostik
- Die sich klinisch u. bildgebend als unspezifische Raumforderungen präsentierenden Weichteiltumoren können nur histologisch eindeutig diagnostiziert werden.
- Bildgebend (US-, CT-) gesteuerte Stanzbiopsien (Nadeldurchmesser >1mm) stellen die Standardmethode zur Gewinnung von präoperativem Probematerial dar.
- Mikroskopische diagnostische Kriterien beziehen sich auf den Zelltyp (spindelig, epithelioid, rundzellig, pleomorph, riesenzellig, Fettzellen) u. die Art der extrazellulären Grundsubstanz (myxoid, faserreich).
- Die konventionelle Histologie ist entscheidend für die Auswahl weiterer Zusatzuntersuchungen (Immunhistochemie, molekulare Analysen mittels FISH, PCR etc.).
- Die histologische Graduierung der Tumor-Malignität erlaubt eine Prognose bzgl. des erwarteten Metastasierungsrisikos u. der Überlebenschancen. Sie wird ausschliesslich am Gewebe des unbehandelten Primär-Tumors durchgeführt unter Berücksichtigung des Zelltyps, der Tumornekrosen u. der Anzahl der Mitosen.

Besonderheit Weichteiltumoren
- Weichteiltumoren stellen eine sehr heterogene Gruppe von zahlreichen, aber jeweils seltenen Entitäten dar, mit einem breitem Spektrum an mikroskopischen Bildern.
- Histopathologische Diagnostik benötigt umfassende Erfahrung u. die Verfügbarkeit moderner molekularbiologischer Methoden.

Schwierige Stellen

Die Nomenklatur im Bereich der Weichteiltumoren ist zT sehr verwirrend, was darauf zurückzuführen ist, dass sie stark historisch geprägt ist. So nahm man früher zB bei der *nodulären Fasziitis* oder der *pigmentierten villonodulären Synovialitis* an, dass es sich um entzündliche Prozesse handelt, statt um Neoplasien. Ebenso verdankt das *Synovialsarkom* seinen Namen der klinisch oft imponierenden Gelenksnähe. Moderne Methoden haben jedoch gezeigt, dass der Tumor nichts mit der Tunica synovialis der Gelenke zu tun hat, sondern auf einer Translokation beruht, die zB auch in Mesenchymzellen der Lunge auftreten kann. Dann entsteht – verwirrenderweise – ein primäres *Synovialsarkom der Lunge*. Änderungen der Nomenklatur setzen sich jedoch nur schwer in der klinischen Routine durch, wie Erfahrungen zB mit der Eradikation der veralteten – jedoch leider immer noch gebräuchlicheren – Bezeichnung *malignes fibröses Histiozytom* zeigen (heute als *undifferenziertes pleomorphes Sarkom* bezeichnet).

14.3 · Knowledge-Bites Weichteile

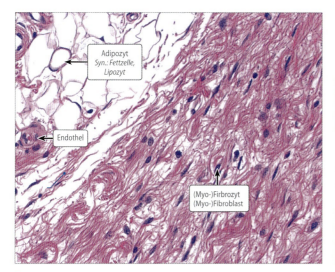

Abb. 1 Kurze Zellkunde der der Weichteile: Ihre Bestandteile gehen allsamt au dem embryonalen Mesenchym hervor (griech. " das Mittenhineingegossene"). Mesenchymale Zellen entstammen dem Mesoderm, welches sich unter anderem zu den gezeigten Strukturen differenziert.

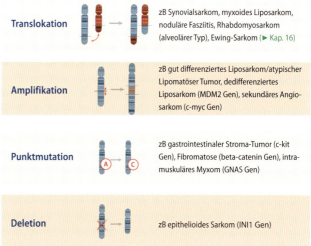

Abb. 2 Dargestellt sind einige unterschiedliche Mutationsformen. Ein genetischer „Unfall" in einer mesenchymalen Stammzelle o. Präkursorzelle führt zur Entstehung mesenchymaler Neoplasien.

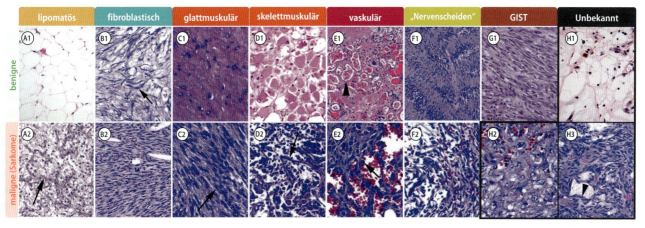

Abb. 3 (**A1**) Lipom mit reifem Fettgewebe. (**A2**) Myxoides Liposarkom mit „Hühnerfuss"-Kapillaren (Pfeil). (**B1**) Noduläre Fasziitis mit Fibroblasten auf myxoidem Hintergrund. (**B2**) Fibrosarkom. (**C1**) Leiomyom. (**C2**) Leiomyosarkom mit Hyperzellularität u. Mitosen (Pfeil). (**D1**) Adultes Rhabdomyom. (**D2**) Alveoläres Rhabdomyosarkom umgeben von Septen (Pfeil). (**E1**) Kapilläres Hämangiom mit gut geformten Kapillaren (Pfeil). (**E2**) Angiosarkom mit zT solidem Wachstum u. blutgefüllten Räumen (Pfeil). (**F1**) Schwannom mit hyperzellulären (Antoni A) Anteilen. (**F2**) Maligner peripherer Nervenscheidentumor. (**G1**) Gastrointestinaler Stromatumor (GIST). (**H1**) Intramuskuläres Myxom. (**H2**) Epithelioides Sarkom bestehend aus an Epithelien erinnernden, malignen mesenchymalen Zellen. (**H3**) Biphasisches Synovialsarkom: Drüsen-ähnliche Strukturen (Pfeil), umgeben von Spindelzellen. (Abb. A1 ©PathoPic)

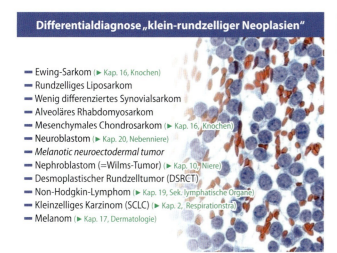

Abb. 4 Auswahl an möglichen Differentialdiagnosen von „rundzelligen Neoplasien" (Engl.: Small-blue-round-cell tumor). Immunhistochemische u. molekulargenetische Analytik ist für die korrekte Diagnosestellung unabdingbar.

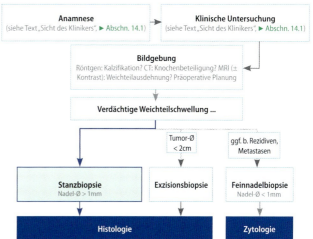

Abb. 5 Vereinfachter Abklärungsgang b. Patienten mit verdächtigen Weichteilschwellungen. Cave: Inzisionsbiopsie (hier nicht dargestellt), soll nur in Ausnahmefällen durchgeführt werden (wenn zB Stanzbiopsie nicht konklusiv).

Kapitel 14 · Weichteile

"Tumor-Simulatoren"

▶ vgl. Kap. 17, Dermatologie

Abszess
- **ÄP** meist Staphylococcus aureus → Eiter in abgekapselter Höhle (scharf begrenzt)
- **T** chirurgisch: Spaltung, Ausräumung u. Antibiotika

Phlegmone
- **ÄP** Mischinfekte, S. aureus →tief, bis hin zur Muskelfaszie, nicht abgekapselt (unscharf)
- **T** systemisch AB, ggf. chirurgisch

Nekrotisierende Weichteilinfektionen
- **P** Einteilung nach anatomischem Befall (zB Fasziitis, Cellulitis, Myositis) u. Erreger
- **K** stärkste Schmerzen, Ekchymosen, Bullae, Crepitus, Fieber, SIRS
- **T** chirurgisches Débridement, Breitbandantibiotika, hyperbare Oxygenierung (b. Clostridien)
- **D** klinisch, Bildgebung: Gasbildung in Weichteilen (b. Clostridien)

Nekrotisierende Fasziitis
- **Ä** Nach Erreger:
  - Polymikrobiell (hfgst Form, va abdominal/Leistenbereich): Strep./Staph, aerobe Gram-negativ. u. anaerobe (Clostridien, Bacteroides). RF: DM, Trauma, Gefässerkrankungen, Verbrennungen
  - Monomikrobiell (öfter in Extremitäten): typischerweise Streptococcus pyogenes

Gasbrand
Syn.: Clostridium-Myositis
- **Ä** Clostridium perfringens. RF: Trauma, IVDA, Chirurgie

Granulomatöse Entzündung
- **Ä** — infektiös: zB Tbc, Katzenkratzkrankheit, Pilze
  — ø-infektiös: zB Sarkoidose, FK
- **P** chronische Entzündung

(Chronisches) Hämatom
- **P** posttraumat. Blutansammlung (chronisch: ggf. Mo n. Trauma)
- **T** Chirurgie (Ausschluss Sarkom)

Nicht-mesenchymale Neoplasien

- maligne Infiltration von anderen Organen ausgehend
- Paragangliom (▶ vgl. Kap. 20)
- Metast. (CA, Melanom, Lymphom)

Weichteiltumoren

Lipomatös

Lipom (benigne)
- **E** häufigster Weichteiltumor
- **K** weich, verschieblich, schmerzlos
- **Ma** ± homogen gelb, mit Kapsel
- **Mi** Fettgewebe umgeben von feinem BGW (◘ Abb. 3); Varianten (+ zusätzliches Gewebe):
  - Angiolipom (+ vaskulär)
  - Myolipom (+ muskulär)
  - Hibernom (= aus verspregtem fetalen braunen FG)
- **T** Exzision b. grossen Befunden u. Dynamik

Lipoblastom
- **E** Kinder (< 3. LJ.)
- **Mi** Septen, zT „myxoid", selten Lipoblasten (= unreife Adipozyten)
- **Pr** sehr gut (Name u. Histologie können ggf. irreführen)

Liposarkome (LPS) ~1/5 d. Sarkome (intermediär / maligne (Sarkome))

Gut differenziertes LPS
- **E** Erwachsene (mittleres Alter)
- **P** MDM2-Gen-Amplifikation. Bezeichnung je nach Resezierbarkeit (b. gleicher Histologie):
  - Atypischer lipomatöser T. (alT): an vollständig resezierbaren Lage (zB Extremitäten)
  - Gut differenziertes LPS: an inoperabler Lage (Retroperitoneum, Mediastinum)
- **Mi** reifes Fettgewebe, zellreicher, Kernatypien, fibröses „Interstitium" zwischen den Zellen
- **Pr** Exzellent b. operiertem alT; Bei inoperablem Tumor: Progression möglich

Dedifferenziertes LPS
- **E** Erwachsene (30.–80. LJ.)
- **P** MDM2-Gen-Amplifikation, oft retroperitoneal gelegen
- **Mi** hochgradig malignes Sarkom (pleomorph, spindelzellig) neben gut differenzierten LPS-Arealen
- **Pr** 5-JÜ 45% (Lok.: Extremitäten 90%)

Myxoides LPS
- **E** Erwachsene (~35–55 LJ.)
- **P** Translokation (FUS-DDIT3-Hybrid); Lok: va Extremitäten
- **Mi** „Hühnerfuss"-Kap., spindelige Zellen, myxoide Matrix (◘ Abb. 3)
- **T** strahlensensibel
- **Pr** 5-JÜ ~70%

Pleomorphes LPS
- **E** Erwachsene (50–70 LJ.)
- **P** Lok: va Extremitäten
- **Mi** multivakuoläre Lipoblasten mit bizarren Riesenzellen
- **Pr** 5-JÜ ~60%

(Myo-)fibroblastisch

Reaktiv:

Proliferative Fasziitis
- **ÄP** posttraumatische Proliferation der Faszie
- **Mi** ähnlich noduläre Fasziitis, zusätzlich: „Ganglion-ähnliche" Zellen

Proliferative Myositis
- **ÄP** identisch zur proliferativen Fasziitis, Lokalisation jedoch intramuskulär. Bei reaktiver Ossifikation = **Myositis ossificans**

Klonal:

Noduläre Fasziitis[1]
- **P** klonaler Prozess (irreführender Name!), zT Translokationen
- **Mi** hyperzellulär: Fibroblasten ohne Atypien, myxoides Gewebe, Lymphozyten (◘ Abb. 3)

Oberflächliche Fibromatose
- **P** myofibroblastäre Proliferation
- **K** — Palmar: M. Dupuytren
  — Plantar: M. Ledderhose
  — Induratio penis plastica (*Syn.: Peyronie-Kr.;* ▶ Kap 11)
- **Mi** Fibroblasten: blass, unscharf, mit welligem Kern

Tiefe Fibromatose
Syn.: Desmoid-Tumor
- **Ä** sporadisch vs. hereditär: APC-Mutation (▶ Kap 25.) β-Catenin ↑
- **P** lokal invasiv, ø Metastasen
- **Mi** gleich wie oberflächlicher Typ; von Faszie ausgehend, in Umgebung einwachsend
- **T** <10 cm: watch and wait; b. rascher Progression: individualisiert

Fibromyxoid-Sarkom
- **P** histologisch ähnlich Fibromatose, jedoch Metastasierungspotential
- **Pr** 5-JÜ ~>90%

Fibrosarkom
- **Def** Ausschlussdiagnose (viele Sarkome histologisch ähnlich)
- **E** ~3% d. Sarkome
- **Mi** Fischgrätenläsion (klassisch, jedoch selten), hohe Mitoserate, wenig Zellatypien
- **Pr** 5-JÜ ~30%

Myxofibrosarkom
- **E** ~5% d. Sarkome, Alte, M > F
- **P** Lok: idR oberflächliche Weichteile der Extremitäten
- **Mi** polymorphe Zellen (spindelig bis Riesenzellen) in ausgeprägter myxoider Matrix u. kollagenen Fasern
- **Pr** 5-JÜ ~60%

Fibrohistiozytär

Benignes fibröses Histiozytom
- **E** häufig
- **Ä** unbekannt, zT Translokation
- **P** Lok: am hfgst in Haut von Extremitäten
- **Mi** dermatologisch als „kutanes Dermatofibrom" bezeichnet
- **T** ggf. Resektion (differenzialdiagnostische/kosmetische Gründe)

Tenosynovialer Riesenzelltumor
- **P** — Lokalisiert: häufige Ursache von Knoten an Fingern/Zehen
  — Diffus: in grösseren Gelenken, *vormals.: „Pigmentierte Villonoduläre Synovialitis"* (▶ Kap. 15, Gelenke)
- **T** Resektion

Glattmuskulär
(IHC: Aktin, Desmin)

Leiomyom
- **EP** extrauterin sehr selten („andere Pathogenese als bei uterinen Leiomyomen"); Lok: GI-Trakt (ex muscularis propria), Haut
- **Mi** histologisch identisch zu uterinen Leiomyomen (▶ Kap. 12): lange, gMZ mit gestreckten u. blassen Kernen (◘ Abb. 3)
- **Pr** in seltenen Fällen Progression zu Leiomyosarkom möglich

Angioleiomyom
Syn.: Vaskuläres Leiomyom
- **E** F > M, 40-60 LJ.
- **Ä** whs ex Perizyten[2]
- **P** Lok: subkutan, oft untere Extremitäten
- **K** solitärer, zT schmerzhafter Knoten

Leiomyosarkom
- **E** ~15% der Sarkome
- **P** biologisch anderer Tumor als Leiomyosarkom d. Uterus!
- **Mi** weitmaschig verflochtene gMZ-Bündel, zellreich, polymorph. Falls im GI-Trakt gefunden: GIST ausschliessen (◘ Abb. 3)
- **Pr** nach Lokalisation: Haut → gut; tiefe Weichteile (zB retroperitoneal) → schlecht

---

Abk.	Bedeutung
APC	Antigen-presenting cell
aIT	Atypischer lipomatöser Tumor, ein gut differenziertes LPS
BGW	Bindegewebe
DSRCT	Desmoplastischer Rundzelltumor
FAP	Familiäre adenomatöse Polyposis
FG	Fettgewebe
GIST	Gastrointestinaler Stromatumor
IHC	Immunhistochemie
IVDA	Intravenöser Drogenabusus
LAM	Lymphangioleiomyomatose
Lok	Lokalisation
LPS	Liposarkom
NF1/2	Neurofibromatose Typ 1/ Typ2
PEComPerivaskulärer epitheloider Zelltumor
PVNS	Pigmentierte villonoduläre Synovialitis
RZ	Riesenzellen
SIRS	Engl. Systemic Inflammatory Response Syndrome
TSC	Tuberöse-Sklerose-Komplex
WT	Weichteile

14.4 · PathoMap Weichteile

Weichteiltumoren

Skelettmuskulär
(IHC: Myogenin, Aktin, Desmin)

Rhabdomyom
- Ä Ex primitive SkelettmuskelZ.
- P Einteilung in:
  - Fetale Rhabdomyome
    Lok.: va Hals/Kopf
  - Adulte Rhabdomyome
    Lok.: va Hals/Kopf b.
    Männern; Vagina/Zervix
    b. Frauen
  - Kardiale Rhabdomyome
    häufigste Herztumoren der
    Kinder, TSC-assoziiert
    (▶ vgl. Kap. 4, Herz)
- Mi Rhabdomyoblasten, keine
  Mitosen u. Atypien (▣ Abb. 3)

Rhabdomyosarkom
- E häufigstes Sarkom b. Kindern, sehr selten b. Erwachsenen
- P Lok: Kopf, Hals u. Urogenitaltrakt. Unterteilung:
  - Embryonal (~80%):
    Spindelzellen, Rhabdomyoblasten, kleine runde blaue Zellen (▣ Abb. 4)
  - Alveolär (~20%):
    Translokationstumor, kleine runde blaue Zellen, sehr aggressives Verhalten (▣ Abb. 3)
  - Pleomorph (<1%?)
    b. Erwachsenen, pleomorphes Sarkom mit Differenzierung der Skelettmuskulatur
- Pr besser b. embryonalem Typ; schlecht b. alveolärem u. pleomorphem Typ

---

Vaskulär
(IHC: CD31, 34)

▶ vgl. Kap. 3, Gefässe

Hämangiom
- E ~5% der Säuglinge, F > M
  Lok: überall möglich (auch innere Organe); va Kopf u. Halsbereich
- K leuchtend rot, falls intramuskulär: ggf. schmerzhaft
- Mi viele Subtypen ua: kapilläres H. (häufigster Typ), kavernöses H., juveniles H.[3], pyogenes H.
- T je nach Grösse/Dynamik: Betablocker, Steroide, Laser, Resektion

Lymphangiom
- E oft b. Kindern
- P Einteilung in:
  - Kapilläre Lymphangiome
    Lok: va Kopf/Hals, oft <2cm, Endothelräume ohne Ec
  - Kavernöse Lymphangiome
    Syn.: zystische Hygrome
    Lok.: Nacken/Achselhöhle, >20 cm, grosse lymphatische Räume in BGW-Stroma (assoziiert m. Turner-Syndrom)
- T Resektion

Hämangioendotheliom
- P intermediäres Sarkom
- Mi viele Subtypen – zB Epithelioides: sklerosierend, Vakuolen mit Erythrozyten gefüllt
- Pr sehr variabel

Kaposi-Sarkom
- Ä humanes Herpesvirus 8 (HHV8) + Immunschwäche (IS)
- P
  - AIDS-assoziiert: Junge Pat., Wachstum meist aggressiv
  - øAIDS-assoziiert: alte Pat., langsames Wachstum
- K bräunlich-livide Flecken, Plaques bis Knoten
- Mi Gefässproliferate u. Fibroblasten
- T Therapie d. IS, ggf. Resektion

Angiosarkom
- E <1% der Sarkome
- Ä de novo vs. strahleninduziert (zB post-Rx va b. Mamma-CA) vs. Immundefekt (zB HIV)
- P überall möglich; va Leber, Brust
- K oft mit Lymphödem
- Mi verzweigte Kapillaren, zT solides Wachstum, blutgefüllte Vakuolen, hyperchromatische Zellen mit Atypien (▣ Abb. 3)
- Pr 5-JÜ ~30%

„Nervenscheiden"
(IHC: S100)

▶ vgl. Kap. 22, ZNS, Hirntumoren

Schwannom
Syn.: Neurinom, Neurilemmom
- Ä sporadisch vs. hereditär (NF2-Gen ▶ vgl. Kap. 25)
- P abgekapselte Schwannzell-Neoplasie, Lok: überall möglich: Extremitäten, Kopf; Bilaterale Vestibularisschwannome iR NF2
- Mi hyperzelluläre (Antoni A) u. myxoide (Antoni B) Areale, Nervenfasern verdrängt, Kapsel (▣ Abb. 3)
- T Resektion

Neurofibrom[3]
- Ä sporadisch vs. hereditär (NF1-Gen ▶ vgl. Kap. 25)
- P nicht abgekapselte Schwannzell-Neoplasie, multipel iR NF1
- Mi ggf Nerv-Infiltration, keine Kapsel, keine Mitosen
- T Resektion

Maligner peripherer Nervenscheidentumor
Veraltet: Neurofibrosarkom
- E ~2% der Sarkome
- Ä sporadisch vs. hereditär (Neurofibromatose Typ 1)
  (▶ Kap. 25, hereditäre Tumoren)
- Mi wellenförmige Kerne, Palisaden, ausgeprägte Mitosen morphologisch ähnlich zu Fibrosarkom (▣ Abb. 3)
- Pr 5-JÜ ~50%

GIST
(IHC: c-kit, CD34, DOG1)

Gastrointestinaler Stromatumor (GIST)
▶ vgl. Kap. 6, Magen
- E 60–70 LJ.
- Ä Mutation in c-Kit
- P ex Cajal-Zellen, Lokalisation:
  - 60% Magen
  - 30% Dünndarm
- Mi histologisch variabel: Ähnlich Schwannom oder Leiomyom (▣ Abb. 3)
- Pr variabel: Abhängig von Lokalisation (besser im Magen) u. histologischen Faktoren

---

Tumoren unbekannter Differenzierung

Intramuskuläres Myxom
- E F >> M
- P aktivierende Mutationen im GNAS Gen
- Mi myxoid, fast azelluläre Substanz, nahezu keine Kapillaren (▣ Abb. 3)
- **Vergleiche:** Vorhofmyxom
  (▶ vgl. Kap. 4, Herz)

Solitärer fibröser Tumor (SFT)
- Ä NAB2-STAT6 Translokation
- K meist scharf begrenzter Knoten; kann überall auftreten, typisch jedoch pleuraständig in der Lunge
- Mi monomorphe Spindelzellen u. prominentes Gefässnetz, Mitosen u. Nekrosen sind Hinweise auf Malignität
- T R0-Resektion

PECome
- P assoz. mit TSC, Einteilung: LAM der Lunge; der Niere (=Angiomyolipom); LAM der Leber
- Mi melanozytäre Marker (+)

Epithelioides Sarkom
- K ulzerös, oft an Hand
- Mi ähnlich granulomatöses Gewebe, Tumorzellen oft prominente Nukleoli (leicht zu übersehen!) (▣ Abb. 3)
- Pr b. Verkennung (Whoops-Resektion): Rezidiv, Amputation

Synovialsarkom
- E junge Erwachsene
- P Translokationstumor. Nicht von Synovial-Zellen abstammend (irreführender Name![4]). Lok: typisch in Gelenknähe
- Mi
  - Monoph.: nur Spindelzellen
  - Biphasisch: + epitheliale Anteile (Azini, Tubuli) (▣ Abb. 3)
- Pr 5-JÜ ~70%

unklassifizierbare u. undifferenzierte Sarkome

Undifferenziertes pleomorphes Sarkom (UPS)
Veraltet: Malignes fibröses Histiozytom
Def erfüllt keine molekulargenetischen Diagnosekriterien
- E ältere, ca. 15% d. Sarkome
- P Lok: können überall auftreten
- Mi je nach histol. Aussehen werden Unterformen unterschieden: pleomorph, rundzellig, epindelzellig, epithelioid
- Pr 5-JÜ ~50%

Extraskelettales Ewing-Sarkom
(▶ vgl. Kap. 16, Knochen)

DSRCT Lok: va Abdomen

Spotlight „-oid" (zB myxoid)

Die Endung „-oid" meint: Der Tumor hat Strukturen, die dem „-oiden"-Gewebe ähneln, ist jedoch nicht die Hauptdifferenzierung des Tumors. Zum Beispiel „myxoid": Damit ist pathophysiologisch die Anreicherung von Hyaluronsäure gemeint. Dies kann histologisch in vielen benignen u. malignen Weichteiltumoren vorkommen (zB myxoides Liposarkom, noduläre Fasziitis, Fibromyxoid-Sarkom). Bei zwei Tumoren dominiert das „Myxoid" besonders, was zur Hauptdifferenzierung beiträgt: intramuskuläres Myxom u. Myxofibrosarkom.

---

[1] Historisch geprägter Name („-itis"), da man früher von einer reaktiven Läsion/Entzündung ausging
[2] Perizyten = perivaskuläre glatte Muskelzellen, die den Kapillaren aufsitzen u. deren Tonus, Permeabilität u. Proliferation regulieren
[3] Bei Neugeborenen, schnelles Wachstum, dann Rückbildung bis zum 5. LJ.
[4] Historisch geprägt: Oft in Gelenknähe lokalisiert, weswegen als solches benannt. Entsteht jedoch nicht aus Synovialzellen!
[5] Therapie d. Sarkome ist komplex. 0-Resektion angestrebt, Chemo-, Radiotherapie (prä-/postoperativ) müssen diskutiert werden. Prognoseangaben beziehen sich auf behandelte Patienten.

Gelenke

Florian Winkler, Sandra Blumhardt (Kliniker), Beata Bode-Lesniewska (Pathologin)
unter Mitarbeit von: *Thomas Cerny, Kirill Karlin*

15.1 Die Sicht des Klinikers – 100

15.2 Die Sicht des Pathologen – 100

15.3 Knowledge-Bites – 101

15.4 PathoMap Gelenke – 102

15.5 Vertiefungsseite: Kollagenosen und Spondyloarthritiden – 104

15.1 Die Sicht des Klinikers

Anamnese: wichtigste Fragen
- Problemerfassung: Gelenkschmerzen, -schwellung, Bewegungseinschränkung, Muskelschwäche?
- Entzündlicher vs. mechanischer Schmerz? (▶ Endstrecken).
- Lokalisation, Ausstrahlung, Befallsmuster (◘ Abb. 5) (Beachte: evt. wechselndes Befallsmuster im Verlauf!).
- Auslösende Faktoren (Trauma, bestimmte Bewegung), bessernde Faktoren (Ruhe, bestimmte Position).
- Begleitsymptomatik (Systemanamnese inkl. *Raynaud-Syndr.*, Photosensitivität etc.), Begleitumstände (Auslandsaufenthalt, vorangegangene Infekte, sexuelles Risikoverhalten, Noxen, Medikamente).
- Familienanamnese (insbes. *Arthritis*, metabolische u. degenerative Erkrankungen).
- Sozialanamnese (insbes. körperliche Belastung).

Klinische Untersuchung
- Sz-hafte Bewegung, Sz-Lokalisation demonstrieren lassen!
- Globalbewegungen u. -statik aller Gelenke, dann Fokussierung gemäss Symptomprovokation u. Anamnese: Palpation (Druckdolenz, Erguss), Gelenkbeweglichkeit, Stabilität (seitenvergleichend), Reproduzierbarkeit (aktiv vs. passiv), Kraft.
- Global internistisch (insbesondere Haut, Nägel, neurologischer Status, Gefässstatus, Augen, enoral).

Zusatzuntersuchungen
- Labor: Blutbild, BSG, CRP (*entzündliche Erkrankung*), Anti-CCP (*Rheumatoide Arthritis*), Rheumafaktor (*Rheumatoide Arthritis*, unspezifischer als Anti-CCP), ANA (zB *Kollagenosen*), HLA-B27 (*Spondyloarthritis*), Harnsäure, ggf. Infektserologie (Hep B/C, HIV, ParvoB19), Quantiferon (*Tuberkulose*).
- Gelenkpunktion: bei Vda septische Arthritis erzwingen, bei jeder Arthritis anzustreben (◘ Abb. 2).
- Röntgen: degenerative, entzündliche Veränderungen, Verkalkungen (*Kristallarthropathien, Systemische Sklerose*), Fraktur, Neoplasie.
- Sonographie: aktive Entzündung, punktierbarer Erguss, Weichteilläsion, Erosionen, degenerative Veränderungen.
- MRI: wie Sonographie, Metastasen, Fraktur, Knochenödem, Abszess, neurale Einengung.
- CT: ossäre Pathologie, Neoplasie, Abszess.
- Diagnosesicherung mittels Histologie/Kultur.

15.2 Die Sicht des Pathologen

Ausgangslage
- Grundlegend wichtig für die definitive Diagnose rheumatologischer Erkrankungen ist der zeitliche Verlauf u. die Verteilung der Manifestationen.
- Die histopathologische Untersuchung spielt hingegen eine eher untergeordnete diagnostische Rolle, da rheumatologische/autoimmune Erkrankungen sich auf der mikroskopischen Ebene häufig unspezifisch manifestieren.

Diagnostik
- Die bioptische Abklärung dient dem Ausschluss von Kristallablagerungen sowie Malignität u. bleibt idR seltenen, unklaren Fällen als Ausschlussverfahren vorbehalten.
- Kristalle (Urat b. *Gicht* o. Calcium-Pyrophosphat b. *CPPD*) u. Granulome (spezifische Entzündungen, wie *Tbc*) können eindeutig mikroskopisch erkannt werden.
- Ebenso kann die Biopsie eine Neoplasie u. insbesondere Malignität ausschliessen.
- Nekrotisches Knochengewebe kann identifiziert werden durch Fehlen von Osteozyten b. erhaltenem mineralisierten Gerüst. Gelenksflächen-Fragmente (sog. „Gelenksmaus") bestehen aus unterschiedlich stark degenerativ verändertem Gelenkknorpel u. mindestens teilweise nekrotischem subchondralen Knochen.
- Biopsien der Synovia sind b. den meisten rheumatologischen Erkrankungen histologisch unspezifisch/nicht pathognomonisch (DD *posttraumatisch, Arthrose, Infekt*). Vorhandene entzündliche Infiltrate enthalten meist Lymphozyten u. variierende Anzahl von Plasmazellen.
- Bei infektiösen Arthritiden lässt sich der Keim nicht immer histologisch nachweisen (zB Bakterien unter Antibiotika-Therapie o. Mykobakterien, welche nur in sehr geringer Anzahl mikroskopisch nachweisbar sein können).

Besonderheit: Die Wertigkeit von Serummarkern
- Wichtig, besonders auch im klinischen Alltag, ist die grobe Kenntnis von der Sensitivität/Spezifität der Serummarker. Sie wird ua bestimmt durch die Häufigkeit des Auftretens bei der vermuteten Krankheit, Auftreten auch bei anderen Erkrankungen oder sogar bei Gesunden. Beispiele:
  - Anti-CCP: bei RA Sensitivität 70%, Spezifität 97%
  - Rheumafaktor: bei RA Sensitivität 60%, Spezifität 70%, Prävalenz in der Normalbevölkerung mit 70J.: 10%
  - ANA: bei Kollagenosen gute Sensitivität, aber schlechte Spezifität (daher immer Subgruppenanalyse b. Positivität!). Prävalenz (Titer 1:160) in Normalbevölkerung: 5%

Schwierige Stellen

Ein herausforderndes Lernthema sind die Kollagenosen u. Spondyloarthritiden (SpA, auch Spondarthropathien genannt). Vor allem die Kollagenosen können viele Organsysteme befallen u. darüber hinaus mit anderen Autoimmunerkrankungen vergesellschaftet sein. Eine ordnende Übersicht ist in ▶ Abschn. 15.5 zu finden. Die Vaskulitiden, die ähnlich wie Kollagenosen u. SpA ein breites Befallsmuster haben, werden in ▶ Kapitel 3, Gefässe abgehandelt.
Im klinischen Alltag kann die teilweise heterogene u. breite Symptomatik der Krankheitsbilder Mühe bereiten. In solchen Fällen bewährt es sich, eine genaue Anamnese u. einen gründlichen Status durchzuführen, um anschliessend mit differentialdiagnostischem Denken die Symptomatik u. die Befunde unter einen Hut zu bringen.

15.3 · Knowledge-Bites Gelenke

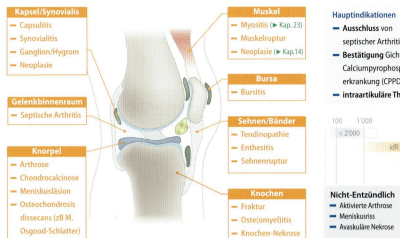

Abb. 1 Gelenkskompartimente u. zugehörige Pathologien.
(©Cerny, Karlin, 2018 [15.1])

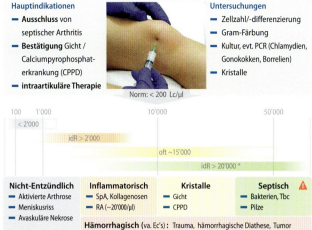

Abb. 2 Gelenkpunktion: Indikation, Analyse u. mögliche Differentialdiagnosen.
Cave: Zellzahlen sind nur Richtwerte. Ab >1'000 Lc/µl muss an Infekt gedacht werden!
Abk.: RA= Rheumatoide Arthritis; SpA= Spondyloarthritiden. (©Cerny, Karlin, 2018 [15.2])

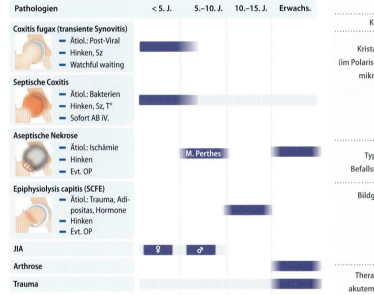

Abb. 3 Hüftgelenk-Pathologien in Abhängigkeit des Alters.
(©Cerny, Karlin, 2018 [15.3])

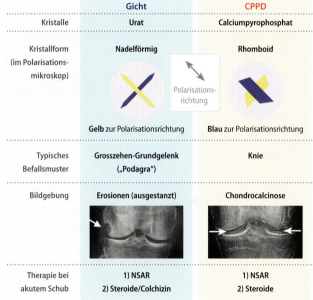

Abb. 4 Schematische Gegenüberstellung der Leitbefunde bei Gicht vs. bei Calciumpyrophosphaterkrankung (CPPD).

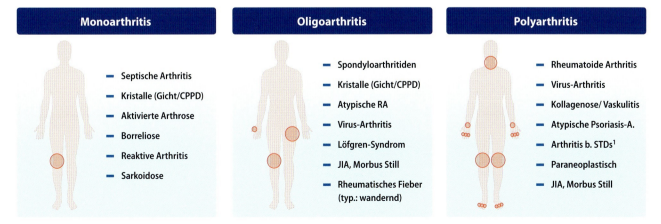

Abb. 5 Klinische Einteilung der Gelenksaffektionen (nach Befallsmuster) mit wichtigen Differentialdiagnosen. Monoarthritis: 1 Gelenk befallen; Oligoarthritis: 2–4 Gelenke befallen, Polyarthritis: >4 Gelenke befallen; Abkürzungen: CPPD= Calcium-Pyrophosphat Ablagerungserkrankung (engl. *Calcium Pyrophosphate Deposition Disease*), RA= Rheumatoide Arthritis; JIA= Juvenile idiopathische Arthritis; STDs= *Sexually Transmitted Diseases;* [1]häufige Erreger: Gonokokken, Treponema pallidum.
(©Cerny, Karlin, 2018 [15.4])

Gelenke

Entzündlich / Autoimmun

infektiös/parainfektiös

Virale Arthritis
- Ä Umgebung: Parvovirus B19, Rubellavirus, EBV, CMV
  Sex.anamn.: HepB, HepC, HIV
  Reise-assoz.: AlphaV (zB Chikungunya), FlaviV (zB Zika, Dengue)
- P idR Immunkomplex-vermittelt, selten direkter Gelenksbefall
- K meist Polyarthritis
- D Virus ex Serum, selten ex Synovia
- T antiviral, symptomatisch

Septische Arthritis ⚠
- Ä Bakterien (Staphylo-/Streptokokken, Klebsiellen, Pseudomonas, Tropheryma whipplei, andere Gram-neg.), Mykobakterien, Pilze
  RF: Vorschädigung, Immunsuppression, Gelenkprothese
- P Hämatogen, iatrogen, per continuitatem
- K akute Monoarthritis; selten Oligoarthritis
- D Gelenkpunktat trüb, meist Lc > 20'000/uL, Gramfärbung, Kultur (Bakt./Mykobakt./Pilze), PCR
- T (arthroskopische) Spülung, AB iV

Gonokokken-Arthritis
- Ä N. gonorrhoeae (sexuell übertr.)
- K – Polyarthritis, Pusteln, T° vs.
  – Monoarthritis
- D Gelenkpunkt.; erster Morgenurin
- T Antibiotika

Lyme Arthritis
- Ä Borrelia burgdorferi (Zecken), persistiert im Gelenk
- K Monarthritis (hf Knie); seltener Oligoarthritis
- D PCR ex Synovia u. Synovialis
- T Antibiotika

Wirbelsäule

Spondylodiszitis ⚠
- E idR > 50 LJ., M > F (2:1)
- P Bakterien (hämatogen) nach invasiven Eingriffen o. bei Infektfokus (zB Endokarditis)
- K progr. zunehmender RückenSz (hf über Wo.), Fieber (in ~50%), lokale Klopfdolenz über Wirbel
- D CRP u. BSR ↑ (Lc evt. normal!) Gold-Standard: CT-gesteuerte Punktion mit positiver Kultur; ggf. Bildgebung + positive BK
- T iv Antibiotika

autoimmun

Rheumatoide Arthritis (RA)
- E f > m, 40.–60. J., Präv. ~1%
- Ä HLA-Dispo („shared epitope") + Immunmodulation (Rauchen!) + viraler/bakt. Trigger?
- P 1) Citrullinierung v. Peptiden
  2) Toleranzverlust (Anti-CCP-Ak)
  3) T-Zell-Aktivierung → selbst perpetuierende Synovialitis
- K symmetrische Polyarthritis va. kleiner Gelenke, Gelenkdeformität, Tendovaginitis, weitere[1]
- K Klinik u. Labor[2]
  Rtg: Baseline, Erosio erst spät
- DD virale Polyarthritis, Kollagenose, Psoriasis-Arthritis
- Mi Synovialitis mit subepithelialen LyZ-Follikel
- T Immunsuppression
  – Früh DMARDs einsetzen
    – Konventionelle: zB MTX
    – Biologika/*Targeted Molecules*
  – Engmaschig kontrollieren
  – NSAR u. Steroide falls nötig

Adulter Morbus Still
- E f = m, 16.–45. LJ., Inz. ~1:1'000'000
- K täglich hohe Fieberspitzen, lachsfarbenes makulopapulöses Exanthem, Oligoarthritis, Pharyngitis, Hepatosplenomegalie. Selten Pleuritis, Perikarditis
- Ko Panzytopenie (bei Makrophagenaktivierungssyndrom)
- K Klinik + CRP/BSR↑, Lc↑, Ferritin↑↑, ALT/AST ↑
- T NSAR, Steroide, Immunsuppr.

va pädiatrische Erkrankungen

Juvenile idiopathische Arthritis (JIA)
- Def Überbegriff für idiopathische Arthritiden von > 6 Wochen Dauer b. Kindern < 16 J. Pathogenetisch zT eigenständige Entitäten b. klin. Ähnlichkeit
- K Verschiedene Formen:
  – Oligoartikuläre JIA (f >> m)
  – Polyartikuläre JIA (f > m)
  – Systemische JIA (f = m)
    (= M. Still, Symptome ähnlich wie ► adulter Morbus Still)
  – Enthesitis-assoz. Arthritis
  – Psoriatische Arthritis
- Ko Uveitis
- T Immunsuppressiva

Kollagenosen
- ► Abschn. 15.5
- – System. Lupus erythematodes (SLE)
- – Sjögren Syndrom
- – Systemische Sklerose (SSc)
- – Poly-/Dermatomyositis
- – Mischkollagenose (MCTD)

Spondyloarthritiden (SpA)
Syn.: Spondarthropathien
► Abschn. 15.5
Einteilung:
- – Axiale SpA (Wirbelsäule)[3] zB Ankylosierende Spondylitis
- – Periphere SpA (periph. Gelenke)
- – Reaktive Arthritis (nach Infekt)
- – Psoriasis-Arthritis (mit o. ohne Hautbefall)
- – Enteropathische Arthritiden (Morbus Crohn/Colitis ulcerosa)
- – Sonderform: SAPHO-Syndrom (Synovitis, Akne, Pustulose, Hyperostose, Osteitis)

Vaskulitiden
► Kap. 3, Gefässe

Polymyalgia rheumatica
- E > 50 LJ, F>M, Inzidenz 1:1'000
- K symmetrische Sz. + Steifigkeit d. Schulter-/Beckengürtel-Muskulat. Polyarthralgien mögl., AZ↓
- Ko CAVE vergesellschaftet mit Riesenzellarteriitis (RZA) → Kiefer-Claudicatio, Kopfhaut-Dysästhesien, Visusverminderung
- D Klinik + BSR 80–100mm/h, CRP↑
- DD paraneoplastisch
- T PMR: Steroide
  RZA: Steroide sofort + hochdosiert

Sarkoidose
- E va 20–40 LJ.; Inz.: ~ 2:10'000, va. Nordeuropa, Afroamerikaner
- ÄP unklar
- K je nach Organbefall[4]
  Spezialfall: Löfgren-Syndrom: OSG-Arthritis, Erythema nodosum u. biliäre Lymphadenopathie
- D Klinik, Rtg/CT Lunge, Labor (Ca↑, Krea/ALT/AST↑, ggf. ACE↑, IL 2-Rezeptor), 24-h-Urin: Ca↑
  BAL: T-Lymphozyten >40%, CD4 : CD8-Ratio >3.5
- Mi epitheloide, nicht verkäsende Granulome (► Kap. 1, Grundlag.)
- T Steroide, Immunsuppressiva

Kristallarthropathien

Gicht
- E M >> F, 30–60 LJ.
- Ä Natrium-Urat-Kristalle in Folge:
  – 1° Hyperurikämie (genetisch)
  – 2° Hyperurikämie (Medikamentös, Tumor-Zerfall etc.)
- P akut: Kristallbildung/Freisetzung v. Ablagerung → nGZ-getragene Entzündung
  chron.: Granulombildung "Tophus" mit Osteoklasten-Aktivität → fressen Knochen („Usur")
- K Beginn hf nachts, Entzündung überschreitet Gelenk; typisch MTP I („Podagra"), OSG, Knie, seltener MCP II/III, Wirbelsäule
- D Gelenkspunktion ◘ Abb. 4
  US: Doppelkontur, Rtg:„Usur" (Hs-Kristalle nicht röntgendicht)
- Ma kalkweisse Knorpelablagerungen
- Mi amorph-eosinophile Massen umgeben von Histiozyten u. RZ
- T Lifestyle (Gewichtsreduktion, Sport, Diät), NSAR, Colchizin, Steroide ia/po b. Arthritis u Prophylaxe. Harnsäuresenkung mit Uricostatikum (zB Allopurinol, Febuxostat) + ev. Uricosuricum

Calcium-Pyrophosphat Ablagerungserkrankung (CPPD)
Veraltet: Pseudogicht
- E f > m, idR > 60. J.
- Ä Ca-Pyrophosphat Kristalle iF
  – 1° PP-Metabolismus-Störung (sporadisch vs. familiär)
  – 2° b. Hämochromatose, Hyperparathyroidismus, M. Wilson
- P Schubauslösung d. Trauma möglich (Freisetzung v. CPP)
- K entzündliche Schmerzen in 50% Knie, evt. Handgelenk, Ellbogen, SG, OSG, zT systemische Zeichen (T°, Lc, CRP)
  Spezialfall: Crowned-Dens-Sy.[5]
- D Rtg: CPP-Ablagerungen in Knorpel („Chondrokalzinose"), Gelenkspunktion: ◘ Abb. 4
- T Steroide ia, NSAR, wenn polyartikulär: Steroide po

Hydroxylapatit-Arthropathie
- P Hydroxylapatit-Kristall-Ablagerung in Sehnen, Kapsel, Ligamenten
- K schubweise akute Schmerzen periartikulär (zB Tendinitis, Bursitis); Sonderform: Milwaukee-Schulter[6]
- D Verkalkung im Rtg. Beweisend ist Mikroskopie: Azarinrot-Färbung
- T NSAR, Kälte, ggf. Steroidinjektion

Degenerativ

Arthrose
Engl.: Osteoarthritis
- P UGG Knorpelstärke ↔ Belastung
  1° idiopathisch
  2° iF Trauma, Gelenksdysplasie
- K – Gonarthrose (Knie)
  – Coxarthrose (Hüfte)
  – Fingerpolyarthrose: DIP, PIP, Rhizarthrose
- D Klinik + Rtg (Gelenkspalt↓, subchondrale Sklerose, Osteophyten, Zysten), Lc/CRP normal, Gelenks-Pkt.: <1'000/mm^3
- T Analgesie, Physiotherapie, ggf. Chondroprotektion, Viscosupplementation ia

Wirbelsäule

Spondylarthrose
- P Arthrose der Facettengelenke
- K meist spondylogenes Syndrom
- D Klinik + Rö/CT/MRI
- T Analgesie, Physiotherapie

Osteochondrosis intervertebralis
- P Verschmälerung des Zwischenwirbelraumes, vermehrte Sklerosierung, Spondylophyten
- K meist lokale Schmerzen
- D Klinik + Rtg
- T Analgesie, Physiotherapie

Diskushernie
Syn.: Bandscheibenvorfall
- P Prolaps Nucl. pulposus durch Anulus fibrosus hindurch, idR HWS o. LWS
- K Mehrzahl asymptomatisch; ansonsten Sz mit idR radikulärer Ausstrahlung. Cave motorische u./o. sensible Ausfälle!
- Ko Worst case → Cauda-equina-Sy.
- D Klinik + MRI/CT
- T Analgesie, Physiotherapie, evt. Steroidinfiltration, evt. OP

Spinalkanalstenose
- P Verengung des Spinalkanales (konstitutionell, Facettengelenksarthr., Diskusprotrusion)
- K Sz mit diffuser Ausstrahlung in beide Beine beim Gehen (Besserung durch Absitzen, ⌀Besserung durch Stehen bleiben alleine)
- D Klinik + MRI/CT
- T Analgesie, Physiotherapie, evt. Steroidinfiltration, evt. OP

Endstrecken: Schmerzsyndrome (Beispiele)

„Entzündlicher Schmerz"
- Ä infektiös o. autoimmun
- K rotes, warmes, geschwollenes Gelenk, NachtSz, Morgensteifigkeit mit Anlaufschmerzen >30min, besser b. Bewegung, begleitend system. Zeichen u. extraartikuläre Organmanifestationen möglich

„Mechanischer Schmerz"
- Ä Strukturdeformität
- K morgens nach kurzer Steifigkeit (< 30min) am besten, schlechter durch Aktivität, schlimmer am Ende des Tages, keine systemischen Symptome, kein Organbefall, Labor unauffällig

Rückenschmerz-Syndrome
- – „Vertebrales Sz-Syndrom" lokal umschriebene Schmerzen
- – „Spondylogenes Sz-Syndrom"[7] diffuse Sz-Ausstrahlung, entlang Muskelkette, ⌀entlang Dermatom
- – „Radikuläres Sz-Syndrom" Sz-Ausstrahlung entlang Dermatom

Impingement-Syndrom = „Einklemmen"
- Ä zB Schulter: subakromiale Enge durch Bursitis, Sehnenverkalk.
  zB Hüfte: femoro-azetab. Enge
- K Schmerzen b. Bewegung
- D Impingement-Tests positiv, Sono, MRI

Komplexes regionales Schmerzsyndrom (CRPS) Syn.: M. Sudeck
- Ä unklar, RF: Verletzungen, OP
- K starke Sz (Allodynie, Hyperalgesie), Trophik↓ (Hautveränderungen, Haare↓), Dysautonomie (Ödem, Verfärbung, schweissig)
- D Klinik, Rtg (fleckige Osteopenie)

BAL	Broncho-alveoläre Lavage	ia	intraartikulär	RF	Rheumafaktor (Auto-Ak gegen Fc-Teil des IgG)
BK	Blutkultur	JIA	Juvenile idiopathische Arthritis	RZ(A)	Riesenzellen(-Arthritis)
BSR	Blutsenkungsreaktion (Syn.: -Geschwindigkeit, BSG)	MCTD	*Mixed connective tissue disease*	SAPHO	Synovitis, Akne, Pustulosis, Hyperostose, Osteitis
CCP	Cyclisch citrullinierte Peptide/Proteine	MTX	Methotrexat	SG	Schultergelenk
DMARD	*Disease-modifying anti-rheumatic drug*	PIP/DIP	Proximales resp. distales Interphalangeal-Gelenk	SpA	Spondyloarthritiden
HS	Harnsäure	PP	Pyrophosphat	SS	Schwangerschaft

15.4 · PathoMap Gelenke

Gelenknahe Strukturen

lokalisiert → Bursae, Sehnen u. Bänder, Muskeln
generalisiert

Bursae

Bursitis
- Ä infektiös vs. nicht-infektiös
- K Sz, Schwellung, Rötung
- T
  - Akut: Ruhigstellung (Schiene) u. NSAR, ggf. AB (infektiös), ggf. Steroidinjektion (øinfektiös)
  - Im Intervall: evt. Resektion

Gelenkkapsel/Synovialis

Arthritis ▶ siehe vorherige Seite

Pigmentierte villonoduläre Synovitis (PVNS)
Syn.: tenosynovialer Riesenzelltumor
- P benigner Tumor d. SynovialisZ.
- K Gelenkschwellung, zT Schmerzen
- D viele Ec's im Punktat, MRI, Biopsie
- T Synovektomie

Adhäsive Kapsulitis
zB Frozen shoulder
- P Gelenkskapselentzündung → Verdickung u. Schrumpfung
- K va Schulter: Bewegungseinschränkung in allen Richtungen
- T PhysioTh., evt. Steroidinjektion ia

Ganglion/Synovialzyste
- P Gelenkreizung → Synovia↑ → Synovialisausstülpung
- K reizlose Schwellung, zB Handgelenk dorsal, Bakerzyste Knie
- Mi mehrkammrig, muzinöser Inhalt
- T ggf. Steroidinfiltration/Resektion

Meniskus

Meniskusläsion
- P idR traumatisch
- K Knie-Sz, leichte Schwellung, ggf. Extensionsdefizit/Blockade
- D klinische Meniskuszeichen (Steinmann, Apley-Grinding-Test), MRI
- T Physiotherapie, ggf. arthroskopische Revision

Sehnen u. Bänder

Enthesiopathie
- Ä
  - Mechan. Über-/Fehlbelastung (va b. Fehlstellung, Kontraktur)
  - Autoimmun
- P degenerative ±entzündliche Reaktion (Enthesitis) am Übergang Sehne zu Knochen, zT Verkalkungen in der Sehne
- K Druckdolenz, Sz b. aktiver Bewegung, va gegen Widerstand, ø Sz b. passiver Bewegung. Bsp.:
  - Epicondylopathia humeri lateralis (Tennisellbogen)
  - Epicondylopathia humeri medialis (Golferellbogen)
  - Achillodynie
  - Tractus-iliotibialis-Syndrom
  - Patellaspitzen-Syndrom (=Jumper's knee)
- D Klinik, Sono, MRI
- T Physiotherapie, NSAR lokal/po, Schonung, Cave Steroidinfiltration (Rupturgefahr); ggf. Therapie der Autoimmunerkrankung

Fasciitis plantaris
- ÄP s. Enthesiopathie. Fersensporn oft gleichzeitig vorhanden, aber nicht ursächlich
- K belastungsabhängiger Sz u. Druckdolenz am Calcaneus (am Faszien-Ursprung)
- D Ultraschall
- T Dehnung des Gastrocnemius, Entlastung (zB statt Joggen Velofahren o. Schwimmen), Stosswellentherapie. Cave Steroidinfiltration (Rupturgefahr). Evt. Fasziotomie (keine Entfernung des Fersensporns)

Periarthropathia humeroscapularis (PHS)
- P Sz durch Sehnen (Ruptur, Verkalkung) o. Bursa verursacht
- K bewegungsabh. Schmerzen
- D möglicherweise positiv: Impingement-Test, Jobe, Lift-off etc.; Ultraschall/MRI
- T NSAR, PhysioTh, Steroidinjektion, OP je n. Ursache der PHS

Tendovaginitis
- ÄP meist Über-/Fehlbelastung, selten infektös → Entzündung der Sehnenscheide
- K bewegungsabh. Sz va gegen Widerstand, selten in Ruhe. Bsp:
  - Tendovaginitis de Quervain (erstes Stecksehnenfach am Handgelenk)
- D Sono, MRI
- T Ruhigstellung, NSAR lokal/po, Steroidinjektion in Sehnenscheide (Cave: Ruptur)

Knochen (▶ Kap. 16)

Osteitis
- Ä
  - Infektiös (Osteomyelitis)
  - IR Autoimmunerkrankung (zB SAPHO ▶ Abschn. 15.5)
- K Ruhe-Sz, Rötung, Schwellung
- D CRP↑/BSR↑, MRI, ggf. Biopsie
- T AB, evt. operativ, Therapie der Grunderkrankung

Osteonekrose
- Ä
  - Posttraumatisch
  - Septisch
  - Aseptische Knochennekrose RF: Steroide, Alkohol, Diabetes mellitus, Lupus, Vaskulitis, SS, Sichelzellanämie, Rx, Cx, Bisphosphonat, Tauchen
- P Vaskularisationsstör.→Nekrose, zB
  - Femurkopf (M. Perthes)
  - Tuberositas tibiae (M. Osgood-Schlatter)
  - Os naviculare (M. Köhler I)
- K bewegungsabhängige Sz, Bewegungseinschränkung, ev. Arthritis
- D Rtg, CT, MRI
- T Entlastung, NSAR, ev. OP

Weitere Erkrankungen
Vgl. ▶ Kap. 16, Knochen
- Osteitis deformans (M. Paget des Knochens)
- (Osteo-)Arthrose
- DISH
- Osteoporose
- Rachitis, Osteomalazie

Osteochondrosis dissecans[8]
- ÄP ursächlich unklare subchondrale Vaskularisationsstörung (±Trauma) → asept. Knochennekrose, Ablösung freier Gelenkkörper, bestehend aus Knorpel u. Knochen
- T Ruhigstellung, Dissektat-Entfern.

Muskeln

Muskuläre Dysbalance
- ÄP Ungleichgewicht von Längen- u. Kräfteverhältnis der Muskeln (zB iF Trainingsmangel, Fehlhaltung)
- K Sz Wirbelsäule o. Gelenke
- T Dehnung der verkürzten u. Stärkung der schwachen Muskulatur

Muskelruptur
- Ä traumatisch
- K bewegungsabh. Sz/Druckdolenz
- D Sono, MRI
- T Ruhigstellung, NSAR, evt. OP

Medial tibial stress syndrome
Syn.: Shinsplints
- P Mikrofaserrisse in M. tibialis

Myopathien
Vgl. ▶ Kap. 23, Peripheres Nervensyst.

Nerven

Karpaltunnelsyndrom (CTS)
- E f > m, ~ 1–5% d. Bevölkerung
- ÄP N. medianus-Kompression d. Druck↑ im Karpaltunnel; Urs.:
  - Konstitutionell, Narben, Frakt.
  - Endokrin: SS, Diabetes mell., Hypothyreose, Akromegalie
  - Entz.: Arthritis, Tendovaginitis
- K va nächtl. Sz u. Parästhesien im N. medianus-Gebiet (typ.: Pat. müssen Handgelenk „schütteln")
- D klinisch (Tinel-Zeichen, Phalen-Test, evt. Thenar-Atrophie)
- T Schiene, ggf. chirurg. Release, Steroidinjektion

Loge-de-Guyon-Syndrom
- ÄP N. ulnaris-Kompression in Guyon-Loge, zB iF Krücken-Gebrauch
- K motorische (Daumenadduktion) u. sensible Ausfälle (Kleinfinger)

Thoracic Outlet Synd. (TOS)
- P Kompression des Plexus brachialis (nTOS), A. /V. subclavia (aTOS/ vTOS) ua durch enge Scalenuslücke, Halsrippe, Enge zw Proc. coracoideus u. M. pectoralis minor
- K ua Arm-Sz, Parästhesien
- Ko vTOS → tiefe Venenthrombose
- D Sympt. u. ↓Puls b. Provokationstests (Faustschluss, Adson-Test, Überkopfarbeit); Bildgebung
- T Physiotherapie, ggf. OP

Fibromyalgie
- E f > m, 20.–65. LJ.
- Ä unklar, zT assoziiert mit Reizdarm (▶ Kap. 7) u. psych. Komorbidität
- P veränderte Schmerzschwelle
- K Sz aller Weichteile, va. Sehnenansätze u. Muskulatur, b. Druck u. Bewegung, øRuhe-Sz; assoziiert mit Müdigkeit, Depression, Angst- u. Schlafstörung, Verdauungs-, Herz- u. Atembeschwerden
- D Ausschlussdiagnose (ua. müssen CRP, BSR, Blutbild, CK u. TSH im Normbereich sein!)
- T aktiv bleiben, bewegen, Physiotherapie, evt. Antidepressivum zur Schmerzdistanzierung

Hyperlaxizität
- E f > m
- Ä genetisch
- P Veränderung Kollagensynthese
- K Überbeweglichkeit Gelenke u Bindegewebe → Luxationen, Schmerzen periartikulär
- D Beighton-Score ≥ 5 (Ellbogenextension ≥ 10°, Kleinfingerextension ≥ 90°, Daumenflexion bis Unterarm, Handfläche auf Boden b. Flexion im Stehen)
- T PhysioTh., Muskelkräftigung

Kollagensynthese-Erkrankungen
- ÄP genetischer Defekt des Kollagens
- D Klinik, Biopsie, Genetik, Bsp:
  - Ehlers-Danlos-Syndrom (EDS) ~ 1:7000; Hyperlaxizität, Luxationen, Blutungen
  - Marfan-Sydrom ~1:7000; Arachnodaktylie, Trichterbrust, Hochwuchs, Aortendiss., Linsenluxation
  - Osteogenesis imperfecta ▶ Kap. 16, Knochen
  - Stickler-Syndrom ~1:9000; Myopie, Glaukom, Erblindung, Taubheit, Gesichtsanomalien, Steifigkeit

---

Endstrecken: Manifestationen nach Gelenk geordnet (Beispiele)

Schulter häufige DD:
- Rotatorenmanschettenläsionen
- Bursitis
- Adhäsive Kapsulitis
- Arthrose: AC-Gelenk, glenohumeral
- Dislokation/Trauma
- Zervikale Neuropathie

Ellenbogen häufige DD:
- Enthesiopathie am Epikondylus
- Bursitis olecrani
- Arthritis
- Ellenbogenluxation, -fraktur
- Sz-Ausstrahlung aus Schulter, zervikal

Hand u. Finger häufige DD:
- Polyarthrose, Rhizarthrose
- Arthritis
- Karpaltunnel-Syndrom
- Tendovaginitis
- Fraktur

Hüfte häufige DD siehe ◘ Abb. 3

Knie häufige DD:
- Arthrose, Arthritis (◘ Abb. 5)
- Meniskus- o. Bandläsion
- Bursitis präpatellaris/Pes anserinus
- Periartikuläre Tendinopathie

Sprunggelenk häufige DD:
- Arthritis (zB Kristalle, Löfgren)
- Tendovaginitis
- Bandläsion
- Fraktur (▶ Kap. 16)
- Osteonekrose
- Tarsaltunnelsyndrom (▶ Kap. 23)

---

[1] Weitere Manifestationen der RA: ±Rheumaknoten ±Organbefall (Pleuritis, Alveolitis, Perikarditis, Episkleritis/Skleritis, kutane Vaskulitis, Mononeuritis multiplex, Sicca-Symptomatik)
[2] Labor b. RA: CRP/BSR↑, Lc↑, Thrombozyten↑, Anämie, RF pos. (Sens. 60%, Spez. 70%), Anti-CCP pos. (Sens. 70%, Spez. 97%)
[3] Axiale SpA können weiter unterteilt werden in: röntgenologisch manifest (Sakroiliitis im Rtg, zB Ankylosierende Spondylitis =AS =M. Bechterew) vs. nicht röntgenologisch manifest (Sakroiliitis nur im MRI, nicht im Rtg; siehe ▶ Abschn. 15.5)
[4] Je nach Organbefall: ▶ Kap. 2, Lunge; Kap. 4, Herz; Kap. 17, Haut
[5] Entspricht CPPD d. Atlantoaxial-Gelenks. Klinisch imponieren Nacken-/Kopfsz, evt. Fieber, im CT zeigen sich uU. eine typische Verkalkung des Lig. transversum atlantis
[6] Arthritis, Rotatorenmanschettenruptur, Destruktion Schultergelenk
[7] Syn.: Pseudoradikuläres Sz-Syndrom
[8] Osteochondrosis dissecans ist ein Sammelbegriff für aseptische Knochennekrosen (vgl. ▶ Kap. 16, Knochen) mit Ablösung eines Gelenkkörpers (=Gelenkmaus)

Kollagenosen

Systemischer Lupus erythematodes (SLE)

- Epilept. Anfälle
- Psychosen
- Schmetterlings-E.
- Exanthem, Photosensitivität
- Pleuritis
- Perikarditis
- Lupus-Nephritis
- Raynaud
- Zytopenie(n)

E F>M (9:1), Peak 20–40 J. Inzidenz 7:100 000
Ä HLA-Disposition + divers verursachte DNA-Freisetzung (infolge UV-Licht, Medik., Hormon.)
P B-Zellen machen autoreakt. Ak → Hypersensitivitätsreaktion Typ II u. III (Ak-Komplexe)
K Befall div. Organe (siehe links): Schmetterlingserythem, Photosensitivität, Aphthen, Exanthem; Zytopenie(n), Glomerulonephritis, Serositis, Arthritis, Vaskulitis, ZNS
Ko APLA-Syndrom, CNI
D Labor: Anti-dsDNA, Anti-Sm-Ak ACR/EULAR-Kriterien
DD CDLE, SCLE, DILE (Anti-Histon-Ak)
T Sonnenschutz, Hydroxychloroquin, ggf. Immunsuppressiva

Sjögren-Syndrom

- Xerophthalmie
- Xerostomie
- Lungenfibrose
- Exokrine Pankreasinsuff.
- Nephritis
- Raynaud
- Myositis
- Vaskulitis inkl. Mononeuritis multiplex

Def Schädigung exokriner Drüsen u. Ak-bedingte extraglanduläre Manifestationen
E F>M (9:1), Peak 50–60 J Inzidenz 7:100 000
P lymphoplasmazelluläre Entzündung von Speichel-, Tränen- und anderen exokrinen Drüsen
K
- Exokrine Drüsen: Sicca-Syndrom, exokrine Pankreasinsuff., trockene respirator. u. genitale SH
- Extraglandulär (s. links): Arthralgien, Hornhautulkus, ZNS, Vaskulitis, ILD

Ko malignes Lymphom in Drüsen
D Schirmer-Test, Speicheldrüsen-Biopsie, Labor: Anti-SSA/SSB-Ak
T symptomatisch (Trockenheit), gute Zahnpflege, Immunsuppressiva je nach Organbefall

Polymyositis (Pm) / Dermatomyositis (Dm)

- Heliotropes Erythem
- Schluckbeschwerden
- Lungenfibrose
- Myokarditis
- Gottron's Papeln
- Proximale Muskelschwäche

E selten! F>M, bimodale Altersverteilung (ø15J, 40–60J.)
Ä - 1° „autoimmun"
    - 2° paraneoplastisch (va Dm!)
P Muskelschädigung durch CTL u. Ak-Komplexe[1] vermittelter systemischer Organbefall
K - Muskelschwäche, evtl. Sz (proximal-symmetrisch)
   - Bei Dm zus. Hautmanifestationen: heliotropes Erythem, Gottron's Papeln u. Zeichen, „mechanic hands", Kalzinose
   - Organbefall: s. links
D Labor: CK, LDH, GOT, Myoglobin; Anti-Jo, Anti-Mi2, Anti-SRP-Ak; EMG, Muskel-Bx
Cave ggf. Malignom-Suche!
T Immunsuppressiva

Systemische Sklerose (SSc)[2]

- Interstitielle Fibrose, PAH
- Perikarditis, Myokarditis
- Ösophageale Dysfunktion
- Niereninsuffiz., renale Krise
- Raynaud u. Sklerodermie
- Hypomotilität

Def Gewebsfibrosierung ausgehend v. Gefässveränderungen
E F>M (5:1), Peak 30–50 J., Inzidenz 1:100'000
Ä HLA-Dispo + Trigger
P vaskuläre Dysfkt. → LyZ-Infiltrat → Fibroblasten↑ → Intima/EZM↑
K Sklerodaktylie, Raynaud-Sy., Mikrostomie, zus. Sklerosierung s. links je n. Subform:
- Limitierte Form:
  – Haut nur bis Ellbogen/Knie
  – PAH spät
  – Unterform: CREST
- Diffuse Form:
  – Ganzes Integument
  – Lungenbefall früh
  – Weitere Organe: s. links

D Limitiert: Anti-Centromer-Ak
   Diffus: Anti-Scl70-Ak, RNA-Polymerase-III-Antikörper
T Kälteschutz, Nikotinkarenz, evt. Vasodilatanzien; Immunsuppressiva je n. Organbefall

Unclassified connective tissue disease (UCTD)

Mixed connective tissue disease (MCTD)

- Perikarditis
- Lungenfibrose
- Symmetrische Polyarthritis
- Raynaud
- Myositis

Syn.: Mischkollagenose, Sharp-Syndrom
Def eigene Entität mit speziellem Antikörper
E F > M; va > 40 J.
P unbekannt
K - Raynaud, Müdigkeit
   - Myositis
   - interstitielle Lungenerkrankung
   - Arthralgien, Arthritis (meist kleine Gelenke)
D Labor: Anti-U1RNP-Ak
T Immunsuppressiva

Overlap-Syndrom (3)

Rheumatoide Arthritis (RA)
≠ Kollagenose, ▶ Abschnitt 15.4

Die Kollagenosen (Engl.: *connective tissue diseases*) sind eine Gruppe systemischer Autoimmunerkrankungen, die sich oft durch folgende Gemeinsamkeiten auszeichnen:

- Dysregulation des Immunsystems mit Autoantikörperbildung
- Häufig Nachweis von erhöhten antinukleären Antikörpern (ANAs)
- Chronische Entzündung von Bindegewebe u. zT Gefässen
- Sekundäres Raynaud-Phänomen (hf Erstmanifestation, ▶ Kap. 3, Gefässe), auffällige Nagelfalzmikroskopie
- Variierende Beteiligung innerer Organe
- Nicht-erosive Arthritiden

Im Labor sind idR CRP u. BSR erhöht. Bei erhöhten ANA kann eine Subspezifizierung für die Diagnosestellung wegweisend sein: zB Lupus (**Anti-ds-DNS, -sm-Ak**), Sjögren (**Anti-SSA=Ro, -SSB=La**), systemische Sklerose (**Anti-Scl70-, -Topoisomerase, -Polymerase III, -Centromer-Ak**), Poly-/Dermatomyositis (**Anti-Pm, -Pm-Scl-Ak**), Mixed Connective Tissue (**Anti-U1RNP-Ak**). Bei Verdacht auf Dermato-/Polymyositis können sog. *Anti-zytoplasmatische Antikörper* gesucht werden (Jo-1, OJ, EJ, TIF, PL7, PL12, Mi2). Diese sind hochspezifisch für Pm/Dm (N.B.: die ANA müssen hierbei nicht erhöht sein!).

Die oben abgebildete Einteilung der Kollagenosen ist eine vereinfachte Darstellung. Die einzelnen Kollagenosen können sich zT überlappen, ineinander übergehen (zB MCTD in SSc (1)) oder sich zunächst als nicht eindeutig klassifizierbare Entität manifestieren (=UCTD), die erst im Krankheitsverlauf einen deutlicheren „Phänotyp" annimmt (zB UCTD in SLE (2)). CAVE: Die Mischkollagenose (MCTD) ist *kein* Synonym für die sogenannten Overlap-Syndrom. Beim Overlap-Syndrom (3) überlappen sich Kollagenosen (zB Lupus) mit einer weiteren entzündlichen Grunderkrankung, oft mit der RA (N.B.: Die RA ist keine Kollagenose!). Typischerweise sind RF und Anti-CCP erhöht.

Patienten mit Kollagenosen sollten von erfahrenen Fachärzten behandelt werden, zumal einerseits die Krankheitskontrolle entscheidend für Lebensqualität u. Lebenserwartung ist, andererseits im Krankheitsverlauf neue Systemmanifestationen auftreten, die zunächst unerkannt wichtige Organe betreffen können (zB Niere, Herz o. ZNS bei SLE). Ausserdem kann die angewendete Therapie selbst organschädigend sein u. bedarf regelm. Kontrollen (zB Hydroxychloroquin → ophthalmolog. Kontrollen).

Abkürzungen:

ACR= *American College of Rheumatology*; APLA= Antiphospholipid-Antikörper; CDLE= Chronisch diskoider Lupus erythematodes; CREST: Calcinosis, Raynaud-Syndrom, Esophagusmotilitätsstörung, Sklerodaktylie, Teleangiektasie; CTL= Zytotoxische T-Lymphozyten; DILE= *Drug-induced lupus erythematosus*; ILD= *Interstitial lung disease* (▶ Kap. 2, Lunge); PAH= Pulmonal-arterielle Hypertonie; SCLE= Subakut kutaner Lupus erythematodes (SCLE); SH= Schleimhaut.

15.5 · Vertiefungsseite Kollagenosen und Spondyloarthritiden

Spondyloarthritiden (SpA)

Axiale Spondyloarthritis (axSpA)

- Uveitis anterior
- Apikale Fibrose
- Risiko↑ für kardiovask. Erkrankung
- Rücken-Sz
- Enthesitis
- Daktylitis

Def
- Röntgenologische axSpA, z.B. ankylosierende SpA (M. Bechterew): Sakro-iliitis im Rtg sichtbar
- Nicht-röntgenologische axSpA: zB entz. Aktivität im MRI, ø im Rtg

E m > f (5:1), Peak 20.–40. J. Präv. 0,5%
Ä HLA-B27-ass. (90% bei Bechterew)
P Synovialitis → Erosion → Metaplasie → Ossifikation + Ankylosierung
K
- Leitsymptom: entzündl. RückenSz u. Einsteifung (Ankylosierung)
- In 50% asymmetrische Oligoarthritis u. Enthesitiden
- Organmanifestationen s. links

Ko Atemnot (Thoraxexkursion↓)
D Ott-, Schober-, Mennell-Test; *MRI früh*: ISG-Osteitis/Synovialitis, anteriore Spondylitis; *Rtg spät*: ISG-Ankylosierung, Kastenwirbel, Syndesmophyten
T NSAR ± DMARD (b. peripherer Oligo-Arthritis), Biologikum

Enteropathische Arthritis

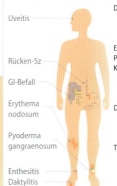

- Uveitis
- Rücken-Sz
- GI-Befall
- Erythema nodosum
- Pyoderma gangraenosum
- Enthesitis
- Daktylitis

Def axiale u./o. periphere SpA b. Pat. mit chronischer entzündlicher Darmerkrankung (CED: M. Crohn, C. ulcerosa, ▶ Kap. 7)
E ~15% der CED-Patienten
P CED → periphere SpA
K
- ISG-Arthritis
- Asymmetr. Oligo-Arthritis, Enthesitis
- EAM: s. links

D Morbus Crohn oder Colitis ulcerosa mit axialer Spondyloarthritis u./o. peripherer Arthritis
T DMARD (bei peripherer Oligo-Arthritis), Biologikum

eher axiale SpA

Psoriasis-Arthritis (PsA)

- Hautbefall
- Uveitis, Konjunktivitis
- evt. Rücken-Sz
- Nagelbefall (Ölflecken, Tüpfel-, Krümelnägel)
- Arthritis
- Enthesitis
- Daktylitis

Def axiale u./o. periphere SpA b. Pat. mit Haut-Psoriasis
E ~0.5% d. Bevölkerung, m=f 4–30% d. Psoriasis-Pat.
P idR Haarboden-/Nagel-/Hautbefall → Gelenkbefall (Cave: PsA sine Psoriasis mögl.!)
K
- in 50% asymm. Oligoarthritis, Daktylitis („Wurstzehe/-finger"), ISG-Arthritis

Ko ua Arthritis mutilans, Uveitis
D Klinik (Psoriasis, Gelenke, Nägel). *Rtg-peripher*: Erosionen neben ossären Proliferationen, „Pencil in a cup", Ankylose. *Rtg-axial* (falls vorhanden): Parasyndesmophyten, 1seitige ISG-Arthritis
T NSAR ±DMARD ± Biologikum

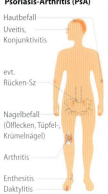

undifferenzierte SpA

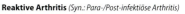

Reaktive Arthritis *(Syn.: Para-/Post-infektiöse Arthritis)*

- Konjunktivitis
- evt. Rücken-Sz
- Urethritis
- Arthritis

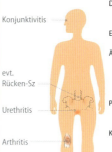

Def asym. Oligoarthritis und EAM n. vorausgehendem[3] intestinalem o. urogenitalem Infekt
E 20.–40. LJ., postenteritisch m = f posturethritisch m 20x hf
Ä HLA-B27 (75% pos.) + Trigger:
- Enteritis: C. jejuni, C. difficile, Salmonella/Shigella, Yersinia
- Urethritis: C. trachomatis, Mykoplasmen

P Autoimmun-Rkt. („*molecular mimikry*") n. ~ 1 Mo. Latenzzeit (≠ septische Arthritis!)
K
- Asymm. Oligo-A., Enthesitis, Daktylitis („Wurstfinger")
- EAM: Reiter-Trias (s. links)

D Anamn. (Infekt?), *Rtg*: Erosionen, Proliferationen, ISG-Arthritis, Urin-PCR auf Chlamydien[4]
T evt. AB (bes. Chlamydien) ±NSAR ±DMARD ±Biologikum ±Steroide

eher periphere SpA

SAPHO-Syndrom *(Syn.: Arthro-Osteitis)*

- Akne
- Synovitis
- Hyperostose, Osteitis
- Pustulose

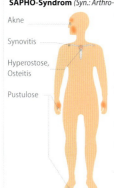

Def rheumatolog. Syndrom mit
- **S**ynovitis (eher peripher)
- **A**kne (idR massiv, facial)
- **P**ustulose (palmo-plantar)
- **H**yperostose
- **O**steitis (Klavikula, Kiefer)

E ~1:10'000, meist <60 J.
Ä unklar
K Pusteln, häufig Osteitis/Arthritis der vorderen Thoraxwand (sternoklavikulär)
Ko Thoracic-Outlet-Syndrom, Thrombose V. cava/subclavia
D *Rtg*: peripher Usuren neben Hyperostosen, asymm. ISG-Befall. Ggf. CT, MRI, Szinti
T NSAR, Steroide, DMARD, evt. Biologikum, für Osteitis Bisphosphonate

Periphere Spondyloarthritis

- Arthritis
- Enthesitis
- Daktylitis

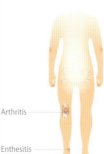

Def SpA mit überwiegend oder vollständig peripheren muskulo-skelettalen Manifestationen ohne Azeichen von Psoriasis-Arthritis, reaktiver o. enteropathischer Arthritis
E Präv. 0,1 %
Ä HLA-B27-assoz. in ca. 50%
K
- Leitsymptom: Oligo-Arthritis (idR UEx u. asymmetrisch), Enthesitis (ungeachtet ihrer Lokalisation) u./o. Daktylitis ("Wurstzehe/-finger")
- EAM: zB Uveitis (selten)

D US, Rtg, MRI
T NSAR +/- DMARD +/- Biologica

Die Spondyloarthritiden (SpA) sind eine Gruppe von chronisch entzündlichen Krankheiten, die sich durch folgende Gemeinsamkeiten auszeichnen:
- Gelenksbefallmuster (Stammskelett symmetrisch, periphere Gelenke asymmetrisch, Enthesitiden)
- Tendenz zu Knochenneubildung neben -abbau („Knochenplus neben Knochenminus")
- Extraartikuläre Manifestationen (EAM): Augen, Haut, Lunge, Herz, Darm
- Im Serum typischerweise kein Nachweis von Auto-Antikörpern (wie Rheumafaktor, ANA)
- HLA-B27-Assoziation

Wobei letzteres am stärksten b. der ankylosierenden Spondylitis gilt, weniger bei den anderen SpA. Um eine SpA zu diagnostizieren, helfen die ESSG-Kriterien:
A) entzündlicher Rücken-Sz während >3 Mo. bei Pat. <40 J. oder **B)** periphere asymmetrische Arthritis **PLUS** 1 Merkmal aus folgender Auflistung: radiologischer ISG-Arthritis-Nachweis, vorhandene Enthesiopathie, positive Familienanamnese für SpA, positive persönliche Anamnese für CED, Psoriasis oder St.n. Uethritis, Zervizitis o. enterischem Infekt. Alternativ siehe auch ASAS-Kriterien.
Auch b. den SpA ist die oben stehende Einteilung eine Vereinfachung der Realität, die va didaktischen Wert hat.

Anmerkungen:
[1] Die Antikörper b. Pm/Dm entstehen „postdestruktiv", dh durch CTL-vermittelte Skelettmuskel-Zerstörung werden Antigene frei, auf welche der Körper mit autoreaktiver Ak-Bildung reagiert.
[2] *Systemische Sklerose* ist ein Überbegriff, der unterteilt wird in limitierte vs. diffuse Form. *CREST* ist eine Unterform der limitierten Form. *Sklerodermie* ist ein Symptom u. beschreibt die Verdickung der Haut.
[3] Infekt muss dokumentiert sein.
[4] Bis auf Chlamydien sind übrige Erreger idR nicht mehr nachweisbar.

Abkürzungen:
ASAS= *Assessment of Spondyloarthritis International Society*; DMARD= *Disease-modifying anti-rheumatic drug*; EAM= Extraartikuläre Manifestationen; ESSG= *European Spondylarthropathy Study Group*.

alle Grafiken auf dieser Seite ©Cerny, Karlin, 2018

Knochen

Bruno Fuchs (Kliniker), Beata Bode-Lesniewska (Pathologin)
unter Mitarbeit von: *Thomas Cerny, Kirill Karlin*

16.1 Die Sicht des Klinikers – 108

16.2 Die Sicht des Pathologen – 108

16.3 Knowledge-Bites – 109

16.4 PathoMap – 110

© Springer-Verlag GmbH Deutschland, ein Teil von Springer Nature 2019
T. Cerny, K. Karlin (Hrsg.), *PathoMaps*, Springer-Lehrbuch
https://doi.org/10.1007/978-3-662-57439-3_16

16.1 Die Sicht des Klinikers

Anamnese: wichtigste Fragen
- Plötzlich auftretende Schmerzen (*Frakturen*)? Fieber u. Schmerzen (*Osteomyelitis*)? Chronische Schmerzen (*Osteoporose, Nekrosen*)? Belastungsabhängiger Schmerz (*Ermüdungsfraktur*)? Initial intermittierender, häufig nächtlicher (tief gelegener, dumpfer) Schmerz (*Knochentumoren*)? Im Verlauf konstanter Schmerz (*Knochentumoren*)? Milde Schmerzen mit Dauer länger als ein Jahr (*low-grade Tumoren*)? Schmerzen über wenige Wochen o. Monate (*high-grade Tumoren*)? Ansprechen der Schmerzen auf Aspirin (*Osteoidosteom*)?
- Risikofaktoren für Knochenveränderungen (*aseptische Knochennekrose, Osteomyelitis, renale Osteopathie, Metastase*): Immunsuppression, Hormonstatus, Stoffwechsel, Krebs?
- Die Schmerzen bei low-grade Tumoren sind milde, bestehen häufig länger als ein Jahr, bei high-grade Tumoren meist einige Monate.

Klinische Untersuchung
- Lokalisation u. Belastungsabhängigkeit der Schmerzen?
- Grösse u. Eigenschaften des Tumors?
- Neurologische/vaskuläre Einbussen?

Zusatzuntersuchungen
- Labor-Analyse des Kalzium-/Phosphat-Stoffwechsels: Ca, Ph, PTH, AP, Vit. D, Nierenfunktion (*metabolische Ursache der Knochen-Pathologie*)?
- DEXA-Messung zur Knochendichte-Bestimmung (*Osteoporose*)?
- Bei Tumorverdacht ist das konventionelle Röntgenbild unerlässlich: kortikale Destruktion/Verdickung? Periostale Reaktion (zB Codmans Dreieck, sunburst)? Tumor-Matrix (osteoid, chondroid)?
- CT zur Darstellung des Ausmass der Knochendestruktion.
- MRI zur Darstellung des intramedullären u. extraossären Tumoranteils.
- CT der Lunge (*Metastasen b. Knochen-Sarkomen*)?
- Biopsien (zwingend erforderlich für definitive Diagnose bei Malignitätsverdacht): CT- o. (b. Destruktion der Kortikalis) US-geführt. Knochen-Biopsien sind schmerzhaft – eine Anästhesieunterstützung ist sinnvoll!

16.2 Die Sicht des Pathologen

Ausgangslage: ein Knochen, aber viele Aufgaben
- Knochen haben mehr Aufgaben als es auf den „ersten Blick" scheint. Es hilft, die möglichen Knochenkrankheiten in Bezug auf die betroffene Funktion einzuteilen:
  - Knochen als Stützgewebe des Bewegungsapparates (Frakturen, primäre Knochentumoren)
  - Knochen als Kalzium-/Phosphat-Speicher (Rachitis/Osteomalazie, Osteoporose, renale Osteopathie)
  - Knochen als Gerüst für blutbildendes Knochenmark (Osteomyelitis, Lymphom, Leukämie, Metastasen).

Diagnostik
- Eine histopathologische Diagnostik kommt heutzutage praktisch nur im Zusammenhang mit Knochentumoren zum Einsatz; Grundlage dafür sind qualitativ hochstehendes Biopsiematerial sowie adäquate Angaben zu Klinik u. Bildgebung; eine Diagnose ist nur in der Zusammenschau möglich!
- Knochengewebe muss für eine histopathologische Untersuchung zuerst fixiert (Formalin) u. anschliessend entkalkt werden. Die gewebeschonende Methode (wichtig für Zusatzuntersuchungen an den Biopsien) mittels EDTA dauert länger als die Säure-Entkalkung (angewandt für Kortikalis u. Resektate).
- Mikroskopische diagnostische Kriterien sind einerseits die Osteoid-Qualität u. andererseits die zelluläre Zusammensetzung im Markraum (Entzündungszellen? Karzinomzellen? Spindelzellen?)
- Wird Osteoid von Tumorzellen selbst produziert, handelt es sich um ein Osteosarkom. Metastasierte Karzinomzellen führen hingegen nur sekundär zu An- o. Abbau von Osteoid (=osteo-lytische bzw. osteo-blastische Metastasen).
- Die konventionelle Histologie ist entscheidend für die Auswahl weiterer Zusatzuntersuchungen (Immunhistochemie, zunehmend auch molekulare Analysen mittels FISH, PCR u. DNA-Sequenzierung)!

Besonderheit Knochentumoren
- Metastasen sind b. Erwachsenen häufig, die primären Knochentumoren sind generell selten.
- Die Differentialdiagnose basiert auf Patientenalter u. radiologischer Präsentation (Abb. 2 u. 3).
- Biopsie-Indikation, -Entnahmestelle u. -Qualität sind wichtig für korrekte Diagnosestellung u. Therapieerfolg der Knochentumoren.

Schwierige Stellen

Die Herausforderung beim Knochen besteht im Prinzip darin, dass insbesondere primäre Knochentumoren sehr selten sind. Daher gehört ihre Behandlung in die Hand von erfahrenen Spezialisten. Für Nicht-Spezialisten ist es folglich wichtig, das Problem überhaupt erst zu erkennen u. keine unüberlegten invasiven Massnahmen vorzunehmen; auf diese Weise können viele Behandlungsfehler (zB eine partielle, mit hohem Rezidivrisiko behaftete Tumorresektion in einer für Spezialisten kurativen Situation) vermieden werden. Eine Biopsie muss - in der für eine definitive Resektion zu planenden Inzision - durchgeführt werden. Für das Erkennen von solchen Situationen dienen sogenannte Red-Flags, bei deren Vorhandensein eine strukturierte Abklärung eingeleitet werden muss (Abb. 4).

Das Management von Skelett-Erkrankungen erfolgt multidisziplinär, je nach Erkrankungsart unter Beteiligung von Radiologen, Endokrinologen, Pathologen, Orthopäden, Chirurgen, Onkologen u. Radioonkologen.

16.3 · Knowledge-Bites Knochen

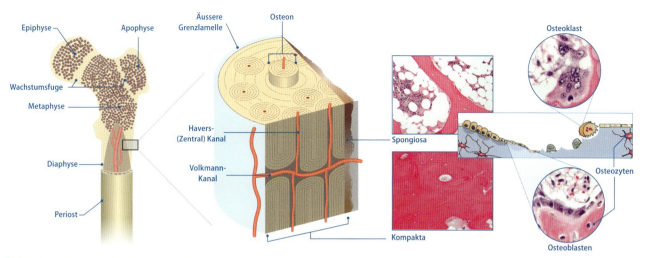

Abb. 1 Strukturen u. Zellen des gesunden Knochens

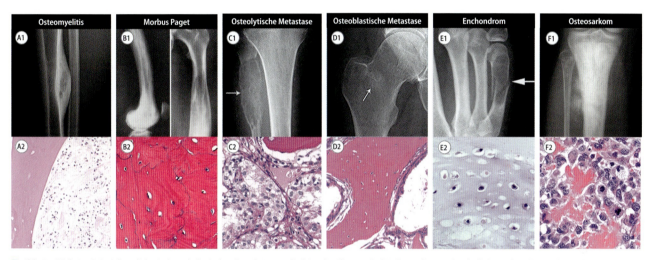

Abb. 2 Wichtige Beispiele radiologisch-pathologischer Korrelationen: **(A1)** Brodie-Abszess. **(A2)** Nekrotische Knochenbälkchen erkennbar an „leeren" Lakunen; Entzündungszellen im Markraum. **(B1)** Deformität u. Auftreibung des Femurs. **(B2)** Typisches Mosaik-Muster durch ungeordneten Knochen-Umbau. **(C1)** Knochendestruktion mit Osteolyse. **(C2)** Markräume ausgefüllt durch klarzelliges Nierenzell-CA. **(D1)** Fokale Sklerose b. osteoblastischer Metastase. **(D2)** Vermehrung der Knochendichte b. Infiltration der Markräume durch Prostata-Karzinom. **(E1)** Pathologische Fraktur (Pfeil) durch eine expansive Osteolyse mit Sklerosesaum. **(E2)** Zellarmes hyalines Knorpelgewebe. **(F1)** Irreguläre Osteosklerose des Markraumes der Diaphyse mit Durchbruch der Kortikalis. **(F2)** Tumorzellen bilden Osteoid (mit/ohne Mineralisierung) u. invadieren vorbestehenden Knochen. (Abbildungen C2, D2 u. F2 mit freundlicher Genehmigung von Prof. Beata Bode-Lesniewska)

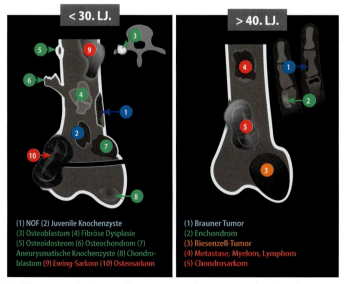

Abb. 3 Vereinfachte Darstellung einiger Knochentumoren aufgeteilt nach Lokalisation u. Alter.

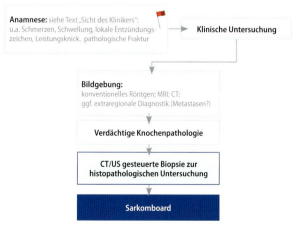

Abb. 4 Red Flags und vereinfachter Abklärungsgang bei unklaren Knochenveränderungen.

Kapitel 16 · Knochen

Congenital	Vaskulär	Infektiös / Inflammat.	Trauma / Degenerativ	Metabolisch / Endokrin

Congenital

Anlagestörungen
- Polydaktylie
- VACTERL-Assoziation
- Sirenomelie

Quantitätsstörung

Wachstumsfugenstörung
- P AD FGF-Rezeptor-Mutation → gestörte chondrale Ossifikation
- Achondroplasie = dysproport. Zwergwuchs (Kopf normal, Extr. kurz)
- Thanatophore Dysplasie (Kopf gross, Extremitäten kurz, Mini-Thorax → †)

Qualitätsstörung

Osteogenesis imperfecta
- Ä AD Defekt im Kollagen 1
- P Typ 1–4 (Typ 2= †)
- K ua rezidivierende Frakturen
- Mi dünne Compacta u. rarefizierte Spongiosa, Kittlinien engliegend, Knochenmark fibrosiert
- DD Osteoporose (dort Knochenmark idR nicht fibrosiert)

Osteopetrose
- P Osteoklastendysfunktion → dicke sklerosierte Knochen
- K rezidivierende Frakturen (Knochenarchitektur fehlerhaft!), Hepatosplenomegalie (= extramedulläre Hämatopoese)

Vaskulär

Aseptische Knochennekrose
- Ä Steroide, Cx, Rx, mechanische Überbelastung, Alkohol (?)
- P Ischämie → Nekrose
- K asymptomatisch bis Schmerz
  Klinisch häufige Formen:
  - M. Perthes (Hüftkopf, Ki 4–12 J.)
  - Asept. Hüftkopfnekrose des Erwachsenen
  - Osteochondrosis dissecans (Sammelbegriff für gelenkflächennahe Nekrose mit Abstossung eines Gelenkflächenfragments)
  - M. Osgood-Schlatter (Tuberositas tibiae)
  - M. Ahlbäck (Condylus med. Knie)
  - M. Köhler (Os naviculare)
- D Bildgebung
- DD Osteomyelitis, Neoplasien, Knochenzysten
- T variiert je nach Stelle u. Schweregrad

Infektiös / Inflammat.

Akute Osteomyelitis
- E idR Kinder/Jugendliche
- Ä S. aureus (80%)
- P Endo-/hämatogen
  - SG: Gefässverbindung zw. MetP u. EpiP → schnelle Ausbreitung, zT bis Gelenk
  - KiJu: nur MetP betroffen (offene Wst.fuge =Barriere)
  - Erw: MetP u. EpiP betroffen
  - Exogen/per continuitatem
  - Posttraumatisch/postOP
- K Lokaler Schmerz, Fieber
  - Kinder: Lange RöhrenKno.
  - Erw: WS, lange RöhrenKno.
- D Entzündungszeichen, Bildgebung
- DD Tumor, zB Ewing-Sarkom
- Mi akut: Abszess u. Nekrose
- T AB, Analgesie, TVT-Prophylaxe; OP b. Abszess, Sequester, Fistel

Chronische Osteomyelitis
- K tiefe, nicht-heilende Ulzerationen, nicht-heilende Frakturen, Fussulzerationen b. DM-Patienten
- D schwierig b. Fremdmaterial (Endoprothese)
- Mi Granulationsgewebe, Sequester[1] umgeben von nGZ u. Fibrin
- Ko Implantat-Lockerung, Fx

Granulomatöse Osteomyelitis
Syn.: Morbus Pott
- Ä Tuberkulose
- P schleichender Verlauf
- K b. Befall der WS → Gibbus

Osteitis deformans
(=M. Paget d. Knochens)
- E M>F, >55 J.
- Ä Paramyxoviren (?)
- P Osteoklasten/-blasten-Dysbalance, oft in 3 Phasen:
  1) Knochenlyse 2) Mischbild
  3) übermässiger Aufbau → dicker, sklerosierter, instabiler Knochen iF Matrixstörung
- K „Hut passt nicht", Hörminderung (N. VIII-Kompr.), Säbelscheiden-Tibia, Frakturen (→ Sz)
- Ko Osteosarkom, high-output HI (aufwendige Knochen-Durchblutung)
- D AP↑↑, Ca/PTH/Vit D normal, Rtg
- Ma Knochen erscheint dichter bis solide, Deformationen
- Mi Aufbau u. Abbau gleichzeitig: dicke löchrige Spongiosa, Compacta spongiosiert.
  Typ. Mosaik-Muster (◘ Abb. 2, B2)
- DD Fibroosteoklasie, osteoblastische Metastase
- T b. Sz, Fx-Risiko: Bisphosphonate

Trauma / Degenerativ

akut

Fraktur
- Ä – Traumatisch (direkt/indirekt)
  – Refraktur
  – Ermüdungs-Fx
  – Pathologische Fx [2]

Fraktur-Heilung
- 1°: b. chir. Adaptation
- 2°: breiter Fx-Spalt → Bildung von Frakturkallus

Frakturkallus
- Ä nicht adaptierte Fraktur-Ränder
- P Heilungsstadien[3]:
  1) Hämatom
  2) Granulationsgewebe
  3) BGW-Kallus
  4a) Chondroide Metaplasie → chondrale Ossifikation
  4b) Direkt desmale Ossifikat.
  5) Umbau Geflecht/Lam.Kno
- Mi „sinnvolle" Kno.-Strukturen (Arkaden, Trabekel), plumpe Osteoblasten
- DD Osteosarkom

chronisch

(Osteo-)Arthrose
► Kap. 16, Gelenke
- Ä Knorpelüberlastung
- P mechanische Schädigung → Entzündung → Erweichung u. Knorpelabtragung
- K typische Lokalisationen:
  - PIP, DIP
  - Daumensattelgelenk
  - Hüfte, Knie, 1. Zeh
- Mi Knorpelabrasion, reaktive subchondrale Sklerose, Pseudozysten mit Osteoklasten (räumen Schutt weg)

Diffuse idiopathische Skeletthyperostose (DISH)
Syn.: Morbus Forestier
- Ä unklar, ggf. genetische, mechanische, metabolische Faktoren
- K Sz d. Brustwirbelsäule
- D Kalzifikationen entlang Wirbelkörpern u. Ligamente
- T symptomatisch

Reaktion auf prosthetisches Material
- Ä Einbringen zB von Hüft-TEP
- P Fremdkörper-Reaktion, schlechte lokale Durchblutung
- K Sz, insb. b. Belastung
- Ko – Lockerung
  – Infekt
  – Periprothetische Fx
- D Randsaum entlang eines Prothesenschaftes; Lysezeichen; Migration der Komponente im Vergleich
- Mi periprothetische Osteolyse
- T Prothesenrevision

Metabolisch / Endokrin

Substanzverlust

Osteoporose
- Ä – 95% primär: postmeno-pausal (Typ1), senil (Typ2)
  – 5% sekundär: Steroide, Hyperthyreose, chronische Entzündung
- P Substanzverlust u. Mikroarchitekturstörung
- K WS-, Femur-, Radius-Fx
- D Ca/AP normal, DEXA
- Mi schmale Trabekel u. Compacta (Typ 2), b. jedoch guter Knochenqualität
- T ua Ca, Vit.D, Bisphosphonate

Osteitis fibrosa cystica [4]
- Ä 1°, 2° o. 3° Hyperparathyreoidismus (siehe ► Kap. 21, Nebenschilddrüse)
- K Manifestation als „brauner Tumor" möglich
- Mi fibrosierte osteoklastäre „Drilllöcher"
- DD Morbus Paget

Mineralisationsverlust

Rachitis
- Ä Vit. D/Ca/Ph-Mangel o. Stoffwechselstörung b. Kindern (erworben vs. genetisch, vgl. Osteomalazie)
- K Kleinwuchs, O-Beine, Kyphose, „Rosenkranz"
- Mi Osteoidose
- T entsprechend Ursache

Osteomalazie
- Ä Vit. D/Ca/Ph-Mangel o. Stoffwechselstörung b. Erwachsenen:
  - Vit.D↓: nutritiv (hfgst), Leber u. Nierenpathologien
  - Ca↓: Malabsorption
  - Ph↓: genetisch vs. paraneoplastisch
- K KnochenSz, Ermüdungsfrakturen, prox. Muskelschwäche
- D Ca↓/Ph↓, PTH↑, AP↑
- DD 2° Hyperparathyroidismus
- Mi Osteoidose
- T entsprechend Ursache

Kombination

Renale Osteopathie
- Ä Vit.D-Mangel plus 2° Hyperparathyroidismus
- Mi Osteoidose u. tunnelierende Fibroosteoklasie

AD	Autosomal-dominant	FGF	Fibroblast-Growth-Factor	PIP	Proximales Interphalangealgelenk
AP	Alkalische Phosphatase	Fx	Fraktur(en)	PTH	Parathormon
Ca	Calcium	Lok	Lokalisation	RM	Rückenmark
Cx	Chemotherapie	LRK	Lange Röhrenknochen	SG	Säugling
DEXA	Osteodensitometrie-Verfahren	Km	Knochenmark	TEP	Total-Endoprothese
DIP	Distales Interphalangealgelenk	MetP	Metaphyse	TVT	Tiefe Venenthrombose
EpiP	Epiphyse	Ph	Phosphat	WS	Wirbelsäule

16.4 · PathoMap Knochen

Neoplasie

- 5% → **primär**
- 95% → **sekundär**

primär: osteogen | chondrogen | unklarer Ursprung

"Tumor-Simulatoren"[5]

Nicht ossifizierendes Fibrom (NOF) 🟢
Syn.: fibröser Kortikalisdefekt
- E 2–25J, sehr häufig (Präv. 50%)
- P reakt. mesenchymale Prolif.
- Lok MetaPhys. dist. Femur u. Tibia
- D Rtg: scharf abgegrenzt, oval, "traubenförmig", Biopsie selten nötig
- Pr meistens spontane Regredienz

Juvenile Knochenzyste
- E 10.–15. LJ.
- P Lok: MetaPh. LRK, prox. Humerus u. Femur
- K meist symptomlos
- D Rtg "*fallen fragment sign*": nach einer pathologischen Fx, MRI: scharf begrenzt, einkammerig, mit Flüssigkeit gefüllt
- T OP zur Verhinderung von Fx, ggf. Steroide in Zyste

"Brauner Tumor" [4]
- Def Manifestationsform der Osteitis fibrosa cystica
- Ä b. unbehandeltem Hyper-PTH
- P PTH-abhängige Stimulation v. Osteoklasten, Abbau der Knochen u. Ersatz durch Fibroblasten, Zysten, Einblutungen möglich
- T Therapie des Hyperparathyreoidismus

---

osteogen

Osteoidosteom 🟢
- E M > F, 10.–20. LJ.
- Lok Diaphyse LRK
- K typ.: nächtlicher Sz, der nach Gabe von ASS sistiert
- D Rtg: Nidus, oft ~1cm
- Ma bräunlicher Herd umgeben von Sklerose
- Mi zentraler "Nidus" mit unreifem Knochen umgeben von einer Sklerosezone
- T Resektion

Osteoblastom 🟢
- E M > F, 10.–30. LJ.
- Lok vertebral
- P lokal aggressiv (Lyse), aber keine Metastasierung
- K RuheSz, NICHT auf ASS ansprechend!
- D Rtg (oft >2cm)
- Mi proliferierende benigne Osteoblasten mit Ausbildung von unreifem Osteoid, ähnlich zum Nidus eines Osteoidosteoms, aber insgesamt grösser u. weniger geordnet
- T Resektion

Osteosarkom 🔴
- E M > F, 10.–20J. (2° b. Morbus Paget: ältere Pat.)
- Lok Metaphyse von LRK (oft in der Nähe des Knies)
- P ex Osteoblasten, in 90% hochaggressiv, metastasiert in Lunge, Knochen
- K Dauer-Sz < 3Mo.
- D Rtg: permeative Osteolyse u. Periostreaktionen (Codman-Dreieck, Starburst)
- Mi feintrabekuläres Osteoid aus zahlreichen pleomorphen Osteoblasten
- T neoadjuv. Cx, Resektion (Rx-resistent)
- Pr wenn Cx-sensibel u. keine Metastasen 5-JÜ >80%, b. Metastasen 5-JÜ 20%

---

chondrogen

Osteochondrom 🟢
- E M > F, 10.–30. LJ.
- hfgst benigner KnochenTu!
- Lok Metaphyse von LRK (typisch: Knie-nah)
- P "aberrante" Wachstumsfuge
- K lokale mechanische Irritation
- Ko Entartung (<1%): Chondrosarkom
- D Rtg: pilzförmig
- Mi ≈Wachstumsfuge

Enchondrom 🟢
- E Erwachsene
- Lok LRK, selten an Händen u. Füssen
- P wächst verdrängend, b. multiplen Enchondromen: M. Ollier
- K pathologische Fx
- Ko Entartung → Chondrosarkom
- D Rtg: zystische Knochenläsion
- DD Chondrosarkom
- Mi reifes hyalines Knorpelgewebe

Chondroblastom 🟢
Veraltet: Codman-Tumor
- E sehr selten, 10.–20. LJ.
- Lok Epiphyse LRK
- K Bewegungsschmerz
- T Resektion

Chondrosarkom 🔴
- E > 40 LJ.
- Lok Becken, prox. Femur
- P langsam infiltrierend
- K Dauer-Sz u. Schwellung
- D Rtg: Popcorn-artige Lyse
- Ma glasig-graue Teile
- Mi septierte Knorpellobuli, die sich in Knochen fressen; keine Knochenbildung
- T Resektion, Rx- u. Cx-resistent
- Pr 5-JÜ 50%, Rezidive häufig

---

unklarer Ursprung

Fibröse Dysplasie 🟢
- E < 30 LJ.
- P "gain-of-function" Mutation im GNAS-Gen während Entwicklung: unkontrolliertes Wachstum
- Mi Verdichtung v. Faserknochen mit rundlichen Bälkchen "Chinese Letters", kollagene Fasern einstrahlend, keine Osteoklasten sichtbar
- Spezialfall: McCune-Albright Syndrom[6]

Aneurysmat. Knochenzyste 🟢
- E < 20 LJ.
- Lok Metaphyse LRK
- Ma blutgefüllte Zysten, getrennt durch Fibroblastensepten
- T Curettage

Riesenzelltumor 🟠
- E 20–40 LJ. (nur b. geschlossener Wachstumsfuge!)
- P epiphysär! lokal aggressiv
- D Rtg: wie "Seifenblase" (ggf. septiert, auch ~Seifenblase)
- Mi Riesenzellen u. Einzelzellen in reichlich Kollagen
- T idR Curettage

Ewing-Sarkom 🔴
- E M > F, 10.–30. LJ.
- Lok Diaphyse v. LRK
- P Ex Neuroektoderm (t11:22-Translokation)
- K intermittierende Sz, über 4Wo, kann Osteomyelitis imitieren
- Ko Knochen- u. Lungen-Metastasen
- D Rtg: Mottenfrass-Osteolyse u. Periostreaktion (zB Zwiebelschalen)
- Ma weissgelb mit Einblutungen
- Mi *small blue round cells*
- T (Neo)adjuv. Cx, Resektion/Rx
- Pr 5-JÜ 50%

---

sekundär

Metastasen 🔴
- Ä Erwachsene:
  - Bronchus-CA
  - Mamma-CA
  - Prostata-CA
  - Nieeren-CA
  - Schilddrüsen-CA

  Kinder:
  - Neuroblastom
  - Wilms Tumor
  - Rhabdomyosarkom
- P Metastasen sezernieren Zytokine (*zB PTH-related Peptide*) u. Wachstumsfaktoren (TGF-β, IGF-1): Beeinflussung von Osteoblasten/-klasten u. Matrix
- D Röntgen:
  - Osteolytisch
    zB b. Nieren-, Schilddrüsen-CA
  - Osteoblastisch
    zB b. Prostata-CA
  - Gemischt
    zB b. Mamma-CA
- T syst. Chemo, Rx, Bisphosphonate; OP (Stabilisierung o. Resektion)
- Pr generell schlechte Prognose

Hämatologische Neoplasien mit ossärem Befall 🔴
(vgl. ▶ Kap. 18/19)
- Lymphom: ~15% d. disseminierten Lymphome mit ossären Manifestationen, oft osteolytisch
- Multiples Myelom: Osteolysen, Schmerzen, Frakturen
- Langerhans-Zell-Histiozytose-Spektrum: einfaches eosinophiles Granulom bis zur fulminanten Langerhans-Zell-Histiozytose

---

[1] Sequester = toter Knochen = øOsteozyten in Trabekel
[2] Fraktur d. geringe Krafteinwirkung b. pathologisch verändertem Knochen (Osteopetrose, M. Paget, Tumor) → b. unklarer Fx immer Biopsie!
[3] Bei ungenügender Fixation verläuft Heilung über Stad. 4a, ansonsten via Stadium 4b (BGW → direkt Knochen)
[4] Wird auch als von-Recklinghausen-Krankheit des Knochens bezeichnet, nicht zu verwechseln mit NF Typ 1 (▶ Kap. 25)
[5] In der englische Fachsprache bezeichnet man diese Gruppe als *Lesions Simulating Primary Neoplasms*
[6] Spezialfall: McCune-Albright-Syndrom: polyostotische Form d Fibrösen Dysplasie (mehrere Knochen betroffen), endokrinen Anomalien und Café-au-lait-Spots assoziiert

Dignität vereinfacht farbkodiert:
🟢 benigne 🟠 semimaligne 🔴 maligne

Haut

Omar Hasan Ali, Alexander A. Navarini, Lars E. French (Kliniker),
Katrin Kerl (Pathologin)
unter Mitarbeit von: *Thomas Cerny, Kirill Karlin*

17.1 Die Sicht des Klinikers – 114

17.2 Die Sicht des Pathologen – 114

17.3 Knowledge-Bites – 115

17.4 PathoMap Haut – 116

17.5 Vertiefung: Infektionskrankheiten der Haut – 118

17.6 Vertiefung: Pigmentsystem-Störungen und Hauttumoren – 120

17.1 Die Sicht des Klinikers

Anamnese inklusive Leitsymptome
- Zeitlicher Ablauf? Lokalisation? Einmaliges, intermittierendes o. dauerhaftes Auftreten? Juckreiz?
- Immer nach Atopie u. Kontaktallergien fragen.
- Familienanamnese, Berufstätigkeit u. Hobbys.
- Reisetätigkeit, äussere Noxen, Tierkontakt.
- Regelmässige Hautpflege u. übliche Medikamente.
- Übergewicht, andere Komorbiditäten.
- Jahreszeitliche Abhängigkeit berücksichtigen.
- Schwangerschaft, Stillzeit, Essgewohnheiten erfragen.

Klinische Untersuchung
- Hautuntersuchung makroskopisch im Überblick.
- Lupenuntersuchung zur Beurteilung der Effloreszenzen.
- Dermatoskopische Untersuchung für die Mikrostruktur.
- Häufig vergessene Zonen: Retroaurikulär, Haarboden, enoral, Fingernägel, interdigital, genital, perianal.
- Palpation der Lymphknoten u. subkutaner Befunde.
- Fotodokumentation sehr wichtig.

Systematische Beschreibung eines Hautbefundes

Kategorie/Element/Ebene	Beispiel
Lokalisation?	*am ganzen Körper*
Anordnung?	*symmetrisch*
Verteilung?	*disseminierte*
Grösse?	*bis 3 cm grosse*
Begrenzung?	*scharf begrenzte*
Konfiguration?	*rund*
Farbe?	*erythematös*
Oberfläche?	*squamös*
Konsistenz?	*weich*
Herdaufbau?	*zentral betont*
Primär/Sekundäreffloreszenz	*Plaques*

Zusatzuntersuchungen
- Mykologie durch Schuppen-Asservation, Bakteriologie, Virologie.
- Mikroskopie am Direktpräparat.
- Hautbiopsie.
- Direkte u. indirekte Immunfluoreszenz.
- Kapillarmikroskopie.
- Woodlampe *(Erythrasma, Vitiligo)*.
- Dermographismus.

17.2 Die Sicht des Pathologen

Ausgangslage
- Die Haut ist die Grenzzone zwischen Individuum u. Umwelt u. schützt gegen verschiedenste Noxen wie zB UV-Strahlung, mikrobielle Erreger o. Allergene.
- Unterscheide drei funktionell unterschiedliche Kompartimente: Epidermis, Dermis (papillär/retikulär) u. Subkutis. Sie reagieren auf Störungen mit stereotypischen Veränderungen (Abb. 1); unterschiedliche Krankheiten können sich der Muster in charakteristischer Weise bedienen.
- Die Haut kann durch ein enorm breites Ursachenspektrum gestört werden: Allergie, Infekt, systemische Autoimmun-/-inflammatorische Erkrankung, Neoplasie, Psyche.

Diagnostik
- Basis der dermatologischen Diagnostik ist die klinische Beobachtung u. Beschreibung der Haut-Effloreszenzen.
- Gleich danach ist die Dermatopathologie das wichtigste diagnostische Hilfsmittel, besonders in folgenden Fällen:
  - Wenn Diagnose makroskopisch alleine nicht möglich
  - Identifikation von Krankheitserregern
  - Nachweis von therapierelevanten Antigenen
  - Beurteilung der Krankheitsaktivität
  - Diagnose/Totalitätsbestimmung b. Tumorexzision
  - Schnellschnitt b. lebensbedrohlichen Dermatosen
- Neben der konventionellen HE-Färbung kommen unterstützende Techniken zum Einsatz: Spezialfärbungen (zB Ziehl-Neelsen, PAS), Immunhistochemie (zB Zytokeratin), Immunfluoreszenz (Ak-Nachweis u. Lokalisation) u. molekulargenetische Untersuchungen (zB PCR).
- Wichtig ist die klinisch-pathologische Korrelation: erst das Zusammenfügen beider Perspektiven erlaubt in komplexen Fällen die richtige u. therapierelevante Diagnose.

Besonderheit: Vokabular des Pathologen
- *Hyperkeratose*: Verdickung der Stratum-corneum-Zellen durch die Anhäufung von Hornzellen/Hornmaterial.
- *Parakeratose*: Vorhandensein von kernhaltigen Hornzellen im Stratum corneum.
- *Hypergranulose*: Verdickung des Stratum granulare.
- *Akanthose*: Verdickung der Epidermis durch Verbreitung des Stratum spinosum.
- *Spongiose*: epidermales Ödem, wobei die epidermalen Zellen den Kontakt via Desmosomen behalten.
- *Akantholyse*: Abrundung u. Kohäsionsverlust der epidermalen Zellen infolge Desmosom-Schädigung.

Schwierige Stellen

Aufgrund der Zugänglichkeit der Haut zeigt die Dermatologie einen ungemein reichen deskriptiven Wortschatz, wobei einige Tipps u. Tücken beachtet werden müssen: **1)** Unterscheide *klinische* Begriffe (erythematös, schuppend) u. *histopathologische* (Hyperkeratose, Akanthose). Cave: zT verwenden Kliniker u. Pathologe den gleichen Begriff (zB psoriasiform, lichenoid), meinen aber Unterschiedliches; **2)** Im dermatologischen Vokabular kommen neben ätiologisch geklärten Entitäten auch historisch bedingte *Misnomer* vor (zB Mycosis fungoides: kein Pilz, sondern ein Lymphom!); **3)** Weniger offensichtlich, aber ebenfalls historisch bedingt, sind bis heute bestehende Unschärfen wie zB das Spektrum *Nävus („Muttermal") – dysplastischer Nävus – Melanom*. Während man in den letzten zwei Jahrhunderten versuchte, Entitäten histomorphologisch abzugrenzen, werden zunehmend molekulargenetische Marker entdeckt, die letztlich zB die Dignität eines „Muttermals" besser diskriminieren als dessen Histologie. Diese neuen Erkenntnisse stellen die bestehenden Kategorien zT in Frage oder lösen sie gänzlich auf.

17.3 · Knowledge-Bites Haut

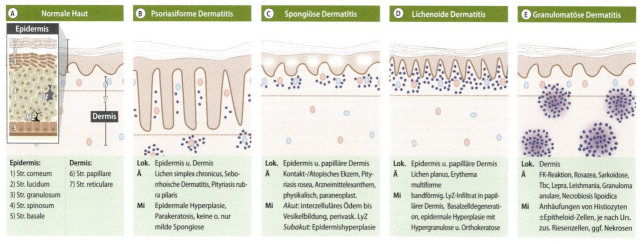

Abb. 1 Pathologisch orientierte Differentialdiagnose der Hautkrankheiten geordnet nach histologischem Muster: gezeigt sind vier häufige Grundmuster (B–E). A) Normale Haut im Vergleich. Abk.: FK: Fremdkörper, Lz: Langerhans-Zelle, Mz: Melanozyten, Tbc: Tuberkulose. (©Cerny, Karlin, 2018 [17.1])

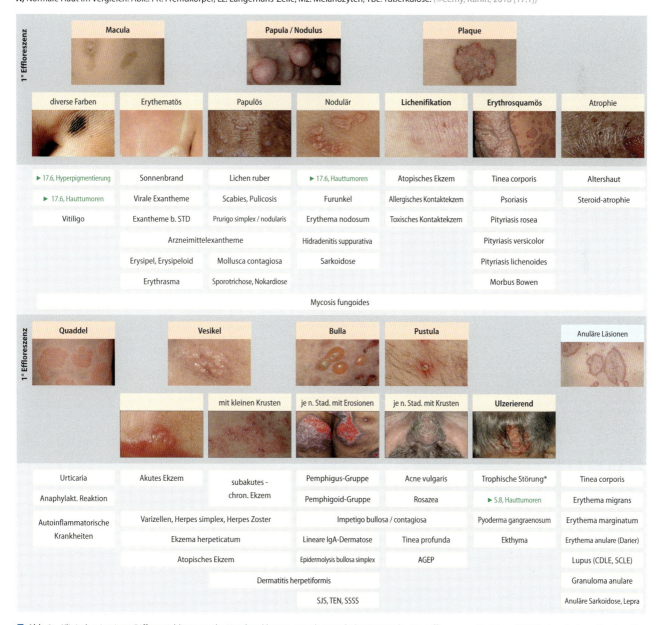

Abb. 2 Klinisch orientierte Differentialdiagnose der Hautkrankheiten, geordnet nach dominierender Hauteffloreszenz. * infolge zB PAVK, chronisch venöser Insuffizienz o. diabetischer Polyneuropathie. Abk.: AGEP: akute generalisierte exanthematische Pustulose, CDLE: chronisch diskoide Form des Lupus erythematodes, SJS: Stevens-Johnson-Syndrom, SSSS: *Staphylococcal scalded skin* Syndrom, STD: sexuell übertragbare Erkrankung, TEN: toxisch epidermale Nekrolyse

Kapitel 17 · Haut

| Congenital / Hereditär | Vaskulär | Physikalisch-Chemisch | Infektiös ▶ S. 6/7 | Intoleranz/Allergie |

Verhornungsstörungen

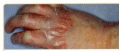

Ichthyosis vulgaris-Gruppe
- E ab 1. LJ, 1:80–1:200
- Ä Mutation des Filaggrin-Gen
- P gestörte Hautbarriere
- K Schuppen an Streckseiten d. Extremitäten u. Rumpf, palmoplantare Hyperlinearität
- Ko bakterielle Superinfektion, soziale Problematik
- D Klinik, Genanalyse
- Mi kompakte Ortho-/Hyperkeratose
- T Hautpflege, Keratolytika, Retinoide

Weitere nicht-syndromale Ichthyosen:
- XR Ichthyosis vulgaris
- AR kongenitale Ichthyose

Weitere syndromale Ichthyosen:
- Netherton Syndrom (+Haar-Anomalien)
- KID Syndr. (+Taubheit/Keratitis)

Weitere Verhornungsstörungen
- Palmoplantarkeratosen
- Porokeratosen

blasenbildende Erkrankungen

Epidermolysis bullosa
- E ab 1. LJ, sehr selten
- Ä Mutation an Strukturproteinen der Haut
- P Einteilung/Subform: simplex, junctionalis, dystrophica
- K Blasenbildung an belasteten Stellen bis generalisiert
- Ko Gedeihstörung, vermehrt kutane Karzinogenese
- D Histologie, Genanalyse
- Mi Spaltbildung je nach (Sub-)form
- T Hautpflege, Meidung mech. Beanspruchung

Tumor-assoziiert

Hereditäre Tumorsyndrome mit vornehmlich Hautmanifestationen
- Xeroderma pigmentosum
- Nävoides Basalzell-Karzinom-Syndrom (Gorlin-Goltz-Syndr.)
- PTEN-Hamartom-Tumor-Syndrom (Cowden-Syndrom)
- Familiäres Melanom

Hereditäre Tumorsyndrome mit Haut- u. ZNS-Manifestationen (=Phakomatosen)
- Neurofibromatose Typ 1 (NF1)
- Sturge-Weber-Syndrom
- Tuberöse Sklerose

N.B.: Dermatologie spielt wichtige Rolle in Erkennen d. Diagnostik! (mehr dazu ▶ Kap. 25, hereditäre Tumorsyndrome u. Phakomatosen)

Viele Gefässerkrankungen (▶ Kap. 3) manifestieren sich auch an der Haut. Hier sind nur solche erwähnt, die sich *primär kutan* manifestieren.

Chronisch Venöse Erkrankung
Einteilung nach CEAP-Klassifikation (▶ Kap. 3, Gefässe), wobei C = Klinik

C0: kein Befund   C1: Besenreiser

C2: Varizen   C3: Ödem

C4a: reversibel vs. C4b: irrev. Hautstigma (zB Stauungsekzem, Atrophie blanche)

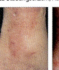 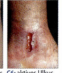
C5: abgeheiltes vs. C6: aktives Ulkus

Vaskulitiden
Hautbefall va b. kutanen Vaskulitiden (fakultat. Systembeteiligung):
- Leukozytoklastische Vaskulitiden (inkl. Purpura Schönlein-Henoch)
- (Essentielle) Cryoglobulinämie

Systemvaskulitiden (fakultative Hautbeteiligung) mit hf Hautbefall:
- Polyarteriitis nodosa
- Granulomatose mit Polyangiitis

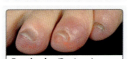

Livedoerkrankungen
Livedo: blaurötliche Hautmarmorierung
- **A) Livedo reticularis**
  – Netzförmig, wegdrückbar
  – IdR funktionelle, Temp.-abh. vaskuläre Regulationsstörung
- **B) Livedo racemosa**
  – Blitzartig, nicht wegdrückbar
  – Idiopathisch o. iF Vaskulitis, okklusiver Vaskulopathie

Dermatitis solaris („Sonnenbrand")
- ÄP UVB-Strahlung führt zu Freisetzung von Entzündungsmediatoren
- K Grad I: Erythem, Grad II: Blasen, Krusten, Grad III: Hautnekrosen
- Ko Hautkrebs in höherem Alter, insbes. Melanom
- DD Kontaktdermatitis, Phototoxizität o. UV-assoz. Erkrankungen
- T Kühlung, NSAR, Steroide

Radiodermatitis
- ÄP energiereiche Röntgen-Strahlung führt zu DNA-Schaden
- K akut: Erythem (n. 10T), chron: Poikilodermie (n. 2J)
- Ko kutane Neoplasien (va SCC)
- Mi Atrophie, Fibrosierung
- T akut: Steroide; Chron.: Rückfettung, UV-Schutz, Hautkontrollen

Strahlung

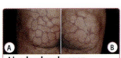

Frostbeulen (Perniones)
- E F > M; va Frühling, Herbst
- Ä Kälteexposition, feuchtes Milieu, über Tage bis Wochen
- K bläuliche sz. Nodi an Akren
- DD Chilblain-Lupus
- T warme wasserfeste Kleidung, topische Vasodilatatoren, CCB

Erfrierung (Congelatio)
- Ä klimatische Kälte, Stickstoff-Kontakt
- K analog Verbrennung
- T langsames Wiederaufwärmen, dann ggf. Débridement

Verbrennung (Combustio)
- K nach Grad (I): Erythem, (II): Blasenbildung, (III): Dermis-Beteiligung, (IV): über Dermis reichend
- Ko Schock, Superinfektionen
- T Kühlung, zT IPS-pflichtig

Thermisch

Verätzung
- Säuren: idR oberflächliche Koagulationsnekrosen. Ausnahme: Flusssäure tiefer »reichend« (Th: Kalziumglukonat)
- Laugen: idR tiefer reichende Kolliquationsnekrosen

Mechanisch
- Akne excoriée (Dermatotillomanie)
- Artefaktkrankheiten (zB. Münchhausen-Syndrom)

Ekzematöse Formen
Def von griechisch *ekzéin* = „aufkochen, blasenartig aufbrausen"
- P idR durch *äusseren* Kontakt mit Noxen verursacht (zB Metalle)

Atopisches Ekzem
Syn.: Atopische Dermatitis, Neurodermitis
- E ~10% aller Ki, ~5% aller Erw
- Ä Barrieredefekt der Haut
- K Hauttrockenheit, Juckreiz, Ekzeme der grossen Beugen
- Ko Superinfektion
- DD allergisch, seborrhoisches Ekzem, Skabies
- Mi Spongiose (Abb. 1C)
- T Rückfettung, top. Steroide/Calcineurin-Inhibit., UV-Therapie, Dupilumab, Cyclosporin A

Allergisches Kontaktekzem
Def Typ-IV-Allergie der Haut
- Ä T-Zell-vermittelt
- P Hautkontakt mit Allergen
- K akut: nässend, Papulo-vesikulär Chronisch: Hyperkerate, Rhagaden, Streureaktion möglich
- DD toxisch, Tinea, Psoriasis
- Mi Parakeratose, Spongiose
- T Allergenkarenz, top. Steroid, UV-Therapie, Alitretinoin

Toxische Kontaktdermatitis
- Ä Einwirken einer Noxe
- K auf Kontaktstelle beschränkt
- T meiden der Noxe, ansonsten wie b. allerg. Kontaktekzem

Lichen simplex chronicus
Syn.: Chronisches Ekzem
- E F>M; 30.–50. LJ.
- P chronisches Kratzen
- K Pruritus, lichenifizierte Plaques, peripher Knötchen
- Ko Superinfektion
- Mi Orthohyperkeratose, fokal Parahyperkeratose
- T Rückfettung, top. Steroid, Antihistamina
- P chronischer Verlauf

Seborrhoisches Ekzem des Säuglings
- E ≤3 Lebensmonate
- K Ekzeme an Kopf, Körperfalten
- T wie b. Erwachsenen, mehr Öle

weitere Ekzeme
- Exsikkationsekzem
- Dyshidrotisches Ekzem
- Stauungsekzem (▶ CVE, C4a)

Spotlight: Berufsdermatose
= berufsbedingt ausgelöstes allergisches, atopisches o. toxisches Kontaktekzem

---

Exanthematöse Formen
Def von griechisch *exantheo* = „ich blühe auf"
- P idR hämatogen verursacht (zB viraler Infekt, Medikamente)

Typ 1-Hypersensitivitätsreaktionen

Urtikaria
- Ä divers (ua. Medis, Nahrungsmittel)
- P hypersens. Reakt. Typ 1 (▶ Kap. 1)
- K generalis. Quaddeln, Pruritus
- T Antihistamina, Steroide po

Angioödem
- ÄP – Siehe Urtikaria
  – Hereditär: C1-E.-Inh.-Mangel
- K Ödeme, meist Gesicht
- D Klinik, ggf. C1-E.-Bestimmung
- T Antihistamina, Steroide; b. Vda hereditär: C1-E.-Inhibitor

Anaphylaxie
- P generalisierte Typ1-Reaktion
- K – Gr. 1: Urtikaria
  – Gr. 2: Angioödem, GIT-Sympt.
  – Gr. 3: Dyspnoe, Husten
  – Gr. 4: Anaphylakt. Schock
  Cave: in 20% n. 8h Spätreaktion!
- T H1-Antihistamininum ± Steroide ± Salbutamol ± Epipen; immer 2x iV Zugang u. Volumen!

Benigne Typ 4-Arzneimittelreaktionen

Makulopapulöses Arzneimittel-Ex.
- K idR Torso, Kopf, prox. OEx/UEx
- Ko Organbeteiligung
- DD virales Exanthem, Lues Stad. II
- T Triggerkarenz, Steroide, Antihist.

Fixes Toxisches Arzneimittel-Ex.
- P lokal persistierende T-Zellen (reaktiviert innert 30min–8h)
- K scharf begrenzt, erythematös

Schwere Typ 4-Arzneimittelreaktionen

Erythema exsudativum multiforme
- Minor: nur Haut (idR n. Infekt)
- Major: auch enoral (idR Medik.)
- T Triggerkarenz, Steroide top./syst.

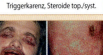

SJS/TEN (Lyell-Syndrom)
- K aschgraue Hautfärbung u. -ablösung, Schleimhäute (Augen!) betroffen, Nikolski-I/II-Zeichen pos.
- D SJS < 10% KOF, TEN > 30% KOF
- T sofort ivIG, Steroide, Monitoring

- AGEP[1]
- DRESS[2]

Übergang möglich!

BM	Basalmembran	CED	Chronisch-entzündliche Darmerkrankung	KOF	Körperoberfläche
BPO	Benzoylperoxid	CVE	Chronisch venöse Erkrankung	LyZ	Lymphozyten
C1-E.	C1-Esterase	DIF	Direkte Immunfluoreszenz	MMF	Mycophenolsäure
CAPS	Cryopyrin-assoziierte periodische Syndrome	DRU	Digital-rektale Untersuchung	PUVA	Psoralenen mit UV-A
CCB	Kalziumkanalblocker	iIF	Indirekte Immunfluoreszenz	SJS	Stevens-Johnson-Syndrom
CEAP	Clinical, etiology, anatomical location, pathophysiology	ivIG	Intravenöse Immunglobuline	TEN	Toxische epidermale Nekrolyse

17.4 · PathoMap Haut

```
                    Entzündlich                              Flecken / Tumoren
                                                             ▶ S. 8/9
```

| unklar/multifaktoriell | | autoinflammatorisch | autoimmun |

dermo-epidermal

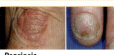

Psoriasis
Syn.: Schuppenflechte
- E 2–3%, häufiger b. Kaukasiern
  - Typ I ~ 20. LJ: familiäre Häufung, idR schwererer Verlauf als b. Typ II
  - Typ II > 40. LJ
- Ä multifaktoriell, familiäre Häufung (polygen)
- P T-Zell-vermittelt, Zytokine
- K erythrosquamöse Plaques an Streckseiten (P. vulgaris) o. Hautfalten (P. inversa), kleinfleckige Form (P. guttata)
- Ko Psoriasis-Arthritis (▶ Kap. 15, Spondyloarthritiden), Nagelbefall, Köbner-Reizeffekt
- DD Ekzem, Tinea
- T top. Steroide, UV-Therapie, Methotrexat, Biologicals
- Pr chronisch-rezidivierend

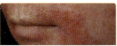

Periorale Dermatitis
- E 20.–40. LJ, F > M
- Ä übermäss. Kosmetikagebrauch
- P rezidivierende Irritationen
- K Papulopusteln im Gesicht mit perioraler Aussparung
- DD Akne
- T Nulltherapie, niedrigdosiert Tetrazykline po

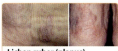

Lichen ruber (planus)
- Ä autoimmun, viele Trigger, HCV/HBV-assoziiert
- P lymphozytär, betrifft Haut u. Schleimhäute
- K polygonale lichenoide Papeln an Handgelenk, evt. enoral (Wickham-Streifung), evt. genital, evt. Nagelbeteiligung
- Ko therapieresistente Herde: fakultative Präkanzerose
- DD lichenoides Arzneimittelexanthem
- Mi „Interface-Dermatitis"
- T top. Steroide, UV-Therapie, PUVA, Acitretin

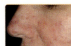

Rosazea
Syn.: Couperose
- E 30.–70. LJ, F>M
- Ä Genetik, Demodex folliculorum
- K Typ I) Erythem, Teleangiektasien
  Typ II) Papulopusteln
  Typ III) Rhinophym
  Typ IV) Okuläre Rosazea
- T top. Metronidazol o. Ivermectin, Doxycyclin po
- Pr chronisch

Lichen sclerosus et atrophicus
Syn.: Neurodermatitis circumscripta
- Ä unklar, a.e. autoimmun
- K weisslich-schimmernde Plaques, meist genital
- Ko Präkanzerose (SCC)
- DD Morphea, Lichen planus
- T idR lange Therapiedauer mit top. Steroideb, Calcineurin-Inhib., Zirkumzision (b. Männern)

Sarkoidose
Syn.: M. Besnier-Bock-Schaumann
- E F > M, beginn meist 20. - 50. LJ.
- K Knoten, Plaques, Papeln
  - Plaque-Form
  - Grossknotige Sarkoidose (Syn. Lupus pernio) (A)
  - Zirzinäre Sarkoidose (B)
  - Kleinpapulöse Sarkoidose (C)
  systemisch: ua. Löfgren-Sy., Heerford-Sy., Lungen-, Nierenbefall
- D Biopsie, BSG↑,Rx-Thorax
- Mi Epitheloide Granulome (▶ Kap. 1)
- Th Steroide, Chloroquin, PUVA
- Pr 25% Spontanremission

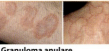

Granuloma anulare
- Ä unklar, RF Diabetes
- K ringförmige Plaques
- D Klinik, Histologie
- T Steroide, Hydroxychloroquin, UVA
- Pr meist Spontanremission

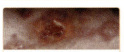

Necrobiosis lipoidica
- Ä unklar, RF: Diabetes
- K narbige Entzündung prätibial
- T Steroide
- Pr meist chronisch

vor allem adnexiell

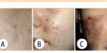

Akne vulgaris
- E sehr häufig, ≥15J, F | M
- ÄP Seborrhoe, follikuläre Verhornungsstörung, Bakt.↑
- K Formen:
  - Comedonica: Komedonen (A)
  - Papulopustulosa: Pusteln (B)
  - Conglobata: Abszesse (C)
  - Akne-Triade: Akne congl., Follikulitis, Hidradenitis supp.
- Ko Vernarbung b. A. conglobata
- D Klinik
- T BPO, Tetrazyklin, Retinoid (Cave: SS-Kontrollen ♀)

Hidradenitis suppurativa
Syn.: Acne inversa
- E meist junge Erwachsene
- ÄP unklar, ähnlich Akne. RF: Raucher, Adipositas, Afroamerikaner > Europäer
- K axillär, inguinal, anogenital, submammär; Stadien nach Hurley I-III
- Ko schwere Entzündung, Fisteln
- T Tetrazykline, Acitretin, Adalimumab, operativ

subkutan

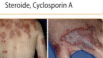

Erythema nodosum
- E idR 20.–40. LJ., F > M
- ÄP unklar, viele Trigger/Assoziationen: CED (M. Crohn), Infekte, Medikamente, Schwangerschaft, iR „Löfgren-Syndrom" (akute Form der ▶ Sarkoidose)
- K sz. erythematöse Nodi an ventralen Unterschenkeln
- Mi septale Pannikulitis
- T NSAR, Kompression

Andere Pannikulitiden
- Kälte-Pannikulitis
- Pankreatische Pannikulitis
- Infektiöse Pannikulitis
- Lupus-Pannikulitis
- Morphea-Pannikulitis

autoinflammatorisch

Daran denken b. rezidivierenden Pusteln u. Quaddeln

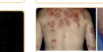

Pyoderma gangraenosum
- E selten, F > M
- Ä unklar, 50% assoziiert mit Systemerkrankungen (ua Colitis ulcerosa, Arthritis, Neoplasie)
- P neutrophile Entzündung, Dermatitis u. Pannikulitis
- K eitrig-seröses Ulkus mit lividroten Rändern
- Ko postop. progressive Gangrän
- D Pathergiephänomen („Provokation durch Minimaltrauma")
- T top. Calcineurin-Inhibitoren, Steroide, Cyclosporin A

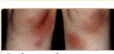

Sweet-Syndrom
Syn.: Akute febrile neutrophile Dermatose
- E 30.–60.LJ, F > M
- Ä parainfektiös > Allergie, Medikamentös, paraneoplastisch
- P Aktivierung neutroph. Gran.
- K Fieber, livide infiltrierte, druckdolente Plaques
- Ko Polyarthritis, Organbefall
- D BSG ↑, CRP ↑, Leukozytose
- T Steroide, Kaliumiodid, Colchizin
- Pr günstig

Systemische juvenile idiopathische Arthritis (JIA)
Syn.: Morbus Still
▶ Kap. 15, Gelenke
- E F > M, 1.-4. LJ., selten b. Erwachsenen („adulter Morbus Still")
- ÄP unklar, evt. parainfektiös
- K Polyarthritis, Fieberschübe, rezidivierendes lachsfarbenes Exanthem
- T Steroide, NSAR, Anakinra

Fieber-Syndrome (CAPS)
- E selten, Erstmanifestation meist im Kindesalter
- P IL-1-assoziiert, „Entzündung ohne Trigger"
- K heterogen: rez. Fieber, Arthritis
  - Muckle-Wells-Syndrom (MWS): Hörverlust, Amyloid-Nephropathie
  - FCAS[3]
  - NOMID[4] (schwerste Form)

Weitere Autoinflammatorische Syndrome
- PAPA-Syndrom[5]
- PASH-Syndrom[6]
- DIRA[7]: IL-1-Rez.-Antag.-Mangel
- DITRA[8]: IL-36-Rez-Antag.-Mangel
- Schnitzler-Syndrom[9]
- CANDLE-Syndrom[10]

SAPHO-Syndrom
▶ Kap. 15, Spondyloarthritiden

autoimmun

Blasenbildend

Pemphigus-Gruppe
- Ä Ak gegen epidermale Desmosomen
- P intraepidermale Blasenbildung
- K fragile Blasen

Pemphigus vulgaris
- E selten
- Ä idiopathisch, medikamentös
- K Erosionen an Schleimhäuten (va enoral), dann schlaffe Blasen an Kopf u. Torso
- D DIF, iIF, Desmoglein1/3 IgG
- T Steroide, MMF, IVIG, Rituximab

Weitere Pemphigus-Formen
- Pemphigus foliaceus
- Paraneoplastischer Pemphigus

Pemphigoid-Gruppe
- Ä Ak gegen Hemidesmosomen (BM)
- P subepidermale Blasenbildung
- K Stabilere pralle Blasen, Juckreiz!

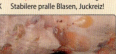

Bullöses Pemphigoid
- E >60J, M = F
- Ä idiopathisch, medikamentös
- K Blasen an Haut, SH (20% d. Fälle)
- Ko Superinfektion
- D DIF, iIF, BP180/230-IgG
- T Doxycyclin, Steroide, MMF, Rituximab

Weitere Pemphigoid-Formen
- vernarbendes SH-Pemphigoid
- Pemphigoid gestationis
- Paraneoplastisches Pemphigoid

IgA-assoz. bullöse Dermatosen
- Dermatitis herpetiformis
  – mit Zöliakie assoziiert
- IgA-lineare Dermatose
  – nicht mit Zöliakie assoziiert

Kollagenosen (Dermis betreffend)

Lupus erythematodes
Auftreten isoliert kutan (Formen: akut, subakut, chronisch) o. als Systemmanifestationen (▶ Kap. 15, Kollagenosen)

Sklerodermie
- Lokalisiert nur in Haut: Morphea – M. guttata, linearis etc.
- Auch Organe betroffen: Systemische Sklerose (SSc)
▶ Kap. 15, Kollagenosen

Dermatomyositis
▶ Kap. 15, Kollagenosen

---

[1] Akute generalisierte exanthematische Pustulose: meist iR v. Medis (va Antibiotika) o. Infekt. Oft Fieber, Leukozytose

[2] Drug reaction with eosinophilia and systemic symptoms: Symptombeginn 2–6 Wochen nach Therapiebeginn mit va Antiepileptika: Carbamazepin, Lamotrigin u. Allopurinol Fieber, Lymphadenopathie, Hautausschlag oft initiale Sympome. B. ca. 70% Lebermitbeteiligung. Potentiell lebensgefährlich

[3] Familiäres Kälte-induzierbares autoinflammatorisches Syndrom: ua Fieber, Arthralgien, Konjuktivitis nach Kälteexposition

[4] NOMID: Neonatal-onset multisystem inflammatory disease

[5] Pyogene Arthritis, Pyoderma gangraenosum u. Akne

[6] Pyoderma gangraenosum, Akne, Hidradenitis suppurativa

[7] Deficiency of the interleukin-1 receptor antagonist, Synonym: „OMPP" : Osteomyelitis (steril, multifkoal), Periostitis, Pustulose

[8] Klinik: diffuse pustulöse Psoriasis

[9] Monoklonale IgM-Gammopathie, Arthralgien, Urtikaria

[10] Chronische atypische neutrophile Dermatitis mit Lipodystrophie u. erhöhten Temperaturen

Kapitel 17 · Haut

```
                    Bakterien                                          Viren
        ↓              ↓              ↓                          ↓              ↓
residente/transiente Hautflora   eigentliche Infektionen    nicht-exanthematisch   exanthematisch
                                 mit Gram +/– Bakterien
```

residente/transiente Hautflora

Korynebakterien

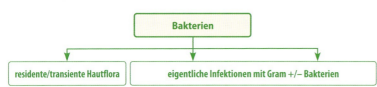

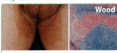

Erythrasma
- E sehr häufig, Ältere, RF: DM, IS
- K bräunliches Erythem in den Hautfalten (axillär, inguinal)
- D Wood-Light (rötlich)
- T topische Azole, Erythromycin

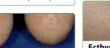

Keratoma sulcatum
Syn.: Pitted Keratolysis
- K häufig, va Jugendliche, Schweiss-assoziiert, „Brennen" b. Belastung
- T Aluminium-Cl-Lösung, AB topisch

Propionibakterien:
▶ Abschn. 17.4, Akne

Staphylo- u. Streptokokken

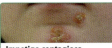

Follikulitis, Furunkel, Karbunkel
- E häufig, jedes Alter, RF: DM, IS
- K Pusteln/Pus an Haarfollikel
- Ko Abszedierung
- T Antibiotika, Hygiene

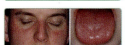

Erysipel
- Ä >90% Streptokokken (S. pyogenes)
- P Ausbreitung in Lymphgefässen
- T Antibiotika, Ruhigstellung

Phlegmone, Nekr. Fasziitis
▶ Kap. 14, Weichteile

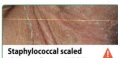

Impetigo contagiosa
- Ä S. aureus > S. pyogenes
- T Antibiotika topisch, Kontakt mit Kleinkindern meiden

Scharlach
- Ä S. pyogenes
- K idR Tonsillitis, Erdbeerzunge, Exanthem (inguinal beginnend)
- T Penicillin

Staphylococcal scaled skin syndrome (SSSS) ⚠
- E <2 LJ., nach Infekt
- P Toxin-mediierte Exfoliation
- K Nikolski (+), Sepsis

eigentliche Infektionen mit Gram +/– Bakterien

Pseudomonas

Gram-negative Follikulitis
- Ä Pseudomonas aeruginosa
- P – Nach AB-Langzeittherapie von Akne o. Rosazea
  – Nach Epilation u. kontaminierten Hautpflegemitteln
  – Whirlpool-Dermatitis
  (Engl.: Hot tub folliculitis)
- T Ciprofloxacin

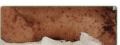

Ecthyma gangraenosum
- E Kinder, Ältere, Immunsuppr.
- Ä P. aeruginosa
- K tiefe Ulzera (oft in Körperfalten)
- Ko Sepsis
- T Antibiotika, Monitoring

Diverse

Katzenkratzkrankheit
Engl.: Cat scratch disease
- Ä Bartonella spp.
- K Wochen n. Katzenbiss grippeähnliches Bild, fakultativ Exanthem, Lymphadenopathie an betroff. Extr.
- T Azithromycin

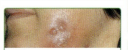

Erysipeloid
Syn.: Schweinerotlauf
- E Berufl.: zB Fleischer, Fischer
- Ä Erysipelothrix rhusiopathiae
- P Kontakt mit Schweinefleisch, Wild, Fisch
- K erythematöse Maculae an Händen
- Ko selten systemische Beteiligung
- T syst. Antibiotika

Meningokokken-Sepsis
- Ä N. meningitidis
- K Fieber, Petechien, Purpura, Ekchymosen
- Ko Schock, Nebennieren-Beteiligung (Waterhouse-Friderichsen)
- D Liquor, ggf. C5-C9-Mangel
- T Antibiotika, Stabilisierung, Dexamethason (NNR!)

Aktinomykose
- Ä Actinomyces israelii
- K harte Knoten mandibulär/zervikal, Entleerung gelber Drusen

Rickettsiose
- Ä durch. Arthropoden übertragen: R. prowazekii: Fleckenfieber, R. rickettsi: „Rocky-mountain spotted fever"
- K Fieber, KopfSz, makulopapulöser Ausschlag (ø an Händen u. Füssen)

Spirochäten

Erythema migrans
- Ä Borrelia burgdorferi, Übertragung durch Zecken
- K zentrifugales Erythem
- Ko Borreliose Stadien II, III
- DD Tinea, Morphea
- T Doxycyclin

Lymphozytom
Syn.: Lymphadenosis cutis benigna
- Ä Borrelia spp.
- K weiche Knötchen, va Ohr, Nase, Mamille, Skrotum
- D Klinik, Histologie, PCR
- DD Lymphom, Sarkoidose
- T Doxycyclin

Acrodermatitis chronica atrophicans
- Ä Spätmanifestation einer Borreliose (Stadium III)
- K Atrophien, Sklerosierung der Hände u. Füsse
- D PCR, Borrelienserologie
- T Langzeitantibiose (kontrovers)

Syphilis
- Ä Treponema pallidum (STD)
- K 1° Ulcus durum + LK-Schwellung; 2° Ex- u. Enanthem; 3° Organbefall; 4° Neurolues
- Ko b. Schwangeren: intrauterine Übertragung (Lues connata)
- D TPPA, FTA-Abs, ELISA, VDRL (Therapieerfolg)
- T stadiengerechte Antibiose

Mykobakterien

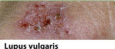

Lupus vulgaris
- E häufigste Haut-Tbc
- P exogene Inokulation; chron. Infekt
- Ko Organbefall, Lymphödem, Plattenepithel-CA
- D PCR, Kultur
- T Isoniazid, Rifampicin, Ethambutol, Pyrazinamid

Atypische Mykobakteriosen
Syn.: Aquarium-Granulom
- Ä Mycobacterium marinum
- E n. Baden, Aquarium-Reinigung

Tuberkuloide Lepra
- Ä Mycobacterium leprae
- P erregerarme Läsionen
- K Läsionen asymmetrisch, randbetonte Plaque, zentral atroph, mit Taubheitsgefühl
- Ko Nervenschädigung
- T Dapson, Rifampicin, Clofazimin

Lepromatöse Lepra
- P erregerreiche Läsionen
- K Läsionen symmetrisch, wächserne Knoten (Facies Leonina)

nicht-exanthematisch

Humane Herpes-Viren (HHV)

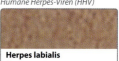

Herpes labialis
- Ä HSV1 >> HSV2
- K Gingivostomatitis aphthosa (1°), Herpes labialis (2°= Rezidiv)
- Ko b. IS o. stark ulzerierend: Ekzema herpeticatum, Herpes-Enzephalitis, Inokulation (▶ Keratitis, K. 24)
- Mi Akantholyse, Cowdry-A/-B-Bodies
- T frühzeitig Virostatika

Herpes genitalis
- Ä HSV2 >> HSV1; STD
- K Erstinfekt mit Fieber, Grippesymptomen, im Verlauf rezidivierende Ulzera
- Ko Herpes neonatorum
- T Virostatika

Varizellen / Zoster
- E hohe Durchseuchung, hoch kontagiös!
- Ä VZV (= HHV3)
- K Erstinfekt: Papulo- Vesikulo-Pustulöses Exanthem („Heubners Sternkarte"). Rezidiv: sz-hafte Makulopapeln entlang Nervensegmenten
- Ko Pneumonie, Zosterneuralgie
- T Virostatika

Pocken-Viren

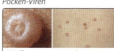

Molluscum contagiosum
- EÄ Kinder<10J., hochkontagiös; durch MC-Virus
- K Dellwarze
- Mi massive epid. Hyperplasie mit eosinophilen Einschlusskörperchen
- Ko Ekzema molluscatum (b. IS)
- T Cryoablation, Curettage (selbstlimitierend)

Orf
- E va Schafhirten
- Ä Parapox-Virus
- K initial makulopapulös, im Verlauf: Ulzera

Papilloma-Viren

Verruca u. Condyloma acuminatum
▶ benigne keratinozytische Tumoren
- Ä Papillomaviren (HPV)
- N.B. wenn mehrere vorhanden: Condylomata acuminata

exanthematisch

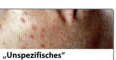

„Unspezifisches" virales Exanthem
- Ä diverse, ua Enteroviren, EBV (+Amoxicillin), CAVE: HIV
- K typ. „Radleranzug" -Muster

Roseola infantum
Syn.: Exanthema subitum; „Dreitagefieber"
- EÄ Kinder; HHV6, HHV7
- K 3 Tage Fieber, dann Exanthem, kein Enanthem
- T symptomatisch

Masern
- Ä Paramyxovirus, hochkontagiös
- K Fieber, Konjunktivitis, Koplik-Flecken, Enanthem, Exanthem (kranial → kaudal), Schuppen
- Ko Otitis, subakute sklerosierende Panenzephalitis
- T symptomatisch

Röteln
- E Rubivirus, hochkontagiös
- P Tröpfcheninfektion
- K Fieber, Exanthem (kranial → kaudal)
- Ko Arthritis, SS: Gregg-Syndrom, Rötelnembryopathie!
- T symptomatisch

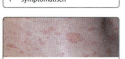

Ringelröteln
- EÄ Schulkinder, Parvovirus B19
- K Erythem: Wangen (»slapped cheek«), Arme/Beine, Gesäss
- Ko intrauteriner Fruchttod
- T symptomatisch

Pityriasis rosea
Syn.: Röschenflechte
- EÄ meist 10.–30. LJ.; unklarer Erreger evt. durch HHV6/7 getriggert
- K Primärmedaillon → Ausbreitung auf ganzen Körper, ausser Kopf
- DD Lues II, HIV-Exanthem
- T Rückfettung

Cytomegalovirus
- Ä HHV-5
- P zB Exanthem b. IS
- Spezialfall: chronische CMV: Ulzera

Denguefieber
- Ä Dengue-Virus (RNA-Virus)
- K Fieber, Muskel/Gelenk-Sz; einige Tage nach Krankheitsbeginn: morbilliformes Exanthem
- Ko hämorrhagisches Dengue-Syndrom, Dengue-Shock-Syndrom

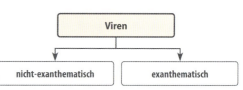

17.5 · Vertiefung: Infektionskrankheiten der Haut

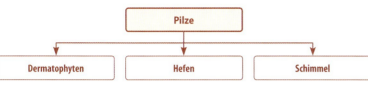

Dermatophyten

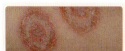

Tinea faciei/corporis
- EÄ Trichophyton spp. (meist T. rubrum), v.a b. Immunsuppression
- K kreisförmige, erythrosquamöse Plaques mit zentraler Abblassung („ringworm")
- D Direktpräparat, myk. Kultur
- T Terbinafin, Triazole

Tinea pedis/manus/unguium
- Ä Trichophyton rubrum
- T Imidazole topisch, ggf. Terbinafin, Triazole system.

Tinea inguinalis
- Ä Epidermophyton floccosum
- K erythrosq. Plaques, kann nässen, erscheint heterogener als Erythrasma
- T Imidazole topisch

Ektotriche Tinea capitis
- E Europa, via Meerschweinchen
- Ä Trichophyton mentagrophytes
- K Alopecia, erythrosq. Plaques, "Stoppelfeld"
- T systemische Antimykotika

Endotriche Tinea capitis
- E va in Südamerika
- Ä Trichophyton tonsurans
- K Alopecia, "Black dots"
- Ko Kerion Celsi, Vernarbung
- T systemische Antimykotika

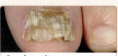

Onychomykose
- Ä Trichophyton rubrum
- K weisslich-gelbliche Nägel, meist Zehen, häufig mit Interdigitalmykose, Onycholyse
- Ko Reservoir für rez. Tinea corporis
- D Direktpräparat, Kultur
- T systemische Antimykotika

Superfizielle Mykosen

Hefen

Candida

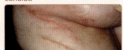

Candida-Intertrigo
- E ältere Pat., Diabetiker, IS
- Ä Candida spp.
- K intertriginöse (Axilla, Leistenbeugen, Bauchfalten), mazerierte erythrosq. Plaques, hfg. Pusteln, Satellitenläsionen
- T antimykotische Pasten

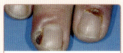

Candida-Paronychie
- Ä chron. Hände-Belastung,/ Durchfeuchtung (zB Köche)

Malassezia

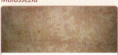

Pityriasis versicolor
- Ä Malassezia furfur
- K hypo- o. hyperpigmentierte Maculae, scharf begrenzt, fein schuppend
- D in Tesafilm-Abriss u. nach Zugabe von Methylenblau o. KOH: „Spaghetti and Meatballs"
- T Ketoconazol topisch

Malassezia-Follikulitis
- Ä Malassezia furfur, b. IS (häufig HIV)
- K seborrhoische Areale
- D wie Pityriasis versicolor
- T system. Triazole
- Pr b. IS chron-rez.

Seborrhoisches Ekzem des Erwachsenen
- E häufig, ass. mit IS/HIV
- Ä ↑Malassezia spp.-Kolonisation
- P entz. Mediatoren
- K Ekzemherde in seborrh. Arealen; schwerer Verlauf b. HIV
- T topisch Imidazole, Keratolytika, top. Steroid

Schimmel

Aspergillose
- E va b. IS, HIV-Patienten
- Ä Aspergillus spp.
- K Hautbefall Primär: nekrotische Papeln Sekundär (septische Emboli): Ecthyma gangraenosumartige Ulzera
- Ko Befall Lunge, ZNS
- D Serologie Galactomannan, 1,3-D-Glucan, Histologie, Kultur, PCR
- T Amphotericin B

Chromoblastomykose 🌡️
- ÄP Schwärzepilze ex „faulem Holz", Eintritt durch Hautrisse
- K Plaques, flach bis verrukös, Vernarbung, va an Extremitäten
- Mi „Medlar bodies"
- T Itraconazol, 5-FC

Myzetom 🌡️
Syn.: Madura-Fuss
- Ä Schimmelpilze (Eumyzetom), Bakterien (Aktinomyzetom)
- K Fisteln, Granula u. Ödem, meist am Fuss
- Ko Befall Sehnen, Muskeln
- Mi granulomatöse Reaktion mit Riesenzellen
- T lange Th. mit Itraconazol

dimorphe Pilze[1]

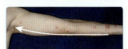

Sporotrichose
- Ä Sporotrix schenkii, Arbeit im Garten (zB Rosen, Erdbeeren)
- K Pusteln u. subkutane Knoten entlang Lymphabfluss (Pfeil)
- Ko pulmonal, osteoartikulär, disseminierte Form
- T system. Antimykotika, b. schwerem Verlauf chirurgisch

Subkutane Mykosen
(Systembefall möglich)

- **Kryptokokkose**
  HIV, IS. Aus zB Vogelexkrementen; primär: Lunge, sekundär: Haut, ZNS (Meningitis)
- **Blastomykose**
  Va Nordamerika, primär: Lungenbefall. Im Verlauf: Haut u. Knochenbefall (Osteomyelitis)
- **Parakokzidioidomykose** 🌡️
  Va Südamerika, primär: Lunge, im Verlauf.: LK, Nebenniere, Haut

Systemmykosen

Epizoonosen

Spinnentiere (Arachnida)

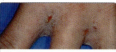

Skabies
Syn.: Krätze
- E weltweit, als STD zu werten!
- Ä Krätzemilbe (Sarcoptes scabiei var. hominis)
- P Übertragung Mensch zu Mensch, enger Körperkontakt
- K juckende Papulovesikel, vor allem nachts. Lokalisation: inguinal, genital, Handgelenk/Fussgelenk
- Ko Scabies norvegica b. IS
- D klinisch/anamnestisch (andere Personen betroffen?), Mikroskopie
- T 4 Tage Lüften von Wäsche, topisch Permethrin 5%, wenn ausgedehnt syst. Ivermectin

Insekten (Insecta):

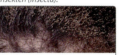

Pediculosis capitis
- EÄ häufigste Zoonose der Kindheit, durch Kopflaus ausgelöst Übertragung: Mensch zu Mensch
- K Kopfhaar, stark juckende erythematöse Papeln, Verklebung der Haare
- Ma Nissen (Eier)
- T Benzylalkohol, Permethrin

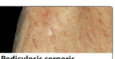

Pediculosis corporis
- Ä Kleiderlaus
- K juckende Quaddeln am Körper, „ zerkratzt", lichenifiziert, hyperpigmentiert (Cutis vagantium)
- T Kleider entsorgen/heiss waschen, Permethrin

Pediculosis pubis
Syn.: Phthiriasis
- Ä Filzlaus (STD)
- K b. Erwachsenen: juckende Plaques im Schambereich; b. Kindern: Augenbrauen u. Wimpern
- Ko Blepharitis pediculosa
- T gleich wie Pediculosis corporis

- **Cimikose**
  Bettwanze, Stich in der Nacht
- **Pulikulose**
  Menschenfloh, oft aus Teppichen (b. schlechter Wohnhygiene), multiple Stichreaktionen, oft in der unteren Körperhälfte

Protozoa (Einzeller)

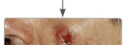

Leishmaniose 🌡️
- E „Alte Welt" (Mittelmeerraum, ehem. UDSSR, Naher Osten, Afrika) vs. „Neue Welt" (Zentralamerika, Bolivien, Brasilien)
- ÄP Leishmanien, Übertragung durch Mücken, Spezies bestimmt Form:
  - Kutane Form: Papel → Plaque → Ulkus entl. Lymphgefäss
  - Mukokutane Form
  - Viszerale Form: Befall innerer Organe, Haut evt. mit Papeln
- K hfg. Gesicht, Vorderarme, Beine
- D Reiseanamnese, Kultur
- Mi Granulome
- T Kryotherapie, Wärmetherapie, Exzison, Antimon-Präparate, systemisch Itraconazol

Weitere Protozoa mit Hautmanifestationen
- **Trichomoniasis**
  Flageliertes Protozoa, Vaginitis
  ▶ Kap. 12, weibliche GO
- **Amöbiasis** (E. Histolytica)
  Hautveränderungen selten, kutanes Ulkus perianal, Penis
  ▶ Kap. 8, Leber;
  ▶ Kap. 7 Dünn-/Dickdarm

Würmer

Fadenwürmer (Nematoden)
- **Enterobiasis** (Syn.: Oxyuriasis)
  perianaler Juckreiz b. Kindern
- **Kutane Larva migrans** 🌡️
  „zickzackförmige" dermale Streifen = Wurmbewegung
- **Strongyloidose** 🌡️
  va Darm- u. Lungenbefall, b. IS: Abdominelle Purpura

Bandwürmer (Cestoden)
- **Zystizerkose (Taenia solium)**
  = Schweinebandwurm, Darmbefall u. ggf. subkutane Knötchen, Zysten auch in ZNS (Neurozystizerkose) u. Muskeln
- **Echinococcus granulosus u. multilocularis**
  = Fuchs-/Hundebanwurm mit Leberzysten (▶ Kap. 8, Leber)

Saugwürmer (Trematoden)

Schistosomiasis 🌡️
Syn.: Bilharziose
- K Exanthem an Hauteintritt, Chronisch ua in Leber (S. japonicum), Darm (S. mansoni), Blase (S. haematobium) (▶ Kap. 11)

---

[1] Dimorphe Pilze: Im Erdboden als Myzel (Saprophyten); im menschlichen Körper in Hefeform; obligat pathogen.

🌡️ Tropische Erreger

"Pigmentierungsstörung"

Hypopigmentierung

"genetisch"

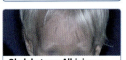

Okulokutaner Albinismus
"klassischer Albinismus"
- E selten, häufiger in Subsahara
- Ä AR, genet. Defekte (va Tyrosinkinase), 7 Subtypen
- P gestörte Melaninsynthese, Melanozyten-Zahl normal
- K teilweise bis ganz fehlende Pigmentierung von Haut/Haar
- Ko gehäuft Hautkrebs
- T strikter UV-Schutz, lebenslange Hautkontrollen

Albinismus iR v. Syndromen
- P Pigmentverminderungen der Haare u. Haut + Lysosomenstörungen: Hypomelanose und:
- **Chediak-Higashi-Syndrom**
  + Granulozytenstör. ► Kap. 18
- **Hermansky-Pudlak-Sydr.**
  + Thrombozytenstörung
- **Griscelli-Syndrom**
  + Immun- u. ZNS-Störungen

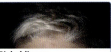

Piebaldismus
- E selten, AD
- ÄP gen. Defekt im KIT-Protoonkogen: Störung der Melanozytenmigration ex Neuralleiste
- K Amelanose: Stirn u. Haarbereich, Stamm, Extremitäten

Hypomelanosen iR v. Syndr.
- **Phenylketonurie**
  AR, Tyrosin-Synthese-Störung: Hypomelanose, mentale Retardierung, "mäuseartiger Geruch"
- **Waardenburg-Syndrom**
  AD, sensorineuraler Hörverlust, Piebaldismus
- **Tietz-Syndrom**
  universelle Hypomelanose, sensorineurale Taubheit

Blaschko-lineare Hypomelanose
Veraltet: Hypomelanose Ito
- ÄP angeborene Migrationsstörung epidermaler Zellen
- K Hypopigmentierung entlang Blaschko-Linien
- Ko ZNS-Beteiligung (10–30%)

erworben

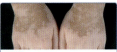

Vitiligo
- E 1% aller Menschen, M = F
- ÄP erworben, Autoimmunreaktion gegen Melanozyten
- K segmentale o. nicht-segmentale progredierte Depigmentierung der Haut
- Ko assoziiert mit anderen Autoimmunerkr. (DM Typ I, perniziöse Anämie, Hashimoto-Thyroiditis)
- D gelbes Aufleuchten im Woodlicht
- T topische Steroide, Calcineurin-Inh., UV-Therapie, Skin Graft
- Pr mässig bis schlecht

Postinflammatorische/ -infektiöse Depigmentierung
- Ä sekundär zB iR Chronisch diskoidem Lupus Erythematosus, b. Pityriasis versicolor, Lepra
- P Verlust Melanozyten durch Entzündung
- K lokale Depigmentierung
- T Rückfettung

Hyperpigmentierung

Melanotische Flecken
- Ä angeboren vs erworben
- P ↑Melanin (= Pigment), Anzahl Melanozyten idR normal

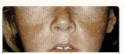

Epheliden
Syn.: "Sommersprossen"
- ÄP UV-Licht, meistens b. Hauttyp I
- K Lok.: Gesicht, Schultern, Arme
- Ko Risiko Haut-Tumoren↑

Café-au-Lait-Flecken
Syn.: Café-au-Lait Macula (CALM)
- E 1 Macula häufig b. Geburt o. in früher Kindheit; viele CALM (≥6) assoziiert ua mit NF 1 (► Kap. 25)
- K kaffeebraune scharfB Macula

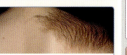

Becker-Nävus
Syn.: Melanosis naeviformis
- E M > F (5:1), ab Pubertät behaart
- Ä unklar, Androgene?
- K inkonsistent pigmentierte, insulär auslaufende Maculae, Hypertrichose b. 50%

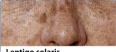

Lentigo solaris
Syn.: Lentigo senilis
- Ä UV-induziert
- K dunkler mit höherem Alter, Distribution in UV-Arealen

Lentigo simplex
- K braune Macula, wenige mm Ø
- Mi ggf. Melanozyten-Proliferation (Vorläufer melanozyt. Nävus?)

Weitere Lentigines-Syndrome[6]
- Peutz-Jeghers Syndrom
- LEOPARD-, Noonan-Syndrom
- PTEN-Hamartom-Tumor-Syndrom

melanozytär

benigne

Melanozytärer Nävus[1]
- Ä angeboren vs erworben
- P benigne Melanozyten-Proliferation (=„Nävuszellen")
- DD Melanom-Ausschluss (ABCDE¹)

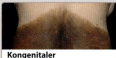

Kongenitaler melanozytärer Nävus
Syn.: konnataler Nävuszellnävus
- K b. Geburt vorhanden, Grösse variabel, Lok.: oft am Rücken
- Ko b. grossen Nävi: assoziiert mit leptomeningealer Melanose
- Pr Grösse ~ Melanom-Risiko↑

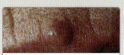

Dermaler melanozyt. Nävus
- E sehr häufig, M=F
- K weiche, (hautfarbene) Noduli
- Mi tief sitzende Nävuszellnester mit/ohne Pigmentbildung
- T Exzision, wenn störend; Rezidiv möglich

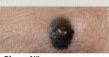

Blauer Nävus
- Ä erworben > angeboren
- K blau/schwarze Papel meist an Hand-/Fuss-Rücken
- Ko maligner blauer Nävus

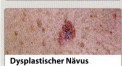

Dysplastischer Nävus
- P benigne, morphologisch jedoch atypisch; whs Melanomvorläufer
- T Exzision

Weitere Formen
- Spitz-Nävus
- Spindelzell (Reed)-Nävus
- Halo-Nävus
- Kombinations-Nävus

maligne

Malignes Melanom
- E alle Alter mögl., ø50.–60. LJ., F > M, Inzidenz 15/100.000
- Ä RF: »SKIN Family«[2]
- D Bx, Tumor-Dicke nach Breslow[4]
- Mi sich teilende u. pigmentierte Melanozyten in Dermis, øAusreifung zur Tiefe, S100+
- Pr Breslow[5] (in mm) wichtigster Faktor; Metastasier.: lymphogen, zT Jahre nach Exzision möglich
- T Resektion mit sich. Abstand, je nach Staging/Mutationen: adjuv. Therapie mit Checkpoint-Inhib., Kinasehemmer (zB BRAF-Inhibitoren), ggf. Cx u. Rx

~60%

Superfiziell spreitendes Melanom (SSM)
- E hfgst Melanomtyp ø 30.–50. LJ.
- P wächst zuerst horizontal, dann vertikal (invasiv)
- Lok Nacken, Rumpf, Unterschenkel

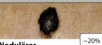

~20%

Noduläres Melanom (NM)
- E ø >50. LJ., M > F
- P wächst primär vertikal
- Lok va. Kopf, Nacken u. Rumpf
- Pr schlechter als b. SSM

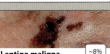

~8%

Lentigo maligna Melanom (LMM)
- P ex Lentigo maligna[5]
- Lok typische UV-exp. Areale (Gesicht)
- Pr wächst langsamer, Metastasen häufig spät

Akrolentiginöses Melanom (ALM) ~5%
- E selten, >60J, m=f, hf. b. Asiaten
- P häufig c-Kit Mutation, genetisch geringere UV-Schädigungssignatur
- K Akren betroffen, beginnt flächig; knotig im Verlauf

Weitere Formen
- Okuläres Melanom
- Schleimhaut Melanom
- Melanom auf kongenitalem Nävus

Schematische Gegenüberstellung von Hyperpigmentierung vs. melanozytäre Tumoren:
Am Bsp. von „Kaffeebohnen" = Melanozyten u. „Kaffeepulver" = Pigment (genauer: Melanin-Körperchen), können folgende drei Szenarien unterschieden werden:
(©Cerny, Karlin, 2018 [17.2])

① Hyperpigmentierung

("zu viel Kaffeepulver")
Übermässige Anzahl an Melanin-Körperchen b. (fast) normaler Anzahl an Melanozyten.

② Benigne melanozytäre Tumoren

("vermehrt Kaffeebohnen")
Benigne Proliferation von Melanozyten. Können jedoch bereits genetische Aberrationen aufweisen.

③ Maligne melanozytäre Tumoren

("vermehrt kranke Kaffeebohnen")
Maligne Neoplasie, aus Melanozyten mit autonomem Wachstum hervorgehend.

17.6 · Vertiefung: Pigmentsystem-Störungen und Hauttumoren

```
                              Tumoren
        ┌──────────────┬──────────┬──────────┬──────────────┐
   keratinozytär   Adnextumoren  Lymphome   weitere Hauttumoren
```

keratinozytär

benigne

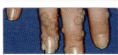

Verrucae vulgares
Syn.: „Hautwarzen"
- Ä ua HPV 1 u. 2
- K verruköse Plaques
- T selbstlimitierend, keratolytisch, Kryotherapie

Verrucae plantares
Syn.: „Dornwarzen"
- Ä ua HPV 2 u. 4
- K Verrucae an Füssen
- T wie Verrucae vulgares

Verrucae planae
Syn.: „Flachwarzen"
- Ä ua HPV 3 u. 10
- K flache Verrucae an UV-exponierten Stellen
- T wie Verrucae vulgares

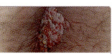

Condyloma acuminatum
- E häufig, Erwachsene STD, Kind Hinweis für Missbrauch
- Ä HPV 6, 11
- K kleine hautfarbene Plaques anogenital
- Ko anales Riesenkondylom: Buschke-Löwenstein b. IS (assoz. mit Plattenepithel-CA)
- Mi Hyperkeratose, Akanthose, radiäre Papillomatose u. Koilozyten
- T Podophyllotoxin, Kryotherapie, Imiquimod, Laserkoagulation

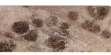

Seborrhoische Keratose
Syn.: Alterswarze, Akanthopapillom
- ÄP häufig, RF: UV, hohes Alter. Ggf FGFR3/ PIK3CA-Mutationen
- Mi Basalzell-Proliferation (klonaler Typ) o. Akanthose/Hyperkeratose-Typ mit intraepithelialen Hornzysten
- Ko Leser-Trélat-Syndrom (iR paraneoplastischen Syndrom, zB Adeno-CA des Magens)
- T ggf. Abtragung, Kryotherapie

maligne

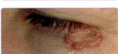

Aktinische Keratose (AK)
- E >50 J., M > F
- Ä kumulative UV-Exposition
- P SCC in situ (Typ AK)
- K hyperkeratotische, erythematöse Plaques, Grade I-III, dermatoskopisch „Erdbeermuster"
- Mi basale Atypien, Hyper-/Ortho-/Parakeratose, solare Elastose
- T Kryoablation, Imiquimod, PDT

Morbus Bowen (MB)
Schleimhaut: Erythroplasie de Queyrat
- E >40. LJ., M > F, seltener als aktinische Keratose
- Ä UV-Exposition, Schleimhaut: Noxen, HPV
- P SCC in situ (Typ MB)
- Mi Atypien in gesamter Epidermis
- T Imiquimod, PDT, Exzision, an Schleimhaut: 5-FU

Basalzell-CA
Syn.: Basaliom, BCC
- E >55J., M>F, häufigster Krebs
- Ä UV kumulativ, b. multiplen: evt. Nävoides Basalzell-Karzinom-Syndrom (▶ Kap. 25)
- P ex Str. basale, lokal destruierend, idR keine Metastasierung
- Ma zentrales Ulkus mit erhabenem Randsaum
- Mi palisadenförmige Basalzellen
- T Totalexzision, Rx; Imiquimod nur b. superfiziellem BCC

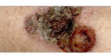

Plattenepithel-CA
Syn.: Spinaliom, SCC
- E häufig; RF: Hauttyp I-II, IS
- Ä UV-Schädigung, HPV
- P ex Stratum spinosum
- K UV-exponierte Stellen, Schleimhäute mit HPV-Kontakt
- Ko Metastasierung möglich
- Ma ulzerierende, hyperkeratotische Plaque
- Mi zell- u. kernpolymorph. Keratinozyten
- T Totalexzision

Adnextumoren

benigne

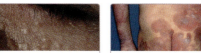

Syringom
Def Tumor der Schweissdrüsenausführungsgänge
- K hautfarbene, symptomlose Papeln, meist an Augenlidern
- Mi dermal zystische Aufweitung
- T Exzision, Elektrokauter

Zylindrom
- E selten, Kindheit, Jugend
- Ä AD, gen. Mut. CYLD1, multiple: Brooke-Spiegler Syndrom
- K rötlicher Tumor mit glänzender Oberfläche, hfg. Kapillitium
- Mi basaloide Zellkomplexe durch gesamte Dermis
- T Totalexzision

Pilomatrixom
- E 2 Gipfel: < 20 LJ., > 45 LJ.
- Ä assoz. mit Bcl-2 Expression, β-Catenin↑ (CTNNB1-Mutation)
- P verkalkender Adnex-Tu mit Haarfollikeldifferenzierung
- K derber, verhärteter Nodus, Kopf>Oberkörper
- Ko selten Pilomatrix-Ca; wenn multipel assoz. mit Turner-Sy., Gardner-Sy., Trisomie 9
- T Totalexzision

maligne

Morbus Paget der Brust
DCIS breitet sich in die Mamille aus u. infiltriert Haut ▶ Kap. 13, Mamma

Lymphome

kutane T-Zell-Lymphome

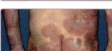

Mycosis Fungoides (MF)
- E >50 LJ., M>F, hfgst kutanes T-Zell-Lymphom
- P ex CD4 Lymphozyten
- K Pruritus + heterogene Muster:
  - Patch: erythematöse Maculae, an „non-UV Stellen"
  - Plaque: erythrosquamöse Plaques (siehe Bild)
  - Knoten, Ulzera, Pruritus
- Ko Befall ua von Lymphknoten, Lunge, Leber, GIT
- D Labor Lymphozytose (CD4$^+$ > CD8$^+$), TCR-Klonalitätsanalyse
- Mi T-Zell-Epidermotropismus, Pautrier'sche Mikroabszesse
- T topisch Steroide, PUVA, Röntgenweichstrahlen

Sézary Syndrom
- E 2. hfgst kutanes T-Zell-Lymphom
- P Sézary-Zellen (cerebriforme Zellkerne), meist CD4$^+$
- K Erythem >80% KOF (= Erythrodermie), Pruritus, generalisierte Lymphadenopathie, Alopezie
- Ko Organbeteiligung
- Mi wie MF, dazu vereinzelt Sézary Zellen
- T Photophorese, Interferon

B-Zell-Lymphome

- Kutanes Marginalzonenlymphom
- Kutanes follikuläres Lymphom
- Kutanes diffuses grosses B-Zell-Lymphom
- Vgl. ▶ Kap. 19, sekundäre lymphatische Organe

weitere Hauttumoren

- Merkelzellkarzinom
- Kaposi Sarkom
- Dermatofibrosarcoma protuberans
- Atypisches Fibroxanthom
- Vgl. ▶ Kap. 14, Weichteiltumoren

- Metastasen interner Malignome: zB Brust-CA, Magen-CA, Lungen-CA, Uterus

---

[1] Melanozytäre Nävi sind benigne Proliferationen der Haut (zT auch Nävuszellen genannt). Umgangssprachlich werden kongenitale Nävi auch als „Muttermale" bezeichnet. Klinisch va wichtig ist die Abgrenzung zum malignen Melanomen mittels ABCDE-Regel u. Biopsie: Asymmetrie, Begrenzung unregelmässig, Colorit uneinheitlich, Durchmesser > 5mm, Evolution über die Zeit. Je nach Lage der Melanozyten teilt man die Nävi in Junktionstyp, Compound-Typ u. dermalen Typ ein.

[2] **S**onne (UVB), **K**aukasischer Hauttyp, **I**mmunsuppression, **N**ZN (viele, dysplastische), positive **Familien**anamnese

[3] ab T2: Schnittrand 2cm, SLNB u. adjuvant Interferon. Ab T4 o. N1 komplettes TNM-Staging mittels CT, MRT etc.

[4] Breslow: T1<1mm, T2<2mm, T3<4mm, T4>4mm.

[5] Lentigo maligna (=„Melanoma in situ") typischerweise b. Älteren auf UV-exponierten Arealen des Gesichts zu finden.

[6] Vergleiche mit ▶ Kap. 25 erbliche Tumorsyndrome. Noonan- u. LEOPARD-Syndrom werden auch als RASopathien zusammengefasst (Defekte im RAS-MAPK-Signalwegs).

Abk.: BCC: Basal cell carcinoma; DCIS: Ductal carcinoma in situ; PDT: Photodynamische Therapie; PTEN; Phosphatase and Tensin homolog ▶ Kap. 25; SCC: Squamous cell carcinoma; STD: sexually transmitted diseases

Primäre lymphatische Organe (Km, Thymus und peripheres Blut)

Christine Greil (Klinikerin), Anna Verena Frey, Maximilian Seidl (Pathologen)
unter Mitarbeit von: *Thomas Cerny, Kirill Karlin*

18.1 Die Sicht des Klinikers – 124

18.2 Die Sicht des Pathologen – 124

18.3 Knowledge-Bites – 125

18.4 PathoMap Knochenmark und Thymus – 126

18.5 Vertiefungsseite: Peripheres Blut – 128

© Springer-Verlag GmbH Deutschland, ein Teil von Springer Nature 2019
T. Cerny, K. Karlin (Hrsg.), *PathoMaps*, Springer-Lehrbuch
https://doi.org/10.1007/978-3-662-57439-3_18

18.1 Die Sicht des Klinikers

Allgemeines zur Hämatologie
Anamnese u. Leitsymptome:
- Akutes (*AML, ALL, aggressive Lymphome*) vs. chronisches (*MPN, MDS, niedrig maligne Lymphome zB CLL*) Geschehen?
- Anzeichen hämatopoetischer Insuffizienz? B-Symptomatik (Fieber, Nachtschweiss, Gewichtsverlust)? Oberbauchbeschwerden? Vergrösserte Lymphknoten? (Abb. 3)
- PA: Noxen, Medikamente? St.n. Radio-/Chemotherapie?
- Familien- u. Berufsanamnese (zB Benzol-Exposition?).

Diagnostik:
- Klinische Untersuchung: Abb. 3.
- Labor: Differentialblutbild, Gerinnungsstatus, LDH (Zellumsatzmarker), Haptoglobin u. ggf. Immunhämatologie (Hämolyse?), Folsäure/Vit. B12, Virusserologien.
- Knochenmarkpunktion: zunächst Aspiration → Gewinnung von Zellen für Zytologie („Ausstrich"), Immunzytologie (FACS), Zytogenetik (FISH), Molekulargenetik; danach Stanzbiopsie → Gewebeprobe für Histologie.
- Lymphknotenextirpation (falls nicht möglich: -biopsie).
- Bildgebung: Sonographie, ggf. CT/MRT, selten PET-CT.
- Liquorpunktion: b. *ALL* immer, b. *AML/Lymphomen* nur b. Vda Meningeosis.

Therapie
- IdR Systemerkrankung – Lokaltherapie nicht zielführend.
- Benigne Ursachen (*zB Vitaminmangel, myelotox. Medikamente*): Substratsubstitution, Noxen meiden etc.
- Maligne: supportiv (Wachstumsfaktoren, Transfusion, Infekttherapie/-prophylaxe) u. antineoplastisch (Zytoreduktiva, Cx-/Rx-Therapie, Immunologika, ggf. HSCT).

Fokus: Der Patient mit akuter Leukämie
- Anamnestisch meist kurzer Verlauf, berichtet Leistungsabfall, Gliederschmerzen u. B-Symptome (Abb. 3).
- Gesunde Hämatopoese wird meist vollständig verdrängt, daher Infekte (Mucositis, Abszesse) u. Blutungsneigung (hauptsächlich Petechien aufgr. Tz-Penie).
- Befall anderer Organe: Lymphadenopathie, Gingivahyperplasie, Chlorome (extramedullärer myeloider Tumor, ua kutan, auch abdominell, ossär, zerebral), Hepatosplenomegalie.
- Bei Meningeosis: Kopf-Sz, Nausea/Emesis, Sehstörungen.
- Selten Leukostase b. extrem hohen Leukozytenzahlen: pneumonische Infiltrate mit Dyspnoe, zerebrale Ischämien/Hämorrhagien, arterielle Verschlüsse.

18.2 Die Sicht des Pathologen

Ausgangslage: die angeborene/unreife Abwehr entsteht
- Das Knochenmark ist Ausgangspunkt aller Blutzellen. Der damit verbundene hohe Zellumsatz ist der Boden für die Entstehung von Neoplasien.
- Die Veränderungen der Hämatopoese sind grob unterteilbar in primäre Blutbildungsstörungen (Aktion) vs. sekundäre Blutbildungsstörungen (Reaktion).
- Der Thymus ist der Reifungsort der T-Zellen. Veränderungen umfassen primäre o. sekundäre Tumoren (*Thymom, Thymuskarzinom*, vs. *Lymphom, Metastasen*), Entzündungen (*Myasthenia Gravis*) o. Hypotrophie/Aplasie iF angeborener Immundefekte (*DiGeorge Syndrom*).
- Der Thymus durchläuft nach Säuglings-/Kindesalter eine Altersinvolution (fettgewebig Umbildung u. Atrophie) – Repertoire an T-Zellen kann nicht weiter zunehmen.

Diagnostik
- Der Pathologe erhält Knochenmarkstrepanat/-ausstriche, mediastinoskopische Biopsien o. Thymusresektate.
- Klinische Angaben (Symptomdauer, Noxen u. Medikamente, Blutwerte) sind für eine korrekte Diagnose unerlässlich.
- Ebenso entscheidend: hochwertige präanalytische Qualität (ausreichende Probengrösse, schonende Entkalkung, Vermeidung von Quetschartefakten durch Instrumente).
- Histologisch können MPN, AML, ALL, CLL u. Lymphome gut am KM-Trepanat diagnostiziert werden. Molekulargenetik zunehmend wichtig für deren *Subklassifizierung*.
- Für die Diagnose MDS bedarf es der Korrelation von Aspirat u. Molekularzytogenetik.
- B. akuten Leukämien u. MDS ist aktuell der molekulargenetische Subtyp für den Therapieplan wichtig. Hierfür sind Immunhistochemie, Zytogenetik u. Molekularpathologie notwendig.
- Thymom: histologische Abgrenzung zu Thymus-CA anhand Wachstumsmuster u. Ausdehnung wichtig.

Besonderheit: reaktive Knochenmarksveränderungen
- Substratmangel, Regenerationsphasen, Infekte, Noxen, Medikamente o. verdrängende Prozesse können eine primäre Neoplasie des Knochenmarks imitieren.
- Diese „Mimics" durch reaktive Veränderungen können schnell zu Fehldiagnosen führen (zB Folsäuremangel = initiales MDS). Die richtige Diagnose kann oft erst im Verlauf (zB nach Substratsubstitution) mittels Rebiopsie unter Mitberücksichtigung der klinischen Dynamik gestellt werden.

Schwierige Stellen
Hämatologie ist ein Zusammenspiel von Kompartimenten, die nicht isoliert voneinander funktionieren. Aus didaktischer Sicht ist eine Trennung zunächst sinnvoll, um die Grundfunktionen eines jeden Kompartiments zu begreifen (1° lymphatisch = Bildung, intravasal = Interaktion/Transport, 2° lymphatisch = Aktivierung/Ausreifung/Abbau). In einem zweiten Schritt sollte dann aber die gegenseitige Abhängigkeit erlernt werWden, da im Klinikalltag eine Trennung oft nicht sinnvoll möglich ist (*leukämischer Verlauf eines Lymphoms mit Befall des Knochenmarks, Lymphadenopathie b. Leukämie, sekundäre Splenomegalie b. Knochenmarkinsuffizienz*). Eine Herausforderung kann demgegenüber zB die Tatsache sein, dass eine krankhafte Hämatopoese nicht zwangsläufig auffällige periphere Blutwerte zur Folge haben muss. Manchmal kann das Zusammenspiel der Kompartimente auch über ein Problem hinwegtäuschen.

18.3 · Knowledge-Bites Km, Thymus und peripheres Blut

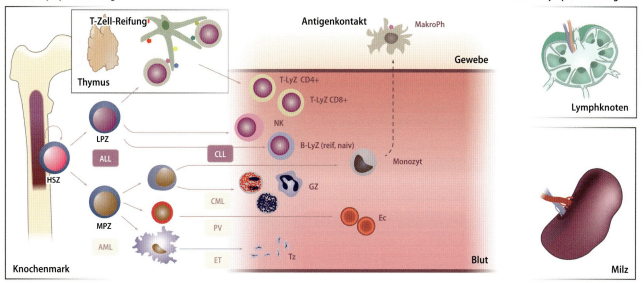

Abb. 1 Vereinfachte Darstellung d. Hämatopoese, welche beim Erw. im Knochenmark stattfindet. Aus der multipotenten Hämatopoetischen Stammzelle (HSZ) entstehen zwei Hauptlinien: myeloische Reihe aus d. Myeloischen Progenitorzelle (MPZ) u. lymphatische Reihe aus der Lymphatischen Progenitorzelle (LPZ). Dazu dargestellt sind die assoziierten primären Neoplasien. (©Cerny, Karlin, 2018 [18.1])

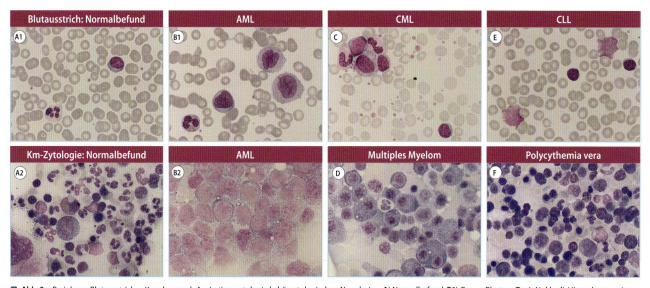

Abb. 2 Peripherer Blutausstrich u. Knochenmark-Aspirationszytologie b. hämatologischen Neoplasien. A) Normalbefund. B1) Grosse Blasten zT mit Nukleoli, Hiatus leucaemicus. B2) Monomorphe Blasteninfiltration. C) Linksverschiebung bis zum Blasten, ohne Hiatus leucaemicus. D) Deutlich erhöhter Plasmazellnachweis, zT atypische (doppelkernige) Formen. E) Lymphozytose, Gumprecht'sche Kernschatten. F) Zellularität erhöht, Erythropoese dominant.

KM-Insuffizienz		Organomegalie	B-Symptomatik	
Anämie	Müdigkeit, Schwäche, evt. Atemnot	Blässe, evt. Tachykardie, Tachypnoe	Lymphadenopathie	**F**ieber (-schübe)	>38°C ohne Infektfokus über längeren Zeitraum
Blutungs-neigung	Epistaxis	Petechien, selten Hämatome	Hepatomegalie	**N**acht-schweiss	mit nächtlichem Wäschewechsel
Infektan-fälligkeit	„Ständig krank"	Hautinfekte, Pneumonie (auch atypische Erreger)	Splenomegalie	**G**ewichts-verlust	≥10% des Körpergewichts in 6 Mo.
Leitsymptome		Leitbefunde		(B-Symptome oft assoz. mit Lymphadenopathie)

Abb. 3 Wichtigste hämatologische Leitsymptome u. Leitbefunde in der Übersicht. Die farbige Hinterlegung verweist auf die gestörte Zellreihe: myeloische Zellreihe (orange), lymphatische Zellreihe (violett).

Knochenmark

„Mimics"[1]

infektiös / inflammatorisch
- Parvo-V.-B19 assoz. Anämie
- Granulomatöse Myelitis (zB b. Mykobakterien, RA, Sarkoidose)
- Plasmozytose b. RA

toxisch
Direkte Reifungsstörungen o. Zytopenien durch ua:
- Medikamente (ua Immunsuppressiva)
- Radiatio
- Alkohol

metabolisch
- Renale Anämie b. EPO-Mangel iF CNI
- Mikrozytäre Anämie b. Eisen-Mangel
- Sekundäre Polyglobulie b. hypoxischen Zuständen

autoimmun
- Immungranulozytose iF Bildung von Anti-Granulozyten-Antikörpern (autoimmun u. haptenvermittelt, zB Medikamente: Metamizol, Clozapin)
- PRCA (pure red cell anaemia) ua durch Autoantikörper
- Hyperplastische Megakaryopoese b. ITP

neoplastisch
- Verdrängungsmyelopathie b. zB Metastasenbefall (=Knochenmark-Karzinose)

Neoplasie[2]

myeloproliferative Neoplasien

Polycythemia vera (PV)
- E Männer ø60J., selten (1:1 Mio)
- Ä in 95% JAK2-Mutation
- P klonale Expansion d. Ec-Poese
- K Plethora, Erythromelalgie, hydrogener Pruritus, Hepatomegalie
- Ko Thromben, Myelofibrose
- D Hb >16 (f) resp. 16.5g/dl (m), EPO↓
- DD ▶ sek. Polycythämie (EPO↑)
- T Aderlass, ASS, HU, Ruxolitinib

Essentielle Thrombozythämie
- E f>m, bimodal 30/60J
- Ä in 60% JAK2-Mutatation
- Tz ↑↑, aber zT Funktionsverlust
- K Thromben u. Blutungen
- D Tz persistierend > 450 G/L
- T ASS, Hydroxyurea (HU)

(Primäre) Myelofibrose (MF)
- E 60–70J.
- Ä TGFß ex entarteten MKZ
- P Km-Fibrose verdrängt Blutbildung (zB in Milz / Leber)
- K Mega-Milz, Hepatomegalie
- D „Punctio sicca" b. Km-Punktion → Km-Biopsie notwendig
- T HSCT (Fibrosierung reversibel!)

JAK2, MPL o. Calretikulin +/-

Chronische myeloische Leukämie (CML) (BCR/ABL+)
- E m>f, 40–60 J.
- Ä t(9;22) → bcr-abl-Fusionsgen mit Tyrosinkinaseaktivität
- P Myeloblasten↑ n/e/bGZ ↑↑
- K chronische Phase → Akzeleration → Blastenschub
- D Lc ↑↑, bGZ ↑, LAP(-) [3]
- T – Chronisch: Tyrosinkinaseinhibit.
  – Im Blastenschub: wie AML

Weitere MPN
- Chronische Neutrophilenleukämie
- Chronische Eosinophilenleukämie

MPN/MDS-Overlapsyndrome
- Chronische myelomonozytäre Leuk.
- Atypische CML (BCR/ABL-)
- Juvenile myelomonozytäre Leukämie
- MDS/MPN mit Ringsideroblasten u. Thrombozytose

Aus myeloischer Reihe

myelodysplastische Syndrome

Myelodysplastische Syndrome (MDS)
- E M>F, ø 70J
- Ä de-novo; RF: Chemikalien (Benzene), Rauchen, positive FA
- P 10% Dysplasie in ≥1 Zellreihe; unterschiedliche Subtypen
  5q-Deletion ist per Def. MDS
- D Zytopenie peripher, Hepatosplenomegalie (Abbau↑ der „fehlerhaften" Zellen)
- T abhängig vom Risikoprofil
- Pr Risikogruppen basieent auf IPSS-R nach: Karyotyp, Blastengehalt, Hb-Wert, Tz-Anzahl, Neutrophilenzahl o. **bestimmte zytogenetischen Abnormalitäten**

Subtypen zB:
- MDS mit Ringsideroblasten
- MDS mit unilineärer Dysplasie
- MDS mit multilineärer Dysplasie
- MDS mit isolierter del(5q)
- MDS nicht weiter klassifizierbar

Bei Blastenanstieg: Übergang in Leukämie möglich

akute Leukämie

Akute myeloische Leukämie (AML)
- E jedes Alter möglich, häufiger b. Älteren
- Ä RF: MDS, Cx, Rx, Genetik (Trisomie 21) ua.
- P > 20% Blasten in KM o. Blut
- D Histologie, Zytogenetik, Zytologie, Zytochemie, Laborwerte
- T Cx-Therapie, ggf. HSCT, je nach Subtyp
- Pr je nach Entität

Subtypen zB:
- AML mit Keimbahnmutation (Mutation in CEBPA-Gen)
- AML mit rekurrenten genetischen Abnormalitäten
- AML aus MDS
- AML therapieassoziiert
- AML, nicht weiter klassifizierbar

Spezialfall:
Akute Pro-Myelozyten Leukämie (APML)
- E 5% der AML, va bei Jüngeren
- Ä Translokation: t(15;17) → Retinoid-Rezeptor-Mutation
- D Promyelozyten im Blut
- Ko DIC, Fibrinolyse
- T Vit.-A-Gabe uU kurativ! (triggert Blastenmaturierung)

Akute lymphatische Leukämie (ALL)[4]
Syn.: Akute Lymphoblasten-Leukämie
- P ensteht aus lymphatischer (Prä-B/Prä-T) Precursor-Zelle (streng genommen nur, wenn primär in KM entstehend, dann = B/T-ALL; wenn peripher dann = lymphoblastisches Lymphom, ggf. mit sekundärem Km-Befall)
  ~ 80% B-ALL: Kleinkinder, idR ex Km
  ~ 20% T-ALL: KiJu, idR ex Peripherie
- D Immunphänotypisierung!
- T multiple Cx über Jahre
- Pr Genotyp ausschlaggebend, b. Ki: Remissionsrate ~90%.

Aus lymphatischer Reihe

Sonstige

Mastozytose
- E jedes Alter
- Ä klonale Prolif. von Mastzellen
- K Urticaria pigmentosa – Histamin vermittelt

Histiozytäre u. dendritische Zell-Neoplasien
- E sehr selten
- P ex Histiozyten (gewebsständige Makrophagen) oder Langerhans-Zellen (APCs der Haut); oft iF BRAF-Mutation
- Langerhans-Zell-Histiozytose: disseminiert o. limitiert auf 1 Organ, zB
  – Knochen: Kinder (<3 J., m>f)
  – Pulmonal: Ältere (idR Raucher)
  – Haut: häufig ekzematös
- Histiozytäres Sarkom
  Ex reifen Histiozyten, lokal begrenzt (Haut, LK, Darmtrakt)
- T zT BRAF-Inhibitoren

Spotlight: Hämatologische Neoplasien mit sekundärem Knochenmarks-Befall, oder: der Sinn einer anatomischen Einteilung

Ein grosser Teil der *lymphatischen* Neoplasien entsteht im Gegensatz zu den oben genannten myeloischen Neoplasien (MPN, MDS, AML etc.) primär ausserhalb des Km, idR in Lymphknoten. Ihre Vorläuferzellen entstammen jedoch im weitesten Sinne dem Km. Einige unter ihnen befallen im Krankheitsverlauf regelmässig das Km (= sekundärer, „rückwärtiger" Befall), Beispiele sind:
▶ Chronische lymphatische Leukämie (Kap. 19)   ▶ Haarzellleukämie (Kap. 19)   ▶ Multiples Myelom (Kap. 19)   ▶ Lymphoplasmozytisches Lymphom (Kap. 19)

Diese didaktisch nützliche, anatomische Sichtweise ist historisch bedingt; sie trennt lymphatische Neoplasien mit Km- u./o. Blutbeteiligung (=Leukämie), von solchen, die als Masse vorliegen (Lymphom). Es wurde jedoch zusehends klar, dass jedes „Lymphom" sich uU zu einem leukämischen Bild entwickeln kann u. jede „Leukämie" gelegentlich mit einer Massenläsion auftreten kann. Zudem können neue Methoden nachweisen, dass für das Therapieansprechen entscheidend die genetische Ausstattung der Tumorzelle ist u. nicht der Ort. Neue Klassifikationen teilen daher weniger nach Lage, sondern nach Art der Tumor-Ursprungszelle ein (anhand Morphologie, Immunphänotyp u. Zytogenetik). IdF wurden einige bisher als unterschiedlich betrachtete Entitäten zu einer Diagnosegruppe zusammengefasst. (zB B-ALL u. prä-B-Zell-Lymphoblasten-Lymphom: beide enstehen aus Precursor B-Zelle, einmal im Km, einmal in Lymphknoten).

ABI	Anämie, Blutung, Infekte (=Symptome b. Km-Befall)	DLBCL	Diffuse large B-cell lymphoma
APC	Antigenpräsentierende Zelle	HSCT	Hematopoetic stem cell transplantation (autolog o. allogen)
ASS	Acetyl-Salicyl-Säure	HU	Hydroxyurea
BS	Blastenschub	ITP	Idiopathische thrombozytopenische Purpura
CEPBA	CCAAT/enhancer binding protein alpha	IPSS-R	Revised International Prognostic Scoring System
Cx	Chemotherapie	Km	Knochenmark
LAP	Alkalische Leukozytenphosphatase[3]		
MDS	Myelodysplastische(s) Syndrom(e)		
MKZ	Megakaryozyten		
MPN	Myeloproliferative Neoplasie(n)		
NSD	Nebenschilddrüse		
Rx	Radiotherapie		

18.4 · PathoMap Knochenmark und Thymus

Thymus

Congenital

DiGeorge-Syndrom
- Ä Mikrodeletion auf Chr. 22
- P gestörte Entwicklung der 3. u. 4. Schlundtasche (Nebenschilddrüse fehlt auch!)
- K „CATCH 22": *cardiac anomalies, anomalies of face, thymusaplasia, cleft, hypocalciemia*

Thymus-Zysten
- P Versprengung von Thymusepithel o. -mesothel während embryonalem Deszensus
- K idR asymptomatisch
- DD erworbene Thymuszysten (iF nekrotisierender Prozesse o. mediastinaler Raumforderung)

Infektiös / Inflammat.

Lymphofollikuläre Thymitis
- Ä assoziiert mit Myasthenia gravis, SLE, Rheumatoider Arthritis, Morbus Basedow
- Mi Ausbildung von B-Zell-Follikeln (gibt es sonst nicht in Thymus!)

Stressinvolution
- Ä viraler o. bakterieller Infekt, Sepsis
- Mi im Akutstadium zahlreiche Nekrosen u. Apoptosen

Neoplasie

benigne

Thymom
- E selten, Alterspeak b. 40–60 J.
- Ä häufig auf dem Boden einer chronischen lymphofollikulären Thymitis (zB b. Myasthenia gravis)
- P Entartung v. Thymusepithelien
- K lokale Kompressionssymptome, ggf. Myasthenia gravis u./o. andere Autoimmunerkrankungen
- Mi zahlreiche T-Zellvorläufer (Thymozyten). Einteilung anhand Wachstumsmuster (n. WHO)
- Pr Stadium-abh., eher schlecht. Jedes Thymom kann invasiv wachsen u. selten metastasieren; atypische Thymome zT ähnliche Prognose wie Thymus-Karzinom

maligne

Thymus-Karzinom
- E selten, Alterspeak b. 60 J.
- ÄP fliessender Übergang v. Thymom; deutlich invasiver, hf Metastasen
- K Kompressionssyndrome, meist keine Myasthenie
- Mi div. Differenzierungen möglich (zB Platten-, Drüsenepithel)
- Pr Stadium-abh., eher schlecht

T-ALL
Sobald leukämisch = eher als Km-Erkrankung zu sehen, siehe dort

DD: Raumforderung im vorderen Mediastinum (4 Ts)
- *Thymoma*
- *Terrible Lymphoma* (LK)
- *Thyroidea*
- *Teratoma* (va Ki/Ju)

Fokus: angeborene Immundefekte

T- u. B-Zellen

IgA-Mangel
- E hfgst Immundefekt (1:500–800)
- Ä oft unklar (ua HLA-Assoziationen, MSH-, TACI-Mutationen)
- P fehlender IgA-Klassenwechsel
- K symptomlos bis ↑Infektneigung (va Giardiasis); Sprue-assoziiert!
- Ko b. Bluttransfusion u./o. ivIG-Gabe anaphylaktische Reaktion auf xenogene IgA möglich!
- D Serum IgA↓, T-/B-Zellzahl norm.
- T symptomat. (Infektbehandlung)

Severe combined immunodeficiency (SCID)
- Def Dysfkt. o. Mangel an T-Zellen u. konsekutiv auch B-Zellen
- E sehr selten (1:40'000–100'000)
- Ä diverse Gendefekte bewirken T-Zell-Entwicklungsstörungen
- P Mutationen in Rezeptor-, Enzym-, Zytokin-, Interleukinegenen bewirken T-Zell-Entwicklungsstörung und ggf. weitere Organdysfunktionen
- K rezidivierende Schleimhaut-Infekte (zB Otitis media)
- Ko Sepsis
- D tiefe T- u. B-Zellzahl
- Ma Thymus klein, fibrosiert
- Mi Thymus-Retikulumzell-Follikel mit spärlich Thymozyten, keine Rinden/Mark-Zonierung

Common variable immunodeficiency (CVID)
- Def Dysfunktion von B-Zellen
- E sehr selten (1:10'000)
- Ä div. Mutationen beschrieben
- P unzureichende Keimzentrumsreaktion → Mangel an klassengewechselten Plasma- u. B-Gedächtniszellen → Ak-Mangel
- K ↑Infektneigung (bes. durch Bekapselte), Lymphadenopathie, hf Autoimmunerkrankungen
- D Hypogammaglobulinämie b. normaler T-/B-Zellzahl
- T iV Ig-Substitution

X-linked Agammaglobulinemia
Syn.: Bruton-Syndrom
- Def fehlende B-Zellen
- E sehr selten (1:250'000)
- Ä X-gelinkte Mut. in B-Zell-Tyrosinkinase → øB-Zellentwicklung
- K s. CVID
- D Hypogammaglobulinämie mit tiefer B-Zellzahl, T-Zellzahl norm.
- T iV Ig-Substitution

Hyper-IgE-/IgM-Syndrom *(Hiob)*
- E extrem selten
- Ä div. Mutationen
- K ↑Infektneigung mit zT „kalten" Abszessen (øperifokale Rötung)
- D IgE-, IgM-Serumspiegel↑
- T symptomat. (Infektbehandlung)

Phagozytose-Probleme

Chronic granulomatous disease (CGD)
- Def fehlende Bildung reaktiver Sauerstoffspezies (ROS) in Lc
- E sehr selten, meist im Kleinkindesalter diagnostiziert
- Ä AR u. X-chromosomale Mutation in NADPH Oxidase
- P ua keine H_2O_2-Produktion
- K ↑Infektneigung u. Abszesse (va durch Katalase⁺-Bakt.), granulomatöse Systemerkrankungen
- Mi zahlreiche Granulome
- T Antibiotikaprophylaxe, HSCT

Chediak-Higashi-Syndrom
- E extrem selten
- Ä AR-Mutation in LYST-Gen
- P fehlerhafter Lysosomentransport (ua in Granulozyten, Melanozyten)
- K pyogen-bakterielle Infekte u. partieller Albinismus

Migrations-Probleme

Wiskott-Aldrich-Syndrom
- E sehr selten (1:100'000)
- Ä X-gonosomale WASP-Mutation
- P fehlende Bildung der immunol. Synapse, Immunzellmobilität↓
- K Thrombopenie (→Petechien), Ekzeme u. Infektneigung
- D Thrombozyten↓, b. KM-Punktion: Myelokathexie (=viele reife Granulozyten, die nicht aus dem Km auswandern können)

Leukozyten-Adhäsions-Defizit
- E extrem selten
- Ä AR-Mutation in Integrin-Rez.
- P gestörte Leukozyten-Adhäsion u. -Diapedese
- K ausbleibende Nabelschnurseparation, zahlreiche bakt. Infekte ab Neonatalperiode
- D Diff.-Blutbild: (Lc stark erhöht), Flowzytometrie
- T HSCT

---

[1] Imitieren uU eine primäre Km-Neoplasie, wobei deren Ursache systemischer Natur o. nur das Km betreffend sein kann

[2] Beachte: MPN, MDS u. AML bilden ein Spektrum von myeloischen Neoplasien: ausgehend von erhöhtem Progenitorzell-Umsatz ist Ausreifung genügend (MPN), schlecht (MDS) o. øvorhanden (AML)

[3] Die LAP ist im normalen reifen Granulozyten vorhanden. Das hilft b. der Abgrenzung CML ↔ leukämoide Reaktion (sonstiger starker Lc-Anstieg): Lc++, nGZ++, LAP++

[4] ALL = Überbegriff für > 20% maligne lymphat. Zellen in KM o. Blut. Ursprung kann Km-Zelle sein (→ Lymphoblastische Leukämie) o. entartete periph. B-/T-Zellen (→ Lymphoblastisches Lymphom)

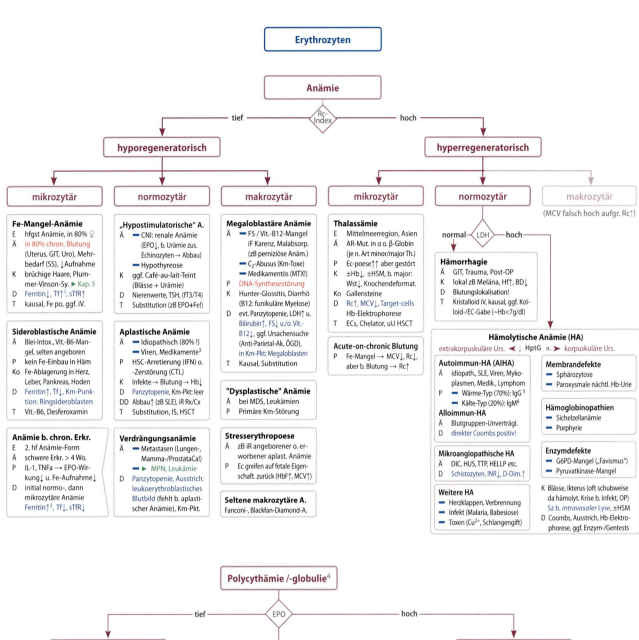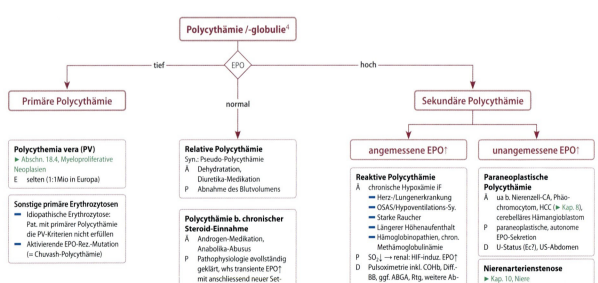

18.5 · Vertiefungsseite: Peripheres Blut

Leukozyten

Leukozytopenie

↓ Km-Produktion

Neutropenie / Agranulozytose
- Postinfektiös (iF Komplementaktivierung)
- Myelosuppression durch Chemotherapie, Radiotherapie, Immunsuppressiva, Benzol
- Medikamentös-allergische Reaktion[3]
- Verdrängungsmyelopathie d. Metastasen
- Reifungsstörung (FS-/Vit.B12-Mangel, MDS)
- Metabol. Erkrankungen (Leberzirrhose)
- Kongenital (zB Dysgenesis congenita)

N.B.: Km-Störung betrifft idR gesamte myeloische Reihe, somit b. Neutropenie oft auch Eosino-, Baso- u. Monozytopenie.

↑ peripherer Verbrauch
- Pseudoneutropenie (gesteigerter Verbrauch/Margination) durch Infekte
- Medikamente (autoimmun-vermittelt)
- Sequestration b. Hypersplenismus
- T-Zell-vermittelt: Autoimmunerkrankungen (Felty-Syndrom, SLE), maligne Lymphome, postinfektiös (EBV)
- Isoimmunneutropenie von Neugeborenen

Eosinopenie, Basopenie, Monozytopenie: Schwer zu quantifizieren, da physiologisch zT sehr tiefe Zellzahl. IdR „Begleitpenien" b. Agranulozytose (siehe oben). *Isolierte* Eosino- u. Basopenie zB bei Stress (Trauma, Schock), Cushing-Syndrom od. zB Typhus abdominalis. Seltene hereditäre Ursachen beschrieben.

Lympho(zyto)penie
- Postinfektiös
- Medikamente (Immunsuppressiva, CTC)
- Viren (Masern, HIV, va T-Lymphozytopenie)
- Autoimmunerkrankungen (SLE)
- Myelosuppression durch Chemotherapie o. Radiotherapie
- Sehr selten: hereditär
- Cushing-Syndrom, CTC, Stress

Thrombozyten

Thrombozytopenie

↓ Km-Produktion

Gestörte Megakaryopoese
▶ Knochenmark, Abschn. 18.4
- Infekte
- Aplastische Anämie, MPN
- Reifungsstörung (FS-/Vit.-B12-Mangel, MDS)
- Myelosuppression durch Chemotherapie, Radiotherapie, Benzol, Alkohol, Östrogene, Medikamente (Thiazide)
- Kongenital: zB Wiskott-Aldrich-Sy. (▶ angeb. Immundefekte, Abschn. 18.4), Fanconi-Anämie etc.
- Metabolische Erkrankungen (ua Leberzirrhose)

↑ peripherer Verbrauch

Nicht-Immunologische Destruktion/Verbauch
- Mechanische Herzklappen
- Extrakorporale Verfahren
- Schwangerschafts-assoziierte leichte Thrombozytopenie
- Mikroangiopathische Störungen (DIC, HUS, TTP, HELLP)

Immunologische Destruktion
- Idiopathische thrombozytopenische Purpura (ITP)
- Heparin-Induzierte Thrombozytopenie (HIT)
- SLE (ua APLAS) (▶ Kap. 15)
- Von-Willebrand-Syndrom IIb

Sequestration in der Milz
- Hypersplenismus b. portaler HT, hämatolog. Neoplasien, CF

Wichtige DD: „Pseudothrombozytopenie":
Labor-Artefakt (Tz-Verklumpung durch EDTA), Wiederholung mit Citrat-Blut!

Leukozytose

primäre Km-Produktion ↑

Neutrophilie — monomorphe Zellen, starke Linksverschiebung
- MPN (CML, PV)
- Hereditär

Eosinophilie
- Im Rahmen von MPN (zB CML); ist aber viel seltener als reaktive Eosinophilie (siehe rechts)

Basophilie
- Isolierte Basophilie im Ggs. zu anderen „Philien" häufiger(!) primär verursacht, (zB iR MPN: CML, PV, ET ▶ Abschn. 18.4), während reaktive Basophilie (s. rechts) seltener.

Monozytose
- Va b. *persistierender* Monozytose MPN suchen (zB Blasten im Ausstrich?)

Lymphozytose — Va monomorphe Zellen
- CLL, Marginalzonen-L., Haarzell-Leukämie

reaktive[7] Km-Produktion ↑

pleomorphe Zellen, Linksverschiebung
- Infekt
- Autoimmunerkrankung
- Medikamentös (zB Kortikosteroide)

- Allergisch (zB atopisches Ekzem)
- Infekt (va Parasiten)
- Medikamente
- Weitere[8]: Vaskulitis, Hodgkin-Ly. (reaktiv)

- Autoimmun (Colitis ulcerosa)
- Endokrinologisch (Hypothyreose)
- Infekt (Viral, Helminthen)

- Chronischer Infekt
- Autoimmun (RA, SLE)
- Splenektomie
- Neoplasie (zB Lungen-CA)

Va pleomorphe Zellen
- Infekte (viral)
- Weitere: Medis (DRESS-Syndr.), Autoimmun (RA), Endokrin (Hyperthyr.)

Blasten: Bei erhöhtem Blastenanteil müssen stets primäre Neoplasien ausgeschlossen werden. Zur Repetition: Akute Leukämie (▶ Abschn. 18.4) definiert als Blastenanteil >20% in Km o. peripherem Blut.

Thrombozytose

primäre Km-Produktion ↑

Essentielle Thrombozythämie
▶ Km-Neoplasien Abschn. 18.3
E 1:40 000

„Begleit"-Thrombozythämie
Ä iR von weiteren MPN (CML, PV)

reaktive Km-Produktion ↑

Reaktive Thrombozytose
- Nach Infektionen, OP
- Paraneoplastisch (Zytokin prod.: Thrombopoetin, IL-6)
- Nach Splenektomie, Autosplenektomie (Sichelzellanämie)
- B. Eisenmangelanämie

MAHA Mikroangiopathische hämolytische Anämie
sTfR Soluble Transferrin-Receptor
Tf Transferrin
TTP Thrombotisch thrombozytopene Purpura
[1] aber entsättigt
[2] hier Ferritin wegen Entzündung erhöht, zeigt *nicht* Fe-Speicher an!

[3] Metamizol, Thiamazol, Clozapin, Sulfasalazin
[4] Definition (WHO 2016): Hb >16.0 g/dL (F) resp. >16.5 g/dL (M o. Hämatokrit > 48 % (F) resp. > 49 % (M)
[5] Syn.: Wärme-Agglutinine
[6] Syn.: Kälte-Agglutinine. CAVE: nicht mit Cryoglobulinen(-ämie) verwechseln (= Immunglobuline, die b. tiefer T° *mit sich selbst*

verklumpen). Bei beiden jedoch transienter Verschluss kleiner Gefässe möglich (→ Akrozyanose, Raynaud-Syndrom ▶ Kap. 3).
[7] Dies auch als *leukämoide Reaktion* bezeichnet
[8] Hypereosinophilie möglich zB b. Kardiomyopathie, Hepatosplenomegalie, pulmonaler Eosinophilie (▶ Kap. 2), Thromboembolien (Cholesterie-Embolus) etc.

Sekundäre lymphatische Organe

Christine Greil (Klinikerin), Anna Verena Frey, Maximilian Seidl (Pathologen)
unter Mitarbeit von: *Thomas Cerny, Kirill Karlin*

19.1 Die Sicht des Klinikers – 132

19.2 Die Sicht des Pathologen – 132

19.3 Knowledge-Bites – 133

19.4 PathoMap – 134

19.1 Die Sicht des Klinikers

Fokus: Der Lymphom-Patient

Anamnese u. Leitsymptome

- Kurzer Verlauf (Tage – Wo.) b. hochmalignen Lymphomen, langsamer Verlauf (Wo. – Mo.) b. niedrigmalignen.
- Leitsymptome: schmerzlose LK-Schwellung (Abb. 4) u. B-Symptome: Fieber, Nachtschweiss, Gewichtsverlust.
- Evt. unspezifische Allgemeinsymptome wie Schwäche, Leistungsabfall, Infektanfälligkeit.
- Komplikationen b. ausgedehnten Lymphomen möglich: abdominell (Schmerzen, Ileus, Harnaufstau), mediastinal (obere Einflussstauung durch Kompression der Vena cava superior).

Klinische Untersuchung

- LK-Schwellung: derb, unverschieblich, sz-los? (Abb. 4).
- Hepatosplenomegalie (auch b. Lymphomen möglich!).
- Anzeichen für Knochenmarksbefall? (zB Blässe iF Verdrängungsanämie, Petechien iF Thrombozytopenie). N.B.: Knochenmarksbefall wichtiges Diagnosekriterium zur Abgrenzung zB zwischen *lymphoblastischem Lymphom* u. *akuter lymphatischer Leukämie*).
- Hinweise auf Organmanifestationen/-infiltration? zB Exanthem (*kutanes Lymphom*), neurologische Ausfälle (*zerebrales Lymphom*), Übelkeit/Erbrechen (*GIT-Lymphom*), Dyspnoe/Husten (*Lymphom der Lunge/Pleura*), pathologische Frakturen (durch Osteolysen b. ossärem Befall) N.B.: Organmanifestationen auch isoliert ohne Lymphadenopathie möglich = primär extranodales Lymphom.

Zusatzuntersuchungen

- Labor: Differentialblutbild, Gerinnungsstatus, LDH, BSG, β_2-Mikroglobulin, Harnsäure, Leber-, Nierenwerte, Eiweißelektrophorese/Immunfixation (*monoklonale Gammopathie?*), Virusserologien (CMV, EBV, HIV, HBV, HCV).
- Biopsie u. Histologie: Lymphknoten, ggf. Knochenmark (zur Ausbreitungsdiagnostik, b. jedem neu diagnostizierten Lymphom) bzw. entsprechendes Organ b. Vda Befall.
- Bildgebung: Thorax-Röntgen, Abdomen-Sonographie; ggf. CT/MRT (falls Sono nicht beurteilbar, zB mediastinal, retroperitoneal); PET-CT nach Therapie zw. Differenzierung aktives Lymphom ↔ inaktives Residuum; b. neurologischen Symptomen cMRT u. Liquorpunktion.
- Weitere Diagnostik zur Therapieplanung u. Überwachung unter Therapie: zB Echokardiographie (*toxische Kardiomyopathie?* ▶ Kap. 4, Herz), Lungenfunktionsprüfung (zB *interstitielle Fibrose* nach Bleomycin?) etc.

19.2 Die Sicht des Pathologen

Ausgangslage: Entstehung der spezifischen Abwehr & Blutmauserung

- Lymphknoten (LK) sind die „Kontrollstationen" der Abwehr. In ihnen präsentieren Abwehrzellen, die vom „Patrouillenritt" durch die Körperperipherie zurückkehren, zu bekämpfende Antigene an unreife Lymphozyten.
- Der Zellumsatz in der folgenden Affinitätsreifung (sog. Keimzentrumsreaktion, Abb. 1) kann uU als *reaktive Lymphadenopathie* wahrgenommen werden. Sie ist zugleich Boden für die Entstehung von Neoplasien. Je nach entarteter Ursprungszelle entstehen verschieden „reife" Lymphome.
- Erregerausbreitung in den LK verursacht eine *Lymphadenitis*.
- Die Milz hat eine Doppelfunktion: einerseits ist die *weisse Pulpa* eine Art immenser LK, der auf im Blut zirkulierende Antigene reagiert; andererseits übernimmt die *rote Pulpa* das Aussortieren veralteter Blutzellen (sog. Blutmauserung).

Diagnostik

- Die Pathologie erhält va LK-Biopsien o. -Resektate (besser, da geringere Sampling-error-Gefahr), seltener Milzpräparate/-biopsate im Rahmen eines Stagings.
- Zentraler Schritt: histologische Beurteilung der mikroanatomischen Kompartimente (Follikel, Interfollikulärareale, Sinus etc.); davon ausgehend ggf. weiterführende immunhistochemische/molekularpathologische Analysen.
- Unterscheide zwei Muster: *Betonung* von LK-Strukturen ohne Strukturverlust (zB follikuläre o. interfollikuläre/parakortikale Hyperplasie, siehe Abb. 2) = a.e. reaktiv; versus *Verlust* von LK-Strukturen = a.e. neoplastisch.
- Bei Vorliegen granulomatöser Entzündung: denke an infektiöse, rheumatologische o. (para-)neoplastische Ursachen.

Besonderheit: Lymphomentstehung

- Lymphom = abnorme klonale Lymphozyten-Proliferation.
- B-Zell-Lymphome sind häufiger als T-Zell-Lymphome u. mit dem Alter zunehmend. Grund dafür: Affinitätsreifung der B-Zellen (somatische Hypermutation, Ig-Klassenwechsel) verursacht *physiologische* DNA-Doppelstrangbrüche. Als „Betriebsunfall" können Gen-Translokationen auftreten. Wenn als „Super-GAU" dadurch eine sog. *Driver-Mutation* (▶ Kap. 1, Grundprinzipien d. Onkologie) entsteht, ist die Grundlage für ein Lymphom gelegt. Durch Erwerben weiterer Gendefekte kann ein niedrig-malignes Lymphom in aggressivere Varianten übergehen (sog. „Richter-Transformation").
- Jedes Lymphom kann b. Ausschwemmung ins Blut einen leukämischen Verlauf nehmen! (zB *CLL*)

Schwierige Stellen

Die Einteilung der Lymphome erfuhr in den letzten 50 Jahren stetigen Wandel; die rein deskriptiv-histologischen Anfänge wurden mit neuen Erkenntnissen zu Klinik, Immunophänotyp u. zuletzt Molekulargenetik vereint. Die aktuelle WHO-Klassifikation bedient sich daher all dieser Elemente. Die historische Unterscheidung Hodgkin-/Non-Hodgkin-Lymphom (NHL) bleibt aufgrund unterschiedlicher Pathogenese bestehen. Die NHL können weiter in B- resp. T-/NK-NHL unterteilt werden. Im Weiteren wird zwischen *unreifen* (von Precursor-Zellen abstammenden) u. *reifen* (nach Antigen-Kontakt entarteten) NHL unterschieden. *Reife* NHL werden erneut unterteilt in *kleinzellig* (~eher differenziert) u. *blastär* (~eher entdifferenziert, ähneln Precursoren). Aufgrund der raschen Zellteilung sind *unreife* NHL u. *reife blastäre* NHL klinisch schnell progredient u. verlaufen unbehandelt letal (daher „hochmaligne", „aggressiv"); dafür sind sie mittels intensiver Chemotherapie zT heilbar. *Reife, kleinzellige* NHL zeichnen sich durch langsame klinische Progredienz aus (daher „niedrigmaligne"), ihre Therapie ist symptomatisch.

19.3 · Knowledge-Bites

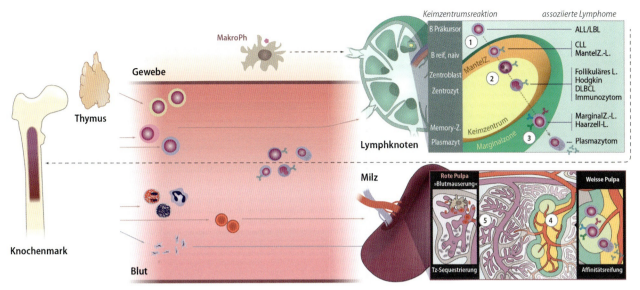

Abb. 1 Prozessierung von peripheren Blutzellen in Lymphknoten (LK) u. Milz. Im LK durchläuft die Präkursor B-Zelle eine positive u. negative Selektion u. wird zur reifen B-Zelle **(1)**. Diese wandert ins Keimzentrum und erfährt eine Affinitätsreifung mittels somatischer Hypermutation u. Ig-Klassenswitch-Rekombination **(2)**, es resultieren langlebige Gedächtnis- u. Plasmazellen. In der Marginalzone folgen erneut Ig-Klassenswitch-Rekombinationen **(3)**, wodurch kurzlebige Plasmazellen entstehen. Gleiches findet in der weissen Pulpa der Milz statt **(4)**, in der roten Pulpa **(5)** werden alte Ec u. Tz abgebaut. (©Cerny, Karlin, 2018 [19.1])

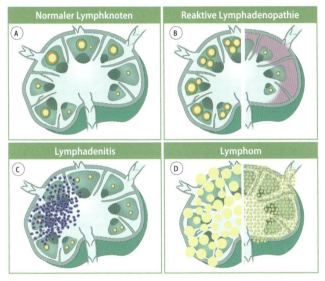

Abb. 2 Grundformen von LK-Veränderungen. **(A)** Normaler LK mit Cortex (=B-Zone), Paracortex (T-Zone) u. Mark. **(B)** Reaktive Lymphadenopathie: follikuläre vs. paracorticale Hyperplasie. **(C)** Infekt des LK. **(D)** Neoplasie des LK mit follikulärem und/oder diffusem Befall. (©Cerny, Karlin, 2018 [19.2])

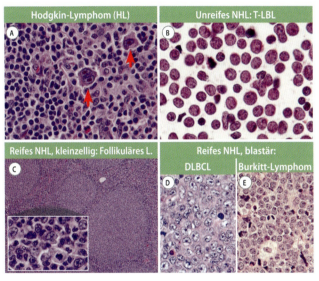

Abb. 3 Vier Lymphom-Engramme: **(A)** Zahlreiche reaktive Entzündungszellen um wenige Tumorzellen (rote Pfeile). **(B)** Unreif: runde, uniforme Blasten. **(C)** Reif: »kleinzellige« Tumorzellen (Zytoplasma↑). **(D)** Blastäre Tumorzellen (gross, markante Nukleoli). **(E)** „Sternenhimmelmuster" durch phagozytierende Makrophagen.

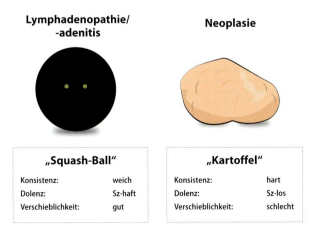

Abb. 4 Engramm zur (groben!) klinischen Beurteilung von Lymphknotenveränderungen. (©Cerny, Karlin, 2018 [19.3])

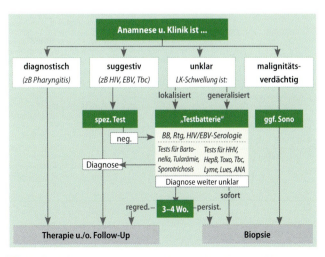

Abb. 5 Abklärungsgang von Lymphknoten-Schwellungen. Abkürzungen: BB= Blutbild; HHV= Humane Herpesviren (zB HSV1 u. 2, EBV, CMV).

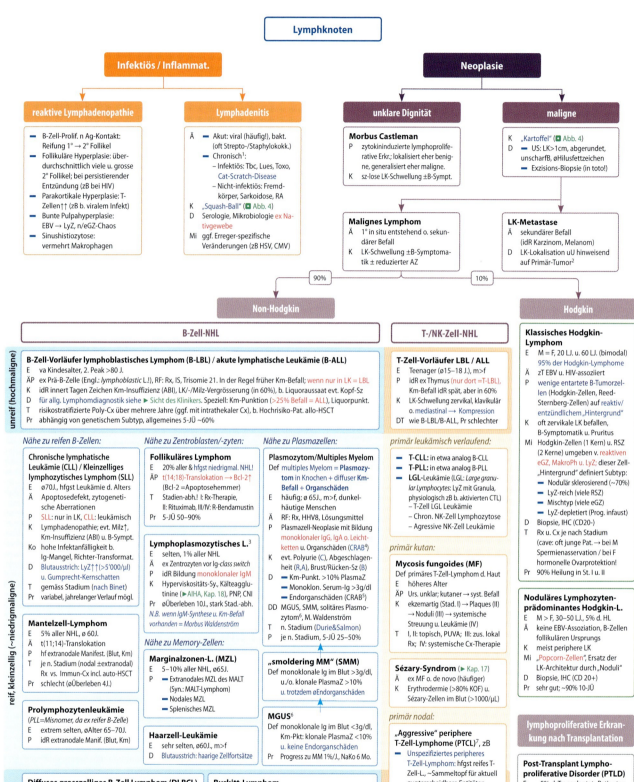

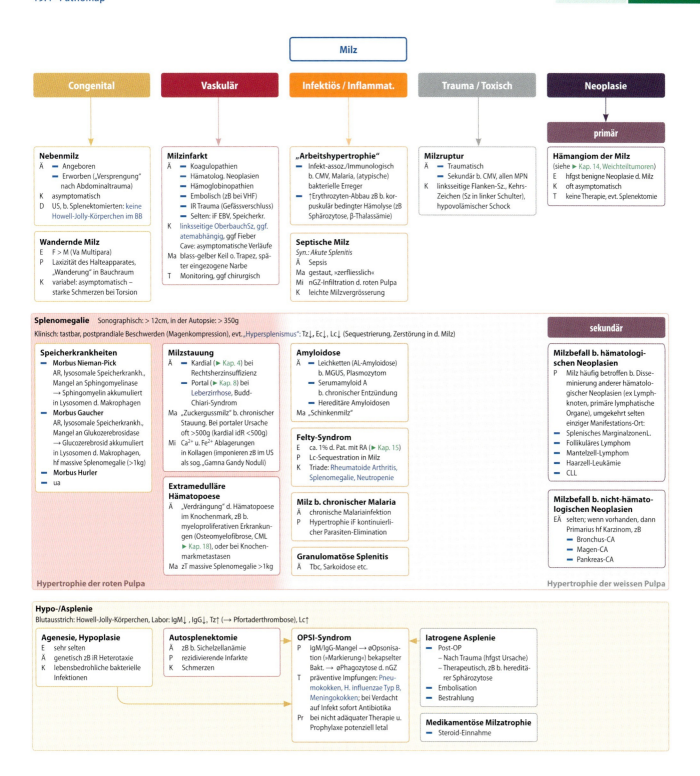

Hypophyse und Nebenniere

Roman Trepp (Kliniker), Ekkehard Hewer, Aurel Perren (Pathologen)
unter Mitarbeit von: *Thomas Cerny, Kirill Karlin*

20.1 Die Sicht des Klinikers – 138

20.2 Die Sicht des Pathologen – 138

20.3 Knowledge-Bites – 139

20.4 PathoMap – 140

20.1 Die Sicht des Klinikers

Anamnese inklusive Leitsymptome
- Kopfschmerzen, uni-/bilaterale Hemi-/Quadrantenanopsie (*salläre Kompression*)?
- Menstruationsstör., Galaktorrhö, Libidoverlust (*Hyperprolactinämie*)?
- Gelenkschmerzen, Kiefergelenks- u. Gebissmalokklusion, Schwitzen, Karpaltunnelsyndrom, Zunahme der Ring-/Handschuh-/Schuhgrösse (*Akromegalie*)?
- AZ-Verschlechterung, proximal betonte Myopathie, Ekchymosen, Osteoporose, Thromboembolie, „metabolisches Syndrom" (*Cushing*)?
- Hyperthyreosezeichen (*TSH-om*, eine Rarität)?
- Müdigkeit, verminderte Leistungsfähigkeit, proximal betonte Myopathie (*Hypopituitarismus*)? Status nach komplizierter Geburt (*Sheehan-Syndrom*)?
- Polyurie u. Polydipsie, auch nachts (*Diabetes insipidus*)?
- Therapieresistente arterielle Hypertonie (*Conn-Syndrom, Phäochromozytom*)? Chronische/rezidivierende Hypokaliämie (*Conn-Syndr.*)? Anfälle mit Palpitationen, Zittrigkeit, Blässe, KopfSz, Diaphorese (*Phäochromozytom*)?
- Mädchen mit männlichem Phänotyp, Pseudopubertas praecos, ± Salzverlustsyndrom (*Adrenogenitales Syndrom*)?

Klinische Untersuchung
- Klinische Präsentation kann stark variieren (Abb. 5). Stigmata der Erkrankungen oft nur leicht ausgeprägt.

Zusatzuntersuchungen
- „Zuerst Biochemie, dann Bildgebung" (Inzidentalome!).
- Hypophysenlabor: Nüchterncortisol, 24h-Cortisolurie, Mitternachtspeichel-Cortisol; fT4/fT3 + TSH; Testosteron bzw. Östradiol + LH/FSH; IGF-1 + GH; Prolactin, Natrium u. Osmolalität zeitgleich in Serum u. Urin.
- Stimulationstests: zB ACTH (Syn. Synacthen®-Test) (*NNR-Insuffizienz*), GHRH/Arginin (*GH-Mangel*), CRH-Test (*Adenohypophyse-Insuff., Morbus Cushing*).
- Suppressions-/Belastungstests: zB Dexamethason (*Hypercortisolismus*), NaCl-Belastungstest (Syn.: Aldosteron-Suppressionstest) (*Hyperaldosteronismus*), Glucose (*Akromegalie*).
- Toleranztest: Insulintoleranztest (*Adenohypophyse-Insuff.*).
- Bildgebung: MRI Sella (*Tumoren d. Adenohypophyse*), MRI/CT Nebennieren (*Tumoren d. Adenohypophyse*), MIBG-Szintigraphie (*Phäochromozytom, Neuroblastom*).
- Molekulargenetik (*Adrenogenitales Syndrom*).

20.2 Die Sicht des Pathologen

Hypophyse
- *Ausgangslage*: Neben Hypophysenadenomen kommen auf engem anatomischem Raum eine Vielzahl neoplastischer u. nicht-neoplastischer Raumforderungen vor, die sich klinisch u. bildgebend oft ähnlich präsentieren.
- Autoptisch sind Hypophysenadenome ein häufiger Zufallsbefund, die Zahl der wegen funktioneller Aktivität o. raumforderndem Effekt symptomatischen Tumoren ist sehr viel geringer.
- *Diagnostik*: Die Klassifikation von Hypophysenadenomen beruht auf der jeweiligen Hormonproduktion (diese ist auch immunhistochemisch nachweisbar).
- *Besonderheit Begleithyperprolaktinämie*: Dopamin aus dem Hypothalamus hemmt physiologischerweise die Prolaktinsekretion aus der Adenohypophyse. Schäden an dopaminergen Neuronen des Hypothalamus o. am Hypophysenstiel führen durch Wegfall der Inhibition zum Prolaktinanstieg. Dopaminrezeptor-Antagonisten können diesen Effekt auch auslösen (zB Risperidon u. Haloperidol).

Nebenniere
- *Ausgangslage*: In der Nebenniere werden Steroidhormone (Rinde) u. Katecholamine (Mark) gebildet. Klinisch stehen Über- u. Unterfunktionen im Vordergrund. Überfunktionen sind durch Tumoren (Rinde u. Mark) o. Hyperplasien (Rinde) bedingt. Hyperplasien der Rinde kommen im Rahmen idiopathischer und familiärer Syndrome vor. Ferner werden Hyperplasien durch die Überstimulation der hypothalamisch- hypophysären Achse verursacht.
- *Diagnostik*: Der Pathologe untersucht resezierte Tumoren/Hyperplasien, die Hauptaufgabe ist der Ausschluss eines malignen Geschehens. Dies ist für *Phäochromozytome* in Abwesenheit von Metastasen schwer möglich, für Nebennierenrindenkarzinome bestehen diagnostische Malignitätsscores wie der Weiss-Score (Verlust heller Zellen/fibröse Bänder/erhöhte Mitoserate/atypische Mitosen/ Kernatypien/ Kapseldurchbrüche).
- *Besonderheit*: B. *Phäochromozytomen* ist das Erkennen von hereditären Formen wichtig. Mutationen im Succinat-Dehydrogenase-Gen sind mit hereditären Phäochromozytomen assoziiert und können immunhistochemisch identifiziert werden (SDHB-Färbung).

Schwierige Stellen

Die korrekte biochemische Diagnosestellung von relevanten hypophysären/adrenalen Pathologien ist aufgrund ihrer Seltenheit (=niedrige Vortestwahrscheinlichkeit) b. gleichzeitig häufig auftretenden Inzidentalomen eine Herausforderung. Als Lösungsansatz gilt: **Screeningtest → Bestätigungstest → Lokalisationsdiagnostik** (Störfaktoren wie zirkadiane Rhythmik der Hormonsekretion, Stress, Medikamente etc. müssen dabei standardisiert werden). Die wichtigsten Beispiele sind:

Hypercortisolismus: Screening m. Mitternachtspeichel-Cortisol/24h-Cortisolurie → Dexamethason-Suppressionstest → Lok. zB mit MRI
Nebenniereninsuffizienz: Screening m. Morgen-Cortisol u. ACTH → Bestätigung m. ACTH-Stim.test (Synacthen®) → Lok. zB mit MRI
Hyperaldosteronismus: Screening m. Aldosteron/Renin-Quotient → Bestätigung m. NaCl-Belastungstest → Lok. m. CT/MRI
Phäochromozytom (Ausnahme von der Regel): Screening *und* Bestätigung m. Plasma- o. 24h-Urin-Metanephrine → Lok. mit CT/MRI

20.3 · Knowledge-Bites Hypophyse u. Nebenniere

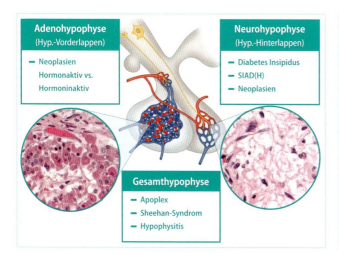

Abb. 1 Vereinfachter Aufbau der gesunden Hypophyse und dazugehörige Pathologien. (Histologie-Bilder ©PathoPic)

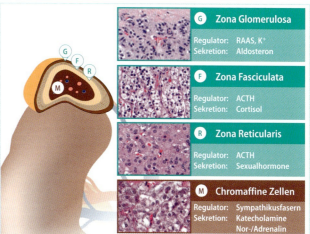

Abb. 2 Aufbau der gesunden Nebenniere. Vereinfachte Darstellung der Regulatoren der verschiedenen Zonen und der von ihnen sekretierten Hormonen. RAAS: Renin-Angiotensin-Aldosteron-System.

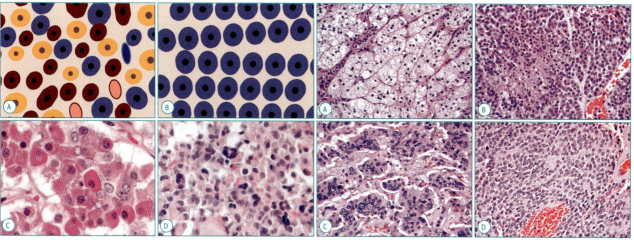

Abb. 3 Normale Adenohypophyse (**A u. C**) vs. Tumoren der Hypophyse (**B u. D**). Etwas kontraintuitiv sind bei der Hypophyse die Tumoren sehr monoton, im Kontrast zum gesunden Organ (sieht pleomorph aus). (Histologie-Bilder ©PathoPic)

Abb. 4 Tumoren der Nebenniere im Vergleich: **A)** NNR-Adenom. **B)** NNR-Karzinom mit typisch monotoner Zellpopulation; Nekrosen sind hier hilfreiche Hinweise auf Malignität. **C)** Phäochromozytom (NNM) mit typischen Zellnestern. **D)** Neuroblastom (NNM) mit *„small blue round cells"*

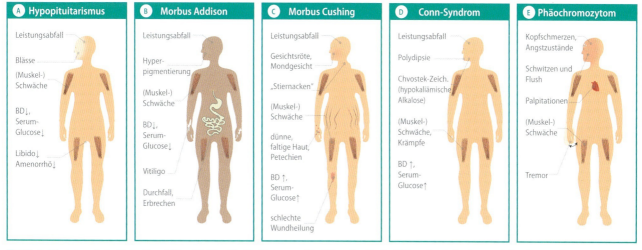

Abb. 5 Engrammatische Gegenüberstellung häufiger Überfunktions respektive Mangelzustände. CAVE: In der Realität können die Syndrome viel weniger ausgeprägt erscheinen! Die Patienten sind also schwerer zu erkennen, als die Engramme hier suggerieren. (©Cerny, Karlin, 2018 [20.1])

Kapitel 20 · Hypophyse und Nebenniere

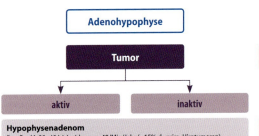

Adenohypophyse

Tumor

aktiv

Hypophysenadenom
- E F > M, 20–40 LJ, Inzidenz ca. 40/Mio/Jahr (~15% d. prim. Hirntumoren)
- Ä zB Mutationen im GNAS-Gen (codiert für stimulatorisches G-Protein)
- P – Klinisch-laborchemisch: Hormon-aktiv vs. -inaktiv[1]
    – MRI: Mikro- (<1cm) vs. Makroadenom (>1 cm), intra-/supra-/parasellär, Lage zum Chiasma opticum u. Hypophysenstiel
- K – Masseneffekt (durch Makroadenom): Kopfschmerzen, bitemporale Hemianopsie (idR ab >2cm), Hypopituitarismus
    – Wenn Hormon-aktiv: ggf. spezifische Hormonwirkungen
- Ko ► Hypophysen-Apoplex
- D MRI Sella: scharf begrenzt, verdrängend wachsend, selten invasiv
- Mi zytologisch ähnlich Zellen der normalen Adenohypophyse, aber nur ein Zelltyp, aufgehobene Architektur (Abb. 3)
- T Resektion, solange ⌀Sinus-cavernosus-Einbruch /Karotis-Ummauerung

Lactotrophes Adenom 45%
= Prolaktinom
- P produziert Prolactin
- K Hypogonadismus (Menstr.-störungen b. Frau, Libidostör. b. Mann); Galaktorrhö
- D Prolaktin (ggf. Ausschluss Makroprolaktin)
- T Dopamin-Agonisten

Somatotropes Adenom 20%
= Gigantismus/ Akromegalie
- P produziert GH (=Somatropin):
    – Kind./Ju.: Gigantismus iF offener Wachstumsfugen
    – Erw.: Akromegalie
- D Suchtest IGF-1, Bestätigung: oraler Glucosesupp.test (Gluc → GH↓)
- T OP b. Persistenz/Rezidiv; Somatostatin-Analoga ± Pegvisomant ± Radiotherapie

Corticotropes Adenom 10%
= Morbus Cushing
- P produziert ACTH
- K Cushing-Syn. (Abb. 5C)
- D 1. Hypercortisolismus: (► nächste Seite)
     2. Lokalisation: ACTH, evt. CRH-Stimul.test, MRI, IPSS
- T ua OP, b. Persistenz Radiotherapie, Pasireotid

Thyreotropes Adenom <1%
= TSH-om
- P produziert TSH
- K sekundäre Hyperthyreose (► Kap. 21, Schilddrüse)
- D TSH, fT4, fT3, alpha-subunit, MRI Sella, ev. TRH-Stimulationstest ± T3-Suppressionstest
- T OP, Somatostatin-Analoga, Radio.th., Thyreoidektomie

inaktiv

Nicht-funktionelles Adenom 25%
- K je nach Grösse (siehe oben)
- D MRI Sella; laborchemisch/klinisch keine nachweisbare hormonelle Sekretion
- Mi zT IHC-Expression von FSH/LH (= gonadotropes Adenom), seltener auch von anderen Hormonen
- T OP b. >1 cm u. Wachstumstendenz, va wenn in der Nähe des Chiasma opticum

Hypophysen-Karzinom <1%
- Def Diagnose setzt Metastasierung voraus
- E extrem selten
- P zT. funktionell (va Prolactin, ACTH)

Gesamthypophyse

Vaskulär

Hypophysen-Apoplex
- Ä meist iR Hypophysenadenom
- P plötzliche Hämorrhagie in die Hypophyse
- K Kopfschmerzen, Gesichtsfeldeinschränkungen
- T ggf. chirurg. Dekompression

Sheehan-Syndrom
Syn.: Postpartaler Hypopituitarismus
Engl.: Pituitary infarction
- Ä starker peri-/postpartaler Blutverlust/Hypotonie
- P Grössenzunahme d. Adenohypophyse während Schwangerschaft. Bei Hypotonie: Infarkt der Adenohypophyse
- K Anorexie, Gewichtsverlust, Lethargie, HypoNa+; ►HypoPit
- D sofort: NNR-Insuffizienz? Im Verlauf: weitere Hormondefizite?
- T Hormonersatztherapien, siehe ► Hypopituitarismus

Metabolisch

Hereditäre Hämochromatose
- P Eisenablagerung in Hypophysenzellen, FSH/LH-Mangel am häufigsten
- K sekundärer Hypogonadismus
- T Phlebotomie

Infektiös / Inflammat.

Autoimmun-Hypophysitis
Syn.: Lymphozytäre Hypophysitis
- Ä – Autoimmun (va peri-/postpartal)
    – Immunmodulierende Chemotherapeutika (zB CTLA-4-Blocker)
- P LyZ-Infiltrat; initial: Masse (DD: Adenom), im Verlauf: Atrophie
- K starke Kopfschmerzen

Granulomatöse Hypophysitis
- – Granulomatose mit Polyangiitis (Wegener) ► Kap. 3, Gefässe
- – Sarkoidose, Tuberkulose

IgG4-assoziierte Hypophysitis
- Mi IgG4-Plasmazell-Infiltrate (andere Organe idR auch befallen)

Tumor

nicht-neoplastisch

Rathke-Zyste
- P Zysten ausgehend von Rathke-Tasche (embryonale Vorläuferstruktur der Adenohypophyse)
- K ggf. Kompressionssymptome
- T Operation falls Grösse problematisch (zB Kompression d. Chiasma opticum)

neoplastisch

Kraniopharyngeom
- E idR Kinder 8–15 LJ.
- P ex Rathke-Tasche u. Resten, häufig suprasellär
- K Masseneffekt: Kopfschmerzen, Sehstörungen, Wachstumsretardierung, Diabetes insipidus
- Ko häufig: Ausfall Adeno- u. Neurohypophyse
- D „Hypophysenlabor" (siehe ► Abschn. 20.1), MRI
- Mi 2 Typen: adamantinös, papillär
- T chirurgisch (oft Rezidiv)

Metastasen
- E in bis zu 3% der metastasierenden CA-Leiden (Autopsie-Studien)
- Ä Bronchus-CA, Mamma-CA, Lymphom
- P idR inaktiv
- T idR keine Therapie

Seltene Tumoren
- – Langerhanszell-Histiozytose der Hypophyse
  Vgl. ► Kap. 18, Primäre lymphatische Organe u.
  ► Kap. 16, Knochen u.
  ► Kap. 2, Respirationstrakt
- – Keimzell-Tumoren

Neurohypophyse

Multifaktoriell

Diabetes insipidus (DI)
- Ä centralis vs. renalis
- K Polyurie, Polydipsie
- D Serum-Na+↑, Urin hypoosmolar Dursttest, Copeptin+NaCl 3 %-Belastungstest

Diabetes insipidus centralis
- Def ADH ↓ b. Sekretionsstörungen
- Ä – Posttraumatisch
    – Destruktiver Tumor
    – Entzündung
    – Iatrogen (Trauma Hypophysenstiel)
    – Alkohol (temporär)
- D Desmopressin-Gabe: Urinosmolalität steigt

Diabetes insipidus renalis
- Def ADH n./↑ = „Niere antwortet nicht"
- Ä – 1° Hereditäre ADH-R-Mut.
    – 2° ua b. Lithium, HypoK+, HyperCa^{2+}
- D Desmopressin-Gabe: keine Antwort, Urinosmol. weiterhin tief

SIAD(H)
Syn.: Schwartz-Bartter-Syndrom
- Def ADH-Spiegel inadäquat↑ o. ADH-Wirkung (ADH-R-/Postrezeptor) inadäquat↑
- Ä – Paraneoplastisch (SCLC)
    – Entzündung
    – Rezeptorstimulation
    – Medikamente (ua SSRI, Trizyklika, Antiepileptika)
- P ADH↑ → H$_2$O-Retention↑; Antwort des Körpers: ↑ANP, ↑BNP, ↓Aldosteron → Natriurese → Serum-Na+↓ → Zellschwellung (Isovolumäle Hyponatriämie)
- K Oft asympt., evt. Schwäche, ZNS-Störungen
- Ko Hirnödem
- T Wasser-Restriktion, Na+-Korrektur (cave: zentrale pontine Myelinolyse b. schneller Na+-Korrektur)

Pituizytom
- P funktionell inaktiver, benigner Tumor d. Neurohypophyse
  Histologische Varianten:
    – Granularzell-Tumor
    – Spindelzell-Onkozytom
- K Hypopituitarismus, Chiasmakompression
- T ggf. Resektion

Endstrecken:

Hypopituitarismus
- Ä – Kompression durch Tumor (hypophyseneigen o. benachbart, zB Kraniopharyngeom, Meningeom)
    – Vaskulär (Sinus-cavernosus-Thrombose, Carotis-interna-Dissektion, Sheehan-Syndrom)
    – Entzündlich/Infiltrativ (Sarkoidose, Tbc, autoimmun)
    – Metabolisch (zB Hämochromatose)
    – Angeboren (zB Kallmann-Syndrom)
    – Traumatisch (schweres SHT, post-OP, post-Radio.th.)
- K Sekretion mehrerer oder aller Hormone beeinträchtigt (Klinik somit variabel); ua. Leistungsabfall, Blässe, BD↓ (Abb. 5A)
- D siehe ► „Hypophysenlabor", Abschn. 20.1
- T Hydrocortisonersatz vor Levothyroxintherapie

Hypophysäres Koma ⚠
- P Ausfall d. hypophysären Hormone (relevant va Ausfall der corticotropen (ACTH) u. thyreotropen (TSH) Achse)
- D klinisch + notfallmässig Cortisol (+ „Hypophysenlabor")
- T Hydrocortison iv (idealerweise gleich nach Blutentnahme)
- Ko Tod

ADH	Antidiuretisches Hormon (Vasopressin)	MYCN	Protoonkogen, oft in Neuroblastom amplifiziert
ALK	Anaplastische-Lymphoma-Kinase (~8% d. Neuroblastome)	MEN2	Multiple endokrine Neoplasie Typ 2 (► Kap. 25)
FH	Familiärer Hyperaldosteronismus	NF1	Neurofibromatose Typ 1 (► Kap. 25)
GH	Growth-Hormone	PAS	Polyglanduläres Autoimmun-Syndrom
HRST	Herzrhythmusstörungen	NNM	Nebennierenmark
IAH	Idiopathic adrenal hyperplasia	NNR	Nebennierenrinde
IPSS	Inferior Petrosal Sinus Sampling	RET	Protoonkogen, kodiert Rezeptor-Tyrosinkinase (► Kap. 25)
		SCLC	Small Cell Lung Cancer (► Kap. 2)
		SDH	Succinat-Dehydrogenase (mit Phäochromozytom, Paragangliom assoziiert)
		SIADH	Syndrom der inadäquaten ADH-Sekretion
		SIAD	Syndrom der inadäquaten Antidiurese
		VHL	VHL-Tumorsuppressorgen (► Kap. 25)

20.4 · PathoMap Hypophyse u. Nebenniere

Nebennierenrinde (NNR)

Infektiös / Inflammat.

Autoimmun-Adrenalitis
- E hfgst Ursache der 1° NNR-Insuffizienz! F > M
  (früher: Tbc häufigste Ursache)
  Assoziationen: PAS Typ 1 u. PAS Typ 2 (siehe unten)
- Ä genet. Disposition + Trigger → Ak gegen Enzyme d. Steroidsynthese (zB CYP11A1, CYP17, CYP21A2 etc.)
- P langsame T-Zell-mediierte NNR-Zerstörung durch CTL u. MakroPh, reflektiert durch schrittweise hormonelle Dysfkt.:
  - Renin↑, Aldosteron normal
  - Aldosteron↓
  - ↑Morgen-ACTH, Morgen-Cortisol normal
  - ↓Morgen-Cortisol
- K manifest erst, wenn > 90% des Kortex zerstört; su
  ▶ chron. 1° NNR-Insuffizienz (= Morbus Addison)
- Ko ▶ Addison-Krise
- D Morgen-Nüchterncortisol (u. ACTH), ggf. ACTH-Stimulationstest; 21-Hydroxylase- u. NNR-Antikörper
- Ma initial Nebennieren evt. vergrössert aufgrund Entzündung. Nach Jahren: Nebennieren atroph, NNR vollst. zerstört, Kapsel fibrotisch
- Mi ausgedehnte LyZ-Infiltration
- T Hydrocortison (Cortisolersatz), Fludrocortison (Aldosteronersatz)

- PAS Typ 1 = APECED: Autoimmunpolyendokrinopathie (ua Hypoparathyreoidismus), Candidiasis, Ektodermale Dystrophie/Dysplasie
- P AR, AIRE-Gen-Mut. (Chr. 21)
- PAS Typ 2 Syn.: Schmidt-Syndrom = Autoimmunadrenalitis + Autoimmunthyreopathie u./o. Diabetes mellitus Typ 1

Congenital

Familiärer Hyperaldosteronismus
= Seltene Ursachengruppe des
▶ primären Hyperaldosteronismus
- K Manifestation in jungen Jahren
- D Familienanamnese, Gentests

Typ I (= Glucocorticoid-supprimierbarer Hyperaldosteronism.)
- Ä AD-vererbte Gen-Fusion (→ Promotor des Gens für CYP11B1 (CTC-Synth.) kontrolliert auch Sequenz für CYP 11B2 (Aldosteron-Synthese)
- P ACTH induziert Aldosteron-Synthese (normal nur Cortisol)
- T Cortisol-Substitution (ACTH↓)

Typ II
- E häufigste FH-Form
- Ä unklare Mutation, whs AD
- P familiäres Vorkommen von
  - ▶ fkt. Adenom (Aldosteron+) u. ▶ bilateraler idiopathischer NNR-Hyperplasie

Typ III
- Ä Mutation im „Kaliumsensor" der Nebennierenrinde (zB Kaliumkanal-Untereinheit KCNJ5)
- P bilaterale NNR-Hyperplasie

Adrenogenitales Syndrom
Syn.: kongenitale adrenale Hyperplasie
- Ä in 90% enzymatischer Defekt der 21-Hydroxylase
- P øVerarbeitung v. Progesteron zu Aldosteron/Cortisol, stattdessen Testosteron-Synthese
- K
  - Klassisch ohne Salzverlust[2]
  - Klassisch mit Salzverlust[3]
  - Non-classic/late-onset[4]
- D 17-OH-Progesteron-Messung

Syndrome of Apparent Mineralocorticoid Excess
- Ä Enzymdefekt (11-β-HSD2)[5]
  - Starker Lakritze-Konsum
  - Aktivierung des Mineralocorticoid-Rezeptors durch Cortisol
- D BD↑, K⁺↓, aber Renin u. Aldosteron erniedrigt!
- DD Liddle-Syndrom (▶ Kap. 10)

Tumor
aktiv / **inaktiv**

„Inzidentalom"
Def asymptomatische adrenale Raumforderung, die in aus anderem Grund erfolgter Bildgebung entdeckt wurde
- Ä IdR nicht-funktionelles Adenom
  - Selten: funktionelles Adenom, Phäochromozytom, Metastase, adrenocorticales Karzinom
- D 3 Fragen zu beantworten: A) Hormonell aktiv? B) Grösse u. Dynamik? C) Malignität?
- T Resektion falls A) Hormonprod. ↑↑ B) ggf. falls >4 cm u./o. signifikant grössenprogredient C) Hinweise auf Malignität

Funktionelles NNR-Adenom
- E seltener als nicht-funktionelle Adenome, F > M, 30–50 LJ
- P sezernieren Cortison, Aldosteron, Sexualhormone
- K
  - Hypercortisolismus
  - 1° Hyperaldosteronismus (= Conn-Syndrom)
  - Selten: Virilisierung / Feminisierung
- D bioch., CT ≈ „Fettgewebe"
- Ma gelblich-braun, Kapsel, meist <4cm ø (<30g)
- Mi morphologisch identisch zum Ursprungsgewebe
- T primär laparoskopische Adrenalektomie

Adrenocorticales Karzinom
- E Sehr selten
- Ä
  - Sporadisch
  - Syndromal: zB Li-Fraumeni-Syndrom, MEN-1 (▶ Kap. 25)
- P Hormon-Produktion möglich
- K
  - Funktionell: Cushing-Syndrom u./o. Virilisierung
  - Nicht-fkt.: abdominale Masse o. Zufallsbefund
- Ko Invasion in Venen (V. cava!) u. Lymphgefässe
- D Bildgebung (CT, MRI), Hormonstatus (Ausschluss Phäochromozyt.)
- Ma infiltrativ, Nekrosen, Hämorrhagien, oft >4cm
- Mi zT gut differenziert, modifizierte Weiss-Kriterien
- T Operation, Mitotan, Cx-/Rx

Bilaterale NNR-Hyperplasie

Idiopathische bilaterale NNR-Hyperplasie (IAH)
- P knotenförmige Hyperplasie: produz. idR Aldosteron (hfgst. Ursache d. 1° Hyperaldosteronismus)
- T Spironolacton, ggf. unilaterale Adrenalektomie

- Bilaterale makronoduläre NNR-Hyperplasie
- Primäre pigmentierte noduläre adrenokortikale Krankheit
- E seltene Urs. des Cushing-Syndr.

Nicht-funktionelles Adenom
- E F > M, 30–50 LJ
- K idR asymptomatisch
- D idR Zufallsbefund in Abdomen-CT/MRI ▶ Inzidentalom
- Ma gelblich-braun, Kapsel, meist <30g
- Mi identisch Ursprungsgewebe

NNR-Metastasen
- E Selten, jedoch häufiger als NNR-Karzinom
- Ä
  - Bronchus-CA
  - Mamma-CA
  - Nierenzell-CA
  - Ovarial-CA
  - Melanom

1° Hyperaldosteronismus = Conn-Syndrom

Nebennierenmark (NNM)

Tumor

Phäochromozytom
- E ~ 45 LJ (jünger b. familiär)
- Ä sporadisch vs. familiär: Keimbahnmut. zB RET (MEN2-assoz.), SDH, NF1, VHL
- P 10% extraadrenal (siehe unten)
  10% bilateral (familiär≤50%)
  10% maligne (Metastasen)
- K Katecholamin-vermittelt: Hypertonie (90%), oft paroxysmal mit: Tachykardie, Palpitationen, Kopfschmerzen, Tremor, Blässe. In 10% øHypertonie! ◘ Abb. 5E)
- Ko HRST, Kardiomyopathie
- D Katecholamine u. Metanephrine in Plasma u. 24h-Urin
- Ma gelblich-braun, zT Nekrosen
- Mi sog. chromaffine Zellen[6]
- T Resektion nach präop. Alphablockade u. Volumenreplemtion

Spezialfall: Paragangliom = „extramedulläres Phäochromozytom" funktionell o. nicht-funktionell, zB im Glomus Caroticum

Neuroblastom
inkl. Ganglioneuro(blast)om
- E 2.hf solider kindl. Tumor, ø 2 LJ.
- Ä sporadische/familiäre Mutation (zB ALK, MYCN-Amplifikation)
- P ex Neuralleiste, 40% in NNM, 60% entlang Sympathikus-Strang (dann sog. Ganglioneuro(blast)om)
- K je nach Lok. ua: Abdominalmasse, Abdomen-/Rücken-Sz, Horner-Syndrom, Proptose, periorbitale Ekchymosen
- Ko in 70% b. Dx metastasiert (Knochen, Lunge)
- D Metanphrine im Urin
- Ma grau-weiss, nodulär
- Mi small blue round cells, zT Homer-Wright-Pseudorosetten
- Pr variabel: eher gute Prognose b. <1,5-Jährigen; schlechter b. ALK-Mutation, MYCN-Amplif.

Endstrecken / Klinische Syndrome:

Akute NNR-Insuffizienz ⚠
Def Kreislaufkollaps aufgr. CTC-Mangel
- Ä
  - Abruptes CTC-Absetzen
  - Waterhouse-Friderichsen-Syndrom (b. Sepsis)
  - Addison-Krise (=Exazerbation einer latenten chronischen NNR-Insuffizienz, zB b. Infekt)
- P akuter Cortison-Mangel
- D klinisch vor Labor (Cortisol+ACTH)
- T Kreislaufstabilisierung, hochdosiert Glucocorticoid

Chron. 1° NNR-Insuffizienz (= M. Addison)
- Ä
  - Autoimmun-Adrenalitis
  - Metastasen (Bronchus-CA!)
  - Tbc (selten)
  - Sarkoidose, Amyloidose
- P Aldosteron u. CTC-Mangel
- K BD↓, Diarrhö, Erbrechen, Hyperpigmentation (ACTH) (◘ Abb. 5B)
- D CTC↓,Aldosteron↓, ACTH↑ (DD: 2°/3° NNR-Insuffizienz: ACTH↓), ACTH-Stimulationstest;
- T Fludrocortison (für Aldosteron), Hydrocortison (für CTC)

Hypercortisolismus (= Cushing-Syndr.)
- Ä Exogen: A) Glucocorticoide
  Endogen: B) Hypophysär ▶ Morbus Cushing
  C) NNR-Adenom, -CA, -Hyperplasie
  D) Paraneoplastisches ACTH
- K meist schleichend: Hypertonie, KG↑, Mondgesicht, „Buffalo Hump", sek. DM (◘ Abb. 5C)
  Imposanter, wenn iF Paraneoplasie!
- D 24h-Cortisolurie↑, Speichelcortisol spätabends↑, Dexamethason-Suppressionstest
- Ma NNR b. (A) bilateral atroph, (B,D) bilateral hypertroph, (C) unilateral hypertroph

Hyperaldosteronismus
- Ä Primär (1°) vs. sekundär (2°)
  - 1° = Conn-Syndrom (siehe oben: IAH, b. Adenom/CA, familiärer Hyperald.)
  - 2° b. renaler Hypoperfusion iF Stenose, Hypovolämie, HI, Leberinsuff.; b. Schwangerschaft
- K Na⁺↑: Hypertonie, K⁺↓: Muskelschwäche, Parästhesie, HRST; (◘ Abb. 5D)
- D 1°: Renin↓, Aldosteron↑ \ Aldosteron/
  2°: Renin↑, Aldosteron↑ / Renin-Quot.
- T 1° so; 2° gem. Ätiologie; CAVE: K⁺-Ersatz

---

[1] Cave: „Hormon-inaktive" Tumoren können in immunhistochemischen Färbungen dennoch positiv anfärben, dh Hormon-produzierend sein; es sind jedoch zu geringe Mengen um klinisch-laborchemisch erfassbar zu sein

[2] Die klassische Form ohne Salzverlust manifestiert sich b. Mädchen mit genitaler Ambiguität b. Geburt, b. Knaben (ohne Neugeborenenscreening) mit vorzeitiger Virilisierung

[3] Die klassische Form mit Salzverlust manifestiert sich b. Mädchen ebenfalls mit genitaler Ambiguität b. Geburt, b. Knaben (ohne erfolgtes Neugeborenenscreening) mit Gedeihstörung, Dehydrierung, Hyponatriämie u. Hyperkaliämie typischerweise am 7.–14. Lebenstag

[4] Die Non-classic-/Late-onset-Form kann sich asymptomatisch, als frühe Pubarche o. Hirsutismus b. jungen Frauen zeigen

[5] 11-β-Hydroxysteroid-Dehydrogenase inaktiviert Cortisol in Zellen mit Mineralocorticoid-Rezeptor, wodurch seine starke mineralocorticoide Wirkung physiologischerweise verhindert wird

[6] Chromaffine Zellen färben sich durch Kaliumdichromat an

Schilddrüse und Nebenschilddrüse

Roman Trepp (Kliniker), Aurel Perren (Pathologe)
unter Mitarbeit von: *Thomas Cerny, Kirill Karlin*

21.1 Die Sicht des Klinikers – 144

21.2 Die Sicht des Pathologen – 144

21.3 Knowledge-Bites – 145

21.4 PathoMap – 146

21.1 Die Sicht des Klinikers

Anamnese inklusive Leitsymptome
- Müdigkeit, Kältegefühl, Obstipation (*Hypothyreose*)?
- Innere Unruhe, Zittrigkeit, Hitzegefühl, Palpitationen (*Hyperthyreose*)?
- Globusgefühl (*häufig b. Struma/Knoten*)? Lokale Kompression? Heiserkeit/Recurrensparese (*selten b. Struma/Knoten*)?
- Osteoporose, Frakturen, Urolithiasis etc. (*Hyperkalziämie*)?
- Parästhesien, Krämpfe, etc. (*Hypokalziämie*)?
- Risikofaktoren: Jodbelastung (CT, Angiographie, Amiodaron), Operation im Halsbereich, lokale Strahlenbelastung (zB Lymphomtherapie, Tschernobyl).
- Familienanamnese: Autoimmunerkrankungen (*Polyglanduläres Autoimmunsyndrom*)? Endokrine Tumoren (*Multiple endokrine Neoplasie*)?

Klinische Untersuchung
- Gewichtsverlauf, Puls, Blutdruck.
- Augen (endokrine Orbitopathie b. *Morbus Basedow*).
- Chvostek-Zeichen (Hyperreflexie b. *Hypokalziämie*).
- Palpation der Schilddrüse u. zervikaler Lymphknoten.

Zusatzuntersuchungen
- TSH, fT4, fT3, TRAK (*b. Hyperthyreose*), TPO-Antikörper (*b. Hypothyreose*), Thyreoglobulin, Thyreoglobulin-Antikörper u. Sonographie (Nachsorge von *differenzierten Schilddrüsenkarzinomen*).
- Kalzium albuminkorrigiert u./o. ionisiert, Phosphat, PTH, 25-Hydroxycholecalciferol, fraktionierte Kalziumexkretion (DD *primärer Hyperparathyreoidismus* vs. *Familiäre hypokalziurische Hyperkalziämie*).
- Sonographie: primäre Bildgebung für Schilddrüse, Nebenschilddrüsen u. cervicale Lymphknoten.
- Feinnadelpunktion (FNP) von Schilddrüsenknoten: bei hohem/intermediärem Malignitätsverdacht ab 10 mm, bei niedrigem ab 15 mm, bei sehr niedrigem ab 20 mm.
- Schilddrüsen-Szintigraphie (Technetium, Jod): bei unklaren Hyperthyreosen, vor Radiojodablation und zur Nachsorge von *differenzierten Schilddrüsenkarzinomen*.
- Osteodensitometrie: b. *primärem Hyperparathyreoidismus*.
- Sestamibi-SPECT, Fluor-Cholin-PET/CT: ergänzende Lokalisationsdiagnostik bei *primärem Hyperparathyroidismus*.

21.2 Die Sicht des Pathologen

Schilddrüse
- Ausgangslage: Als endokrines Organ äussern sich die meisten Pathologien der Schilddrüse über endokrine Symptome, eine Ausnahme sind die Tumoren. Entzündungen sind häufig autoimmuner Natur, Tumoren entstehen zufällig, selten im Rahmen ionisierender Strahlung (*Papilläres Schilddrüsenkarzinom*).
- Diagnostik: Die Hauptaufgabe der Schilddrüsen-Pathologie liegt in der Abklärung von endokrinologisch nicht funktionellen, sonographisch auffälligen Knoten (Abb. 6).
- Die Feinnadelpunktion (FNP) ist hierfür die Screening-Methode der Wahl. Das Reporting ist durch die Bethesda-Klassifikation standardisiert:
  - **Bethesda 1**: Nicht diagnostisch. FNP wiederholen.
  - **Bethesda 2**: Benigne. Klinisches Follow-up.
  - **Bethesda 3**: Atypie unklarer Signifikanz. FNP wiederholen.
  - **Bethesda 4**: Follikuläre Neoplasie, mit wenig Kolloid, normalen Kernen. Da Kapseldurchbrüche/Gefässeinbrüche (DD Karzinom!) zytologisch nicht darstellbar, ist eine Lobektomie zur definitiven Diagnose angezeigt.
  - **Bethesda 5**: Malignitätsverdächtig. Lobektomie oder totale Thyroidektomie.
  - **Bethesda 6**: Maligne. Totale Thyroidektomie.
- Im Schnittpräparat erfolgt die finale Diagnose (Abb. 4):
  - Für das papilläre Karzinom sind die histomorphologischen Kernveränderungen diagnostisch.
  - Für das follikuläre Karzinom sind Histomorphologie (Follikelbildung) u. Vorliegen von Invasivität (Kapseldurchbrüche, Gefässeinbrüche) diagnostisch.
  - Das anaplastische Karzinom ist hochmaligne, hier kann jedoch die Abgrenzung zu Metastasen anderer Tumoren schwierig sein.
  - Für medulläre Karzinome, die eine grosse morphologische Vielfalt aufweisen, ist die Immunhistochemie (Kalzitonin, neuroendokrine Marker) wichtig.

Nebenschilddrüse
- Die Rolle der Pathologie b. Nebenschilddrüsenerkrankungen liegt in erster Linie b. der Identifikation von Nebenschilddrüsengewebe intra- o. postoperativ.
- Knötchen aus Schilddrüsen-, Lymphknoten- u. Nebenschilddrüsengewebe können intraoperativ ähnlich aussehen.
- Nebenschilddrüsenkarzinome sind eine Rarität.

Schwierige Stellen

Schwierig ist der Begriff des „Strumas" (Laienbegriff: „Kropf"), da unterschiedliche Definitionen kursieren.
Einige verwenden den Begriff für eine *globale* Vergrösserung der Schilddrüse (Volumen > 20–25 ml), andere verwenden ihn bereits bei Schilddrüsenknoten *trotz insgesamt noch normalem Schilddrüsenvolumen*. Andererseits bezeichnet „Struma" bei manchen Autoren eine Schilddrüsenvergrösserung zunächst unabhängig der Ursache – andere schliessen Neoplasien und Thyroiditiden aus und setzen „Struma" praktisch mit Jodmangel gleich.
Herausfordernd ist auch das *Euthyroid-Sick-Syndrome*. Es beschreibt die funktionellen Reaktionen der thyreotropen Hormonachse (namentlich periphere Konversionshemmung ±zentrale TSH-Sekretionshemmung) auf Erkrankungen. Inwiefern dies einen adaptiven Schutzmeachanismus oder einen *per se* pathologischen Mechanismus darstellt, ist umstritten.

21.3 · Knowledge-Bites Schilddrüse und Nebenschilddrüse

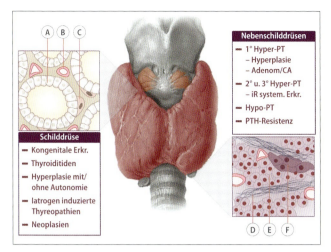

Abb. 1 Aufbau der gesunden Schilddrüse resp. Nebenschilddrüse u. zugehörige Pathologien. **A)** Follikelepithel: T3/T4-Synthese. **B)** Kapillare. **C)** C-Zelle: Calcitonin-Synthese. **D)** Bindegewebssepten. **E)** Hauptzellen: Parathormon-Synthese. **F)** Oxyphile Zellen (Funktion unbekannt).

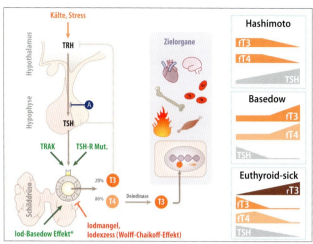

Abb. 2 Thyreotroper Regelkreis. Physiologische Regulation erfolgt va auf Hypothalamus/Hypophysenebene (A: Hemmung durch Glucocorticoide, Dopamin, Somatostatin). Pathologische Einflüsse wirken va auf Schilddrüsen-Ebene. *Nur b. Schilddrüse-Vorerkrankten. (©Cerny, Karlin, 2018 [21.1])

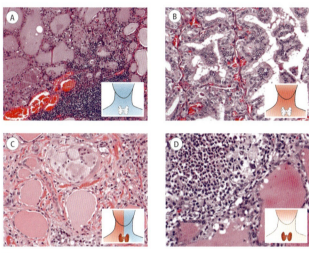

Abb. 3 Wichtigste Thyroiditiden im Vergleich mit Angabe der Stoffwechsellage (blau = hypothyreot, rot = hyperthyreot) u. Schilddrüsendolenz (rot): **A)** Hashimoto-Thyroiditis. **B)** Morbus Basedow. **C)** Subakute Thyroiditis de Quervain. **D)** Akute (=bakterielle) Thyroiditis.

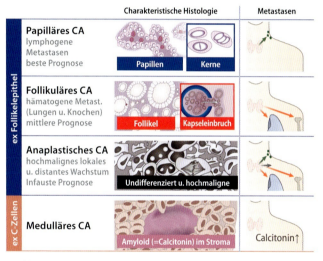

Abb. 4 Gegenüberstellung der wichtigsten Schilddrüsenkarzinome. (©Cerny, Karlin, Perren 2018 [21.2])

Hypothyroidismus

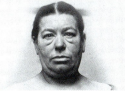

Müdigkeit, Antriebslosigkeit, Kältegefühl, trockene Haut, Myxödem, Hyporeflexie, Obstipation

- Hashimoto Thyroiditis
- Jod-Mangel
- Postablativ (Chirurgie, Radiatio)
- Medikamente (Lithium, Amiodaron)
- Hypophysen-/thalamusstörung
- Kongenitale/genetische Defekte

Hyperthyroidismus

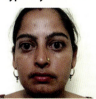

Nervosität, Schlafstörung, Schwitzen, warm-feuchte Haut, Tremor, Hyperreflexie, Exophthalmus evt. b. Basedow

- Morbus Basedow
- Toxische Knotenstruma
- Toxisches Adenom
- Jod-induziert
- TSH-sezern. Hypophysenadenom
- Medikam. (Amiodaron, Substitution↑)

Abb. 5 Klinische Engramme für Hypo- u. Hyperthyreose u. jeweils deren häufigste Ursachen. (Foto links ©Wellcome Library, London, PP/FPW/A.6/39/1-2)

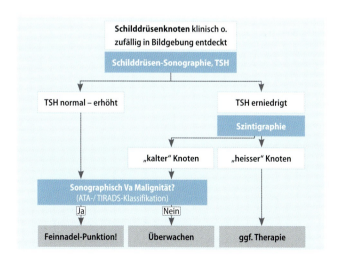

Abb. 6 Abklärungsgang von Schilddrüsenknoten. ATA=American Thyroid Association; TIRADS=Thyroid imaging reporting and database system (beides Klassifikationen zur Risikostratifikation von sonographischen Mustern b. Schilddrüsenknoten).

Schilddrüse

Congenital

Agenesie
- E selten (1:10'000)
- Ko Kretinismus
- T T4-Substitution

Angeborener Jodmangel
- Syn.: Kretinismus, angeborenes Jodmangel-Syndrom
- E endemisch b. Jodmangel (zB Himalaya, seltener seit Jod-Zusatz in Wasser/Salz
- P schwerer Verlauf, wenn Jodmangel der Mutter (mütterliche T3, T4 plazentagängig) vor Entwicklung der Schilddrüse in Utero besteht
- K kleine Statur, Beeinträchtigung von ZNS u. Skelettmuskelsystem
- T L-Thyroxin

Migrationsstörungen

Zungengrundstruma
- E f häufiger
- P lokale Überreste der Schilddrüsenanlage
- K hf asymptomatisch

Thyreoglossus-Zyste
- Syn.: mediane Halszyste
- P b. Migration versprengtes Thyroideagewebe
- K mediane Halsschwellung, die sich b. Zungen-Herausstrecken hebt
- Ko Infekt, Fistelung, Entartung
- T Exzision

Inflammatorisch / Autoimmun / Infektiös

schmerzlos

Hashimoto-Thyroiditis
- Syn.: chronisch lymphozytäre T.
- E mit 80% hfgst Thyroiditis! F>>M, 30–50 J.
- Ä autoimmun, assoziiert mit zB DM1, Addison (dann auch als PAS bezeichn.), Zöliakie, perniziöser Anämie, RA, Vitiligo, Sjögren
- P unklar (Ak entstehen 2° postdestruktiv, ≠ Ursache)
- K sz-los, Hypothyreose
- Ko Depression, Myxödem(-Koma), Non-Hodgkin-Lymphom
- D TSH, fT3/T4, US, Anti-TPO pos.[1]
- Ma symmetrisch atrophiert (hypertrophe Form möglich), weissliche Umwandlung
- Mi diffuse LyZ-Infiltrate u. Follikel, onkozytäre Metaplasie
- T L-Thyroxin

Euthyroid-Sick-Syndrome
- E häufig b. stationären Patienten
- P Zytokin-vermittelte Reduktion der T4 → T3-Konversion
- T idR nicht nötig

Postpartale Thyroiditis
- Ä idR Immunumstellung n. SSW
- K ca. 3–6 Mo. n. Geburt, biphasisch möglich: hyper → hypo
- T symptomat., idR selbstlimitierend
- Ko zT persistierende Hypothyreose

Morbus Basedow
- Engl.: Grave's disease
- E F 20–40 J.
- Ä TRAK-Bildung (HLA-DR3-assoz.)
- P Ak stimulieren Thyreozyten sowie orbitale u. prätibiale Fibroblasten
- K Hyperthyreose, „Struma" u. Exophthalmus (historisch als Merseburger-Trias[2] beschrieben)
- D Labor, TRAK(+), US, Szintigraphie; ggf. MRI Orbita
- Ma fleischige Struma
- Mi hyperzelluläre, zusammengepferchte Follikel mit Zeichen d. endokr. Aktivität, Sanderson-Polster (hyperplastische Papillen)
- T Thyreostatika ±β-Blocker, ggf. Rx-Jod/Chir. b. Persistenz >12Mo.

schmerzhaft

Thyroiditis de Quervain
- Syn.: subakut granulomatöse T.
- E F 30–50 J., gehäuft im Sommer
- Ä viraler AW-Infekt (vor 2–8 Wo.)
- P unklar (direkt viral, postinfektiös)
- K wechselseitige Sz, Fieber, hormonell oft biphasischer Verlauf: Leak-Hyperthyreose → Hypothyreose → Euthyreose
- D Klinik (DDol), US (fokale Hypoechogenitäten), Labor: CRP, BSR↑ ggf. Anti-TRAK/-TPO für Abgrenzung von Hashimoto/Basedow (Cave: Anti-TPO in 10% erhöht[1])
- Ma asymmetrische Struma[2]
- Mi herdförmig destruierte Follikel, darin Histiozyten u. RZ
- T NSAR, ggf. ß-Blocker (b. Tc); b. Persistenz der Sz: Steroide (darunter idR schnelle Abnahme)

Akute Thyroiditis
- Syn.: suppurative Thyroiditis
- E selten
- Ä hämatogener Bakterienbefall
- K Sz, Schwellung, Fieber
- T Analgesie, Antibiotika

Riedel-Thyroiditis
- Syn.: invasiv sklerosierende Perithyroiditis, Riedel-, eisenharte Struma
- E idR 40–70 J. Frau
- P stark fibrosierende Entzündung mit Umgebungsinvasion; N.B. zT IgG4-assoziiert
- K harte, verwachsene Struma, Hypothyreose, Kompressionssymptome (Stridor), evt. Recurrensparese
- T Steroide

Palpations-Thyroiditis
- E selten
- Ä zB iR Nebenschilddrüsen-OP

Hypothyroidismus/Euthyroidismus
Hyperthyroidismus /Euthyroidismus

Hyperplasie (Struma)

Diffuse/Knoten-Struma[3]
- Def Organgewicht >30g
- E F>M
- Ä aktivierter TSH-Signalweg iF Jod-Mangel (je nach Def.[3] auch Gewebeplus iF Basedow, Thyroiditis o. Tumor eingeschlossen)
- P Einteil. n. Grösse/Konsistenz:
  - Struma diffusa (iF diffuser Hyperplasie)
  - Struma nodosa (=Knotenstruma, monoklonale Inseln iF aktivierender TSH-Mutation)
- Ko Kompression d. Umgebung, b. KM-Gabe evt. thyreotoxische Krise (idR 3–4 Wo. später!), b. Knotenstruma Schmerz u. „schnelles Wachstum" aufgr. Einblutung möglich!
- D Labor, US, Szintigraphie (Cave: va b. Struma nodosa: DD Neoplasie!)
- T gemäss Ursache

Toxische Knotenstruma
- Engl.: toxic multinodular goiter
- Def Hormonell hyperaktive Knotenstruma
- E va b. Älteren
- P idR ex Knotenstruma: aktivierende TSH-Rezeptor-Punktmutation führt zu hormonell autonomen Herden
- Ko thyreotoxische Krise („Thyroid storm") möglich, va b. KM-Gabe!

Trauma / Toxisch

Amiodaron-induzierte Thyreopathie
- Ä Amiodaron (=Klasse-III-Antiarrhythmikum)
- PK Hypo- u. Hyperthyreose mögl. Bei Hyperthyreose zwei Typen:
  - Typ 1: erhöhte Synthese von Schilddrüsenhormon
  - Typ 2: übermässige Freisetzung von T4 u. T3 aufgr. destruktiver Thyroiditis
- T bei Hyperthyreose: Thyreostatika bei Typ 1, Glucocorticoide bei Typ 2

Lithium-induzierte Thyreopathie
- Ä Lithium (= Antipsychotikum)
- P alles möglich: Hypothyreose, Hyperthyreose u. Struma, Hyperparathyroidismus

Strahlenthyroiditis
- Ä nach Radiojodbehandlung von Schilddrüsenüberfunktion o. Schilddrüsenkrebs
- K destruktive Thyroiditis (evt. initial Hyperthyreose, anschliessend Hypothyreose)

Jod-/Kontrastmittel-induzierte Dysfunktionen
- KM-induzierte Hyperthyreose =Jod-Basedow-Phänomen (va b. vorbestehender funktioneller Schilddrüsenautonomie)
- KM-induzierte Hypothyreose iF pathologischer Persistenz des Wolff-Chaikoff-Effekts (zB b. Hashimoto/Rx-Jod-vorbehandelten Basedow-Pat: schaffen „Escape" nicht)

Thyreopathie n. Radiotherapie
- Ä Bestrahlung von zervikalen Lymphomen, HNO-Tumoren
- K va Hypothyroidismus

Myxödem-Koma
- E selten, aber potenziell letal
- Ä akuter medizinischer/ chirurgischer Stressor b. lang anhaltender, unbehandelter Hypothyreose
- K Hypothermie, Hypotonie, Bradykardie, respiratorisches Versagen
- T IV Levothyroxin, IV Hydrocortison

Thyreotoxische Krise
- E selten, aber potentiell letal
- Ä Hals-Operation, Infekt o. Jodbelastung b. vorbestehender unbehandelter/latenter Hyperthyreose
- D klinische Diagnose: Fieber, ZNS-Veränderung, kardiale Dekompensat.
- T Thyreostatika, beta-Blocker, Jod (um Wolff–Chaikoff-Effekt auszulösen)

AW	Atemwege	PTH	Parathormon	SD-CA	Schilddrüsen-Karzinom
CA	Carcinom (Karzinom)	Rx-Jod	Radiojodtherapie	Tc	Tachykardie
CNI	Chronische Niereninsuffizienz	RZ	Riesenzellen	TG	Thyreoglobulin (zT als Tumor-Marker verwendet)
fT3	Freies Trijod-Thyronin	SCC	Squamos cell carcinoma	TRAK	TSH-Rezeptor-Antikörper
HPT	Hyperparathyroidismus	SCLC	Small cell lung cancer (▶ Kap. 2, Respirationstrakt)	US	Ultraschall
PAS	Polyglanduläres Autoimmun-Syndrom (▶ Kap. 20)	SD	Schilddrüse		

21.4 · PathoMap Schilddrüse und Nebenschilddrüse

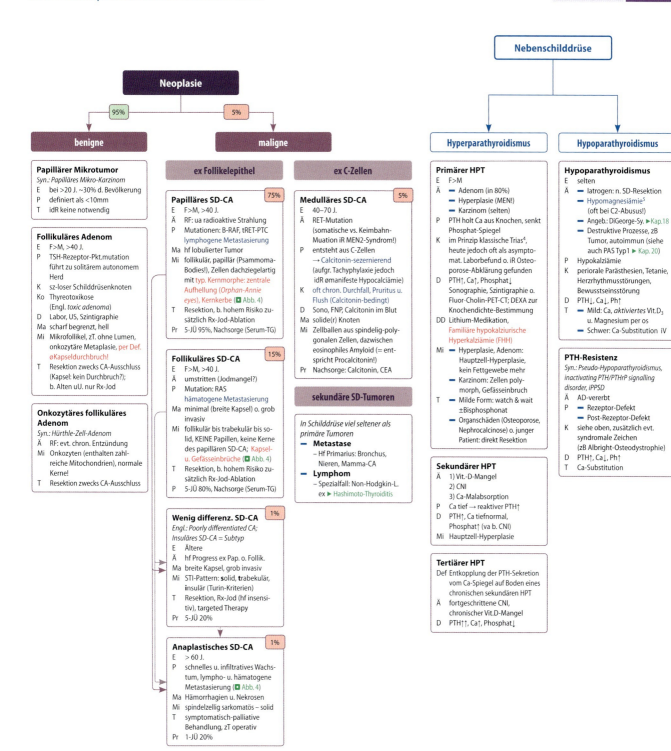

Zentrales Nervensystem

*David Winkler, Luigi Mariani, Dominik Cordier, Raphael Guzman,
Gian Marco De Marchis (Kliniker); Jürgen Hench, Stephan Frank (Pathologen)*
unter Mitarbeit von: *Thomas Cerny, Kirill Karlin*

22.1 Die Sicht des Klinikers – 150

22.2 Die Sicht des Pathologen – 150

22.3 Knowledge-Bites ZNS – 151

22.4 Übersicht wichtigster ZNS-Syndrome – 152

22.5 PathoMap ZNS – 154

22.6 Vertiefungsseite Zirkulationsstörungen und Traumata – 156

22.7 Vertiefungsseite Hirntumoren – 158

22.1 Die Sicht des Klinikers

Anamnese inklusive Leitsymptome
- Ziel: Leitsymptome erfassen u. zeitlich u. topographisch im Nervensystem zuordnen (zB Hemiparese rechts mit Aphasie b. linkshemisphärischer Pathologie).
- Leitsymptome: je nach Leitproblematik spezifisch zu erfragen (dh andere Fragen b. Kopfschmerzen als b. neuromuskulären Übertragungsstörungen).
- Zeitlichkeit: akut vs. chronisch, transient vs. persistent?
- Lokalisation: zentral (zB cortical, subcortical, pontin, zerebellär, Myelon) vs. peripher (Radices, Plexus, peripherer Nerv) vs. multilokulär? (zB *Myeloradikulitis*).
- Erweiterte Anamnese: Medikamente, PA, Risikofaktoren (va cvRF), Familienanamnese (zB *neuromuskuläre Erkrankungen*?), Sozialanamnese.

Klinische Untersuchung
- Ziel: Bestätigung der anamnestisch postulierten topographischen Zuordnung der Symptome und herleiten einer Syndromdiagnose (zB rechtshemisphärisches Syndrom, ◻ Abb. 4).
- Aufgrund der Komplexität des Nervensystems meist Durchführung eines kompletten Neurostatus indiziert, um Ausfälle in verschiedenen Teilbereichen nicht zu verpassen. Ausnahmen: Notfallsituation, klar fokussierte Fragestellung.
- Der Neurostatus prüft systematisch die Teilbereiche des Nervensystems, ua Motorik (Tonus, Kraft), Sensibilität, Reflexbild, Koordination u. Bewegungsabläufe, Okulomotorik, Gehör, vegetative Funktionen, Verhalten u. Kognition.

Zusatzuntersuchungen
- Ziel: nach anamnestischer u. klinischer topographischer Zuordnung erfolgt mittels apparativer Diagnostik die Charakterisierung der strukturellen Läsionen o. organischen Funktionsstörungen (zB entzündlich, metabolisch, vaskulär etc.). Zweck: Diagnosesicherung, Erwägung von Differentialdiagnosen u. Therapieeinleitung.
- Zusatzuntersuchungen je nach Fragestellung: Labor, Lumbalpunktion, Bildgebungen (CT, MRI, SPECT, PET), Elektroencephalographie (EEG), Elektroneuromyographie (ENMG), neurovaskuläre Ultraschalluntersuchung, ggf. Nerven-/Muskelbiopsien o. Hirnbiopsie.

22.2 Die Sicht des Pathologen

Ausgangslage:
- Das zentrale Nervensystem (ZNS) kann über eine Vielzahl von Wegen geschädigt werden. „Hirn-fremde" Ursachen (besonders Infekterreger) können hämatogen, per continuitatem, direkt traumatisch o. neurogen aszendierend ins ZNS gelangen. „Hirn-eigene" Ursachen von Erkrankungen sind angeborener, degenerativer o. neoplastischer Natur.

Diagnostik
- Die Neuropathologie beschäftigt sich im Alltag va mit der Diagnostik von Hirntumoren. Diese hat in den letzten Jahren einen starken Wandel erfahren (s.u. und ▶ 22.7).
- Histologie: sie dient vor allem der Abgrenzung von diffusen Gliomen von anderen hirneigenen o. sekundären Tumoren.
- Wichtige molekulare Routinemarker b. diffusen Gliomen:
  - Kombinierte Allelverluste auf Chromosom 1 u. 19 (sog. *loss of heterozygosity,* LOH 1p/19q). Definiert molekular die Untergruppe der Oligodendrogliome (Nachweis zB mittels FISH).
  - Punktmutationen der **Isozitratdehydrogenase-Gene IDH1 o. IDH2** sind b. diffusen Gliomen mit vergleichsweise günstigen Verläufen assoziiert. Nachweis zB mittels Immunhistochemie oder *next genome sequencing*.
  - Eine Promotor-Hypermethylierung des **O6-Methylguanin-DNA-Methyltransferase (MGMT)-Gens** führt zur Inaktivierung dieses DNA-Reparaturgens. Tumoren mit hypermethyliertem MGMT-Promotor zeigen daher besseres Ansprechen auf Alkylanzien (zB Temozolomid).
- Neuerdings besteht die Möglichkeit, das spezifische DNA-Methylierungsmuster eines Hirntumors über sein gesamtes Genom abzugreifen. Dies wird künftig eine noch genauere Diagnostik u. Klassifizierung erlauben.

Besonderheit: Hirntumordiagnostik im Wandel
- Hirntumor-Diagnostik basierte bis vor Kurzem auf der histomorphologischen Gewebe-Beurteilung, ergänzt durch einen immunhistochemischen Nachweis bestimmter Proteinmarker.
- Durch Einführung molekularbiologischer Methoden hat sich die Diagnostik stark gewandelt: In der aktuellen Klassifikation (WHO 2016) werden einige Hirntumoren erstmals über ihre genetischen Alterationen definiert.
- Gleichzeitig sind molekulare Marker aufgrund ihrer prognostischen Bedeutung zunehmend wichtige Leitgrössen der Hirntumor-Behandlung. Eine adäquate Asservierung von Tumorgewebe (vorzugsweise tiefgefrorenes Nativgewebe) ist daher unerlässlich.

Schwierige Stellen

Eine grosse Herausforderung für „Neulinge" in der Neurologie ist die unter *Sicht des Klinikers* beschriebene Aufgabe, eine Anzahl von neurologischen Symptomen u. Befunden zu einem neurologischen Syndrom zusammenzufügen. Dies erfordert solides neuroanatomisches u. -funktionelles Wissen sowie Erfahrung in der neurologischen Untersuchung. Als Hilfestellung haben wir in ▶ Abschn. 22.4 die wichtigsten neurologischen Syndrome zusammengestellt. Die Komplexität der Diagnose-Aufgabe steigt b. *multilokulär bedingten* Syndromen leider zusätzlich an. Dies ist zB b. der ALS der Fall, die sowohl gegenüber anderen ZNS-Pathologien (zB zervikale Spinalkanalstenose) als auch peripheren Prozessen (zB multifokale motorische Neuropathie) abgegrenzt werden muss. Gerade b. derartigen Prozessen ist die systematische Herangehensweise mit spezifischer Anamnese, bestätigender klinischer Untersuchung u. ausgewählten Zusatzuntersuchungen zur Diagnosesicherung wesentlich.

22.3 · Knowledge-Bites ZNS

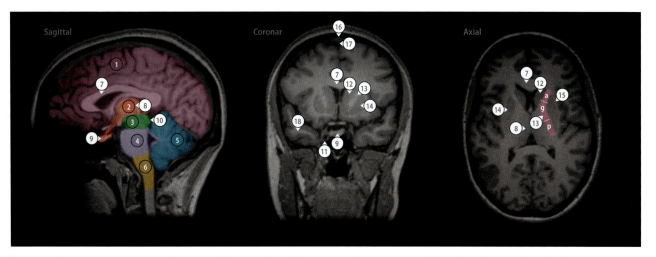

Abb. 1 Abschnitte von Grosshirn und Hirnstamm: **(1)** Telencephalon **(2)** Diencephalon **(3)** Mesencephalon **(4)** Pons **(5)** Cerebellum **(6)** Medulla oblongata. Strukturen: **(7)** Corpus callosum **(8)** Thalamus **(9)** Hypophyse **(10)** Tectum mesencephali **(11)** A. carotis interna im Sinus cavernosus **(12)** Caput nuclei caudati **(13)** Capsula interna mit Crus anterius, Genu capsulae internae, Crus posterius **(14)** Nucleus lentiformis bestehend aus Putamen, Globus pallidus internus und Globus pallidus externus **(15)** Capsula externa **(16)** Sinus sagittalis superior **(17)** Falx cerebri **(18)** Lobus temporalis

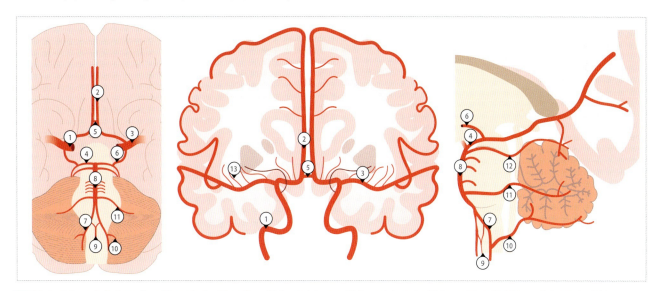

Abb. 2 Schematische Darstellung der zerebralen Blutgefässe: **(1)** A. carotis interna **(2)** A. cerebri anterior **(3)** A. cerebri media **(4)** A. cerebri posterior **(5)** A. communicans anterior **(6)** A. communicans posterior **(7)** A. vertebralis **(8)** A. basilaris **(9)** A. spinalis anterior **(10)** A. cerebelli inferior posterior **(11)** A. cerebelli inferior anterior **(12)** A. cerebelli superior **(13)** Aa. lenticulostriatae (©Cerny, Karlin 2018 [22.1])

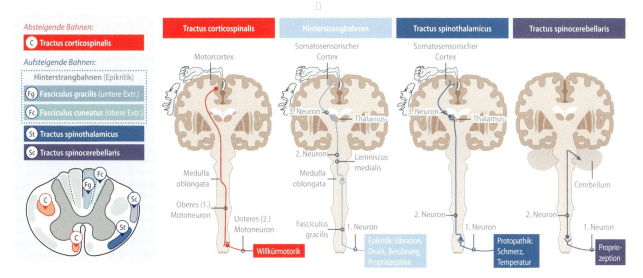

Abb. 3 Anatomie u. funktionelle Bahnen des Rückenmarks. N.B.: Der Tractus spinocerebellaris verläuft im Gegensatz zu den anderen drei Bahnen zur *ipsilateralen* (Klein-)Hirnhälfte und wechselt nicht die Seite! Bei den übrigen Bahnen führen Schädigungen zu *kontralateralen* Ausfällen. Beachte die Kreuzungshöhe. (©Cerny, Karlin 2018 [22.2])

Grosshirn-Syndrome

Hemisphären-Syndrome

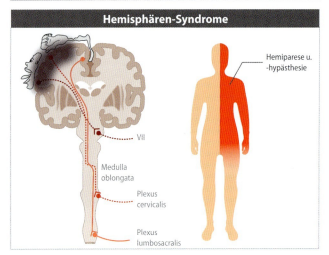

Abb. 4 Definition: zur Schädigung kontralaterale Ausfälle; zB A.-cerebri-media-Syndrom: u.a. kontralaterale, facio-brachial betonte Hemiparese/-hypästhesie. Gezeigt sind nur motorische Bahnen/Ausfälle (in rot), sensorische Ausfälle nicht abgebildet.

Capsula-interna Syndrom (= Kapsuläre Hemiparese)

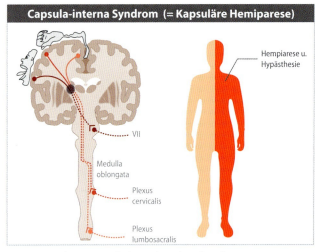

Abb. 6 Definition: zur Schädigung kontralaterale, **unbetonte** Hemiparese u. -hypästhesie, kontralaterale Hemianopsie sowie zentrale Hörstörung. Ursächlich ist häufig eine Zirkulationsstörung in den Aa. lenticulostriatae (siehe Abb. 2, Nr. 13).

Extrapyramidale / Basalganglien-Syndrome

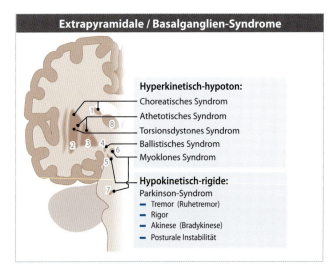

Abb. 8 Anatomie der tiefen Hirnkerne und assoziierte Störungen. **1)** Ncl. caudatus. **2)** Putamen. **3)** Pallidum. **Merke: 1+2** = Corpus striatum, **2+3** = Ncl. lentiformis. **4)** Ncl. subthalamicus. **5)** Substantia nigra. **6)** Ncl. ruber. **7)** Olive **8)** Thalamus. (Grafik adaptiert nach Gehlen W, Delank H (2010) Neurologie. Thieme, Stuttgart)

Hirnstamm- u. Kleinhirn-Syndrome

Alternans-Syndrome

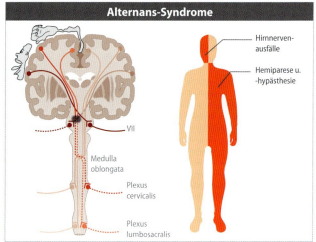

Abb. 5 Definition: zur Schädigung ipsilaterale Hirnnervenausfälle u. kontralaterale Hemiparese/-hypästhesie. Bsp. sind: Wallenberg- o. Weber-Syndrom (vgl. ▶ „Rule of Four", für anatomische Herleitung der Ausfälle). Nur motorische Bahnen gezeigt.

Kleinhirn-Symptome / Zeichen

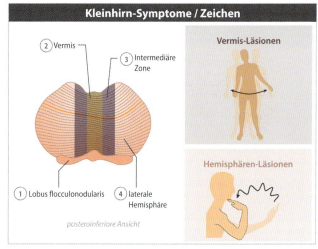

Abb. 7 Läsionen des Vestibulozerebellums (1) u. des Spinozerebellums (2 + 3) bewirken Gleichgewichtsstörung, Läsionen des Zerebrozerebellums (4) bewirken Dysmetrie von komplexen motorischen Abläufen. Neuere Studien diskutieren ferner eine Beteiligung des lateralen Zerebrozerebellums an kognitiven Funktionen.

Herniations-Syndrome

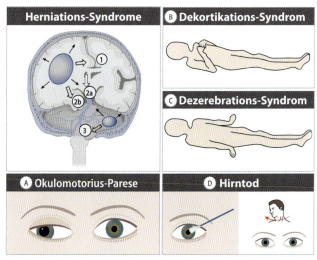

Abb. 9 **1)** Zinguläre Einklemmung. **2a)** Axiale Einklemmung **2b)** Tentorielle Einklemmung. **3)** Untere Einklemmung. Klinische Manifestationen: **(A)** bei tentorieller Einklemmung möglich, **(B, C)** bei fortschreitender Hirnstammschädigung möglich. Als Endstrecke tritt der Hirntod ein mit Tonusverlust und **D)** fehlenden Hirnstammreflexen.

22.4 · Übersicht wichtigster ZNS-Syndrome

Rückenmarks-Syndrome

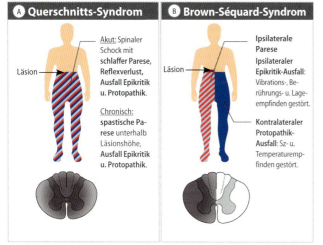

Abb. 10 **A)** Ausfall ua. des Tractus corticospinalis, Tractus spinothalamicus und Tractus spinocerebellaris. **B)** Ausfall ua. des Tractus spinothalamicus und Tractus corticospinalis.

Abb. 12 **A)** Ausfall aller Qualitäten unterhalb Läsionshöhe **B)** Ipsilaterale Parese (Tractus corticospinalis) u. Epikritikausfall (Hinterstrangbahnen), kontralaterale Analgesie u. Thermanästhesie (Tractus spinothalamicus).

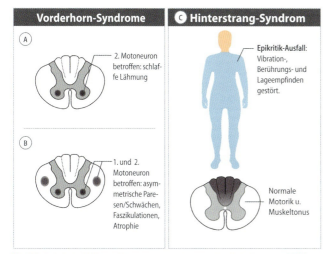

Abb. 14 **A)** Ausfall des 2. Motoneurons, zB. bei spinaler Muskelatrophie (▶ SMA, Abschn. 22.5). o. Poliomyelitis. **B)** Ausfall des 1. u. 2. Motoneurons bei amyotropher Lateralsklerose (▶ ALS, Abschn. 22.5). **C)** Ausfall des Fasciculus gracilis und cuneatus.

Systemübergreifende Syndrome

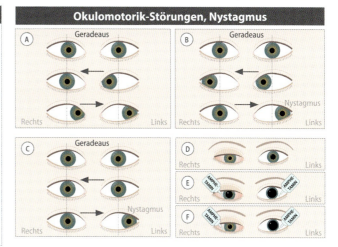

Abb. 11 **A)** Abduzensparese re. **B)** Internukleäre Ophthalmoplegie **C)** Eineinhalb-Sy. **D)** Horner-Syndrom re. **E)** Horner-Sy. re. zentral o. präganglionär (zB Wallenberg-Sy, Myelonkompression, Pancoast-Tumor) **F)** Horner-Sy. re. postganglionär (zB Carotisdissektion)

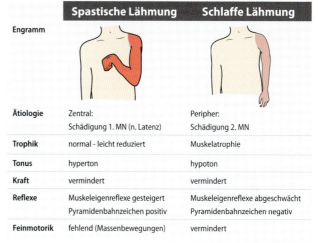

Abb. 13 Engrammatische Gegenüberstellung von zentraler (=spastisch) vs. peripherer (=schlaff) Lähmung. Beachte, dass sich die Spastizität bei der zentralen Lähmung erst nach einer Latenzzeit entwickelt.

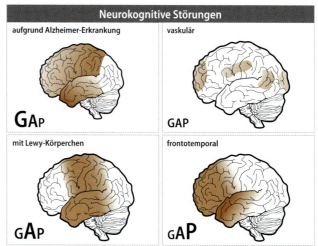

Abb. 15 Neurokognitive Störungen (DSM-5) mit **G**edächtnisstörung (Merk- u. Erinnerungsfähigkeit), **a**nderen HKF-Einbussen (Exekutivfkt., Orientierung, Werkzeugstörungen wie Aphasie, Apraxie etc.) u. **P**ersönlichkeitsveränderungen. Charakteristische „Mischung" je nach Ursache

alle Grafiken auf dieser Seite ©Cerny, Karlin, 2018
(ausgenommen Grafik »Basalgangliensyndrome«)

Kapitel 22 · Zentrales Nervensystem

Strukturell-Kongenital

zerebrale Defekte

Zerebralparese
- E ~1:500 Geburten
- Ä prä-/peri- o. neonatal: ua Hypoxie, Hirnblutung, Infekt (Röteln), Hyperbilirubinämie
- K motor. ±neurokognitive Defizite

- **Mikrozephalie** (genetisch vs. viral: HIV, CMV, Zika)
- **Holoprosenzephalie** (unvollst. Vorderhirnteilung in 3.–4. SSW)

ponto-zerebelläre Defekte

Chiari-Malformation
- E ~1:1000 Geburten
- **Typ 1:** Verlagerung von Kleinhirntonsillen durch Foramen magnum; hfgst Chiari-Malformation; in 40% asymptomat., übrige mit Kleinhirn-, Hirnstamm-, o. RM-Symptomen ±Kopf-Sz
- **Typ 2:** Verlagerung v. Kleinhirn-Vermis, Medulla oblongata u. 4. Ventrikel durch Foramen magnum, begl. lumbale Meningomyelozele, hf assoz. Syringomyelie; stets (früh) symptomatisch: progredienter Hydrozephalus, HN-Ausfälle
- **Typ 3** (seltenste Form): wie Typ 2, zusätzl. hochzervikale/okzipitale Enzephalozele; stets symptomat.

Dandy-Walker-Malformation
- E 1:25'000 Geburten
- Ä Chromosomenaberrat., Gendefekte, embryo-tox. Substanzen
- P Malformation d. Vermis cerebelli in 80% Hydrozephalus
- Ko zystische Dilatation 4. Ventrikel

Neuralrohrdefekte

Spina bifida (SB)
- E ~1:1000 Geburten
- Ä RF: ua FS-Mangel, C₂-Konsum, Valproat, Umweltgifte, genet.
- T FS-Prophylaxe, ggf. fetale OP b. Rhombencephalon-Herniation
- **SB occulta**: Intakte Dura, øHernienbildung; Haare in Lumbosakralregion
- **SB mit Meningozele**: Herniation d. Meningen durch Wirkbelkörperdefekt u. Haut; RM liegt regelrecht
- **SB mit Meningomyelozele**: Herniation v. Meningen + RM; in 90% ▶ Chiari-II-Malformation

weitere

Weitere genetische Syndrome
- Fragiles-X-Syndrom
- Rett-Syndrom
- Lipidspeicherkrankheiten: Morbus Gaucher/Niemann/Krabbe
- Mitochondriopathien: zB MELAS (Mitochondriale Enzephalomyopathie, Laktatazidose, Stroke), MERRF (myoclonic epilepsy and ragged red fiber), LHON

Vaskulär
▶ Abschn. 22.6

Infektiös / Inflammat.

Grundmuster

Anatomische Befallsmuster:
- **Meningitis (Men):** Hirnhäute
- **Enzephalitis (Enz):** Hirnparenchym
- **Myelitis (My):** Rückenmark
- **Radikulitis (Rad):** Spinalwurzeln
- **Kombinationen möglich:** zB Enzephalomyeloradikulitis

Epidemiologische Befallsmuster:
- **Säuglinge:** E. coli, Listeria, GBS
- **Kinder:** S. pneumoniae, N. meningitidis, H. influenzae, Enteroviren, HSV
- **Erwachsene:** S. pneumoniae, N. meningitidis, Enteroviren, HSV
- **Ältere:** S. pneumoniae, Gram-, Listeria

Liquor-Muster:
	Zellen/μl	TP (mg/dl)
Normal:	<5	5–40
Bakteriell:	500–10'000¹	>150
Viral/aseptisch²:	10–500¹	<100
Dissoziativ:	<50	100–200
Sperr-Liquor:	<5	>100–200

Viren

Virale Mening(oenzephal)itis
- E Inzidenz 10–20/100'000
- Ä idR Enteroviren, seltener Mumps, Influenza, HSV-2 ua
- K Kopf-Sz, Fieber, Meningismus
- D LP (Pleozytose, Gluc./Laktat i.O.), PCR: HSV, VZV, MRI, ggf. EEG
- T AB u. Aciclovir iV bis Bakt./PCR neg.; symptomat. Analgetika

HSV-Enzephalitis ⚠
- E alle Alter möglich
- Ä HSV-1, Neugeborene HSV-2
- K Fieber, Vigilanz↓, Kopf-Sz ±Meningismus, EA, fokale Ausfälle
- D LP (HSV-PCR), MRI (oft Hyperintensität in Temporallappen)
- T Aciclovir iV. (trotz Therapie)
- Pr Mortalität 20–30%, ohne 70%)

Enz. durch andere Herpes-Viren
- E oft b. Immunsupprimierten
- Ä VZV (b. 0,1% d. 1° Infekte, 3 T.–1Wo. n. Exanthem), EBV, CMV
- K milde-schwere Meningoenceph.
- D LP, PCR je n. Verdacht
- T je n. Vd. Val-/Aciclo-/Gancyclovir

PML
- Ä JC-Virus (90% sind Träger)
- P Aktivierung b. Immunsuppr.
- K subakut Ausfälle u. Bewusstsein↓

Enzephalitis durch Arboviren (Arbo: *Arthropode borne*)
- **FSME:** Zeckenstich, zweigipflig (grippaler Infekt -> Myelomeningoenzephalitis), Prognose idR gut
- **West-Nile-Virus**
- **Japanese-Encephalitis-Virus**
- **Chikungunya-Virus**

(Rhomb-)Enzephalitis u. Myelitis

Rabies (Tollwut)
- E Zoonose in >150 Ländern
- Ä durch Hunde-/Affen-/Fledermausbiss übertragene Lassaviren
- P Inkubationszeit Wo.–J. (selten)
- K Enzephalitis, Hyperaktivität, Hydrophobie, EA, evt. Paresen
- T prä- u./o. postexpositionelle Prophylaxe (aktiv u. passiv)
- Pr ohne PEP prakt. 100% Letalität

Poliomyelitis (Kinderlähmung)
- Ä PolioV. (Indien/Asien, fäko-oral)
- K b. 5% d. Infizierten "grippal", b. Bruchteil davon Meningomyelitis mit schlaffen Paresen

Bakterien

Bakterielle Meningitis ⚠
- E Inzidenz 5/100'000, oft <15J.
- Ä – Pneumokokken (alle Alter)
  - Meningokokken (Militär, Heim)
  - Listeria (Ältere, Schwangere)
  - Seltener: Staphylokokken, HiB
  - RF: Komplement↓ (Meningokokken), St. n. Splenektomie³ (Pneumo-/Meningokokken, HiB), HIV
- K Kopf-Sz, Fieber, Meningismus, Photophobie, Bewusstsein↓
- D LP (idR >1'000 nGZ/μl, Glucose↓, Laktat↑), auch hier HSV-PCR!
- T Dexamethason, sofort empirisch AB iV. (Cephalosporin, Ampicillin), wenn unklar auch Aciclovir

Bakterieller Hirnabszess
- Ä – Hämatogen (zB Endokarditis)
  - Fortgeleitet (sinu-/otogen)
  - Direkt (Trauma, postOP)
  - idR Mischinfekt (an-/aerob)
- K Kopf-Sz, Fieber, fokale Ausfälle, EA, Vigilanz↓, Nausea/Emesis
- D Blutkultur, MRI, stereotakt. Pkt.
- T AB (Cephalosporin + Metronidazol + Vancomycin), evt. OP

bakterielle Spezialfälle

Neuroborreliose
- Ä Borrelia burgdorferi (Zeckenstich)
- PK Auftreten in 3% d. Infizierten, per Def. in Borreliose-Stadium
  II: HN-Ausfälle (60%), Meningitis
  III: Encephalomyelitis (selten)
- D Klinik + LP (Pleozytose, spezif. Ak)
- T (evt II: Doxycyclin po) Ceftriaxon iV

Neurotuberkulose
- E 1% aller M. tbc-Infekte, va b.
  - Kindern mit 1° progr. Tbc
  - Reaktivierung bei Alten o. IS
- P A) Meningitis, B) spinale Arachnoiditis, C) intrakran. Tuberkulom
- K Kopf-Sz, Fieber → Meningismus, (HN-)Paresen, Verwirrung → Paralysen, EA, Stupor, Koma
- D LP: 100–1'000/μl (mono), Gluc.↓, Lakt.↑, PCR, Ziehl-Neelsen, Kultur
- T 4er-Therapie (RIPE⁴), Prednison

Neurosyphilis
- Ä Treponema pallidum
- PK Auftreten va in Syphilis-Stad.
  II: Meningitis, meningovaskuläre Syphilis (=frühe Neurosyphilis);
  III: Tabes dorsalis (Hinterstranggeneration), progressive Paralyse (Demenz + motor. Störungen)
- D Klinik, LP (VDRL, FTA-ABS), MRI
- T Penicillin G o. Cephalosporin

weitere Erreger

Pilze
- Ä Aspergillen, Candida, Kryptokokk.
- RF: Immunsuppression
- K Meningitis, Hirnabszess

Protozoen
- **Toxoplasmose-Enzephalitis:** RF: HIV, Immunsuppression
- **E.-histolytica-Hirnabszess:** RF: Tropenreise

Helminthen
- **Neurozystizerkose:** Schweinebandwurm (Taenia solium); multiple, noduläre o. zystische Läsionen, idR epilept. Anfälle
- **Echinokokkose:** Hirndruckzeichen, EA, RM-Kompression

Prionen-Erkrankungen / Neurodegenerativ
- Ä selbst-propagierende fehlgefaltete Proteine; lange Inkubationszeit
- P Neuronenverlust ohne Entzünd. ("spongiforme Degeneration")
- **Creutzfeldt-Jakob-Krankheit:** sporadisch (90%), seltener familiär o. infektiös (BSE); rasch progrediente Demenz u. Myoklonien
- **Gerstmann-Sträussler-Scheinker:** AD-vererbt; Kleinhirndegeneration (Ataxie, Dysarthrie) mit variierendem Grad an Demenz
- **Fatale Familiäre Insomnie:** AD-vererbt; progred. Schlafstörungen, Halluzinationen, später Myoklonien, Demenz

syst. entzündlich/autoimmun

Chorea minor Sydenham
- Ä ~10% b. Rheum. Fieber (▶ Kap. 4)
- K arrhythm.-zuckende, unwillkürliche Bewegungen; idR reversibel

Neurosarkoidose
- E 15% der Sarkoidose-Pat.
- P kann ZNS/PNS überall befallen, zB
- P Pachymeningitis (Sz, HN-Paresen)
- D ua MRI, ENMG

Neuro-SLE (▶ Kap. 15, Kollagenosen)
- E 15–80% der SLE-Pat.
- P zerebrale Vaskulopathie
- K Kognition↓, (HN-)Paresen, EA

Neuro-Behçet-Syndrom
- E 5–10% der Behçet-Pat.
- P vaskulitische ZNS-Läsionen
- K Kopf-Sz, Psychose

Autoimmun

Multiple Sklerose (MS)
- E Präv. 1:1000, f(75%) >m, 20–40 J.
- Ä unklar (RF: HLA-DRB1, nördliche Breitengrade, EBV-Infekt, Vit.D↓)
- P T-/B-Zell vermitt. Demyelinisierung in Hirn, -Stamm u. RM
  - Schubförmig (85%)
  - Primär progredient (15%)
  - Sekundär progredient
- K ua Optikusneuritis, Fatigue, intranukleäre Ophthalmoplegie, Ataxie, Parästhesien, Paresen
- D MRI (McDonald-Krit.), LP (oligoklonale Banden Typ 2), VEP, SSEP
- DD ZNS: andere demyelinisierende Erkr. (zB ADEM, NMO), Infekt (Borreliose, HIV, Syphilis, PML), Ischämie, B12-Mangel (▶ Funikuläre Myelose), Kollagenose/Vaskulitis PNS: Guillain-Barré, Myasthenie
- T – Schubtherapie: Steroidstoss, selten Plasmapherese
  - Basistherapie: Immunmodulation (oral, sc, iv)

Neuromyelitis optica (NMO)
- Def rezidivierende Optikusneuritis u. Myelitis (keine supratentoriellen zerebralen Läsionen)
- D AQP4-Ak gegen astrozytäre H₂O-Kanäle → BH-Schrankenstörung

Akute disseminierte Enzephalomyelopathie (ADEM)
- Def einzeitige demyelinisierende Enzephalomyelitis
- E selten, va im Kindesalter
- Ä oft postinfektiös; postvakzinal
- K akute multifokale Defizite
- D MRI: nur "frische" Läsionen
- T Steroidstoss, ivIG, Plasmapherese

Enzephalitis durch neuronale Ak
Einteilung nach Befallsort:
- Limbische⁵ E. (EA, Demenz, Psychose)
- Hirnstamm-E. (Schwindel, HN-Parese)
- Enzephalomyelitis
- Myelitis

Einteilung nach Ak-Ursprung
- Paraneoplastische Enz. (in 75% SCLC!)
- Nicht-paraneoplastische Enz.

Einteilung nach Zielantigen:

Enz. assoz. mit Oberflächen-Ag (=Autoimmun-Enzephalitis)
- Ä postinfektiös, iR system. Autoimmunerkr., paraneoplastisch [pn]
- P zT reversible Neuronen-Dysfkt. durch Ak gegen oberfl. neuronale Proteine (zB NMDA-R. (40%), AMPA-R. (60%), GABA-R., mGluR1)
- K oft EA, limbische Enzeph., Ataxie

Enz. assoz. mit intrazellulären Ag
- Ä überwiegend paraneoplastisch (SCLC, Prostata, Mamma, Ovar-CA)
- P whs CD8⁺-T-Zell vermittelte Neuronenschädigung; Ak gegen freiwerdende intrazelluläre Ag (zB Anti-Hu, -Ri, -Yo, -CV2, Anti-Amphiphysin, Anti-SOX1)
- K limbische E., Hirnstamm-E., Stiff-Person-Syndrom, Ataxie

BG	Basalganglien	FAS	Fetales Alkoholsyndrom	NIV	Nicht-invasive Beatmung (*engl. Ventilation*)
BH	Bluthirn(-Schranke)	FSME	Frühsommer-Meningoenzephalitis	PEP	Post-expositionelle Prophylaxe
BSE	*Bovine spongiform encephalopathy*	LHON	Lebersche Hereditäre Optikus-Neuropathie	PML	Progressive multifokale Leukenzephalopathie
CGRP	Calcitonin-Gene-Related-Peptide	LP	Lumbalpunktion	RF	Rheumatisches Fieber
EA	Epileptischer Anfall	MAO	Monoaminooxidase-Hemmer	RM	Rückenmark

22.5 · PathoMap ZNS

Toxisch / Metabolisch | **Neoplastisch** (▶ Abschn. 22.7) | **Degenerativ** | **Multifaktoriell/Idiopath.**

metabolisch

Hepatische Enzephalopathie
- ÄP Ammoniak↑ → Astrozytendysfkt.
- K Asterixis, Bewusstseinsstörung
- T Lactulose, Rifaximin

Urämische Enzephalopathie
- Ä Azotämie iF Nierenversagen
- K Asterixis, RLS, Bewusstseinsstör.
- T Dialyse, Nierentransplantation

Dysglykämische Enzephalopathie
- Ä Hypo- o. Hyperglykämie (letzteres b. DM → ketoazidot. o./hyperosmolares Coma diabeticum)
- K Bewusstsein↓ bis Koma

Weitere metabolische Enz.
- Infekt (septische Enzephalopath.)
- Hypoxie, Hyperkapnie, Azidose
- Myxödemkoma, thyreotox. Krise

Zentrale Pontine Myelinolyse
- Ä schnelle Korrektur >2–3 T. andauernder Hypo-Na (idR <120mmol/L) RF: C_2-Abusus, Lebererkr., K^+↓
- K Hirnstammdysfkt., Tetraparese
- NB.: Na^+-Korrektur <6–8meq/L/24h

Wernicke-Korsakoff-Syndr.
- Ä Vit.-B1-Mangel (C_2-Abusus, Malnutrition, St.n. Gastrektomie)
- K – Wernicke-Enzephalopathie: Bewusstseinsstörung, Okulomotorik-Störung, Ataxie
  – Korsakoff-Syndrom (=Spätfolge): øKurzzeitgedächtnis
- T sofortige Thiamin-Gabe iV.

Funikuläre Myelose
- Ä Vit.-B12-Mangel (perniziöse Anämie, St.n. Gastrektomie, Magensäure↓, nutritiv, Dünndarm-Erkr.)
- K Ataxie, symm. Par-/Anästhesie

Morbus Wilson (▶ Kap. 8, Leber)
- P Basalganglienatrophie/-kavitation
- K Parkinsonismus, Chorea, Demenz

Toxisch

Toxidrome (Beispiele)
- 👁 Sympathomimetisch: agitiert, hypertherm, schweissig (Kokain, Amphetamine)
- 👁 Anticholinerg: agitiert, hypertherm, trocken, Harnverhalt (Antihistaminika, TZA, Atropin)
- 👁 Serotonin-Syndrom: ~sympathomimetisch + Tremor, Rigor, Myoklonien (MAO + SSRI, TZA)
- 👁 Halluzinogen: agitiert, hypertherm, Halluzinat., Nystagmus (LSD, MDMA, Psilocybin)
- 👁 Sedativ-hypnotisch: Stupor bis Koma, evtl. hypoton/-therm (Benzos, Barbiturate, C_2)
- 👁 Opioide: Stupor bis Koma, Bradypnoe (Heroin, Morphin, Methadon, Oxycodon)
- 👁 Cholinerg: Stupor/Koma, Emesis, Speichel↑, Schwitzen, Inkontinenz (Organophosphate, Pilocarpin)

zerebral

Tauopathie ±Amyloid; TDP-43; FUS

Alzheimer Demenz (AD)
- E 60–70% d. Demenzen
- Ä – Sporadisch: unklar (RF: ApoE4)
  – Familiär (selten): Genmutationen (APP, Präsenilin-1/-2)
- P „duale Proteinopathie":
  – Extraneuronale Aß-Plaques
  – Intraneuronale Tau-Fibrillen
  Lokalisat.: temporo-parietal zudem: Amyloidangiopathie
- K typische AD: zunächst **G**edächtnisstörung → **A**ndere kortikale Dysfunktionen (Orientierung, Exekutive Fkt., Sprache) → **P**ersönlichkeitsstörung spät
  atypische Varianten: logopene Variante, posteriore kortikale Atrophie, verhaltensauffällig-dysexekutive Variante
- D neuropsychologische Testung, MRI (Hippocampus↓), LP (Amyloid-beta↓, Tau↑), FDG-/Amyloid-PET (Tau-PET in Entwicklung)
- Mi „senile" Aß-Plaques u. intraneuronale Tau-Tangles
- T Acetylcholinesterasehemmer, Memantin; økausale Therapie

Frontotemporale Demenzen (FTD)
Syn.: Pick-Disease, präsenile Demenz
- E 20% d. Demenzen, ø 40–60 J.
- Ä – Sporadisch: unklar
  – Familiär: Proteinmutationen
- P intrazelluläre 3R-Tau-Fibrillen ± TDP- u./o. FUS-Aggregate
- K Verhaltensvariante (50%): „moralische Befreiung" (øHemmungen, impulsiv, Sexualtrieb↑)
  Primär progredente Aphasie:
  – Semantische Variante: Sprache flüssig, aber Inhalt falsch
  – Non-fluent Variante: Sprache stockend, phonetisch falsch
- D MRI, FDG-PET, LP (Tau erhöht)
- Mi Gliose u. geschwollene Neuronen, va frontotemporal
- T symptomatisch (SSRI, atypische Neuroleptika, Trazodon)

FTD-assoziierte Erkrankungen
- Progressive supranukleäre Parese (PSP)
  – 4R-Tauopathie (nur Tau)
  – Degeneration Basalganglien (beids.) u. Mesencephalon
  – Symmetr. akinetisch-rigides Parkinson-Sy. (Stürze!), vertikale Blickparese, „erstaunter Blick"
- Corticobasale Degeneration (CBD)
  – 4R-Tauopathie (+TDP, Amyloid)
  – Degeneration Basalganglien u. Frontal-/Parietalkortex
  – Asymmetr. Parkinson-Sy. mit alien limb-Phänomen (Apraxie/Dystonie), exekutive Dysfkt.
- FTD mit Motoneuronerkrankung (FTD-MND)
  – TDP- u. FUS-Aggregate
  – ENMG zeigt Motoneuronerkr.
  – Typischerweise ▶ ALS-artig, aber ▶ PLS o. ▶ PMA möglich; aggressivste FTD-Variante

zerebral (Alpha-Synukleinopathien)

Morbus Parkinson
- E ~1% > 60 LJ.
- Ä – Idiopathisch (Mehrheit)
  – Familiär (selten): Genmutationen (SNCA, Parkin, PINK1)
- P α-Synuklein-Fehlprozessierung (genaue Pathogenese unklar) → Verlust von dopaminergen Neuronen in Substantia nigra
- K (Ruhe-)Tremor, Rigor, Bradykinesie, posturale Instabilität
- D Klinik, PET/SPECT
- DD symptomat. Parkinson-Syndrom (Medikamente!), atypisches Parkinson-Syndr. (▶ MSA, PSP, CBD)
- Mi α-Synuklein-IHC-positive Ablagerungen u. Lewy-bodies va in Substantia nigra-Neuronen
- T Levo-/Carbi-Dopa, Dopaminagonisten, MAO-B-/COMT-Hemmer, Amantadin; Tiefhirnstimulation

Parkinson-Demenz Engl.: Parkinson disease with dementia, PDD
M. Parkinson u. DLB bilden Spektrum, wobei PDD dazwischen steht

Lewy-Body-Demenz
Engl.: Dementia with Lewy-bodies, DLB
- P α-Synuklein-Fehlprozessierung
- K idR früh: fluktuierende Vigilanz, visuelle Halluzinationen, REM-Schlaf-Verhaltensstörung ± Parkinsonismus
- D MRI (weniger Hippocampus↓ als in AD), DAT-PET/SPECT, Polysomnographie
- Mi α-Synuklein-IHC-pos. Ablagerungen u. Lewy-bodies va in Kortex-Neuronen (va frontal, temporal)
- T solange mögl. øMedikamente, AChE-Hemmer, L-Dopa; CAVE: Neuroleptika können Zustand verschlechtern

Multisystematrophie (MSA)
- P α-Synuklein-Fehlprozessierung vor allem in Oligodendrozyten von (A) Hirnstamm, (B) Basalganglien beids., (C) Kleinhirn
- K A) Leitsymptom: vegetat. Dysfkt. (Dysorthostase, Inkontinenz etc)
  B) L-Dopa-resistent. Parkinson-Sy. (wenn dominant: MSA-P)
  C) Zerebelläre Ataxie, Dysarthrie, Dysphagie (dominant: MSA-C)
- T rein symptomatisch

Vaskuläre Demenz
▶ Abschn. 22.6

Trinukleotiderkrankungen

Chorea Huntington
- E AD-vererbt, Beginn ~ 40 J.
- Ä CAG-Expansion in Huntingtin-Gen
- P Basalganglien-Degeneration
- K progredente choreatische Hyperkinesien u. Demenz
- D Klinik, Genetik
- T ua Tetrabenazin, Clonazepam, Neuroleptika, SSRI
- Pr letaler Verlauf über 15–20 J.

zerebral & spinal

1. + 2. Motoneuron

Amyotrophe Lateralsklerose (ALS)
- E 40–60 LJ., m = f
- Ä idR sporadisch (Urs. unklar), selten familiär (div. Genmutat.)
  zT Overlap mit FTD! (▶ FTD-MND)
- P Degeneration des 1. u. 2. MN
- K rasch progred. motor. Defizite
  – 1. MN: Hyperreflexie, Spastik
  – 2. MN: Schwäche, Muskelatrophie, Faszikulationen
  in 80% initial asymmetr., 66% spinal-betont, 33% bulbär-betont, 10% zusätzl. Demenz (▶ FTD)
- Ko Aspirat.-Pneumonie, Ateminsuff.
- T Riluzol, Edavaron, NIV, PEG

nur 1. Motoneuron

(Hereditäre) spastische Paraplegie
- E frühes Kindesalter – 7. LJ.
- Ä idR familiär (div. AD/AR/XR-Genmutationen), selten sporadisch
- P Degeneration des 1. MN
- K spastische Paraparese, Miktionsstörung, weitere Defizite n. Subtyp

Primäre Lateralsklerose (PLS)
(unklar: eigenständig o. ALS-Variante?)
- P Degeneration des 1. MN
- K spastische Parese (Beine > Arme), jedoch langsamer, weniger bulbär; wenn im Verlauf auch 2. MN = UMN-onset ALS

nur 2. Motoneuron

Progressive Muskelatrophie (PMA)
(unklar: eigenständig o. ALS-Variante?)
- P Degeneration des 2. MN
- K m>f, hf Rücken-/Atemmuskulatur beteiligt, seltener bulbär; wenn im Verl. auch 1. MN = LMN-onset ALS

Spinale Muskelatrophie (SMA)
- E angeboren bis > 5 LJ.
- Ä familiär, sporadisch
- P Degeneration des 2. MN
- K Faszikulationen, Muskelatrophie u. schlaffe Parese. Unterformen:
  – Proximale/distale SMA
  – Spino-bulbäre MA
- Mi neurogene Muskelatrophie (Verfettung, Fibrose, gruppierte Kalibersprünge)
- T Bei SMN1-Mutation: Nusinersen

zerebellär ±spinal

Ataxia teleangiectatica
- Ä AR-vererbt (▶ Kap. 25)
- P zerebelläre Atrophie
- K Ataxie im 1. Lebensjahr

Friedreich-Ataxie
- Ä GAA-Expansion im Frataxin-Gen
- P spinozerebelläre Degenerat.+PNP
- K progred. Gangataxie, Pyramidenbahnzeichen, Dysphagie, Kardiomyopathie u. Skoliose

Spinozerebelläre Ataxie
- Ä AD-vererbt (> 45 versch. Mutat.)
- K progred. Ataxie, zerebelläre Störung, zus. Defizite n. Subtyp

Kopfschmerzsyndrome

Spannungskopfschmerz
Engl.: Tension Headache
- E m>f, 25.–70. LJ, hfgst Kopf-Sz
- K Sz bilateral, drückend, mässig
- D ggf. Ausschlussdiagnostik (MRI, LP; va wenn øStressor!)
- DD Medik.-Übergebrauchs-Kopf-Sz.
- T NSAR, regelmässig Sport, ggf. TZA

Migräne
- E f>m (3x), Beginn idR 15.–35. LJ
- Ä unklar, FA typischerw. positiv!
- P Dysfkt. des trigemino-zervikalen Komplexes, CGRP-Sekretion
- K – Ggf. vorausgehend Aura (<60')
  – Sz einseit. (70%), stark, pulsatil ±Photophobie/Nausea (4–72h)
- D ggf. cCT, CT-Angio
- T akut: NSAR+Antiemetik., Triptane
  Basistherapie: ua β-Blocker, Topiramat, Valproat, Amytriptilin, CGRP-Antagonisten

Trigeminusneuralgie
- E 40–65 LJ.
- K Sz einschiessend elektrisierend, idR N. V2/V3, idR 1seitig; getriggert d. Kauen, Reden, Bürsten, Zähneputz.
- T Carbamazepin, ggf. OP

Clusterkopfschmerz
- E M > F; 20–30 LJ.
- K periodischer Schmerz während 2–3 Monaten (alle 1–2 Jahre): Beginn oft nachts, stark, „scharf", Dauer: 15–90 min., begleitend Schwitzen, Flush, Ptose, Miose
- T akut: O_2, Triptane, Ergotamin, Prophylaxe: zB Ca-Antag., Lithium

Epilepsien
- Def 2 unprovozierte Anfälle mit Abstand >24h oder 1 unprov. Anfall plus Rückfallrisiko >60% oder Epilepsie-Syndrom
- Ä genetisch, strukturell, infektiös, metabolisch, immunologisch, unbekannt (ILAE2017)
- K Anfälle: generalisiert (motorisch/nicht motorisch), fokale Anfälle (mit/ohne Bewusstseinsminderung, Beginn motorisch/nichtmotorisch, fokal zu tonisch-klonisch, unklassifizierbar)
- D Labor, CK, Prolaktin, EEG, MRI, ggf. CCT, LP
- T medikamentös (>20 Medik.), Vagusnervstimulation, OP

Extrapyramidale Störungen
- Hypokinet.-rigid: Parkinson-Sy.[6]
- Hyperkinetisch-hypoton
  – Tremor (zB essentieller Tremor)
  – Dystonie, Myoclonus
  – Tic, Tourette-Syndrom
  – Chorea (▶ C. Huntigton/minor)

Schlaf-assoziierte Störungen
- Restless-Legs-Syndrom (RLS)
  – Idiopathisch vs sekundär (Eisenmangel, Urämie, DM)
  – Therapie: Dopamin-Agonisten
- Narkolepsie
  – Tagesschläfrigkeit, Kataplexie
- D Hypocretin-1 tief in CSF, REM-Beginn < 15min

SCLC Small cell lung cancer (▶ Kap. 2, Respirationstrakt)
SSRI Selektive Serotonin-Reuptake-Inhibitoren
TP Totalprotein (im Liquor)
TPPA Treponema pallidum particle agglutination assay
TZA Trizyklische Antidepressiva
UMN Upper motor neuron

[1] Bakteriell: Granulozytose; aseptisch: va. mononukleäre Pleozytose
[2] »Aseptische Meningitis«: Klinik u. Liquorbefund meningealer Entzündung, jedoch ohne Erregernachweis in Standard-Bakterienkulturen. Hfgst Ursache sind Enteroviren, seltener andere Erreger, Medik. o. Malignome
[3] Jeglicher Art, zB auch „Autosplenektomie" b. Sichelzellanämie
[4] Rifampicin, Isoniazid, Pyrazinamid, Ethambutol
[5] Befällt Hippocampus, Amygdala, Hypothalamus, G. cinguli, limb. Kortex
[6] ZB b. M. Parkinson, MSA (▶ Synucleinopathien), PSP, CBD (▶ Tauopathien), sekundär durch Medikamente (zB Neuroleptika)

Zirkulationsstörungen

Hämorrhagien

extrazerebral

Spontane Subarachnoidalblutung (SAB)
- Ä 80% Berry-Aneurysma
  - 5% AV-Malformation
  - 5% ICB mit Begleit-SAB
  - RF: ♀, art. HT, Rauchen, ADPKD
- P Blutung in SA-Raum
  - → sistiert (ICP↑, Vasokonstr.)
  - vs. Ischämie [in 30%]
  - (ICP↑↑, Vasospasmus)
- K siehe unten ▶ SAB
- Ko Hydrozephalus, Vasospasmus, Infarkt, Herniation, Exitus letalis
- D CT: Blut meistens in den basalen subarachnoidalen Zisternen, bilateral in der sylvischen Fissur, vergrösserte Temporalhörner, Blut zT intraventrikulär u. zT intrazerebral
- T Coil/Clip des rupt. Aneurysmas;
- Ko bei Spasmen: Ca-Antagonist; bei Hydrozephalus: VP-Shunt-Einlage

Berry-Aneurysma
- Def sakkuläres intrakran. Aneurysma
- E ~3% d. Bevölkerung, M = F
- Ä meist Aetiologie unbekannt, selten hereditäre Bindgewebsstörung (zB b. Ehlers-Danlos, ADPKD ▶ Kap.10) ±kardiovask. Risikofakt.
- k b. Ruptur: SAB. Risiko abhängig von: Aneurysmagrösse, Lokalisation (Aneurysmen im hinteren Stromgebiet mit grösserem Rupturrisiko), pos FA für SAB

Epi-/Subduralblutung
- ▶ Traumata

intrazerebral

„Hirnschlag" Syn.: Schlaganfall, Cerebrovaskulärer Insult (CVI), Stroke

Intrazerebrale Blutung (ICB)
- Def Blutung innerhalb des Hirnparenchyms/ Ventrikel
- K KopfSz; weiteres je nach Lokalisat. (▶ tiefe/oberfl./intraventr. ICB)
- D CT (± Kontrast), MRI ua für Ätiologie-Evaluation
- T Stopp/Antagonisieren Antikoagulantien[5], Normothermie, ICP-Management (Bett 30°), BD-Senkung
- Ko epileptische Anfälle, Hydrozephalus, Herniation

ICB-Ursachen:

Hypertensive ICB
- P Platzen von Charcot-Bouchard-Mikroaneurysma
- K siehe unten ▶ Tiefe ICB

Amyloid Angiopathie
- P meist ß-Amyloid-Einlagerung → schwächt Media (AD)
- K siehe unten ▶ Oberfl. (lobäre) ICB (oft wiederkehrend)

Weitere Ursachen
- Metastasen ▶ Hirntumoren, 22.7
- Hämorr. Transformations eines inital ischäm. Hirnschlags
- Gerinn.-störungen, Antikoag.
- AV-Malformation, Aneurysma
- Vaskulitis
- ▶ Traumata

Sinusvenenthrombose
- E Va junge Frauen
- Ä RF: Östrogene, SSW/Wochenbett, Gerinnungsstörungen. Sekundär: weitergeleitet b. HNO-Infekt
- K Kopf-Sz, neurolog. Ausfälle bis Koma
- D Fundoskopie (Papillenödem), MRI, MRV
- T Antikoagulation (selbst b. Stauungsblutung!), Lagerung, Antiepileptika, Sz-Mittel (Off-label: Thrombektomie)

Moyamoya-Erkrankung (von japanisch moyamoya „Nebel")
- P idiopath. Verschluss Circulus Willisii → ausgeprägte Anastomosen
- Ko rezidiv. Hirninfarkte, ICB, EA
- D Angiographie: »Nebelwolke«

Ischämien

fokal

Transitorische ischämische Attacke (TIA)
- Def Vorübergehende neurologische Ausfälle ohne akute Ischämie im Schädel-MRI (Diffusionsgewichtete Sequenzen), veraltete Def./ falls kein MRI: Symptome<24h
- Pr Risiko für ischämischen Schlaganfall: ABCD3-I-Score (> 7 Pkt. = hohes Risiko)[4]

Ischämischer Schlaganfall
- Def akute Minderdurchblutung des Hirnparenchyms durch Verschlüsse/ Einengung
- K siehe unten ▶ betroffene Infarktgebiete
- D NIHSS, CT/MRI, Ursachenausschluss (Herz-Echo, Karotis-Doppler, Langzeit-EKG)
- Mi Liquefaktionsnekrose mit „Red Neurons" (12h) → Koagulationsnekrose mit Neutrophilen, Mikroglia (24h) → Gliose/Glianarbe durch Astrozyten
- T iv t-PA < 4.5h (cave KI!), ggf. endovaskulär <6h (<24h), sonst Tz-Hemmer
- Ko Hydrocephalus, Herniation, EA (konvulsiv u. ökonvulsiv), Einblutungen

Ursachen für ischämischen Schlaganfall / Transitorische ischämische Attacke:

Makroangiopathien

Kardioembolisch
- Ä VHF, Endokarditis, Klappenvegetationen, PFO, Myxom (▶ Kap. 4)

Atherosklerotisch/thrombotisch
- Ä Thrombose, evt. arterio-arterielle Embolie; hf iR Karotisstenose

Weitere Ursachen
- Hämodynamisch (▶ Grenzzoneninfarkt unten)
- Dissektion der Arterien
- Entzündl zB Riesenzellarteriitis
- Gerinnungsstörungen
- Okklusion zB Falx-Meningeom
- Fibromuskuläre Dysplasie
- Vasospastisch zB Post-SAB

Mikroangiopathien

Lipohyalinose
- Ä Hypertonie, Diabetes mellitus
- P „Übergangsform" zw. ▶ Atherosklerose u. ▶ hyaliner Arteriolosklerose (siehe Kap. 2)
- K ▶ lakunärer Infarkt, ▶ vaskuläre Demenz
- D CT oft negativ, Zeichen einer Leukenzephalopathie

CADASIL
Engl.: Cerebral Autosomal Dominant Arteriopathy with Subcortical Infarcts and Leukoencephalopathy
- E sehr selten, Manif. ab 30 LJ.
- Ä AD, NOTCH3-Gen-Mutation
- K multiple Infarkte, TIA, Migräne, Demenz in fortgeschritt. Fällen
- D Klinik, MRI, Genanalyse

Weitere Ursachen
- Morbus Fabry
- CARASIL
- PACNS

global

Ischämisch-hypoxische Enzephalopathie
- Ä globale Hirnischämie, zB bei
  - Herzstillstand
  - Schock
- P Koagulationsnekrose d. Kortex-Zonen 2–6 zT mit zystischem Zerfall
- K breites Spektrum von Erholung, vegetativem Zustand über Koma bis zu Hirntod
- Ko globales Hirnödem mit Einklemmung, Aspirationspneumonie, nicht-konvulsiver Status epilepticus
- D EEG (reagibel?), NSE (als Serum-Marker für Ausmass des Parenchymschadens), Medianus SSEP
- T kausal (oft Koro notwendig) induzierte Normo-/Hypothermie

Vaskuläre Demenz (VaD)
- Ä SAE, kortikale Infarkte, lakunäre Infarkte (meist multiple)
- K zT Überlappung zwischen AD u. VaD; exekutive Dysfunktion mit Behinderung >> Beeinträchtigung des Gedächtnisses

---

Subarachnoidalblutung (SAB)
Plötzliche stärkste KopfSz (CAVE: mildere Sz möglich), Bewusstseinsstörungen, Okulomotorius-Lähmung b. Aneurysmen der ACP, Glaskörperblutung (Terson-Syndrom), Synkope

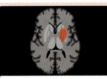

Tiefe ICB
(Blutung in Basalganglien, Thalamus, Pons, Kleinhirn)
Kontralaterale Halbseitenlähmung, Blickdeviation, Bewusstseinsstörung

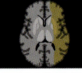

A. cerebri media Infarkt
Kontralaterale Hemiparese u. -hypoästhesie: Gesicht, Arm>Bein, Aphasie (b. Infarkt d. dominanten Hemisphäre), Hemineglect (b. Infarkt d. nichtdominanten Hemisphäre)

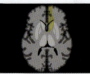

A. cerebri anterior Infarkt
Kontralaterale Hemiparese u. -hypoästhesie: Bein>>Arm, Inkontinenz, Persönlichkeitsveränderungen (präfrontaler Kortex)

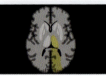

A. cerebri posterior Infarkt
Kontralaterale homonyme Hemianopsie mit Makulaschonung, Halluzinationen (visueller Kortex), kontralaterale Sensibilitätsstörungen (lateraler Thalamus)

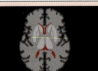

Intraventrikuläre Hirnblutung (IVH)
(im Rahmen SAB, ICB o. selten isoliert = primäre IVH)
Plötzliche Kopf-Sz, Erbrechen, Bewusstseinsstörung

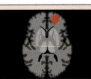

Oberflächliche (lobäre) ICB
Kopfschmerzen, Symptome abhängig von Blutungslokalisation (Vergleiche Klinik der verschiedenen arteriellen Infarktgebiete)

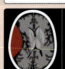

EDH
Oft initiale Bewusstlosigkeit → freies Intervall → erneute Eintrübung

SDH
Akut vs. chronisch; variable Klinik: asymptomat. bis zur Herniation

Grenzzoneninfarkt
Beidseitiger Sehverlust, Schwäche der Schultern u. Oberschenkel mit Schonung von Gesicht, Händen u. Füssen (meist bilateral)

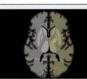

Lakunärer Infarkt[3]
Typische Klinik abhängig von Lokalisation: rein motorisch (gelber Punkt), rein sensorisch, sensomotrisch, ataktisch-hemiparetisch; mögliche Lok. lakunärer Infarkte hellgelb hinterlegt

22.6 · Vertiefungsseite Zirkulationsstörungen und Traumata

Druckänderungen

akut

Hypertensive Enzephalopathie (HTE)
- Ä hypertens. Notfallsituation (idR BD >220/120mmHg) ± vorbesteh. chron. HT
- P Verlust d. Bayliss-Effekts (Autoregulation)
  → Störung BH-Schranke
  → Vasogenes Hirnödem
  = ICP folgt erhöhtem BD
- K Hirndruckzeichen
- D MRI (Marklagerödem)
- T BD-Senkung, Hirnödem-Management

chronisch

Subkortikale arteriosklerot. Enzephalopathie (SAE)
Syn.: Vaskuläre Enzephalopathie, veraltet: Morbus Binswanger
- Ä Arteriosklerose
- P chronischer Druck → Nekrose d. Arteriolen → Demyelinisierung
- K Demenz, kleinschrittiger u. verlangsamter Gang („lower body Parkinsonism")

Posteriores reversibles Enzephalopathie-Syndr. (PRES)
- Ä RF: Eklampsie, SLE, Immunosuppressiva
- P zerebrale Gefässautoregulation u. Gefässendothel gestört → ↑Permeabilität, vasogenes Ödem
- K KopfSz, Vigilanz↓, Sehstörungen, epileptische Anfälle
- D MRI: T2-Hyperintensität va d. parieto-okzipitalen Regionen

Liquorstörungen

Hydrozephalus
Def.: Erweiterung der Liquorräume

Normaldruckhydrozephalus (NPH)
- E oft 60–70 LJ.
- Ä Idiopathisch vs. sekundär (assoziiert mit SAB, Meningitis)
- K Demenz, Inkontinez, Gangstörung (=Hakim-Trias)
- D MRI: Ventrikeldilat. b. normalem Kortex; LP: Liquordruck normal, klin. Besserung nach Liquorablassversuch
- T Ventrikel-Shunt

Hydrocephalus malresorptivus
meint die gestörte Liquorresorption nach zB Infekt/SAB. Begriff wird nicht mehr häufig verwendet. Viele verlaufen iR eines sekundären NPH.

Hydrocephalus occlusus
- Ä mechanischer Verschluss d. Liquorabflusses, zB b. Hirnblutung mit intraventrikulärem Einbruch o. Tumor
- K KopfSz, Nausea/Vomitus, Koma
- Ko Herniation
- D CT, MRI: Ventrikeldilatation (Zunahme über serielle MRI?), verstrichene Sulci, aufgehobene Rind-Mark Differenzierung

Hydrocephalus ex vacuo
- P sekundäre Auffüllung der erweiterten Liquorräume iF kortikaler Atrophie

Pseudotumor cerebri
Syn.: Idiopathische intrakranielle HT
- Ä unklar; RF: ♀, Adipositsas, Schwangerschaft, Steroide, Vitamin A
- P intrakranielle HT
- K Kopf-Sz, visuelle Phänomene, Visusverlust
- D Liquordruck > 25 cmH$_2$O, Schädel-CT/-MRI normal
- T Azetazolamid, Prednison, periodische LPs, Liquor-Shunt

Traumata

Mechanisch-Traumatisch

- EÄ Sturz, Trauma, Verkehrsunfälle, häufige Todesursache < 40 LJ.
- K Spektrum: Schädelfrakturen ± SHT ± Intrakranielle Hämatome

Schädelknochen

Schädelfraktur
- P Kalotte ± Schädelbasis betroffen, offene vs. gedeckte Fx (offen: Kontakt Liquor-u. Aussenwelt)
- T OP b. offener Verletzung, progredienten Pneumozephalus, Trümmerbrüche, anhaltender Liquorrhö

Kalottenfraktur
- Ä Biegungs- vs. Berstungs-Fx
- P Einteilung nach Morphologie: Loch- vs Lineare- vs Trümmer- vs Impressions-Fx
- Ko A. media-Begleitverletzung → Epiduralhämatom; Osteomyelitis

Schädelbasisfraktur
- Ä oft Berstungs-Fx; seitliche Einwirkung
- P Einteilung nach Lokalisation:
  - (A) Frontobasal (vordere SB)
  - (B) Laterobasal (laterale SB):
    – (B1) Pyramidenlängs-Fx
    – (B2) Pyramidenquer-Fx
- K (A) Brillenhämatom, Rhinoliquorrhoe, subkonjunktivale Blutungen
  (B) VII-Lähmung
  (B1) Hämatotympanon
- Ko ggf rezidivierende Meningitiden b. verpassten offenen Fx; Pneumatozelen

Gesichtsschädelfraktur
(► Kap. 5, HNO)
- P Mittelgesichts-Fx nach Le Fort I–III; „Blow-Out Fraktur" (Bulbus oculi durch Orbitaboden gedrückt)

Hirnparenchym

Hirnverletzung
Einteilung: offen (Dura mater verletzt) vs. geschlossen; primär (coup) vs. sekundär (contre-coup)[1]; nach klinischem Schweregrad (SHT):

Schädelhirntrauma (SHT)[2]
- K Einteilung nach Initial-GCS
  – Leichtes SHT (GCS 13–15) o. kurzzeitiger Bewusstseinsverlust
  – Mittelschweres SHT (GCS 9–12)
  – Schweres SHT (GCS <9)
- D CT/MRI b. älteren Pat., persist. Sympt., längere Amnesie, GCS↓, fokal-neurologische Ausfälle

Intrakranielle Hämatome

Epiduralhämatom (EDH)
- E ~ 1% der SHT
- P Ruptur A. meningea media u. Äste
- K 1) Prim. Bewusstseinsstör., 2) freies Intervall (~15% d. Pat.), 3) Erneut Eintrübung. Pupillenerweiterung ipsilateral zur Läsion
- T Trepanation u. Ausräumung

Akutes Subduralhämatom (SDH)
- Ä nach schwerem SHT
- P Ruptur d. Brückenvenen
- K Bewusstseinsstörungen
- Ko Mittellinienverlagerung
- T Bohrlochtrepanation + Drainage

Chronisches SDH
- Ä oft b. älteren Pat. nach leichten Traumata ± Antikoagulantien
- K progred. Bewusstseinsstörung über Tage-Monate
- T Chirurgie b. symptom. Verlauf

Traumatische SAB
- EÄ i. R. von schweren SHT (vgl. ► spontane SAB)

Rückenmark

Commotio spinalis
- Def passagere Sensibilitätsstörungen, Reflexveränderungen
- Ä stumpfes WS-Trauma
- Pr Restitutio ad integrum

Contusio spinalis
- Def (partielles) Querschnittsyndrom nach WS-Trauma mit irreversiblen Schädigungen
- Ä Torsion, Kontusion, Kompression
- K abhängig von Läsionshöhe. Spinaler Schock (schlaffe Parese) → spastische Tetra-/Paraplegie, Hyperreflexie, Pyramidenzeichen unterhalb d. Läsion
- D Ausschluss von Begleit-Hämatom, Knochenabsprengungen
- T Glucocorticoide hochdosiert, ggf. Dekompression u. Stabilisation
- Pr ø vollständige Restitutio

HWS-Schleuderverletzung
- Ä typischerweise Auffahrunfall
- K sehr selten: Bandscheibenvorfall, Vertebralis-Dissektion
- K initial oft symptomfrei, im Verlauf: Nacken- u. SchulterSz

Spinale Durchblutungsstörungen
- Ä nach operativen Eingriffen der Aorta, Angiographien, bei Aortenaneurysma, -dissektion
- P ischämische Durchblutungsstörungen des Rückenmarks, meist thorakal
- Ko Querschnittssyndrom

Spätkomplikationen:
- Posttraumatische Epilepsien (zB n. Hirnparenchym-Verletzungen)
- Entzündlich (zB Abszess, rezidivierende Meningitiden n. Schädel-Fx)
- Carotis-Sinus-Cavernosus Fistel (zB n. Schädelbasis-Fx)

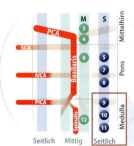

Rule of Four für Hirnstammsyndrome
- 4 Kerne „oberhalb Pons" (N.I, II øim Hirnstamm), 4 in Pons, 4 in Medulla
- Mittige Kerne: Teiler von 12 (3, 4, 6, 12); Seitliche Kerne: keine Teiler von 12 (7–11).
- M-Bahnen: „motorisch" (kortikospinal*), medialer Lemniskus*, medial longitudinal Fasciculus
- S-Bahnen: spinozerebellär, spinothalamisch*, Sympathikus, sensorischer Trigeminus-Kern
- Lerne auf der linken Seite, welches Gefäss was versorgt.
*Cave: beachte b. diesen Bahnen, dass deren Kreuzung unterhalb des Hirnstamms zu kontralateralen Ausfällen führt.

Bsp Wallenber-Sy. (PICA): Ausfall HN 9,10,11 (ipsilaterale Sy.) Auffall „S-Bahnen" (spinothalamisch kontralaterale Sy.)

[1] „Coup": Schädigung auf Seite der Gewalteinwirkung. „Contra-coup": Verletzung auf Gegenseite (z. T. ausgeprägter). „Coup-Contre-Coup-Verletzung": zB Epiduralhämatom auf der Seite der Gewalteinwirkung u. Subduralhämatom auf Gegenseite
[2] Veraltete Begriffe: Leichtes SHT = Commotio cerebri =„Gehirnerschütterung"; Mittelschwere SHT = Contusio cerebri =„Gehirnprellung"; Schwere SHT = Compressio cerebri = „Gehirnquetschung"
[3] Lenticulostriate, ant. Choroidalarterie, Art. von Heubner, paramedianische Äste der Basilarart
[4] 15% Stroke-Risiko b. >70%-Stenose u. Symptomen (zB TIA); Therapieoptionen: Stenting, Chirurgie je nach Stenose, Symptomen, Komorbidität
[5] B. Vit.-K-Antagon: FFP + Vitamin K; Dabigatran: Idarucizumab; Faktor-Xa-Antag: Andexanet
Abkürzungen: ACoP = A. communicans posterior; AICA = A. cerebelli anterior inferior; GCS = Glasgow Coma Scale; HWS = Halswirbelsäule; PICA = A.cerebelli inferior posterior; SCA = A. cerebelli superior; SB = Schädelbasis; VP-Shunt = Ventrikuloperitonealer Shunt; WS = Wirbelsäule

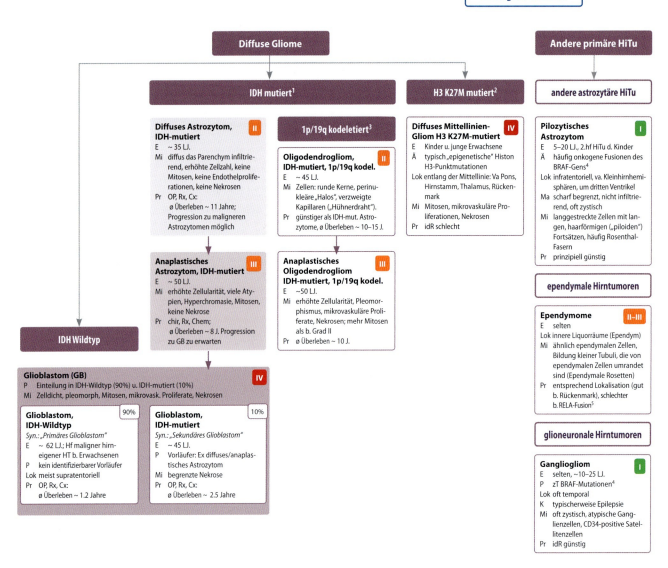

Anmerkungen zu Tumoren des ZNS: Seit dem letzten Jahrhundert basierte die Klassifikation von primären Hirntumoren weitgehend auf der Histologie, wonach Tumoren nach ihren mikroskopischen Ähnlichkeiten mit verschiedenen vermeintlichen Ursprungszellen u. ihren vermuteten Differenzierungsgraden klassifiziert wurden.

Mit der WHO-Klassifikation von 2016 wurden erstmals molekulare Parameter (zB IDH-Mutationen) in die Klassifikation von ZNS-Tumoren einbezogen u. zum ordnenden Prinzip erklärt, was die Objektivität des diagnostischen Prozesses entscheidend verbessert hat.

Metastasen sind die häufigsten Hirntumoren bei Erwachsenen. Unter den primären Hirntumoren machen Meningeome und diffuse Gliome/Glioblastome zusammen rund zwei Drittel aller Tumoren bei Erwachsenen aus. Bei Kindern stehen die primären Hirntumoren im Vordergrund, wobei pilozytische Astrozytome und Medulloblastome die häufigsten Entitäten darstellen.

Klinisch können Hirntumoren durch akute o. chronische Zeichen des gesteigerten Hirndrucks u./o. fokal-neurologische Ausfallserscheinungen symptomatisch werden; hierzu gehören auch epileptische Anfälle.

Das MRI stellt aktuell die wichtigste Modalität in der bildgebenden Diagnostik von Hirntumoren dar. Für die definitive Diagnose ist immer eine Gewebeentnahme erforderlich, welche zT stereotaktisch entnommen werden kann.

Chirurgie, Bestrahlung und Chemotherapie sind die drei führenden Modalitäten bei der Behandlung von Patienten mit Hirntumoren. Bei diffusen Gliomen kommen postoperativ neben der Strahlentherapie auch Chemotherapeutika, wie zB Temozolomid zum Einsatz. Eine Hypermethylierung des MGMT-Promotors ist positiv prädiktiv für das Ansprechen auf Temozolomid. Weitere therapeutische Massnahmen richten sich nach der Klinik: zB antiepileptische Therapien bei epileptischen Anfällen. Trotz Fortschritten in der Behandlung von diffusen Gliomen einschl. Glioblastomen sind diese bislang idR nicht heilbar.

22.7 · Vertiefungsseite Hirntumoren

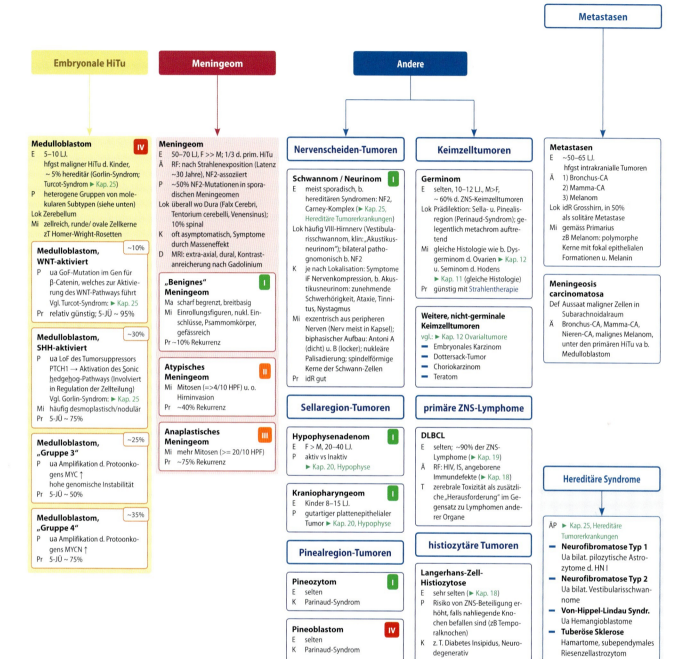

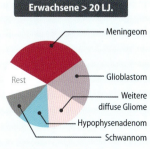

Darstellung der relativen Häufigkeiten intrakranieller Tumoren mit Ausnahme von Hirnmetastasen. Daten approximativ nach *CBTRUS*. **Beachte:** Metastasen sind die häufigsten intrakraniellen Tumoren bei Erwachsenen.

Ungefähre Abbildung des unbehandelten klinischen Verlaufs von wenig aggressiv **I** bis hochaggressiv **IV** der einzelnen Tumortypen. I.d.R. werden die Grade **I** - **II** als »low grade« und **III** - **IV** als »high-grade« zusammengefasst. Dieses Grading sagt nichts über die Therapierbarkeit der einzelnen Läsionen aus und betrifft überwiegend hirneigene Tumoren. Für einige Entitäten ist kein WHO-Grad definiert.

[1] IDH: Isocitrat-Dehydrogenase-Mutationen (Teil des Zitratzyklus) → Akkumulation onkogener Metaboliten → Beeinträchtigung Genexpression-regulierender Prozesse
[2] H3 K27M: Punktmutationen im H3-Histon (Beteiligt an Genexpression)
[3] 1p/19q: unbalancierte Translokation in Tumorigenese → Deletion des kurzen Armes des Chromosoms 1 u. des langen Arms des Chromosoms 19
[4] BRAF: Mutationen des Onkogens → MAPK-Pathway ↑ → Zellproliferation↑ (vgl: ▶ Kap. 17)
[5] RELA: RELA kodiert für Transkriptionsfaktoren, die NF-κB regulieren.
[6] NF2: LoF-Mutation im NF2-Tumorsuppressorgen (vgl: ▶ Kap. 25)

Abkürzungen: HiTu = Hirntumor; DLBCL = *Diffuse-Large-B-cell-lymphoma*; LoF = „Loss of Function"; GoF = „Gain of Function"

Peripheres Nervensystem und Muskulatur

Jens Petersen, Hans H. Jung (Kliniker), Juliane Bremer, Elisabeth J. Rushing (Pathologinnen)
unter Mitarbeit von: *Thomas Cerny, Kirill Karlin*

23.1 Die Sicht des Klinikers – 162

23.2 Die Sicht des Pathologen – 162

23.3 Knowledge-Bites Peripheres Nervensystem und Muskulatur – 163

23.4 PathoMap Peripheres Nervensystem – 164

23.5 PathoMap Muskulatur – 166

23.1 Die Sicht des Klinikers

Anamnese inklusive Leitsymptome
- (Belastungsinduzierte) Schwäche, (neuro- o. myopathische) Schmerzen, Atrophie, Sehstörung (Doppelbilder), Schluckstörung, Dyspnoe, Gangstörung.
- Lokalisation/Ausmass der Symptome, zeitl. Verlauf?
- Entwicklung (Schulsport).
- Familienanamnese (ua Gangstörung, Hohlfüsse/Krallenzehen); Anhalt für Infertilität?
- Braun-/Rotfärbung des Urins (Myoglobinurie)?
- Systematische Medikamenten- bzw. Toxinanamnese.
- Periodische Paralysen.

Klinische Untersuchung
- Augenmotilität, ggf. Simpson-Test.
- Mimische Muskulatur.
- Dysphagie/Dysarthrie, Würgreflex, Zungenbeweglichkeit.
- Muskelatrophie (einschl. Rumpf- u. Extremitätenmuskeln).
- Kraft aller Muskeln einsch. Nackenbeuger/-strecker.
- Axiale Muskelschwäche?
- Unwillkürliche Bewegungen ([Zungen-]faszikulieren, Myokymien).
- Reflexe, Pyramidenbahnzeichen, Koordination, Sensibilität.
- Provokationstests (zB Lasègue-, Phalen-, Tinel-Zeichen).
- Gangbild (zB Duchenne-Hinken).
- Okulopharyngeales, Gliedergürtel-, Fazioskapuloperoneales Syndrom? Distales Myopathiesyndrom?
- (Mono-, Poly-) neuropath. Syndrom? Multiplex-Neuropathie?
- Radikuläres Syndrom/Plexopathie?
- Myasthenie-Syndrom?

Zusatzuntersuchungen
- Creatinkinase (CK), Elektroneuromyographie (ENMG).
- Weitere Abklärung gem. Anamnese, FA, klinischem Befund, CK-Wert u. ENMG-Befund anzupassen.
- Labor - Beispiele: Va Myositis: Basislabor, Rheumaserologie, Myositis-Antikörper, Erregerserologien (zB HIV, Borrelien).
- Lumbalpunktion, ggf. mit Erregerserologien.
- Neuromuskulärer Ultraschall, MRT (MR-Neurographie).
- Metabolische Funktionstests (NIFET, SATET).
- Va Myositis: Kapillarmikroskopie.
- Muskel-/Nervenbiopsie.
- Molekulargenetik (Einzelgen, NGS, mtDNA [aus Muskel]).

23.2 Die Sicht des Pathologen

Ausgangslage:
- Schädigung peripherer Nerven u. Muskeln durch enorm breites Krankheitsspektrum möglich (metabolisch, toxisch, traumatisch, entzündlich, vaskulär, paraneoplastisch o. genetische Erkrankungen).
- Verteilungsmuster, Art u. Dauer der Symptome geben Hinweise auf zugrundeliegende Erkrankung.
- Neuropathien lassen sich histologisch in akut vs. chronisch sowie demyelinisierend vs. axonal einteilen.
- In der Muskelpathologie unterscheidet man myopathische und neurogene Veränderungen.

Diagnostik
Nervendiagnostik:
- Konventionell-morphologisch u. IHC: Liegt Demyelinisierung (dünne Myelinscheiden u. Zwiebelschalen-Formationen) o. axonale Schädigung (Axondegeneration u. -verlust, Vorliegen von Regeneratclustern) vor?
- Semidünnschnitte u. Elektronenmikroskopie (EM): ermöglichen optimale Beurteilung von Myelinscheide, Erkennung von Zwiebelschalenformationen, Beurteilung selbst kleiner markloser Nervenfasern.
- Seltener kommen Nervenfaser-Zupfpräparate u. Hautbiopsien (letztere b. Erkrankungen kleiner Nervenfasern) zur Anwendung.

Muskeldiagnostik:
- Konventionell-morphologisch u. IHC: Myopathische Veränderungen (Muskelfasernekrosen, regenerierende Muskelfasern, Myophagozytosen) oder neurogene Veränderungen (akut: angulär atrophe Fasern [Esterase positiv], chronisch: Gruppenatrophien, Fasertypengruppierungen, Kernhaufen)?
- Essenziell sind Enzymhistochemien (EHC) u. Spezialfärbungen an Gefriermaterial, zB Gomori-Trichromfärbung (GT), diese Tests funktionieren an Formalin-fixiertem Material nicht. EHC zur Aktivitätsbestimmung von Enzymen zB der Atmungskette oder des Glucosestoffwechsels.
- In wenigen Fällen weitere Erkenntnisse durch EM.

Besonderheit: Indikationen zur Nervenbiopsie
- Dank Fortschritten b. genetischen Tests (zB Exome-Sequenzierung) gibt es nur noch wenige Indikationen für eine Nervenbiopsie.
- Wichtigste Indikationen sind: Va Vaskulitis, Amyloidose oder atypische inflammatorische Neuropathien.
- Biopsie kommt auch in Betracht, wenn Klinik, ENMG und Bluttests (inkl. Genetik) nicht wegweisend sind.

Schwierige Stellen

Muskeldystrophien sind hereditäre Myopathien. Historisch unterscheidet man Gliedergürteldystrophien (LGMD; >30 Typen mit verschiedenen Mutationen, unterteilt in dominant - LGMD Typ 1 - o. rezessiv vererbte - LGMD Typ 2), Duchenne/Becker (Mutationen im Dystrophin-Gen, X-chromosomal), EDMD, FSHD ua. Das Paresemuster, extramuskuläre Symptome (Kardiopathie) u. die Bildgebung erlauben bisweilen die gezielte Testung eines Kandidatengens (zB Myotone Dystrophie Typ 1). Aufgrund einer phänotypischen Überschneidung von Muskeldystrophien, Myositiden u. neurogenen Syndromen (zB SMA) sind oft ein ENMG, ein Muskel-MRI u. eine Muskelbiopsie indiziert, letztere va für IHC u. Western-Blot-Analysen der Dystrophie-assoziierten Proteine. Wenn die Biopsie keine Auswahl eines Kandidatengens erlaubt, kann ein Next-generation-sequencing erfolgen.

23.3 · Knowledge-Bites Peripheres Nervensystem und Muskulatur

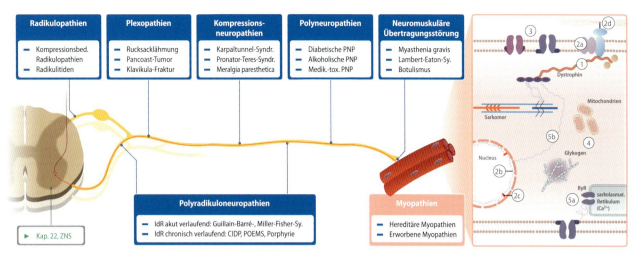

Abb. 1 Schematische Darstellung der Anatomie des peripheren Nervensystems u. Muskulatur. Hereditäre Myopathien u. Beispiele mutierter Proteine: Muskeldystrophien. **(1)** ▶ Dystrophinopathien (Typ Duchenne u. Becker). ▶ Weitere Muskeldystrophien mit **(2a)** Sarcoglykan-Mutationen b. Gliedergürtel-Muskeldystrophien (LGMD), **(2b)** Emerin-Mutationen b. Emery-Dreifuss-Muskeldytrophie (EDMD), **(2c)** nukleäre Lamin-Mutationen bei EDMD2, **(2d)** α-Dystroglykan-Mutationen b. congenitalen Muskeldystrophien. **(3)** Kanalpathologien (▶ Nicht-dystrophe Myotonien u. periodische Paralysen). **(4)** ▶ Metabolische Myopathien. Beispiele congenitaler Myopathien: **(5a)** RYR1-Mutationen b. Central-Core-Krankheit, **(5b)** α-Aktin Mutationen b. Nemalin-Myopathie. (©Cerny, Karlin, 2018 [23.1])

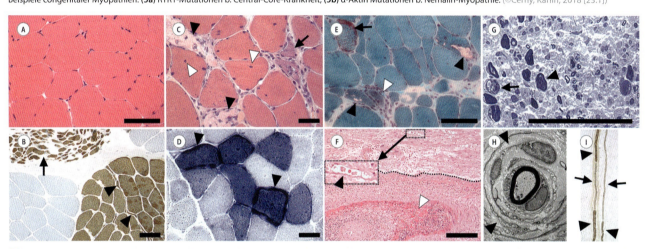

Abb. 2 Nerv-/ Muskelpathologie. **A)** Normaler Muskel, HE. **B)** Neurogene Muskelatrophie: Fasertypengruppierung, faszikuläre Atrophie (➔), angulär atrophe Fasern (▶), IHC-Typ-2-Faser-Myosin (braun). **C)** Dystrophinopathie Becker: Myopathische/dystrophe Veränderungen: Faserkaliberschwankungen, nekrotische (▶) u. regenerierende Fasern (➔), interne Kerne (▷), zwischen Fasern Bindegewebe↑, HE. **D)** Mitochondriale Myopathie: Subsarkolemmale Mitochondrienakkumulation („ragged-blue"-Fasern, ▶), SDH EHC. **E)** Einschlusskörperchenmyositis: Geränderte Vakuolen (▶), entzündliche Infiltrate (▷), „ragged-red"-Faser (Mitochondrienakkumulation, ➔), GT. **F)** Akute axonale Neuropathie b. Vaskulitis: Fibrinoide Gefässwandnekrose/ -entzündung (▷), akute Axondegeneration: „Verdaukammern", vergrössert in gestrichelter Box (▶) im Nervenfaszikel (oberhalb gestrichelter Linie), HE. **G)** Akute axonale Neuropathie (NP): Verlust grosser markhaltiger Nervenfasern, leere Myelinscheiden (▶), akut degenerierendes Axon (➔), Semidünnschnitt. **H)** Demyelinisierende NP: Zwiebelschalenformation (▶), EM. **I)** Segmentale Demyelinisierung: normale Myelindicke (▶), dünnes Myelin (➔), Zupfpräparat. Massstäbe 100 µm. (Abbildungen A-I mit freundlicher Genehmigung von Prof. Dr. med. Elisabeth J. Rushing und Dr. med. Dr. sc. nat. Juliane Bremer)

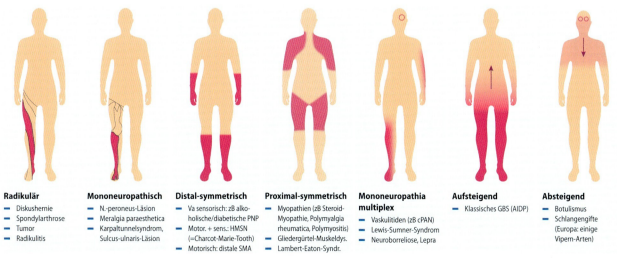

Abb. 3 Wichtige Ausfallsmuster u. mögliche Ursachen. Die rosa Areale können sensorische u./o. motorische Ausfälle meinen. Cave: Es handelt sich um Engramme! Ausserdem müssen nebst PNS-Pathologien natürlich auch ZNS-Probleme bedacht werden (zB RM-Kompression, Poliomyelitis, Multiple Sklerose etc.). (©Cerny, Karlin, 2018 [23.2])

Radikulopathien

Kompressive Radikulopathie
- E Rücken-Sz: zweithäufigstes Schmerzsyndrom nach Kopf-Sz
- ÄP
  - Diskushernie (▶ Kap. 15)
  - Degenerativ/knöchern, zB
    - Spondylarthrose, Facettengelenkshypertrophie
    - Osteochondrose, Unkovertebralarthrose
    - Spondylolisthese
    - Osteophytenbildung
    - Hypertrophie d. Ligg. flava
  - Hämatom
  - Epidurale Lipomatose: Spinalstenose durch Hyperplasie d. Fettgewebes (RF: Adipositas, Steroide)
  - Spondylodiszitis, Abszess
  - Tumor (zB Ependymom, Neurinom, Menigeom, Metastasen, Synovialzysten
- K Wurzelsymptome (Rücken-/radikulärer Sz, Par-/Hypästhesien, Paresen, Hypo-/Areflexie) bis hin zum spinalen (Cauda-)Syndrom mit Gang-, Blasen- u. Mastdarmstörung
- D Labor (BSR, CRP), MRT, EMG, ggf. LP, ggf. digitale Subtraktionsangiographie (bei Vda. spinale durale AV-Fistel
- Mi fürTumoren siehe: ▶ Kap. 22, ZNS
- T je nach Ätiologie: zB konservativ, OP, Bestrahlung, Chemotherapie

Spinale durale AV-Fistel
- P 90% thorakolumbal
- K Gangstörung, Par-/Hypästhesien, Rücken- o. radikulärer Sz, Beinschwäche; Blasenstörung
- T OP/spinale Embolisation

Radikulitis
- Ä
  - Infektiös: zB VZV, Borrelien
  - Autoimmun
- K (poly-)radikuläre Sz, Parästhesien u. Paresen, zB
  - Bannwarth-Meningoradikulitis (2°Borreliose: brennende radikuläre Sz, Hypästhesien ± asymm. HN-, Arm- u. Beinparesen
- D Lc, CRP, LP (Zellzahl u. Protein↑), serolog. Erregernachweis
- Mi je nach Erreger, zB b. Herpesviren nukleäre Einschlüsse, in IHC nachweisbar

Meningeosis carcinomatosa/lymphomatosa
- Def diffuse Tumorzellaussaat im Liquor mit Meningenbesiedlung
- D MRT der Neuroachse, Liquoruntersuchung
- Mi Tumorzell-Nachweis im Liquor

Wichtige DD: (øRadikulopathie!) Pseudoradikuläres Syndrom
- Def unauffällige neurologische u. elektrophysiologische Befunde
- Ä zB lumbospondylogenes Sz-Syndrom, Piriformissyndrom, b. Coxarthrose, Gonarthrose

Plexopathien

Plexus cervicobrachialis
Supraklavikulärer Plexus
Obere Plexusläsion:
- Ä
  - Post-OP-Lähmung
  - Burner/Stinger-Syndrom: Traktion (Kontaktsportarten)
  - Rucksacklähmung
  - Neonatal (Schulterdystokie)
- P Ausfall im Bereich C5–C6
- K øSchulter-/Ellbogenbewegung, Fingerbewegung möglich

Untere Plexusläsion:
- Ä
  - Neurogenes thoracic outlet syndrom
  - Postmediane Sternotomie-Plexopathie
  - Pancoast-Syndrom
- P Ausfall im Bereich C8–Th1,
- K øFingerbewegung, Schulter-/Ellbogenbewegung möglich
- D ua klinisch, MRT, EMG

Infraklavikulärer Plexus
Lateraler Faszikel:
- Bestrahlung axillärer LK

Medialer Faszikel:
- Schlüsselbeinfrakturen

Nervenenäste: ▶ Neuropathien

Ohne anatomische Prädilektion:
- Neuralgische Schulteramyotrophie: akute Plexus-Entz. unklarer Ätiologie
- Metastasen (Brust, Lunge), Pancoast-Syndrom

Plexus lumbosacralis
- Ä
  - Tumor
    - Infiltration: Kolon-, Zervix-, Ovar-, Prostata, Urothel-CA
    - Metastasen
    - Neurofibrom, Perineuriom, Amyloidom
  - Infektionen
    - Lokal: GI-, Uro-Trakt, WS
    - Generalisiert: HIV, diffuses infiltrativ. Lymphozytose-Sy.
  - Trauma: Unfall, post-OP
  - Bestrahlung
  - Hämatom: idR Psoas-Muskel
  - Vaskuläre Läsionen: Arteriosklerose, Thrombus/Embolus, vaskuläre Amyloidose
  - Metabolisch: diabetische Amyotrophie (Mikrovaskulitis d. Vasa nervorum b. DM2)
  - Inflammator.: zB postchirurg. Neuropathie, Diabet. Amyotrophie, Sarkoidose
- K Pl. lumbalis: ua Schwäche d. Kniestrecker, Hüftadd. u. -beuger
  Pl. sacralis: ua Schwäche d. Fussheber, Kniebeuger u. Hüftabduk.
- D ua klinisch, MRT, ENMG
- Mi Zeichen der Axonläsion: akut (Axonschwellung, Degeneration, MakroPh) vs. chronisch (Axonverlust, ggf. Regeneratcluster); dazu ursachenspezifische Befunde, zB Hinweise auf Erreger, b. Bestrahlung verdickte Gefässe u. Fibrose, Granulome b. Sarkoidose etc.

Kompressionsneuropathien

Arm

Proximale Medianusläsion
- Ä
  - Axilla: Krückenkompression, Schulterluxation
  - Oberarm: Schlafparese, Humerusschaftfraktur
  - Ellbogen: Fraktur/ Luxation, Injektion
  - Unterarm: Interosseus-anterior-Syndrom, Pronator-Teres-Syndrom
- K Schwurhand (b. vollständiger Läsion), Flaschenzeichen, Par-/Anästhesie Medianusgebiet, progrediente Thenaratrophie

Karpaltunnelsyndrom
▶ Kap. 15, Gelenke

Proximale Radialisläsion
- Ä „Tourniquet", „Parkbanklähmung", Humerusfraktur
- K Fallhand, Fallfinger (Läsion in der Axilla: zusätzlich Trizeps-Parese), Sensibilitätsstörung über dem ersten Spatium interosseum, dorsolat. Hand/Daumen, dorsale proximale Finger II, III, IV

Distale Radialisläsion
- Ä Läsion/Kompression R. profundus/ N. interosseus posterior (zB Radiusköpfchen-Luxation/-Fx oder Supinatorlogen-Syndrom)
- K Radialtunnelsyndrom: Sz am radialen Unterarm insbes. b. Druck über dem Radialtunnel, Supinatorsyndrom: zusätzl. „Fallfinger" (insbes. mediale 3 Finger), keine Fühlstörung

Cheiralgia paraesthetica
Syn.: Wartenberg-Syndrom
- Ä R.-superficialis-nervi-radialis-Kompression (zB Handschellen, Armbänder, Gips, Traumata, Injektionen, arterielle Punktionen, Nerventumoren)
- K Sz u. Par-/Hypästhesie dorsolaterale Hand u. Dig. I–III, Juckreiz, Kraft normal

Ulnarisläsion am Ellbogen
- Ä Kompression va im Sulcus ulnaris o. im Kubitaltunnel; Spätlähmung nach Trauma
- K Sz am Ellbogen (Tinel positiv), Par-/Hypästhesie u. Sz im Ulnarisgebiet (Dig. V, ulnarseits Dig. IV), Froment-Zeichen; im Verlauf: Krallenfinger (IV/ V), Interossei- u. Hypothenaratrophie

Loge-de-Guyon-Syndrom
▶ Kap. 15, Gelenke

- D ENMG, Neuromuskulärer Ultraschall, MR-Neurographie
- Mi Zeichen der Axonläsion (Biopsie allerdings praktisch nie nötig)
- T konservativ (Läsionsmechanismus meiden, ggf. Schienung o. Polsterung), b. ausbleibender Besserung: ggf. OP in Abhängigkeit von der Ursache

Bein

Läsion des N. femoralis (L1-L4)
- Ä Kompression in Steinschnittlage (uro-/gynäkologische OP), retroperitoneale Blutung, Diabetes mellitus
- K Parese Hüftbeuger/Kniestrecker, Fühlstörung anteriorer/medialer Oberschenkel, øPSR

Meralgia paraesthetica
- Ä Kompression des N. cutaneus femoris lateralis (L2-L4) unter dem Leistenband
- D Dysästhesien u. Fühlstörung anterolateraler Oberschenkel

Peroneusläsion
- Ä Kompression am Fibulaköpfchen (zB b. Gips, Bettruhe, Vollnarkose/Koma, überkreuzte Beine, Trauma, Entrapment beim Knien, Ganglien/ Baker-Zyste, Schwannome, Neurofibrome)
- K Fussheber- u. Eversionsschwäche, Zehenextensionsschwäche, Steppergang, Gefühlsstörung anterolateraler Unterschenkel/Fussrücken

Hinteres Tarsaltunnelsyndrom
- Ä Entrapment des N. tibialis im Tarsaltunnel (zB b. Exostosen, Lipomen, Ganglien)
- K perimalleoläre Sz, Brennen der Sohle mit Zunahme nachts u. b. Belastung, Tinel-Zeichen über Tarsaltunnel

Morton-Metatarsalgie
- E F >> M (4:1)
- Ä Neurom der Interdigitalnerven (entspringen N. tibialis)
- K brennende Sz an der Fusssohle, meist lokalisiert in den Köpfchen der Metatarsialia III u. IV, besonders beim Gehen
- Mi intra- u. perineurale Fibrose

Polyradikuloneuropathie

Akut verlaufend

„Klassisches" Guillain-Barré-Syndrom
Syn.: AIDP
- E Inzidenz 1–2/100'000
- Ä akute Immun-Neuropathie, impf- o. infektassoziiert (CMV mit gastrointestinalen o. pulmonalen Prodromi; Mykoplasma pneumoniae, EBV, HIV, Dengue, Zika, Hepatitis A, Borreliose etc)
- K progrediente proximale u. distale symmetrische Schwäche (Beginn an den Beinen) bis hin zur Tetraparese, Rückenschmerzen, distalen Parästhesien u. Areflexie; 70% Hirnnervenbeteiligung (insbes. N. facialis); autonome Dysfunktion in 60% der Fälle; Intubationspflichtigkeit in 20–30%. Progression für < 4 Wochen.
- D Neurographien: Demyelinisierung mit ggf. Axonverlust, motorische Leitungsblöcke, zytalbuminäre Dissoziation im Liquor, Gangliosid-Antikörper
- Mi akute demyelinisierende (evt. axonale) Neuropathie, Entzünd.
- T IVIG o. Plasmapherese

Miller-Fisher-Syndrom
- K Diplopie, Hyporeflexie, Ataxie; Extremitätenschwäche in 20%; Variante mit Hirnstammzeichen: Bickerstaff-Enzephalitis
- D ua GQ1b-Antikörper

Andere akute Immunneuropathien
- AMAN/AMSAN
- Vaskulitis

Chronisch verlaufend

CIDP
- K proximale u. distale symmetrische Schwäche, motorisch > sensorisch; drei Verläufe:
  - Schubförmig-remittierend
  - Monophasisch
  - Chronisch-progredient asymmetr. Variante: MADSAM
- Mi aktive Demyelinisierung (Myelin „stripping" durch Makrophagen), Entzündung, De-/Remyelinisierung, Axonverlust

Andere chronische Immunneuropathien
- POEMS-Syndrom
- Paraproteinämische demyelinisierende Neuropathie (IgA/IgG)
- Porphyrie
- Paraneoplastische Neuropathie

Cave: obige Einteilung in akut vs. chronisch verlaufende Krankheitsbilder ist eine Faustregel!

AIDP	Akute inflammat. demyelinisier. Polyradikuloneuropathie	
AM(S)AN	Akute motorische (& sensorische) axonale Neuropathie	
CPEO	Chronisch progressive externe Ophthalmoplegie	
dHMN	Distale hereditäre motorische Neuropathie	
eGPA	Eosinophile Granulomatose mit Polyangiitis (vormals.: Churg-Strauss-Vaskulitis) ▶ Kap. 3, Gefässe	
EN(M)G	Elektroneuro(myo)graphie	
GPA	Granulomatose mit Polyangiitis (ehemals: Morbus Wegener)	
HMSN	Hereditäre motorisch-sensorische Neuropathie	
HSAN	Hereditäre sensorisch-autonome Neuropathie	
HN	Hirnnerven	
HNPP	Hereditäre Neuropathie mit Neigung zu Druckparesen (engl.: „PP" = pressure palsies)	
INH	Isoniazid	
IVIG	Intravenöse Immunglobuline	
KSS	Kearns-Sayre-Syndrom	
LHON	Lebersche hereditäre Optikusneuropathie	
MADSAM	Multifokal erworbene (acquired) demyelinisierende sensorische u. motor. Neuropathie (Syn.: Lewis-Sumner-Sy.)	
MELAS	Mitoch. Enzephalomyopathie, Laktatazidose, Schlaganfälle	

2.4 · PathoMap Peripheres Nervensystem

Polyneuropathien (PNP)

distal-symmetrisch

exogen-toxisch

Alkoholische PNP
- E 10% aller Alkoholiker
- P direkt toxisch
- K beginnt sensibel (oft „brennende Füsse"), assoziiert mit cerebellärer Degeneration/Wernicke-Korsakoff-Sy. (▶ Kap. 22)
- Mi axonale Neuropathie

(Medikamentös-)Toxische PNP
- Ä Chemotherapeutika ua Vincristin, Platin-Analoga, Thalidomid, INH, Chloroquin, Statine, Bortezumib, Linezolid, Rituximab, Blei, Arsen, Thallium, Quecksilber
- K sensorisch, sensomotorisch o. rein motorisch, autonome Symptome (40% b. Vincristin)
- Mi axonale (seltener demyelinisierende o. gemischte) Neuropathie

Vitamin-B12-Mangel-PNP
- Ä Malnutrition/-absorption zB b. perniziöser Anämie, Gastritis Typ A (▶ Kap. 6), nach Magen-/Dünndarm-OP, medikamentös (zB Metformin, PPI)
- K Parästhesien, Kälte-/Taubheitsgefühl, selten Sz; später distale Paresen; Hypotension/Inkontinenz/Impotenz; uU. funikuläre Myelose (▶ Kap. 22), Leukenzephalopathie, kognitive Störungen, megaloblastäre Anämie (▶ Kap. 18), Glossitis, Diarrhö
- D Bestimmung von Vit.-B12, ggf. Homocystein/Methylmalonsäure, Parietalzell-/IF-Ak
- Mi axonale (evt. auch demyelinisierende) Neuropathie
- T B12-Substitution (ggf im)

Amyloid-Polyneuropathie
- Ä erworben o. familiär (zB Transthyretin-Mutationen)
- K vorwiegend sensorisch, ausgepr. autonome Symptome möglich
- Mi axonale Neuropathie, Amyloidablagerungen
- T erworben: Immunmodulation, Cx, Stammzelltransplantation Transthyretin-Amyloidose: Tafamidis, Diflusinal, Lebertransplantation

Paraproteinämische demyelinisierende PNP
- P IgM M-Protein, ggf. Anti-MAG-assoziiert
- Mi demyelinisierende Neuropathie

Andere PNPs
- Nephrogen
- Vit. B1-, E-, B6-, Folsäure-Mangel
- HIV-assoziiert
- Sjögren-Syndrom
- Akute intermittierende Porphyrie
- Chron.-axonale PNP unklarer Ursache

Diabetische PNP
- E hfgst PNP, 30% d. Diabetiker
- K Subtypen: 1) distal-sensorisch; 2) autonom (zB ▶ Kap 6, Gastroparese); 3) sensomotorisch; 4) akute schmerzhafte Neuropathie, Mononeuropathien: diabetische HN-Parese (III/VII), ▶ lumbosakrale Plexopathie
- Ko Fussulzera
- Mi axonale Neuropathie, verdickte Gefässwände
- T BZ-Kontrolle, b. neuropathischem Schmerz: Duloxetin

Small-Fiber-Neuropathie
- Ä zB b. Diabetes mellitus, Hypertriglyzeridämie, Amyloidose, M. Fabry, Sjögren-Synd., idiopathisch, hereditär
- P selektives Betroffensein der C- u. A-Delta-Nervenfasern
- K Termhypästhesie, Hypalgesie, Sz (Brennen, Stechen, Myalgien), Juckreiz, Parästhesien, autonome Beteiligung möglich, Restless-legs-Syndrom
- Mi Verlust von kleinen myelinisierten u. unmyelinisierten Axonen, Hautbiopsie: ggf. Amyloidablagerungen, Granulome (Sarkoidose)

Hereditäre Neuropathien

HMSN (Charcot-Marie-Tooth, CMT)
HM(S)AN / HSAN / dHMN
- E ~1:2'500
- ÄP >70 Mut. bekannt; Klassifik.: (gemäss Magy et al. 2015): Erbgang-Erkrankung axonal/demyelinisiertes-mutiertes/dupliziertes Gen: Beispiele:
  - AD-CMTde: AD, demyelin. (zB AD-CMTde PMP22)
  - AR-CMTde: AR, demyelinisierend (zB AR-CMTde-SURF1)
  - AD-CMTax: AD, axonal (zB AD-CMTax-MFN2)
  - AD-CMTin: AD, intermediär (zB AD-CMTin-GNB4)
  - XL-CMT: X-chromosomal vererbte CMT (zB XL-CMTde-GJB1)
  - AR-dHMN
  - X-dHMN
- KD genet. Abklärung insbes. b. Hohlfüssen, Krallenzehen, pos. FA o. b. DD Immunneuropathie, ausgeprägte autonome Symptome
- Mi je nach Subtyp axonale o. demyelinisierende Neuropathie

Paraneoplastische PNP
- ÄP zB b. SCLC o. M-Protein-assoziiert
- K sensorische PNP, autonome Neuropathie; vor o. nach Malignom-Identifikation
- Mi axonale o. demyelinisierende Neuropathie

Mononeuropathia multiplex

Vaskulitis (▶ Kap 3, Gefässe)
- E Alter: 80% > 50 Jahre
- Ä
  - Isolierte Vaskulitis des PNS
  - IdR Systemerkrankung: zB b. GPA, eGPA, PAN, SLE, Sjögren-Syndr., Rheumatoide Arthritis
- P Schädigung der Vasa nervorum
- K Sz/Dysästhesien, Fieber, Arthralgien, Fatigue; N. ischiadicus > Tib. post. > Uln. > Med. > Rad.
- D BSR, ANA, ANCA etc; ggf. Muskel-/Nervenbiopsie
- Mi entzündl. Infiltrate in Gefässwand, fibrinoide Gefässwandnekrose; akute axonale Schädigung; bei Sarkoidose: Granulome, Axonläsion
- T Steroide; Cyclophosphamid

Lewis-Sumner-Syndrom
Syn.: MADSAM
- K asymmetrische ▶ CIDP
- Mi demyelinisierende Neuropathie (ungleichmässig/faszikulär)

Neurolymphomatose
- Ä ua NHL, akute Leukämie
- Mi Lymphomzellinfiltration, axonale, evt. auch demyelinisierende Neuropathie

Infektiöse Ursachen
- Neuroborreliose: (Syn.: Bannwarth-Syndrom) HN-Ausfälle (va Fazialisparese), multifok. Radikuloneuropathie, ua Enzephalomyelitis, transversale Myelitis (▶ Kap 22, ZNS), Lyme-Myositis; Verlust von grossen u. kleinen myelinisierten Axonen, evt. perivaskuläre Entzündung
- Zoster-Neuritis: Juckreiz, Sz, Parästhesien, vesikul. Hautausschlag. Radikulopathie
- Lepra: Ausgeprägte Entzündung, Granulome, Axonverlust (unregelmässig/faszikulär), Erregernachweis

HNPP
Syn.: tomakulöse Neuropathie
- Ä PMP-22-Deletion (AD)
- K Neigung zu Druckparesen
- Mi Verlust grosser Axone, Hypomyelinisierung, abnorm gefaltetes Myelin (Tomaculae), Zwiebelschalen

Störung der neuromuskulären Übertragung

Toxisch

Botulismus
Meldepflichtige Erkrankung
- E 10–20 Fälle/Jahr in Deutschland
- ÄP Blockade der ACh-Freisetzung an periph. cholinergen Nervenendigungen (neuromuskulär, autonom) durch Botulinumtoxin aus C. botulinum (anaerob). Nahrungsbotulismus (zB Konserven), Wunden, Darm; iatrogen: nach Botulinumtoxin-Injektion
- K proxim. > dist. Schwäche mit Dysphagie, Dysarthrie, Dysphonie, Ptosis, extraokuläre Schwäche (Diplopie), autonome Symptome
- D ENMG: repetitive Stim. (40/s: Inkrement), Maus-Inokulationstest für Toxinnachweis (ua aus Serum, Stuhl, Nahrungsmittel)

Medikamenten-induzierte Myasthenie
- Ä am hf D-Penicillamin
- P induziert Produktion von Antikörpern gegen AChR

Medikam. MG-Exazerbation, ua:
- Zentrale Dämpfung:
  - Morphin, BDZ, TZA
- ↓Neuromuskuläre Übertragung:
  - Antibiotika (zB Fluorchinolone, Aminoglykoside)
  - Mg^{2+}, β-Blocker, Verapamil
  - Succinylcholin, NDMR
  - Steroide, Phenytoin, Neuroleptika, Lithium
- ↑(Auto-)Immunantwort:
  - PD-1-Inhibitoren

Andere
- Schlangengift (zB Vipern, Giftnattern)
- Elektrolytstörungen: Hypokalzämie, Hypermagnesiämie
- Carbamat, Organophosphat

Congenital

Congenitale myasthene Syndrome
- ÄP genet. Störung der neuromusk. Synapse: präsynaptisch, synaptisch, postsynaptisch (häufige Mutationen im CHRNE- u. RAPSN-Gen), gemischt
- K heterogen; Spektrum vom „floppy infant" mit respirator. Insuffizienz u. Gelenkkontrakturen bis zu Minimalsymptomatik mit Ptosis u. leichter belastungsinduzierter generalisierter Schwäche, Trinkschwäche, kraftloses Schreien, krisenhafte Verschlechterung b. banalen Infekten
- D cave: Edrophonium-Test kontraindiziert, ENMG: repetitive Stimulation (3/s, Dekrement)
- Mi evt. EM- Veränderungen der neuromuskulären Synapse
- T abhängig vom Gendefekt

Autoimmun

Myasthenia gravis (MG)
- E Inzidenz 0.25–2/100'000, Prävalenz 78:100'000 10% Kinder < 16 LJ
- ÄP Auto-AK gegen postsynapt. ACh-Rezeptor (80–90%), Anti-MuSK-, LRP4-, Agrin-AK (bis 5%) o. seronegativ
- K Fluktuationen/Zunahme im Tagesverlauf, Formen:
  - (Rein) okuläre M. (10–20%): Ptosis/Doppelbilder, ggf. im Verlauf Übergang in
  - Generalisierte M. (65%): Gesichts-, Schlund (Dysarthrie/Dysphagie/Gaumensegelparese), Hals/Nacken-, Skelettmuskulatur einschl. Atemmuskulatur; leicht/mittel/schwer
  - „Paraneoplastische" M. b. Thymom (10–15%): (faziopharyng. Schwerpunkt); in 5% Anti-MuSK-AK
- Ko myasth. Krise (respirator. Insuffizienz, Aspiration), ▶ Medikam. MG-Exazerbation o. -Verschlechterung durch Infekte; Gebärende: Notwendigkeit einer Sectio
- D ua Simpson-Test, repetitive Stimulation (3/s; Dekrement), Edrophonium- Test; Thorax- CT/ggf. -MRT (Thymom). Monitoring: Myasthenie-Score einschl. Vitalkapazität. Bei Vda okuläre MG: ggf Schädel-MRI
- Mi selten Muskelbiopsie: evt. Faseratrophie, EM-Veränderungen der Neuromuskulären Synapse (NMJ); ggf. Thymom/ Thymushyperplasie
- T AChE-Inhibitoren ± Glucocorticoide, Azathioprin, Rituximab, ggf. Thymektomie (Alter 15–50 Jahre, Erkrankungsdauer <2 Jahre); Myasthene Krise: Plasmapharese, IVIG, Immunoadsorption, Glucocorticoide

Lambert-Eaton-Syndrom
- ÄP VGCC-AK gegen präsynaptische Kalziumkanäle in 85%; 50–60% aller LEMS sind paraneoplastisch, insbes. b. SCLC
- K prox. belastungsinduzierte Schwäche, Hyporeflexie, autonome Störungen
- D Thorax-CT, ggf. FDG-PET-CT Thorax (falls neg. ggf. Wiederholung alle 3–6 Mo) ENMG: Amplitudeninkrement b. repetitiver Stimul. (30/s), Short-exersise-Test, VGCC-AK
- Mi selten Muskelbiopsie: Typ-2-Faser-Prädominanz, EM-Veränderungen der NMJ
- T autoimmunes LEMS: 3,4-Diaminopyridin, paraneoplastisches LEMS: Tumortherapie

---

MERRF	Myoklonus-Epilepsie mit „ragged red fibres"
MNGIE	Mitochondriales neurogastrointestinales Enzephalopathie-Sy.
MMN	Multifokale motorische Neuropathie
NDMR	Nicht-depolarisierende Muskelrelaxantien
NLG	Nervenleitgeschwindigkeit
NMJ	Neuromuscular junction
PAN	Polyarteriitis nodosa (▶ Kap. 3, Gefässe)
PLEMS	Paraneoplastisches Lambert-Eaton-Myasthenie-Syndrom
PMP-22	Peripheres Myelinprotein 22
POEMS	Polyneuropathie, Organomegalie, Endokrinopathie, Monoklonales Protein, (skin) Hautveränderungen
PSR	Patellarsehnenreflex
SCLC	Kleinzelliges Bronchialkarzinom (▶ Kap. 2, Respirat.trankt)
TOS	Thoracic-outlet-Syndrom
VGCC	*Voltage-gated Calcium-channel*: präsynaptischer Einlass v. Ca^{2+}
WK	Wirbelkörper
WS	Wirbelsäule

[1] zB C. jejuni, CMV, EBV >> M. pneumoniae, HIV, Arbo-V., Hep.A, Borreliose

Hereditäre Myopathien

Muskeldystrophien

Dystrophinopathien
= Mutationen im Dystrophin-Gen

Typ Duchenne
- E 1:3500 Jungen
- Ä Deletionen im Dystrophin-Gen mit Verschiebung des Leserasters („Frameshift"), Duplikationen, Nonsense-Mutationen (▶ Kap. 1, Grundlagen); X-chromosomal
- K Beginn 2.–5. LJ; progrediente Schwäche proximal > distal, Waden-Pseudohypertrophie, Skoliose, Gowers-Zeichen, Kardiomyopathie (▶ Kap. 4, Herz), mentale Retardierung. Verlust der Gehfähigkeit im Alter 9–13 Jahren
- D CK↑↑, Muskelbiopsie, MRI, genetische Abklärungen
- Mi dystrophe Veränderungen: myopathische Veränderungen mit abgerundeten, atrophen u. hypertrophen Fasern, b. längerer Dauer Vermehrung endomysialen Bindegewebes. IHC: Dystrophin nicht nachweisbar
- T supportiv; ACE-Hemmer, Prednison; später BiPAP, ggf. invasive Beatmung
- Pr idR † 15–25J. an kardiorespiratorischen Komplikationen

Typ Becker
- E 1:18'000 Jungen
- Ä Deletionen im Dystrophin-Gen mit Verschiebung des Leserasters; In-frame-Deletionen, Punktmutationen, Duplikationen; X-chromosomal
- K Beginn > 7.LJ; proximale > distale Schwäche; Wadenhypertrophie, -schmerz b. Belastung (gehunfähig 16.–80. LJ.); Kardiomyopathie (▶ Kap. 4, Herz)
- D CK↑↑, Muskelbiopsie
- Mi dystrophe Veränderungen, IHC: Dystrophin vermindert

Muskeldystrophien Typ Duchenne/Becker b. Frauen
- E Duchenne: 3–19%; Becker: 14%
- P manifeste Konduktorinnen
- K Beginn 6.-60. LJ; proxim. asymmetrische Schwäche, leichter bis schwerer Verlauf, Krämpfe, Myalgien, Kardiomyopathie

Okulopharyngeale Muskeldystrophie (OPMD)
- E Präv. 1:600 (Buchara-Juden); 1:100'000 (Europa)
- Ä Mutat. im PABPN1-Gen (AD/AR)
- K Beginn 2.-7. Dekade; Ptosis, Dysphagie, proxim. Schwäche
- Mi dystrophe Veränderungen, geränderte Vakuolen

Fazioskapulohumerale Muskeldystrophie (FSHD)
- E 3.hfgst Dystrophie (nach Duchenne u. Myotone Dystrophie)
- Ä bei FSHD1 (AD): Deletion auf Chrom. 4q35; bei FSHD2: SMCHD1-Mutation; Bei beiden: pathologischen Überexpression von DUX4 wirkt sich toxisch auf Muskelzellen aus
- K Beginn congenital bis höheres Alter; Schwäche Schultergürtel-, Oberarm-, Gesichts-, Hals-, distale Muskeln
- Mi dystrophe Veränderungen, häufig entzündliche Infiltrate

Gliedergürtel-Muskeldystrophie
Engl.: Limb-girdle muscular dystrophy
- Def Oberbegriff für eine Gruppe genetischer Erkrankungen mit Schwäche der Schulter- u. Beckengürtelmuskeln
- E ~1–6:100'000,
- Ä heterogene Gruppe: AD (LGMD1A, 1B…), AR (LGMD2A, 2B…)
- P versch. Lokalisationen der Genprodukte in der Muskelfaser (ua Nukleus, Zytosol, Golgi-Apparat, Sarkolemm, sarkoplasmat. Retikulum, extrazelluläre Matrix, Zytoskelett)
- K variabler Beginn: Schwäche initial am Schulter- o. Beckengürtel; teils Kardiomyopathie, teils restr. Ventilationsstörung
- D MRI, Muskelbiopsie, Genetik
- Mi dystrophe Veränderungen; bei Subtypen Proteinverlust nachweisbar (IHC), teils auch entzündliche Infiltrate (zB Dysferlinopathie)

Emery-Dreifuss-Muskeldystrophie (EDMD; Typ 1 bis 5)
- E Beginn 20. - 30. LJ.
- Ä heterogene Gruppe: AD, AR, X-chromosomal, zB Mutation im Lamin A/C o. Emerin-Gen
- K Kontrakturen, humeroperoneale Muskelschwäche/Atrophie, Kardiopathie
- Mi dystrophe Veränderungen, je nach Subtyp zB nukleärer Verlust von Emerin

Congenitale Muskeldystrophien
- Def heterogene Gruppe von Muskeldystrophien mit Beginn < 1 LJ
- P zahlreiche Subtypen, zB Walker-Warburg-Syndrom, Muscle-Eye-Brain-Disease
- Mi myopathische Veränderungen, je nach Subtyp in IHC zB Verminderung von α-Dystroglykan

Myotone Dystrophie (MD) Typ 1
Syn.: Curschmann-Steinert-Syndrom
- E Präv 13.5:100'000, häufigste hereditäre Myopathie des Erwachsenen
- Ä AD; CTG-Repeat-Expansion auf Chr. 19q13.3 im DMPK-Gen
- P DMPK-Gen wird transkribiert aber nicht translatiert → „RNA-Toxizität" durch Interaktion mit anderen Proteinen/Genen, CTG-Repeatlänge korreliert mit Alter u. Schweregrad (zB neonatale Form: 1000–4000 Repeats, Manifestationsalter 20–70 Jahre: 50–100 Repeats), Antizipation (Zunahme der Repeatlänge in Folgegeneration)
- K Multisystemerkrankung;
  - Muskulär: distal betonte Schwäche mit Atrophie, Facies myopathica, Myotonie, Kardiopathie (+Arrhythmie)
  - Weitere Manifest.: Hypersomnie, kognitiv. Dysfunkt., testikuläre Atrophie (Infertilität), Insulinresistenz, frontaler Haarverlust, Katarakt
  - Neonatale/kindliche Form: Retardierung, Hypotonie, faziale Diplegie, Ateminsuff.
- D CK, EMG (Myotone Entladungen), EKG, Genetik
- Mi myopathische Veränderungen, atrophe Kernhaufen, viele internalisierte Kerne (◉ Abb. 2), intranukleäre Kerneinschlüsse

Myotone Dystrophie (MD) Typ 2
Syn.: Proximale myotone Myopathie, PROMM
- E besonders häufig in Finnland (Prävalenz 1:1830)
- Ä AD; CCTG-Repeat-Expansion im ZNF9-Gen (kodiert für CNBP)
- P „RNA-Toxizität" durch CNBP (Vgl. Myotone Dystrophie Typ 1)
- K Beginn 8.-60. LJ; Steifigkeit, Muskelschmerz, proximal betonte Schwäche, Waden-Pseudohypertrophie, Myotonie, Katarakt, Hörminderung, kardiale Arrhythmie, Diabetes
- D CK, EMG (Myotone Entladungen), EKG, ggf. MRI, Genetik
- Mi Atrophie von Typ-2-Fasern, atrophe Kernhaufen, viele internalisierte Kerne, intranukleäre Kerneinschlüsse

Nicht-dystrophe Myotonien u. periodische Paralysen

Hereditäre Störung des muskul. Chlorid- o. Natriumkanals (Über-/Untererregbarkeit der muskul. Zellmembran)

Chloridkanalmyotonien
(Myotonia congenita Becker, Thomsen)
- Ä Punktmutationen/Deletionen im muskul. Chloridkanal-1-Gen (CICN1/Chromosom 7q)
- K Myotonie, Warm-up-Phänomen. Bei Myotonia congenita Becker: Muskelkontraktionsstörung, transiente Schwäche
- D CK, EMG (myotone Entladungen) mit Short-/Long-exercise-Test, Genetik
- Mi evt. Typ 2 Faser Hypertrophie/ Reduktion

Natriumkanalerkrankungen
- Ä AD-Punktmutationen im SCN4A-Gen auf Chr. 17q23
- P gestörte Inaktivierung der Natriumkanäle; 3 Varianten:
  1) Inkompletter Schluss einiger Kanäle am Ende der Depolarisation (kaliumsensitive Myotonie)
  2) Verlangsamung der Inaktivierung (Paramyotonia congenita)
  3) Hyperkaliämische periodische Lähmung
- K 1) Kaliumsensitive Myotonie: ø Schwäche, kaum Kälteempfindlichkeit; Verstärkung der Myotonie durch Kaliumgabe.
  2) Paramyotonia congenita: wenig Symptome b. Wärme; b. Abkühlung/Muskelarbeit in Kälte zunehmende („paradoxe") Myotonie mit Schwäche
  3) Hyper-K+ periodische Lähmung: Beginn ~10 LJ.; Lähmungen häufig (mehrere/Tag) dauern Minuten-Stunden; Trigger: Sport, Stress, K+-reiche Ernährung
- D CK; EMG mit Kühlung u. Short-/Long-exercise-Test; Genetik
- Mi evt. subsarkolemmale Vakuolen, tubuläre Aggregate

Hypokaliämische periodische Paralysen
- Hypo-K+ periodische Lähmung: Beginn ~10–20 LJ.; Defekt in Ca2+/Na+-Kanal, Lähmungen selten (einige/Jahr) dauern Stunden-Tage (Trigger: Sport, Stress, Kohlenhydrate-Aufnahme↑)
- Andersen-Syndrom: Beginn ~ 2–18 LJ.; AD; Defekt in K+-Kanal, Lähmungen selten (1x/Monat) dauern Stunden bis Tage (Trigger: (Ruhe nach) Belastung)
- D Serum-K+, EKG (QT, QU ↑ b. Andersen-Syndrom), EMG, Exercise-Test, Genetik
- Mi Vakuolen (b. Hypo-K+ periodischer Lähmung)

Metabolische Myopathien

Mitochondriale Myopathien
- Ä Mutation der mtDNA (maternale Vererbung) o. nukleärer Gene
- P Störung des mitochondrialen Stoffwechsels (oxidative Phosphorylierung)
- K klin., biochem. u. genet. heterogen; Myopathie mit Belastungsintoleranz isoliert o. iR einer Multisystemerkrankung mit zT prototyp. Phänotypen (MERRF, MELAS, KSS, CPEO, LHON, MNGIE; ▶ Kap 22, ZNS)
- D CK, EMG, EEG, LP, sub-anaerobic threshold exercise test, Muskelbiopsie, Genetik
- Mi evt. diskrete myopathische Veränderungen, „ragged-red"-Fasern = subsarkolemmale mitochondriale Aggregate in der Gomori-Trichromfärbung (GT), verminderte Aktivität der Cyclooxygenase (COX), erhöhte Aktivität der Succinat-Dehydrogenase (SDH) in EHC, „ragged-blue"-Fasern in SDH, Ggf. morpholog. abnormale Mitochondrien mit Einschlüssen im EM

Glykogenosen
(zB Morbus Pompe, Morbus McArdle)
- P Enzymdefekte im Glykogen-Stoffwechsels
- K ua Belastungsintoleranz, Krämpfe, Myoglobinurie, oft nach intensiver Belastung. Bei M. Pompe (infantile Form): hypertrophe Kardiomyopathie
- Mi evt. myopathische Veränderungen, Vakuolen, Glykogenvermehrung (PAS-Färbung), erhöhte saure Phosphatase, je nach Subtyp verminderte Aktivität von Glykogenphosphorylase/ Phosphofruktokinase (EHC)

Purin-Nucleotid-Stoffwechsel-Störungen
Syn.: Myoadenylat-Deaminase-Mangel
- K Rhabdomyolysen, Belastungsmyalgien
- D nicht-ischämischer Vorderarm-Arbeitsversuch, Muskelbiopsie, Genetik
- Mi normale Morphologie, verminderte Aktivität der Myoadenylat-Deaminase (EHC)

Lipidmyopathien
- P heterogene Gruppe von Defekten der mitochondrialen β-Oxidation o. des Carnitin-Acyltransferase-Systems (zB CPTII-Mangel)
- Mi evt. geringe myopath. Veränderungen, vermehrte Lipidspeicherung va in Typ 1 Fasern (Ölrot-Färbung), evt. Vakuolen in den Fasern

---

Klinische Verteilungsmuster der Muskeldystrophien

Duchenne/Becker | okulopharyngeal | fazioskapulohumeral | Gliedergürtel | Emery-Dreifuss | „distal"

23.5 · PathoMap Muskulatur

Erworbene Myopathien

Congenitale Myopathien

Congenitale, wenig o. nicht progressive Myopathien mit spezifischen Muskelbiopsie-Befunden

Central-Core-Krankheit
- Ä >300 Ryanodin-Rezeptor-Gen (RYR1)-Mutationen beschrieben
- K Beginn: Kindheit o. congenital; Hypotonie, Muskelschwäche (idR proximal/axial); Skoliose, Fussdeformitäten, Krämpfe, Hüftluxation
- Ko maligne Hyperthermie
- Mi evt. myopathische Veränderungen, Aussparungen („cores") in oxidativen EHC (COX, NADH, SDH)

Multiminicore-Krankheit
- Ä genet. Heterogenität: oft durch Selenoprotein N(SEPN1)- o. RYR1-Mutationen
- K „klassische" Form (75%): axiale u. proximale Schwäche, schwere Skoliose, respiratorische Insuffizienz
- Mi evt. myopathische Veränderungen, viele kleine Aussparungen („minicores") in oxidativen EHC

Zentronukleäre Myopathie
- Ä heterogene Erkrankung; häufigste Form: Myotubuläre Myopathie (X-chromosomal) b. Mutationen im MTM1-Gen (wichtig für Muskelzelldifferenzierung; schwerster Verlauf b. Nonsense-Mutationen)
- K myotubuläre Myopathie: Polyhydramnion (durch Schluckbeschwerden), Ophthalmoparese, respirat. Insuffizienz, Muskelschwäche/Hypotonie, Kontrakturen, Makrosomie
- Mi zentrale Kerne, heller Hof in oxidativen EHC, Typ-1-Fasern oft klein u./o. prädominant

Nemalin-Myopathie
- Ä genet. Heterogenität; Mutationen (häufigste): Nebulin-, α-Actin-Gen) betreffen meist Strukturproteine der dünnen Muskelfilamente
- K langsam progrediente Schwäche proximal, Gesichts- u. Atemmuskulatur, Hypermobilität der Gelenke, im Verlauf Kontrakturen; schmale, hypomine Fazies; congenital: „Floppy infant"
- Mi „Nemaline rods" (Stäbchen) aus aggregierten (mutierten) Proteinen; je nach Subtyp Typ-1-Fasern oft klein u./o. prädominant

Congenitale Fasertyp-Disproportion
- K proximale > distale Schwäche, Hypotonie; 25% Skoliose/Arthrogrypose, 20% Ophthalmoplegie
- Mi Typ-1-Fasern klein (u. prädominant)

Infektiös

Infektiöse Myositis
- Ä
  - Viral: Influenza-, HIV-, Coxsackie-Viren
  - Parasitär: Trichinose, Toxoplasmose, Zystizerkose
  - Bakteriell: Staph. aureus, Borrelien, Legionellen
  - Pilze: Candida
- Mi evt. mypoathische Veränderungen o. Myositis; ggf. Erreger (Parasiten, Pilze, Bakterien)

b. sonstigen Erkrankungen

Neoplasie-assoziierte Myopathien
- Ä
  - Paraneoplastisch:
    – Dermatomyositis (häufig)
    – Polymyositis (selten)
    – Nekrotisierende Myopathie (selten, siehe unten)
  - Multifaktoriell: Malnutrition, katab. Stoffwechsel, Inaktivität, Chemotherapeutika-Toxizität
- Mi ► Dermato-/ Polymyositis, ggf. ► nekrotisierende Myopathie

Katabole Stoffwechsellage u. Inaktivität
- Mi Typ-2-Faser-Atrophie

Critical-illness-(Neuro-)Myopathie
Die „Critical-Illness-Neuropathie" ist ein kontroverses Syndrom; meist liegt eine Myosinverlust-Myopathie vor.
- Ä RF: hochdos. Steroidtherapie, nichtdepolarisierende Muskelrelaxantien in Kombination mit Intubation u. Langzeitbeatmung
- K Schwäche, progredient über Tage bis Wochen; prox. > dist.; respirator. Versagen; Hyporeflexie
- D CK erhöht o. normal; ENMG: neuro- u. myopathische Veränderungen, pathologische Spontanaktivität (Fibrillationen/positive scharfe Wellen)
- Mi (Typ 2) Faseratrophie, Myosinverlust, myopathische Veränderungen

Andere Myopathien
- Malignes Neuroleptisches Syndr.
- Maligne Hyperthermie Intervall: Myopathische Veränderungen, maligne Hyperthermie nach Narkose: Ausgeprägte Nekrosen (+ Regeneration)
- Serotonin-Syndrom
- Bei Elektrolytstörungen
- Bei Neoplasien (► Kap. 14)

Toxisch

Lipidsenker-Myopathie
- Ä Statine (RF: Dosis↑, Alter>70 Jahre, Leber-/Niereninsuffiz., körperl. Belastung, Hypothyroidismus etc.)
- K ca. 2–3 Monate nach Beginn der Statineinnahme Myalgie, Schwäche, Belastungsintoleranz, Myoglobinurie
- Ko Rhabdomyolyse
- Mi myopathische Veränderungen, Spektrum bis hin zu nekrotisierender Myopathie
- **Sonderform:** ► nekrotisierende Myopathie mit HMGCR-Antikörper (besonders schwerer Verlauf; ØSistieren nach Statin-Stopp!)

Steroid-Myopathie
- Ä exogene Dosen >30 mg
- K proximale Schwäche (Arme > Beine), Atrophie, Myalgien; Gewichtszunahme, art. Hypertonus, Glucoseintoleranz, Menstruationsstörungen/Impotenz
- D CK normal; EMG: normal o. leicht myopathisch; Muskelbiopsie
- Mi Typ-2-Faser-Atrophie, Myosinverlust

Weitere Medikamente, ua:
- Autoimmun/inflammatorisch: Penicillamin, Cimetidin, Lamotrigin, L-Tryptophan, Phenytoin, Procainamid, Tacrolimus
- Antimikrotubulär: Colchicin, Vincristin
- Mitochondriale Myop.: Zidovudin
- Hypokaliämische Myopathie: Amphotericin, Diuretika, Laxantien, Toluen
- Nekrotisierend: Labetalol
- Amphiphil: Amiodaron, Chloroquin
- Andere: Finasterid, Omeprazol, Ipecac, Muskelrelaxantien
- Mi Vakuolen (Amiodaron, Chloroquin, Perhexilen), mitochondriale Veränderungen (Zidovudin), Myeloid-Körper (Colchicin, Vincristin, Amphotericin)

Andere exogene Toxine
- ÄP
  - Alkohol-Myopathie:
    Akut: idR b. chron. Abusus mit zusätzl. Alkohol-Exzess → Schwellung, Krämpfe, CK↑.
    Chron.: idR b. chron. Abusus mit Malnutrition; progr. prox. Schwäche, CK normal
  - Kokain: asympt. bis selten Rhabdomyolyse↑↑ (CK ↑↑)
  - Weitere: Heroin, Lakritze
- Mi myopath. Veränderungen, Typ-2-Faser-Atrophie (Alkoh.), Nekrosen (Alk., Lakritze, Opiate, Retinoide)

Autoimmun

Polymyositis
(vgl ► Kap. 15, Kollagenosen)
- Ä ua idiopathisch
- K akute-subakute Manifestation > 20. LJ; Myalgie, prox. Schwäche, Dysphagie, Progression über Monate; Myokarditis
- D CK, EMG, Antikörper, neuromuskulärer Ultraschall, MRT, Muskelbiopsie; Tumorausschluss
- Mi Myositis (myopathische Veränderungen + Entzündung + MHCI↑)
- T Prednison, Azathioprin, MTX, IVIG etc.

Dermatomyositis
- P verschiedene Subtypen: juvenile (>90% aller Immunmyopathien b. Kindern), adulte, amyopathische
- K Erythem, proximale Schwäche, Dysphagie, Kontrakturen
- D wie Polymyositis, ggf. Hautbiopsie
- Mi Myositis, perifasikuläre Atrophie, Kapillarpathologie
- T wie Polymyositis

Sporadische Einschlusskörpermyositis (IBM)
- E > 45 LJ.; M > F (3:1)
- ÄP neben Entzündung degenerat. Prozess mit Ablagerung pathologischer Proteinfibrillen
- K chron. Schwäche prox. = dist., asymm., insbes. Kniestrecker > Hüftbeuger u./o. Fingerbeuger > Schulterabduktoren
- Mi Myositis, angulär atrophe Fasern, geränderte Vakuolen (GT), mitochondriale Veränderungen
- T Versuch mit IVIG

Weitere Autoimmun-Myositiden
- Nekrotis. Autoimmun-Myopath. (► nekrotisierende Myopathie)
- Overlap-M., zB bei Sharp-Sy., Sklerodermie, SLE, RA, Sjögren-Sy., Polyarteriitis nodosa
- Myositis b. Sarkoidose
- Eosinophile Fasziitis/Myositis (meist i.R. hypereosinophiles Syndrom)
- Fokale Myositis
- Mi Myositis, ggf. Granulome (Sarkoidose), Eosinophile (E. Myositis)

Polymyalgia rheumatica
(Vgl ► Kap. 15, Gelenke)
- Mi Typ-2-Faser-Atrophie, vermehrte Kapillaren
- K Muskel-Sz u. Steifigkeit in Oberarmen, Nacken, Rücken, Gesäss, Oberschenkel

Metabolisch-Endokrin

Hypothyreose-Myopathie
- K langs. progr. leichte prox. Muskelschwäche, Krämpfe, Myoödem, Myokymien, Hyporeflexie, 25% CTS, 20% PNP, selten Rhabdomyolyse
- D „Myoödem", CK↑, TSH, fT3/4, EMG (myopathisch)
- Mi unspezifisch (myopathische Veränderungen, Faserkaliberschwankungen, Typ-1-Faser-Prädominanz, Glykogen- u. Mitochondrien-Aggregate)

Hyperthyreose-Myopathie
- K langs. progr., selten akute prox. > dist. Schwäche, Myalgien, Fatigue, Dysphagie, Faszikulationen, Tremor, Hyperreflexie, Parästhesien, Ophthalmopathie
- Mi unspezifisch

Hyperparathyroidismus-Myopathie
- K Muskelatrophie, Myalgien, lebh. Reflexe, Faszikulationen; ggf. Schwäche, Knochenschmerzen
- Mi evt. Faseratrophie, Vakuolen, Einzelfasernekrosen

Hypoparathyroidismus-Myopathie
- K proximale Muskelschwäche, Krämpfe, Faszikulationen, periorale u. dist. Taubheit, Parästhesien, Tetanie, CTS, Hyporeflexie; Ataxie, Krampfanfälle, Psychose, kognitive Verlangsamung, Katarakt

Myopathie b. Hypercortisolismus (Cushing-Syndrom)
- Ä ► Kap. 20, Nebenniere
- K ► Steroidmyopathie
- Mi Typ-2-Faser-Atrophie, Myosinverlust

Andere endokrine Myopathien (► Kap. 20)
- Hyperaldosteronismus (Conn-Sy.) Myopathische Veränderungen, Vakuolen, angulär atrophe Fasern
- NNR-Insuffizienz (M. Addison) Normale Histologie
- Akromegalie
  Mi: Faserhypertrophie, evt. myopathische Veränderungen, Vakuolen
- Diabetes mellitus
  Mi: Evt. neurogene Veränderungen b. PNP, verdickte Gefässwände

Nekrotisierende Myopathie
- Ä paraneoplastisch (va b. Lungen-, GI-, Mamma-CA); medikamentös/toxisch (zB nach Statinen); autoimmun
- K schwere Paresen möglich; CK ↑↑↑; nach Statineinnahme HMGCR-Antikörper; autoimmun zT mit SRP-Antikörper
- Mi wenig Entzündung; akut: Muskelfasernekrosen; chronisch: (auch) regenerierende Muskelfasern
- T Immunsuppression, tumorspezifische Therapie

Auge

Jens Funk (Kliniker), Peter Meyer (Pathologe)
unter Mitarbeit von: *Thomas Cerny, Kirill Karlin*

24.1 Die Sicht des Klinikers – 170

24.2 Die Sicht des Pathologen – 170

24.3 Knowledge-Bites Auge – 171

24.4 PathoMap Auge – 172

24.5 Abbildungen Auge – 174

24.1 Die Sicht des Klinikers

Anamnese: wichtigste Fragen
- 1) Immer gleich anfangs: Sehstörung? Rötung? Schmerzen?
- 2) Dann: ein- o. beidseitig? PA: frühere Augenarztbesuche?
- 3) Dann: erst einmal Spaltlampenuntersuchung u. Ophthalmoskopie → ergibt meistens schon Verdachtsdiagnose.
- Danach Anamnese komplettieren zur Verdachtserhärtung: zB Netzhautablösung: *Patient mit 1) Sehstörung ohne Rötung/Schmerz 2) einseitig 3) Fundoskopie: Netzhautablösung.* Erfragen: Lichtblitze? Russregen? Aufsteigender Vorhang?
- Wenn nach 1–3) Diagnose völlig unklar: Routineuntersuchungen beginnen. Anamnesedetails können zwar wichtig sein, aber idR nur b. sehr speziellen Krankheitsbildern.

„Klinische" Untersuchung
- Inspektion – kurzer orientierender Blick: Rötung, Lidfehlstellung, Lidtumor (*Hordeolum, Chalazion, Neoplasie*)?
- Spaltlampe: frei wählbare Vergrösserung, hohe optische Qualität → erlaubt detailreiche Untersuchung, insbesondere am vorderen Augenabschnitt.
- Indirekte Ophthalmoskopie (idR Spaltlame plus Lupe).
- Visusprüfung: mit Brille in 5 m Abstand.
  - Falls nichts erkannt: Abstand auf 1 m verkürzen > Finger zählen in 30 cm > Handbewegungen in 30 cm > Lichtwahrnehmung mit Ortsangabe > lediglich Lichtwahrnehmung.
    - Untersuchung mit Lochblende, wenn Vermutung, dass Patient wegen fehlender/falscher Brille schlecht sieht.
- Refraktionsbestimmung.
- Gesichtsfelduntersuchung: orientierend fingerperimetrisch.
- Prüfung der Augenstellung (Hornhautreflexbilder, Abdecktest) und Motilität.
- Pupillenreaktion: Anisokorie (= efferente Störung)? Swinging-Flashlight-Test auffällig (= afferente Störung)?
- Augendruckmessung: Palpation, Applanationstonometrie.
- Farbensehen u. Stereosehen: nur b. gezielter Fragestellung.
- Ektropionieren: nur bei Fremdkörperanamnese.

Zusatzuntersuchungen
- Optische Kohärenztomographie (OCT): hochauflösende Schnittbilder speziell von Makula und Papille.
- Fluoreszenzangiographie: Darstellung des Blutflusses in den Gefässen, Sichtbarmachen von Leckagen (wichtig zB bei der *diabetischen Retinopathie*).
- Bildgebung, besonders MRT (zB *Sehbahnläsionen*?).

24.2 Die Sicht des Pathologen

Ausgangslage:
- Das Auge kann einerseits durch „Augen-fremde" Einflüsse geschädigt werden: zum einen von aussen (va *Traumata u. Infekte*), zum anderen hämatogen via Gefässe (va *metabolisch, Verschlüsse, seltener Infekte*). Andererseits sind „Augen-eigene" degenerative Prozesse für viele der häufigen Pathologien verantwortlich.
- Die Kenntnis der normalen Augen-Anatomie u. -Pathophysiologie sind Grundlage für klinische Diagnostik, Therapie u. Verlaufsbeurteilung von Augenerkrankungen. Neben der routinemässigen Spaltlampenuntersuchung setzen besonders neuere Verfahren wie zB optische Kohärenztomographie (OCT) dieses Wissen voraus. Hier leistet die Pathologie einen Beitrag, da Erkenntnisse durch Beobachtungen an exzidierten Gewebeproben oder enukleierten Augen gewonnen werden.

Diagnostik: Fragestellungen an den Ophthalmopathologen
- Tumor-Exzisionspräparate: Dignität, infiltratives Wachstum, im Gesunden exzidiert? Molekularpathologische Signatur zwecks individualisierter Behandlungsstrategie?
- Zytologie aus Bürstenabstrichen (von Oberflächenepithel wie Hornhaut, Bindehaut), Vorderkammer- o. Glaskörperpunktate, Feinnadelpunktionen intraokulärer Tumoren: Entzündung vs. Hinweise auf Neoplasie?
- Hornhaut-Resektionspräparate: Frage nach vererbbaren Dystrophien (relevant für genetische Beratung).
- Biopsate von entzündlichen Prozessen: granulomatöse (*Sarkoidose, seltener Tbc, Lepra*) vs. nicht-granulomatöse Form?
- BeiVda degenerative Erkrankung: Spezialfärbungen für Eisen (*Siderosis*) o. zB Kupfer (*Chalkosis, Morbus Wilson*). Aufgrund der Seltenheit haben diese untergeordnete Bedeutung, liefern im Einzelfall aber uU entscheidende Hinweise für die Diagnosefindung.

Besonderheit: Herausforderungen b. Augentumoren
- Lid-Tumoren sehr vielfältig, da komplexer anatomischer Aufbau der Lider: (Schleim-)Haut u. Adnexen, Muskel- u. Bindegewebe. Cave: klinisch „atypisches" Chalazion: Gefahr, ein *malignes Talgdrüsenkarzinom* zu übersehen.
- Pigmentierte atypische Tumoren der Konjunktiva (*Nävus, Melanose*): sowohl klinisch als auch histopathologisch uU schwierig beurteilbar, ob maligne Transformation vorliegt.
- Intraokulare, klinisch diagnostisch schwierig zu bestimmende Tumoren: nur mittels Biopsie näher eruierbar, differenzialdiagnostisch immer Metastase bedenken.

Schwierige Stellen
Mühe kann der Begriff *Uveitis* bereiten. Die Uvea besteht anatomisch aus Iris, Corpus ciliare (Uvea anterior) u. Choroidea (Uvea posterior). In Anlehnung dazu werden die Entzündungen der Uvea – unabhängig von ihrer Ursache – in *Uveitis anterior, intermedia* u. *posterior* eingeteilt. Die *Uveitis anterior* ist gekennzeichnet durch Leukozyten in der Vorderkammer des Auges. Ist nur die Iris entzündet, spricht man von einer *Iritis* – bei Mitbefall des Corpus ciliare von einer *Iridozyklitis*. Analog verhält es sich b. der *Uveitis posterior*: Bei isoliertem Befall der Choroidea spricht man von einer *Chorioiditis*, b. Mitbefall der Netzhaut von einer *Chorioretinitis*. Die *Uveitis intermedia* ist eine Zwischenform: Die Entzündung spielt sich zwischen Corpus ciliare u. Choroidea ab u. Leukozyten finden sich oft im Glaskörperraum („Schneebälle"). *Panuveitis* bezeichnet die Entzündung der gesamten Uvea u. tritt ua b. der *Endophthalmitis* auf. Uveitiden können eine Vielzahl an verschiedenen Ursachen haben u. sind mit vielen Systemerkrankungen assoziiert.

24.3 · Knowledge-Bites Auge

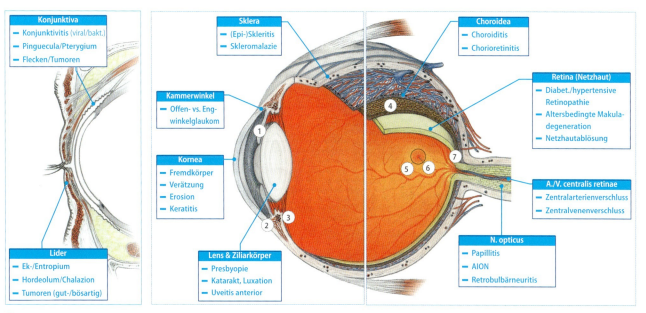

◘ **Abb. 1** Aufbau des gesunden Auges u. zugeordnete Pathologien. 1) Iris. 2) Trabekelwerk. 3) Ziliarkörper mit Ziliarfäden. 4) Pigmentepithel. 5) Macula. 6) Fovea centralis. 7) Papille

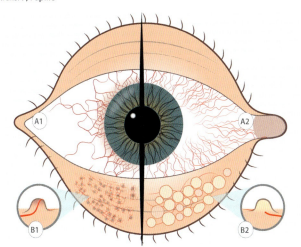

◘ **Abb. 2** Leitbefunde des äusseren Auges: (**A1**) Ziliäre (tief) vs. (**A2**) konjunktivale Injektion (oberflächlich). (**B1**) Folliculäre vs. (**B2**) Papilläre Konjunktivitis (©Cerny, Karlin, 2018 [24.1])

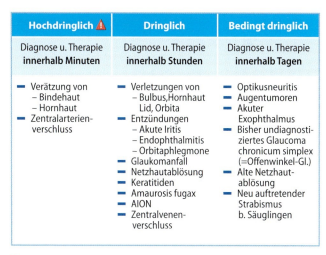

◘ **Abb. 3** Dringlichkeit der Notfallsituationen am Auge. (Adaptiert nach Messerli, J., Meyer, P., Auge, in Schoenenberger, Ronald A. et al [2009], Internistische Notfälle, Georg Thieme Verlag, Stuttgart)

Diabetische Retinopathie
- Ä schlecht eingestellter DM. Jeder Diabetiker muss augenärztlich kontrolliert werden!
- P *Advanced Glycation End Products* induzieren Mikroangiopathie. Formen: (A) nicht-proliferativ vs. (B) proliferativ
- Ko b. (A) Makulaödem/Verlust der Lesefähigkeit, b. (B) Glaskörperblutung, Netzhautablösung, Rubeosis iridis (iF VEGF-Ausschwemmung) mit Sekundärglaukom
- T Laserkoagulation, anti-VEGF

Makuladegenerationen

Altersbedingte Makuladegeneration (AMD)
- Ä genet. Prädisposition? RF: Rauchen
- P Formen: (C) trockene AMD mit Ablagerung v. hyalinem Material (Drusen) vs. (D) feuchte AMD: zus. Hypoxie → VEGF↑ → proliferativ
- K Zentralskotom, Verlust der Lesefähigkeit
- D Ophthalmoskopie, OCT, Angiographie
- T – Trocken: keine Therapiemöglichkeiten
  – Feucht: anti-VEGF intravitreal

Epiretinale Gliose
- Ä – 1° idiopathisch
  – 2° n. Netzhautschädigung (jegl. Art)
- P Gliazell-Migration auf Retina durch Defekt im Pigmentepithel → Bildung feine Membran
- K Metamorphopsien (=Verzerrtsehen), Visusverlust
- Ko Makulaforamen (6) OHNE Netzhautablösung
- T Vitrektomie

Retinopathia centralis serosa
- Ä beruflicher Stress
- P Defekt im Pigmentepithel führt zu umschriebener Netzhautabhebung
- K Metamorphopsien, Visusminderung
- D Angiographie, Ophthalmoskopie, OCT
- T keine, aber gute Spontanprognose (Behandlung mit Sedativa umstritten)
- Pr Rezidive möglich

◘ **Abb. 4** Gegenüberstellung der diabetischen Retinopathie u. der wichtigsten Makuladegenerationen. Abbildungsmarkierungen: (**A1**) Lipidexsudate. (**A2**) Cotton-Wool-Flecken. (**B3**) Zahlreiche feine Neovaskularisationen. (**C4**) Drusen. (**D5**) Blutung aus einer Neovaskularisation. (**6**) Makulaforamen. (**7**) Defekt im Pigmentepithel mit Flüssigkeitsaustritt unter die Netzhaut (in der Fluoreszenzangiographie).

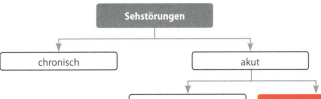

Sehstörungen

chronisch

Abbildungsfehler
zB Myo-/Hyperopie, Presbyopie, Astigmatismus, vgl. ▶ Diplopie

Hornhaut-Pathologien
- Trübung/postinfekt. Narbe 👁
- St.n. LASIK-OP (zB DLK)
- Keratokonus, vgl. ▶ Diplopie

Katarakt (Syn. „grauer Star", Linsentrübung) 👁
- Ä Altersstar (C. senilis), post-traumatisch, post-entzündlich
- K Verschwommensehen, Blendung, Störung Kontrastsinn/ Farbsehen, Doppelbilder
- T idR OP ab Visus 0.4

Glaukom (Syn. „grüner Star") 👁
- Ä idR ↓Kammerwasser*abfluss*
  - A) Offenwinkelglaukom[1]
  - B) Winkelblockglaukom
  - C) Kongenitales Glaukom
- P idR IOD↑ → Schädigung der Ganglienzell-Axone der Papille
- K subjektiv kaum Sehstörung! progred. Gesichtsfeldverluste bis irreversible Blindheit; bei B) evtl. ▶ akuter Winkelblock
- D IOD-Messung, Perimetrie, Fundoskopie („Cupping")
- T IOD↓ (medikamentös, Laser)

Makuladegenerationen 👁
vgl. ◼ Abb. 4
- Altersbed. Makuladegeneration
- Myopische Makulopathie
- Retinopathia centralis serosa
- Epiretinale Gliose

Diabetische Retinopathie 👁
vgl. ◼ Abb. 4
- Ä schlecht eingestellter Diabetes
- P (1) proliferativ vs. (2) nicht prolif.

Hypertensive Retinopathie
- P nur wenn BD↑↑ (Phäo., Eklampsie): Cotton-Wool-Flecken, harte Exsudate, Papillenschwellung

Retinitis pigmentosa
- EÄ selten, hereditär: >100 Mutationen
- K ausgeprägte konzentrische Gesichtsfeld-Einengung, Zentrum lange erhalten (Röhrenblick)
- T Gentherapie, Netzhautchip

Makulaödem
- Def Flüssigkeit intra- o. subretinal
- Ä akute Entz. (Diabetes mellitus, Makuladeg., postoperativ, Uveitis)
- T gemäss Ursache, Steroide

Weitere chronische Ursachen
- Optikus-/Sehbahnschädigung (zB b. Tumorkompression)
- intraokuläre Tumoren

akut

Auge weiss u. schmerzlos

Linsen-Pathologien
- Linsenschwellung (zB b. DM)
- Linsenimplantat-Luxation

Glaskörpereinblutung
- Ä – Bei proliferativer Retinopathie
  – Bei Amotio retinae
  – Bei Trauma
  – St. n. Zentralvenenverschluss
- T Resorption abwarten/Vitrektomie
- Ko Netzhautablösung

Amotio retinae
Syn.: Netzhautablösung
- E jedes Alter möglich (va Ältere)
- Ä idR iF NH-Einriss durch Glaskörpertraktion („rhegmatogen")
- K „Vorhang fällt zu"
- Ko Erblindung
- T NH-riss → Laserbehandlung NH abgehoben → OP

Contusio bulbi
- Ä schweres stumpfes Bulbustrauma
- Ko früh: Katarakt, NH-Ablösung spät: NH-Ablösung, Glaukom
- T je nach Komplikation, VK-Blutung u. Pupillenentrundung werden nicht behandelt

Uveitis posterior
Syn.: Chorioretinitis
- Ä Toxo, Tbc, CMV (RF: IS), Vaskulitis, ▶ sympathische Ophthalmie
- K Verschwommensehen
- D Erregernachweis
- T Erreger-spezifisch; ggf. Steroide

Optikusneuropathie
- Papillitis
- Retrobulbär-Neuritis (RBN)[2]

Zentralart.(ast)verschluss ⚠
- Ä idR Embolie (RF: VHF, Carotisst.)
- P ischäm. Infarkt der Netzhaut
- K plötzlich: einseitiger Visus ↓↓
- T akut: Augendruck ↓↓ (soll Embolus n. peripher treiben) mittels Azetazolamid, Bulbusmassage, korneale Diszision

Zentralvenen(ast)verschluss
- Ä Arteriosklerose
- K plötzlich: einseitiger Visus↓
- T anti-VEGF intrav., Laserkoag.

Anteriore ischämische Optikusneuropathie (AION)
- Ä Verschluss d. A. ophthalmica-Äste (zB b. Arteriitis temporalis)
- K Sehverschlechterung, RAPD
- T Arteriitis temporalis → Steroide (zum Schutz des Partnerauges!)

Corticale Blindheit
- Ä idR aufgr. CVI in ACP-Areal
- K øVisus, Pupillenreflex erhalten

Auge rot u. schmerzhaft

Akute Keratitis/Hornhautulcus
- Ä Bakterien, Viren (inkl. Herpes), Pilze, Akanthamöben; oft kombiniert mit Bindehautentzündung (dann: Keratokonjunktivitis, s. dort), RF: IS, Lidfehlstellungen, Kontaktlinse
- Ko Hornhautperforation, Narbenbildung, Erblindung
- D wenn möglich Keimnachweis
- T lokal AB (alle 5min., hochdosiert)

Akuter Winkelblock
- E ältere Patienten > 65 J
- Ä RF: Hyperopie, Mydriasis
- K Übelkeit, Erbrechen, reduzierter AZ[3], Sehverschlechterung, trübe Hornhaut
- D Augendruck palpieren/messen
- T sofort: 500 mg Azetazolamid iv, später Iridektomie
- Pr gut b. zeitnaher Therapie

Keratokonjunktivitis vernalis
- Ä allergisch bedingte Rhinokeratokonjunktivitis, Auftreten im Frühjahr; va Jugendl./Kinder
- T Antihistaminika, akut Cortisontropfen, als Prophylaxe Cromoglicinsäure
- Pr gut, endet meist in Pubertät

Uveitis anterior
Syn.: Iridozyklitis
- Ä meistens autoimmun, assoziiert ua mit Sarkoidose, M. Bechterew, reaktiver Arthritis (▶ Kap. 15), M. Crohn, Col. ulcerosa (▶ Kap. 7)
- K dumpfer Sz, Schleier, akut: Tyndall (+), Reizmiose vs. chronisch
- T cortisonhaltige Augentropfen, intermittierende Mydriase
- P häufig Rezidive

Uveitis intermedia
- E junge Erwachsene, Assoziation mit MS, Sarkoidose
- K Visus↓, wenig Rötung/Sz
- D Ophthalmoskopie: „Schneewehen"
- T Steroide systemisch

Endophthalmitis ⚠
- E am meisten gefürchtete Komplikation nach intraokulären Eingriffen (ca. 1/3000 Katarakt-OPs)
- P bakterielle Infektion des gesamten Bulbus
- K 3 Tage postoperativ starke Schmerzen, Sehverschlechterung
- T sofort Vitrektomie, Antibiotika systemisch u. intravitreal
- P schlecht, Visus postop selten > 0.1

Sympathische Ophthalmie
- ÄP selten: nach Verletzung eines Auges (Ag-Freisetzung) chronische Entzündung des Partnerauges (autoimmun)

Rotes Auge

stark schmerzhaft

Kornealer Fremdkörper
- Ä anorganisch (Glas, Metall) vs. organisch (zB Holz)
- P reizt Nervenfasern; Metall: rostet → persistente Entzündung!
- T Entfernung, AB top., NSAR po.

Erosio
- ÄP transienter FK-Kontakt → oberflächliche Epithelläsion
- Pr meist Restitutio ad integrum

Verätzung ⚠
- Ä Säure o. Lauge (schlimmer)
- T 1. Lokalanästhetikum tropfen
  2. ggf. Noxe (zB Kalkbröckel) entfernen
  3. Spülen! Ideal: Pufferlösung (jede andere Flüssigkeit möglich)
  4. ad Augenarzt
- Pr je nach Ausmass: irreversible Erblindung möglich

Akuter Winkelblock
- K auch ohne korneale Trübung möglich! ▶ Glaukom

Okuläre Myositis
- Ä Entzündung eines äusseren Augenmuskels, oft assoziiert mit Skleritis
- T Steroide systemisch

Skleritis
- Ä oft mit PAN (▶ Kap. 3), SLE, Spondylarthropathien, RA (▶ Kap. 15) assoziiert
- T topische Steroide, syst. Therapie der Grunderkrankung

(Kerato-)Konjunktivitis sicca
- E sehr häufig, va > 60 LJ.
- ÄP lakrimale Hyposekretion, „Instabilität des Tränenfilms"[4]
- Ko Hornhautulkus
- T gute Befeuchtung

Allergische (Kerato-)Konjunktivitis
- E häufig, wird aber auch oft zu Unrecht diagnostiziert
- Ä saisonal: Pollen, Gräser etc.
- P Hypersensitivitätsreaktion Typ 1
- T akut lokal Steroide, Antihistaminika; chronisch: Cromoglicinsäure

Virale (Kerato-)Konjunktivitis
- EÄ häufig; Adenoviren
- K typischer Verlauf: erst ein Auge betroffen, 7 Tage später das andere, allerdings weniger ausgeprägt; Ausheilung nach 14 Tagen, als Residuum evtl. Nummuli
- T nur symptomatisch (befeuchtend) möglich

wenig schmerzhaft

Bakterielle (Kerato-)Konjunktivitis
- Ä Staphylokokken, Streptokokken, Pneumokokken, Pseudomonas, RF: Kontaktlinse mit mangelnder Hygiene
- D Erregernachweis (Abstrich, Kultur, PCR)
- T Ab je nach Klinik/Erreger/Antibiogramm
- Pr abhängig vom Keim u. vom Ausgangsbefund, irreversible Erblindung möglich

Chlamydien (Kerato-)Konjunktivitis
- Ä Chlamydia trachomatis (D-K): oft als Geschlechtskrankheit = okulogenitale Infektion. Chlamydia trachomatis (A-C): in Entwicklungsländern Trachom (oft im Kindesalter beginnend)
- D Bindehautfollikel, typische Anamnese: Beschwerden > 4 Wochen, als virale Konjunktivitis verkannt
- T systemisch u. lokal Erythromycin (Partner mitbehandeln)

Keratitis neuroparalytica
- Ä Ausfall des ersten Trigeminusastes zB postoperativ (Akustikus-Neurinom), nach Zoster ophthalmicus
- K oft sehr hartnäckig, späte Diagnose da beinahe schmerzfrei
- Ko Hornhauteinschmelzung
- Pr oft schlecht

Episkleritis
- E seltener als virale Konjunktivitis (jedoch häufig verwechselt)
- Ä idiopathisch, evtl. assoziiert mit rheumatologischen Erkrankungen
- T symptomatisch
- Pr meist selbstlimitierend

schmerzlos

Hyposphagma
Syn.: subkonjunktivale Blutung
- ÄP spontane Blutung unter die Bindehaut
- K „akutes rotes Auge": aus Sicht des Patienten dramatisch, objektiv bedeutungslos
- DD „kaschierte" Bindehaut-/Bulbus-Perforation, Konjunktivitis
- T keine nötig
- Pr gut, selbstheilend < 14 Tage

ACP	Arteria cerebri posterior (versorgt ua. Sehrinde)	intrav.	Intravitreal	NH	Netzhaut
BH	Bindehaut	IOD	Intraokulärer Druck (Norm ca. 15 mmHg)	OCT	Optische Kohärenztomographie
CVI	Cerebrovaskulärer Insult (▶ Kap. 22)	LA	Lokalanästhetikum	RAPD	Relatives afferentes Pupillendefizit
DLK	Diffuse lamelläre Keratitis	LASIK	Laser-in-situ-Keratomileusis = Remodelling der Hornhautkrümmung	Toxo	Toxoplasmose
GF	Gesichtsfeld			VK	Vorderkammer
ICP	*Intracranial pressure* (intrakranieller Druck)	MS	Multiple Sklerose		

24.4 · PathoMap Auge

Isolierter Schmerz

oberflächlicher Schmerz

Keratitis photoelectrica
Syn.: Schneeblindheit
- Ä starke UV-Strahlung (zB Höhensonne, Schweissen)
- K idR 4–6h nach Exposition: Sz, Blepharospasmus, Epiphora
- D LA-Tropfen, mit Fluorescein evt. punktförmige Epitheldefekte sichtbar (können fehlen!)
- T NSAR po. u. ggf. topisch; keine Anästhetika-Tropfen

tiefer Schmerz

Zoster ophthalmicus
Syn.: Zosterkeratitis
- ÄE VZV; alle Alter, va ~50LJ.
- P Reaktivierung VZV u. Befall N. ophthalmicus (Trigeminus V_1)
- K einseitig: Sz, Sensibilitätsstörungen, Hutchinson-Zeichen (Läsionen an Nasenspitze)
- T (Val)Aciclovir (wenn schwer: IV)
- Ko teils Hornhautnarben, Zoster-Neuralgie

Orbitaphlegmone
Def akute Entzündung des Weichteilgewebes der Orbita
- Ä S. aureus, Streptokokken: Sinugen (zB Ethmoid); seltener von Gesichtsfurunkel, Erysipel, Hordeolum, Verletzung der Orbita
- Ko Sinus-cavernosus-Thrombose (▶ Kap. 22 ZNS), N.-opticus-Befall (Erblindungsgefahr!)

Sinus-cavernosus-Syndrom
- Ä septische/aseptische Thrombose, Tumoren, Aneurysma der Carotis interna, Carotis-Sinus-cavernosus-Fistel, Hämorrhagie, Tolosa-Hunt-Syndrom (granulomatöse Entzündung)
- P teilweiser o. kompletter Ausfall von HN III, IV, VI, V_1, V_2
- Ko Ophthalmoplegia totalis

Endokrine Orbitopathie (EO)
- Ä M. Basedow (▶ Kap. 21)
- P LyZ-Infiltrat m. Fibroblastenprolif. durch Ak-Simulation
- K Exophthalmus, Motilitätsstörung
- T Thyreostatika, Rauchstopp, ggf. Immunsuppressiva

Diplopie

monokular

Astigmatismus
Syn.: Hornhautverkrümmung
- E oft b. Kindern
- P Korneawölbung abnormal, häufigste Form: regulärer Astigmatismus (zwei Meridiane, senkrecht zueinander)
- K Sehen verschwommen/verzerrt
- T zylindrische Gläser

Keratokonus
- P Hornhaut kegelförmig vorgewölbt, lokal ausgedünnt
- K Visusverschlechterung
- Ko akuter Keratokonus: Endothelriss → Kammerwasser fliesst in die Hornhaut („Hydrops")

Linsen(sub)luxation
- Ä Trauma (häufigste Urs.), Altersdegener., BGW-Störungen (Marfan-Syndrom)
- P — Subluxation: Zonula gelockert, teils eingerissen
  — Luxation: Abriss Zonula, Linse in Glaskörper luxiert
- K Doppelbilder b. Subluxation, starke Visusminderung b. Luxation; Iridodonesis b. Augenbewegung
- T Entfernung; Kunstlinse

binokular

Orbita-Pathologien
- Orbitawandfraktur
- Endokrine Orbitopathie

PNS-Pathologien (N. III, IV, VI)
- ▶ vgl. Kap. 23, PNS
- Dissektion
- Trauma
- Hirndruck
- Myositis

Diabetische Mononeuropathie
- P somatischen Fasern des N. okulomotorius → Schmerzen, „Down and out"

ZNS
- ▶ vgl. Kap. 22, ZNS
- Hirnstamminfarkt
  – zB Ein-Einhalb-Syndrom
  (◨ Abb. 11, Kap. 22)
- Multiple Sklerose

Lidveränderung

Fehlstellung

- **Entropium**: Einwärtsdrehung d. Lidkante (E. congenitum, E. cicatriceum iF Entz.)
- **Ektropium**: Abstehen d. Lidkante (E. senile, sekundär b. Narben, HN. VII-Parese)

entzündlich

Blepharitis
- ÄP Seborrhö, konstitutionell, äussere Reize (Rauch, Staub, trockene Luft)
  → schuppende Entzündung
- T „Lidrandhygiene", evtl. AB lokal

Hordeolum
Syn.: Gerstenkorn
- Ä S. aureus
- P akute Entz. d. Meibom-Drüse
- Ko „präseptale Zellulitis", Phlegmone (Cave: T°, AZ↓)
- T warme Wickel, ev. AB lokal

Chalazion
Syn.: Hagelkorn
- ÄP Talgretention → chronisch-granulomatöse Entzündung
- Mi histiozytäre / LyZ-Infiltration
- T warme Wickel, ggf. Exzision
- Ko Cave (b. Rezidiv):
  DD Talgdrüsen-CA

Molluscum contagiosum
- ▶ Kap. 17, Dermatologie
- Ko Cave: sekundäre Konjunktivitis

Dakryoadenitis/-zystitis
Def Tränendrüse-/-Sack-Entzünd.
- Ä Pneumokokken, S. aureus; Dakryozystitis: Tränenwegsstenose mit Tränenstau
- T AB lokal, evtl. systemisch, b. Abszessbildung: Stichinzision

traumatisch

Lid-/Tränenwegsverletzung
- ÄP medialer Lidwinkel = Schwachstelle, häufig Abriss des Canaliculus nach Gewalteinwirkung
- K Sz, Blutung, Blepharospasmus
- Ko Hornhaut-Benetzungsstörung, Epiphora b. Tränenwegsstenose
- T Wundverschluss, Ringintubation b. Tränenwegsabriss

neoplastisch

- ▶ Kap. 17, Dermatologie
- **Benigne Lidtumoren**
  zB seborrhoische Keratose, Nävus, Papillom
- **Maligne Lidtumoren**
  Basalzell-CA (Basaliom), Talgdrüsen-CA, Plattenepithel-CA (Spinaliom), malignes Melanom

Bindehautveränderung

reaktiv-entzündlich

Konjunktivitis
vgl. ▶ Rotes Auge

Pinguecula
Syn.: Lidspaltenfleck
- E häufig im höheren Alter
- Ä UV-Licht, Wind, Staub
- P elastoide Degeneration der Kollagenfasern
- T idR nicht notwendig

Pterygium conjunctivae
Syn.: Flügelfell
- E (?), häufig b. Seeleuten, Landwirten, in südlicheren Ländern
- ÄP gleich wie b. Pinguecula
- Ko zunehmender Astigmatismus, Wachstum über Hornhautgrenze
- T operative Entfernung b. Ko
- Pr grosse Rezidivneigung

neoplastisch

benigne:

Papillom
- Ä HPV-assoziiert
- Mi reich vaskularisierter, von nicht verhornendem Plattenepithel bedeckter papillärer Tumor
- T operative Entfernung

Nävus
- K erhabene, ggf. pigmentierte Tumoren, Einschlusszysten
- Ko hormonelle Veränderung (SS o. Pubertät) → Pigmentierung ↑↑
- T OP b. Grösse↑ / Entzündung

Melanosis conjunctivae
- Ä angeb. vs. erworben (> 40. J)
- P Melanozyten↑↑ im Epithel
- Ko atypische Formen, Übergang in Melanom möglich
- T engmaschige Kontrolle falls erworben (DD Melanom), OP (± Mitomycin lokal)

Weitere gutartige Tumoren
- Bindehauthämangiom
- Limbusdermoid[5]
- Lipodermoid

maligne:

Malignes Melanom
- Ä de novo vs. ex Nävus oder ex Melanose
- Mi dicht epitheloide Zellen, Polymorphie, zahlreiche Mitosen
- T OP, Nachbestrahlung, Staging
- Pr Letalität tiefer als b. Melanomen der Haut, häufig Rezidive

Bindehautkarzinom
- Ä ex epitheliale Dysplasie
- T OP ± Mitomycin lokal, Nachbestrahlung

Pupillenveränderung

Fehlstellungen

Anisokorie
Def Grössendifferenz d. Pupillen
- ÄP — Physiologisch (<1mm)
  — „Sympathikus-Läsion": gestörte Dilatation b. zB Horner-Synd. (▶ Kap. 22)
  — „Parasympathikus-Läsion": gestörte Verengung b. Trauma, HN III-Parese, Medikamente (zB. Atropin)
- K Anisokorie ausgeprägter im Dunkeln = „Sympathikus-Läsion der kleineren Pupille" Anisok. ausgeprägter im Hellen = „PS.-Läsion der grösseren Pupille"

Relativer afferenter Pupillendefekt (RAPD)
Syn.: Marcus-Gunn-Pupille
- Ä ua Opticusneuritis beids. (MS), Glaukom, Tumor
- P Afferenz gestört, Efferenz norm.
- T Swinging-Flashlight: Licht ins pathol. Auge: Pupillen kontrahieren nicht so eng wie beim Leuchten ins gesunde Auge

Irisveränderungen

Congenital
- Aniridie (= Fehlen d. Iris)
- Iris-Kolobom
- Lisch-Noduli (b. NF 1, ▶ Kap. 25)
- Heterochromie

Rubeosis iridis
Def Gefäss-Hyperproliferation der Iris/Kammerwinkel
- Ä Folge diverser Netzhaut-Erkrankungen, die mit Netzhaut-Hypoxie einhergehen (zB diabetische Retinopathie)
- P VEGF↑ → Ausschwemmung in Kammerwasser
- K keine Schmerzen, Sehstörungen durch Glaskörpertrübung
- Ko Blutung, Sekundärglaukom
- T früh: Photokoagulation, Anti-VEGF Injektion

Iris-Prolaps
- Ä traumatisch o. iatrogene Eröffnung der Vorderkammer im Bereich der Cornea

Iris-Melanom
- Pr selten metastasierend

weitere Neoplasien

Metastasen

Retinoblastom
- ▶ Kap. 25, Hereditäre TumorSy.

---

[1] Syn.: Glaucoma chronicum simplex = mit ca. 90% der Glaukome häufigste Form
[2] „Pat. sieht nichts, Arzt sieht nichts" Diagnose mittels Swinging flashlight (RAPD) u. ggf. MRI
[3] Akuter Winkelblock ist wichtige DD bei ua Rubeosis iridis, Herzinfarkt, Lungenembolie, Appendizitis
[4] Evt. getriggert durch Tropfenapplikation (va mit Benzalkoniumchlorid), in seltenen Fällen mit Systemerkrankungen assoziiert: zB Sjögren-Syndrom, rheumatoide Arthritis (▶ Kap. 15), Granulomatose mit Polyangiitis (▶ Kap. 3)
[5] Falls mit Ohrmuschelmissbildung: Goldenhar-Syndrom

◉ Weltweit häufigste Erblindungsursachen

Kapitel 24 · Auge

Sehstörungen

chronisch

Katarakt / Cataracta

C. corticalis (Rindenstar)
zB b. C. senilis

C. subcapsularis posterior (hintere Schalentrübung)
zB b. C. senilis, Steroidmedikation, C2-Abusus

C. nuclearis (Kernstar)
häufiger b. Myopie

Glaukom
Offenwinkel-Gl. | Winkelblock-Gl.
Trabekelwerk „verstopft" | Kammerwinkel blockiert
1°: idiopathisch | 1°: durch Irisbasis
2°: durch Ec, Lc, Pigment | 2°: durch Narbe, Rubeosis iridis

Kongenitales Glaukom
„schöne grosse Augen", Dg. oft verkannt

Retinopathien ▸ Abb. 5

Hypertensive Retinopathie
Kreuzungszeichen (Gunn), streifige Blutungen, mehrere Cotton-Wool-Flecken

Retinitis pigmentosa
Knochenkörperchen, Papillenatrophie

akut

Auge weiss u. schmerzlos

Amotio retinae
Prodromi können Blitze (Phospene), Russregen sein, dann „fällt Vorhang zu"

Contusio bulbi
Sehverschlechterung (hf nur vorübergehend), Hyphäma, Pupillenentrundung

Uveitis posterior (Chorioretinitis)
gelb-graue Herde b. CMV, entlang Gefässen; Einblutung u. NH-Amotio mögl.

Papillitis
unscharf begrenzte, ödematöse Papille

Zentralarterien(ast)verschluss
multiple Emboli (Pfeile), Retina weisslich u. geschwollen

Zentralvenen(ast)verschluss
Blutungen, Cotton-wool-Flecken, Netzhautödem, Papillenödem

Anteriore ischämische Optikusneuropathie (AION)
Papillenrandblutung (A) u.-schwellung (B)

Auge rot u. schmerzhaft

Akute Keratitis/Hornhautulcus
unregelmässiger Hornhautreflex.
(A) Ulcus serpens, (B) Keratitis dendritica

Akuter Winkelblock
Augenschmerz, Übelkeit, schlechter AZ, Hornhauttrübung, fixierte Mydriasis

Keratokonjunktivitis vernalis
rote, tränende Augen. Oberlider pflastersteinartig (A), zT Ulcus vernalis (B)

Uveitis anterior (Iridozyklitis)
akut: ziliäre Injekt., Reizmiosis, Tyndall-Z. chronisch: hintere Synechien (Bild)

Endophthalmitis
Hypopyon, stark gerötetes Auge, kein Funduseinblick, trübe Hornhaut

Rotes Auge

stark schmerzhaft

Kornealer Fremdkörper
Ektropionieren, Cornea mit Fluorescein anfärben

Erosio
Abschilferung der Hornhaut, am besten objektivierbar n. Fluoresceinanfärbung
(nach Fluorescein)

Verätzung
„gekochtes Fischauge" n. Verätzung mit Überwachsen der Cornea d. Konjunktiva

Okuläre Myositis
Bewegungseinschränkung durch Muskelkontraktion, Rötung über Muskelansatz

Skleritis
tiefer Schmerz, va b. Bulbusbewegung

(Kerato-) Konjunktivitis sicca
leichte Rötung, Augenbrennen, Kratzen, Diagnosesicherung durch Anfärben (B)

Virale (Kerato-) Konjunktivitis
wässriges Sekret, Plicaschwellung, tastbare Lymphknoten

wenig schmerzhaft

Bakterielle (Kerato-) Konjunktivitis
eitriges Sekret, morgens verklebte Augen

Chlamydien (Kerato-)-Konjunktivitis
Serotypen D-K: Bindehautfollikel unterhalb des Oberlides (A);
Serotypen A-C: Trachom (B)

Keratitis neuroparalytica
Sensibilitätsverlust des 1. Trigeminusastes
(nach Fluorescein)

Episkleritis
lokalisierte Infiltration, tiefere Gefässe betroffen, z. T. Knötchen

schmerzlos

Hyposphagma
(=subkonjunktivale Blutung)

Allergische (Kerato-) Konjunktivitis
starker Juckreiz. (Bild siehe links)
CAVE: nicht jede Rötung ist „allergisch"

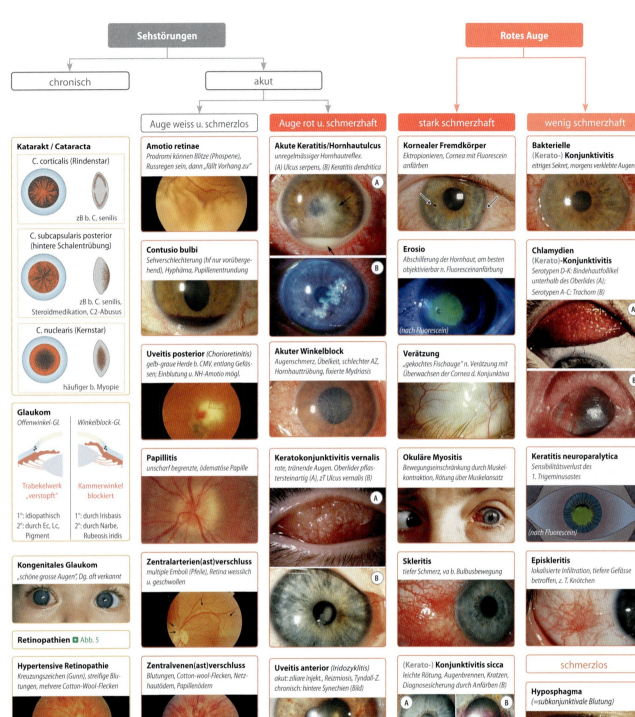
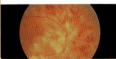
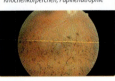
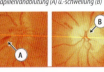
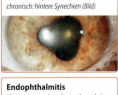
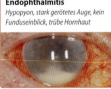
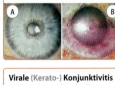
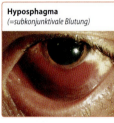

24.5 · PathoMap Abbildungen Auge

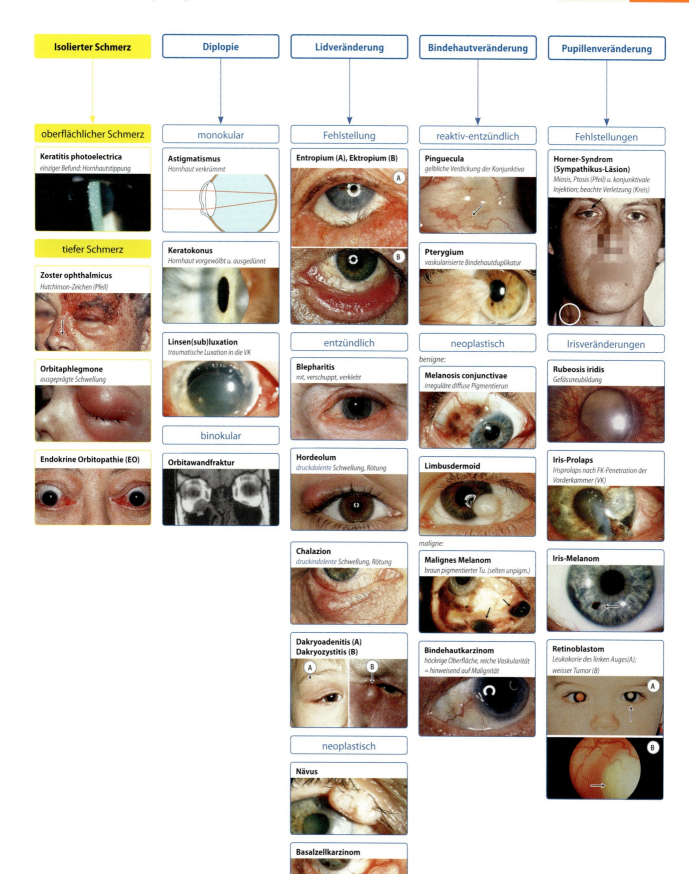

Fotografien zu Contusio bulbi, Erosio, Verätzung, viraler Konjunktivitis, Endophthalmitis, Konjunktivitis sicca, Episkleritis, Zoster ophthalmicus, Dakryozystitis, Pinguecula, Blepharitis mit freundlicher Genehmigung von Prof. Dr. med. Jens Funk

Erbliche Tumorerkrankungen und Phakomatosen

Karl Heinimann (Medizinischer Genetiker), Aurel Perren (Pathologe)
unter Mitarbeit von: *Thomas Cerny, Kirill Karlin*

25.1 Die Sicht des Klinikers – 178

25.2 Die Sicht des Pathologen – 178

25.3 Knowledge-Bites – 179

25.4 PathoMap – 180

25.1 Die Sicht des Klinikers u. Genetikers

Allgemeines zu Tumorsyndromen
- Ca. 5–10% aller Krebserkrankungen entstehen auf dem Boden einer erblichen (hereditären) Ursache.
- Bislang wurden über 110 zu Krebs prädisponierende Gene identifiziert, wobei ca. 60% der Veranlagungen dem autosomal-dominanten (AD) u. ca. 25% dem autosomal-rezessiven (AR) Erbgang folgen. Bei weiteren ca. 15% der Tumorveranlagungen ist sowohl ein AD-Phänotyp (Krebs im Erwachsenenalter) als auch ein AR-Phänotyp (Krebs im Kindesalter) bekannt (Beispiel: MMR-Gene beim *Lynch-Syndrom*).
- Tumorveranlagungen, obwohl individuell selten, stellen Modell-Erkrankungen zum pathophysiologischen Verständnis der Krebsentstehung u. -progression dar und bilden so eine Grundlage zur Entwicklung neuartiger Therapieansätze bei hereditären und somatisch bedingten Tumoren (Beispiel: synthetische Letalität mittels PARP-Inhibitoren beim *BRCA-assoziierten Ovarialkarzinom*).
- Tumorveranlagungen betreffen meist mehrere Organsysteme u. können Kombinationen von verschiedenen gut- u. bösartigen Tumoren umfassen (Beispiele: *Lynch-Syndrom, PTEN-Hamartom-Tumor-Syndrom*).
- In folgenden Fällen sollte an eine möglicherweise erblich bedingte Krebserkrankung gedacht werden:
  a) Frühes Erkrankungsalter (≤ 50. Lebensjahr); Beispiel: *Li-Fraumeni-Syndrom*.
  b) Syn- u./o. metachrone Krebserkrankungen; Beispiel: *PTEN-Hamartom-Tumor-Syndrom*.
  c) Seltene u./o. charakteristische Tumoren; Beispiele: *Peutz-Jeghers-Polypen*.
  d) Auffällige Familienanamnese (3-Generationen-Stammbaum erheben).
- Penetranz u. Expressivität einer Tumorveranlagung zeigen oft eine hohe inter- u. intrafamiliäre Variabilität u. können gen- respektive mutations-spezifisch sein (Beispiele: *Lynch-Syndrom, von-Hippel-Lindau-Syndrom*).
- Aufgrund ihrer vielschichtigen Konsequenzen, ua für die Lebens- u. Familienplanung, bedürfen diagnostische, pränatale u. prädiktive genetische Untersuchungen der Keimbahn stets einer genetischen Beratung.

25.2 Die Sicht des Pathologen

Ausgangslage
- Tumoren sind Erkrankungen der Gene. Während b. familiären monogenetischen Tumorerkrankungen eine Mutation in der Keimbahn u. somit allen Zellen des Körpers vorliegt, finden sich b. sporadischen Tumoren somatische Mutationen.

Diagnostik
- Bei der Diagnostik familiärer Tumoren kann der Pathologe auf folgende Weise Verdacht auf das Vorliegen einer Keimbahnmutation erheben u. darauf aufmerksam machen:
  - Einige Tumortypen treten sehr häufig in familiärem Rahmen auf (Retinoblastom, Hämangioblastom, medulläres Schilddrüsenkarzinom, Phäochromozytom).
  - Veränderungen auf Proteinebene werden spezifisch gesucht als Hinweis auf ein familiäres Syndrom: zB Verlust der Expression von MMR (Mismatch-Repair-Proteinen) b. Kolon- o. Endometrium-Karzinom (*Lynch-Syndrom*).
  - Eine Kombination von Tumoren, multiple identische Tumoren o. Vorläuferläsionen (Adenome b. FAP, hellzellige Nierenadenome b. VHL) weisen auf eine erbliche Tumorerkrankung hin.
- Diagnostik sporadischer Tumoren: Somatische Genveränderungen können am Tumorgewebe nachgewiesen werden zur Indikation zielgerichteter Therapien (Lungenkarzinome, Ovarialkarzinome), hierbei kann auch ein Verdacht auf ein familiäres Geschehen identifiziert werden.

Fokus: „Knudson-Hypothese" (=2-Treffer-Hypothese)
- Wichtiges Konzept, welches b. autosomal-dominant vererbten Mutationen der Tumorsuppressorgenen zur Anwendung kommt. Zur Karzinogenese ist eine Mutation in beiden Allelen der Tumorsuppressorgenen erforderlich. Knudson postulierte dies am Beispiel des familiären Retinoblastoms:
  - Beim familiären Retinoblastom wird eine mutierte Kopie des RB1-Tumorsuppressorgens vererbt (= erster Treffer). Damit tragen alle Zellen des Körpers ein defektes Allel u. ein funktionelles („gesundes") Allel. Wenn im funktionellen Allel nun eine somatische Mutation stattfindet (= zweiter Treffer), entsteht ein Retinoblastom. Diese zweite Mutation führt meist zw. 1. und 2. Lebensjahr zur Entwicklung von uni- oder bilateralen Retinoblastomen. Da die Vererbung von der Weitergabe des einen mutierten Allels abhängt, liegt ein autosomal dominater Erbgang vor.

Schwierige Stellen
Schwierigkeiten bereitet der historische Begriff der „Phakomatosen". Der Begriff stammt aus dem Jahre 1920 und umschreibt eine Gruppe von kongenitalen, hereditären Multisystem-Erkrankungen, wobei sich die betroffenen Strukturen allsamt aus dem Ektoderm ableiten. Dementsprechend präsentieren sich die „Phakomatosen" mit Pathologien, die das zentrale Nervensystem, die Haut und Augen betreffen. „Phakomatose" bedeutet - aus dem Griechischen übersetzt - „Linsenfleck" und bezeichnete initial die retinalen Hamartome bei der Tuberösen Sklerose.
Weitere Phakomatosen sind ua das *Sturge-Weber-Syndrom*, das *von Hippel-Lindau-Syndrom* und die *Neurofibromatose Typ 1 u. 2* (▶ Abschn. 25.4).

25.3 · Knowledge-Bites Erbliche Tumorerkrankungen und Phakomatosen

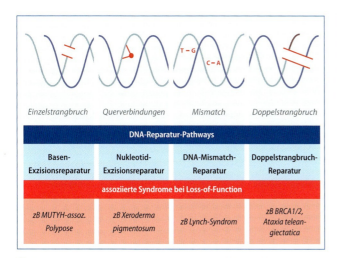

Abb. 1 Übersicht der wichtigsten DNA-Reparatur-Pathways (blau) und assoziierter Pathologien. Zahlreich erbliche Tumorsyndrom (rot) resultieren aus fehlerhaften Proteinen innerhalb der genannten Pathways.

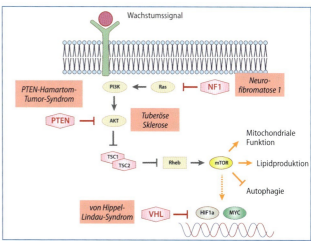

Abb. 2 Der intrazelluläre mTOR-Signalweg ist ua für die Regulierung des Zellzyklus wichtig. Der Signalweg steht im direkten Zusammenhang mit der zellulären Homöostase, Proliferation u. Krebs. Assoziierte Pathologien dieses Kapitels (rot) resultieren aus fehlerhaften Proteinen in diesem Signalweg.

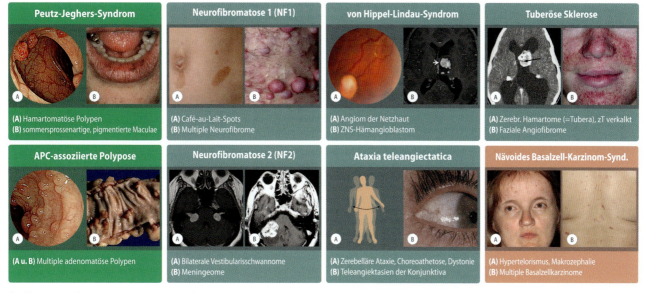

Abb. 3 Darstellung einiger charakterstischer Befunde hereditärer Tumorerkrankungen u. Phakomatosen (Farblegende: ● GIT-assoziiert; ● Phakomatosen; ● Haut-assoziiert)

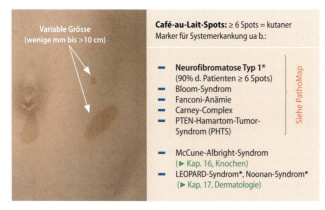

Abb. 4 ~ 30% der Kinder haben 1 Café-au-Lait-Spot. Mehrere Spots sind ein kutaner Marker für unterschiedlichen (nicht-zusammenhängenden) Pathologien.
* = werden als *RASopathien* zusammengefasst: heterogene Gruppe von Erkrankungen mit Genmutationen des RAS/MAPK-Signalwegs

Abb. 5 Visuelle Merkhilfe zu den Multiplen Endokrinen Neoplasien (MEN); FMTC = Familiäres medulläres Schilddrüsenkarzinom

Geschlechtsorgan-assoz.

BRCA1-/BRCA2-assoziiertes Mamma- u. Ovarial-CA
Syn.: Hereditärer Brust u. Eierstock-Krebs (HBOC)
- E ca. 1:400–1:500 (Ashkenasim: 1:40!)
- Ä AD, LoF-Mutation in den Tumorsuppressor-Genen BRCA1/BRCA2 (Cave: AR: BRCA2-assoz. Fanconi-Anämie)
- P bei Gesunden: BRCA-Gene ua in DNA-Reparatur involviert (genomische Integrität, Reparatur von DNA-Doppelstrang-Brüchen)
- K Spektrum:
  - Mammakarzinom
    - Ca. 10% aller Mamma-CA
    - Va b. BRCA1 oft triple-negativ: ER (-), PR (-), HER2 (-)
  - Ovarialkarzinom
    - Ca. 15% aller serösen Ovarial-CA
  - Prostatakarzinom
    - Ca. 6% aller metastasierten, kastrationsresistenten Prostata-CA

GIT-assoziiert

Lynch-Syndrom
Syn.: Hereditäres nicht-polypöses Kolonkarzinom (HNPCC)
- E ca. 1:440
- Ä AD vs. AR:
  - AD, LoF-Mutation in DNA-Mismatch-Reparatur (MMR)-Genen (MLH1, MSH2, MSH6, PMS2)
  - AR, biallelische Mutationen (konstitutionelles MMR-Defizienz-Syndrom)
- P MMR-Defizienz im Tumor charakterisiert durch spezifischen MMR-Expressionsverlust u. Mikrosatelliten-Instabilität → genomische Instabilität durch Akkumulation von Replikationsfehlern
- K Spektrum:
  - Kolorektal-CA
    - Ca. 1–3% aller Kolorektal-CA
  - Extrakolonische CA, va:
  - Endometrium-CA
    - Ca. 1% aller Endometrium-CA
  - Ovarial-CA
  - Magen-CA

Lynch-Syndrom Varianten:
- Muir-Torre-Syndrom: Kombination aus Talgdrüsen-Tumoren u. Lynch-Syndrom-typischen Tumoren
- Turcot-Syndr. (historisch)[3]: Kombination aus Hirntumor (va Gliome) u. Kolorektal-CA

Peutz-Jeghers-Syndrom
- E unklar (ca. 1:25'000 - 1:280'000)
- Ä AD, LoF-Mutation im STK11-Gen
- P Deregulation des mTOR-Signalwegs (Abb. 2)
- K Spektrum:
  - Peutz-Jeghers-Polypen (va Dünndarm)
  - Mukokutane Pigmentierung (va Lippenrot, peri-/enoral)
  - Gonaden-Tumoren
  - Gastrointestinale CA
  - Mamma-CA
  - Pankreas-CA
  - Adenoma malignum der Cervix

Hereditärer diffuser Magenkrebs (HDGC)
- E unklar (<0.1:100'000)
- Ä AD, LoF-Mutation im CDH1-Gen
- P E-Cadherin-Verlust → Zell-Zell-Adhäsion↓ → Invasivität↑
- K Spektrum:
  - Diffuses Magen-CA
    - Ca. 1–3% aller Magen-CA
  - Lobuläres Mamma-CA
- T prophylaktische Gastrektomie

APC-assoziierte Polypose
Syn.: Familiäre adenomatöse Polypose (FAP)
- E ca. 1:15'000
- Ä AD, LoF-Mutation im Tumorsuppressor-Gen APC
- P bei Gesunden: APC baut β-Catenin ab (Wnt-Signalweg); bei FAP: β-Catenin ↑ → Transkriptionsfaktor Tcf-4/Lef-1 → Zellwachstum↑ → Onkogen-Aktivierung, zB c-myc, Apoptose↓
- K Formen:
  - Attenuierte Form (AFAP): <100 Kolonpolypen
  - Klassische Form (FAP): > 100–1000 Kolonpolypen; unbehandelt nahezu 100% Kolon-CA (39. Lebensjahr)
  - Magenkarzinom u. proximale Magen-Polypose (GAPPS): Magenfundusdrüsen-Polypose, erhöhtes Magenkarzinom-Risiko, selten Kolon-Beteiligung
  - Extrakolonische Manifestationen:
    - Duodenal-Polypen / -CA
    - Kongenitale Hypertrophie des retinalen Pigmentepithels (CHRPE)
    - Desmoid-Tumoren

Historische Syndrome:
- Gardner-Syndr. (historisch): Kolonpolypose u. Osteom, Desmoid-Tumoren
- Turcot-Syndr. (historisch)[3]: Kolonpolypose u. ZNS-Tumoren

MUTYH-assoziierte Polypose (MAP)
- E ca. 1:30'000 (Heterozygoten-Frequenz: 1–2%)
- Ä AR, LoF-Mutationen im DNA-Reparaturgen MUTYH
- P bei Gesunden: MUTYH repariert oxidative DNA-Schäden; bei MAP-Patienten: Akkumulation von G>T-Transversionen in Kolorektal-CA-DNA
- K Spektrum:
  - Meist 10 bis wenige 100 Kolonpolypen
  - Duodenal-Polypen / -CA

Endokrinium-assoziiert

Multiple Endokrine Neoplasie Typ 1 (MEN1)
Syn.: Wermer-Syndrom
- E ca. 1:35'000
- Ä AD, LoF-Mutation im Menin-Tumorsuppressorgen
- P Menin als epigenetischer Regulator (DNA-Methylierung)
- K Spektrum:
  - Hyperparathyroidismus (100%) mit Adenomen u. Hyperplasien
  - Endokrin. Pankreastumoren (50%) meist aggressiv, oft funktionell, zB Zollinger-Ellison-Syndrom
  - Hypophysentumoren (10–60%) zB Prolaktin-sez. Makroadenome
  - NNR-Adenom/CA (sehr selten)

Multiple Endokrine Neoplasie Typ 2 (MEN2)
- Ä AD, Gain-of-Function-Mutation im RET-Protoonkogen
- P verschiedene Punktmutationen im RET-Protoonkogen führen zu verschiedenem Phänotyp, deswegen Unterteilung in 2A, 2B
- T prophylaktische Thyroidektomie

MEN 2A-Syndrom
- E ca. 1:40'000
  - Medulläres SchilddrüsenCA (100%)
  - Phäochromozytom (50%)
  - Hyperparathyroidismus (25%)

MEN 2B-Syndrom
- E ca. 1:1'000'000
  - Medulläres SchilddrüsenCA (100%) meist aggressiver als b. MEN2A
  - Phäochromozytom (50%)
  - Extraendokrine Manifest.: Neuroganglime, marfanoider Habitus

FMTC
Genetischer Subtyp vom MEN 2 (auch RET-Mutation), jedoch ohne weitere Manifestationen
- Medulläres SchilddrüsenCA (100%)

CDC73-assoz. Erkrankungen
- Ä AD, LoF-Mutation im CDC73-Tumorsuppressorgen
- P Parafibromin (=CDC73) ist Teil des PAF1-Komplexes, welcher Transkription u. Histon-Modifikationen reguliert
- K Spektrum:
  - Hyperparathyroidismus-Kiefertumor-Syndrom (Nebenschilddrüsen-Adenom, ossifizierende Kieferfibrome, Nieren-, Uterus-Tumoren)
  - Nebenschilddrüsen-CA
  - Familiärer isolierter Hyperparathyreoidismus (FIHP; ohne Kieferfibrome)

Hämatologisch assoziiert

Fanconi-Anämie
≠ Fanconi-Syndrom (▶ Kap. 10, Niere)
- E ca. 1: 130'000, Heterozygoten-Frequenz: 1:181 (USA) häufiger b. Ashkenasim
- Ä AR, > 20 Gene (LoF Mutationen in FANCA - FANCV)
- P verschiedene Gene, die an der Reparatur von DNA-Crosslinks beteiligt sind
- K Spektrum:
  - Fehlbildungen (ua Kleinwuchs, Mikrozephalie)
  - Café-au-Lait-Spots
  - Panzytopenie (Knochenmarksdepression) mit aplastischer Anämie mit MCV ↑
  - Akute myeloische Leukämie, Myelodysplastisches Syndrom
  - Plattenepithel-CA (Kopf/Halsbereich, Oesophagus, genital)
  - Lebertumoren

Bloom-Syndrom
Syn.: Kongenitales Teleangiektatisches Syndrom
- E unbekannt (ca. 1:50'000 b. Ashkenasim)
- Ä AR, LoF-Mutationen in BLM-Gen; bei Gesunden: BLM kodiert für RecQ2, welches b. DNA-Schäden in der Interphase aktiv ist
- K Spektrum:
  - Kleinwuchs
  - Teleangiektasien u. Photosensibilität der Haut
  - Café-au-Lait-Spots mit benachbarten hypopigmentierten Hautarealen
  - Malignome (zB Leukämien)

AD	Autosomal-dominanter Erbgang	CDH1 Kodiert für Cadherin-1 (= epitheliales Cadherin)	GoF Gain-of-Function
APC	Adenomatous Polyposis Coli	CDKN2A Cyclin-abhängiger Kinase-Hemmer 2A	HER2 Human Epidermal Growth Factor Receptor 2
AR	Autosomal-rezessiver Erbgang	CS Cowden-Syndrom	PR Progesteronrezeptor
BRCA	BReast-CAncer-Gen	ER Estrogenrezeptor	STK11 Kodiert für Serin/Threonin-Proteinkinase 11
BRRS	Bannayan-Riley-Ruvalcaba-Syndrom	FMTC Familiäres medulläres Schilddrüsenkarzinom	LoF Loss-of-Function

25.4 · PathoMap Erbliche Tumorerkrankungen und Phakomatosen

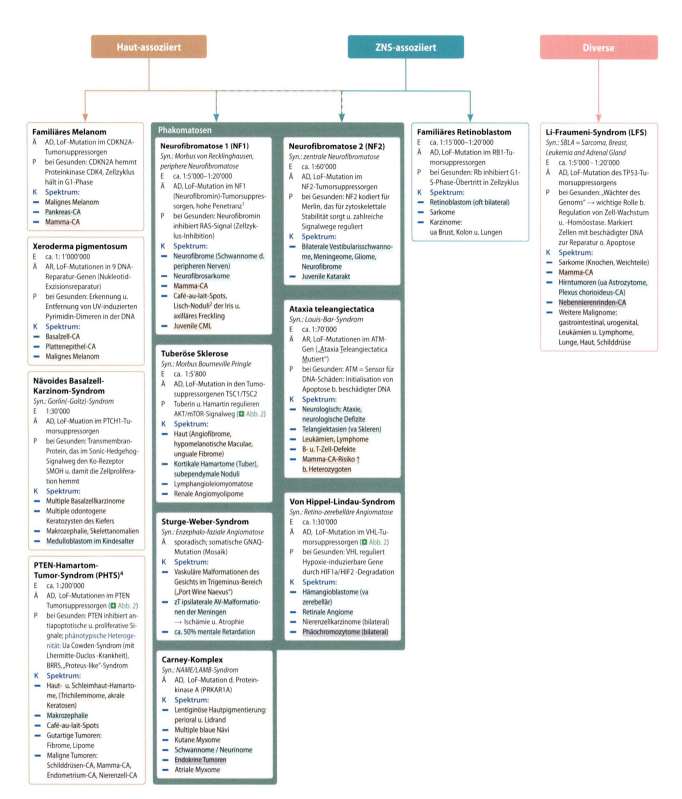

Haut-assoziiert

Familiäres Melanom
- Ä AD, LoF-Mutation im CDKN2A-Tumorsuppressorgen
- P bei Gesunden: CDKN2A hemmt Proteinkinase CDK4, Zellzyklus hält in G1-Phase
- K Spektrum:
  - Malignes Melanom
  - Pankreas-CA
  - Mamma-CA

Xeroderma pigmentosum
- E ca. 1: 1'000'000
- Ä AR, LoF-Mutationen in 9 DNA-Reparatur-Genen (Nukleotid-Exzisionsreparatur)
- P bei Gesunden: Erkennung u. Entfernung von UV-induzierten Pyrimidin-Dimeren in der DNA
- K Spektrum:
  - Basalzell-CA
  - Plattenepithel-CA
  - Malignes Melanom

Nävoides Basalzell-Karzinom-Syndrom
Syn.: Gorlin(-Goltz)-Syndrom
- E 1:30'000
- Ä AD, LoF-Muation im PTCH1-Tumorsuppressorgen
- P bei Gesunden: Transmembran-Protein, das im Sonic-Hedgehog-Signalweg den Ko-Rezeptor SMOH u. damit die Zellproliferation hemmt
- K Spektrum:
  - Multiple Basalzellkarzinome
  - Multiple odontogene Keratozysten des Kiefers
  - Makrozephalie, Skelettanomalien
  - Medulloblastom im Kindesalter

PTEN-Hamartom-Tumor-Syndrom (PHTS)[4]
- E ca. 1:200'000
- Ä AD, LoF-Mutationen im PTEN Tumorsuppressorgen (Abb. 2)
- P bei Gesunden: PTEN inhibiert antiapoptotische u. proliferative Signale; phänotypische Heterogenität: Ua Cowden-Syndrom (mit Lhermitte-Duclos -Krankheit), BRRS, „Proteus-like"-Syndrom
- K Spektrum:
  - Haut- u. Schleimhaut-Hamartome, (Trichilemmome, akrale Keratosen)
  - Makrozephalie
  - Café-au-lait-Spots
  - Gutartige Tumoren: Fibrome, Lipome
  - Maligne Tumoren: Schilddrüsen-CA, Mamma-CA, Endometrium-CA, Nierenzell-CA

Phakomatosen

Neurofibromatose 1 (NF1)
Syn.: Morbus von Recklinghausen, periphere Neurofibromatose
- E ca. 1:5'000–1:20'000
- Ä AD, LoF-Mutation im NF1 (Neurofibromin)-Tumorsuppressorgen, hohe Penetranz[1]
- P bei Gesunden: Neurofibromin inhibiert RAS-Signal (Zellzyklus-Inhibition)
- K Spektrum:
  - Neurofibrome (Schwannome d. peripheren Nerven)
  - Neurofibrosarkome
  - Mamma-CA
  - Café-au-lait-Spots, Lisch-Noduli[2] der Iris u. axilläres Freckling
  - Juvenile CML

Tuberöse Sklerose
Syn.: Morbus Bourneville Pringle
- E ca. 1:5'800
- Ä AD, LoF-Mutation in den Tumosuppressorgenen TSC1/TSC2
- P Tuberin u. Hamartin regulieren AKT/mTOR-Signalweg (Abb. 2)
- K Spektrum:
  - Haut (Angiofibrome, hypomelanotische Maculae, unguale Fibrome)
  - Kortikale Hamartome (Tuber), subependymale Noduli
  - Lymphangioleiomyomatose
  - Renale Angiomyolipome

Sturge-Weber-Syndrom
Syn.: Enzephalo-faziale Angiomatose
- Ä sporadisch; somatische GNAQ-Mutation (Mosaik)
- K Spektrum:
  - Vaskuläre Malformationen des Gesichts im Trigeminus-Bereich („Port Wine Naevus")
  - zT ipsilaterale AV-Malformationen der Meningen → Ischämie u. Atrophie
  - ca. 50% mentale Retardation

Carney-Komplex
Syn.: NAME/LAMB-Syndrom
- Ä AD, LoF-Mutation d. Proteinkinase A (PRKAR1A)
- K Spektrum:
  - Lentiginöse Hautpigmentierung: perioral u. Lidrand
  - Multiple blaue Nävi
  - Kutane Myxome
  - Schwannome / Neurinome
  - Endokrine Tumoren
  - Atriale Myxome

ZNS-assoziiert

Neurofibromatose 2 (NF2)
Syn.: zentrale Neurofibromatose
- E ca. 1:60'000
- Ä AD, LoF-Mutation im NF2-Tumorsuppressorgen
- P bei Gesunden: NF2 kodiert für Merlin, das für zytoskelettale Stabilität sorgt u. zahlreiche Signalwege reguliert
- K Spektrum:
  - Bilaterale Vestibularisschwannome, Meningeome, Gliome, Neurofibrome
  - Juvenile Katarakt

Ataxia teleangiectatica
Syn.: Louis-Bar-Syndrom
- E ca. 1:70'000
- Ä AR, LoF-Mutationen im ATM-Gen („Ataxia Teleangiectatica Mutiert")
- P bei Gesunden: ATM = Sensor für DNA-Schäden: Initialisation von Apoptose b. beschädigter DNA
- K Spektrum:
  - Neurologisch: Ataxie, neurologische Defizite
  - Telangiektasien (va Skleren)
  - Leukämien, Lymphome
  - B- u. T-Zell-Defekte
  - Mamma-CA-Risiko ↑ b. Heterozygoten

Von Hippel-Lindau-Syndrom
Syn.: Retino-zerebelläre Angiomatose
- E ca. 1:30'000
- Ä AD, LoF-Mutation im VHL-Tumorsuppressorgen (Abb. 2)
- P bei Gesunden: VHL reguliert Hypoxie-induzierbare Gene durch HIF1a/HIF2 -Degradation
- K Spektrum:
  - Hämangioblastome (va zerebellär)
  - Retinale Angiome
  - Nierenzellkarzinome (bilateral)
  - Phäochromozytome (bilateral)

Familiäres Retinoblastom
- E ca. 1:15'000–1:20'000
- Ä AD, LoF-Mutation im RB1-Tumorsuppressorgen
- P bei Gesunden: Rb inhibiert G1-S-Phase-Übertritt in Zellzyklus
- K Spektrum:
  - Retinoblastom (oft bilateral)
  - Sarkome
  - Karzinome: ua Brust, Kolon u. Lungen

Diverse

Li-Fraumeni-Syndrom (LFS)
Syn.: SBLA = Sarcoma, Breast, Leukemia and Adrenal Gland
- E ca. 1:5'000 - 1:20'000
- Ä AD, LoF-Mutation des TP53-Tumorsuppressorgens
- P bei Gesunden: „Wächter des Genoms" → wichtige Rolle b. Regulation von Zell-Wachstum u. -Homöostase. Markiert Zellen mit beschädigter DNA zur Reparatur o. Apoptose
- K Spektrum:
  - Sarkome (Knochen, Weichteile)
  - Mamma-CA
  - Hirntumoren (ua Astrozytome, Plexus chorioideus-CA)
  - Nebennierenrinden-CA
  - Weitere Malignome: gastrointestinal, urogenital, Leukämien u. Lymphome, Lunge, Haut, Schilddrüse

---

[1] Hohe Penetranz: Die meisten, die das Gen erben, entwickeln die Krankheit. Die Ausprägung kann jedoch variabel sein
[2] Lisch-Noduli: pigmentierte, asymptomatische Hamartome d. Iris
[3] Turcot-Syndr. (historischer Begriff): wurde - trotz unterschiedlicher Genetik - als Variante der FAP u. des Lynch-Syndroms gebraucht
[4] PHTS ist der Überbegriff für alle durch PTEN-Mutationen verursachten Erkrankungen, also Cowden-Syndrom, Bannayan-Riley-Ruvalcaba-Syndrom u. das „Proteus-like"-Syndrom. Die Lhermitte-Duclos-Krankheit zählt zu den pathognomonischen Kriterien des Cowden-Syndroms.

Farblegende: Geschlechtsorgan-assoziiert, GIT-assoziiert, Endokrinium-assoziiert, Hämatologisch assoziiert, Haut-assoziiert, ZNS-assoziiert, Diverse

Serviceteil

Literaturverzeichnis – 184

Sachverzeichnis – 186

Allgemeines Abkürzungsverzeichnis – 198

© Springer-Verlag GmbH Deutschland, ein Teil von Springer Nature 2019
T. Cerny, K. Karlin (Hrsg.), *PathoMaps*, Springer-Lehrbuch
https://doi.org/10.1007/978-3-662-57439-3

Literaturverzeichnis

Kapitel 1 Grundlagen
- Hanahan, D. and Weinberg, R.A., 2011. Hallmarks of cancer: the next generation. *Cell*, 144(5), pp.646-674.
- Chensue, S.W., 2013. Chemokines in innate and adaptive granuloma formation. *Frontiers in immunology*, 4, p.43.

Kapitel 2 Respirationstrakt
- Travis, W.D., Brambilla, E., Nicholson, A.G., Yatabe, Y., Austin, J.H., Beasley, M.B., Chirieac, L.R., Dacic, S., Duhig, E., Flieder, D.B. and Geisinger, K., 2015. The 2015 World Health Organization classification of lung tumors: impact of genetic, clinical and radiologic advances since the 2004 classification. *Journal of thoracic oncology*, 10(9), pp.1243-1260.
- Mueller-Mang, C., Grosse, C., Schmid, K., Stiebellehner, L. and Bankier, A.A., 2007. What every radiologist should know about idiopathic interstitial pneumonias. *Radiographics*, 27(3), pp.595-615.

Kapitel 3 Gefässe
- Jennette, J.C., Falk, R.J., Bacon, P.A., Basu, N., Cid, M.C., Ferrario, F., Flores-Suarez, L.F., Gross, W.L., Guillevin, L., Hagen, E.C. and Hoffman, G.S., 2013. 2012 revised international chapel hill consensus conference nomenclature of vasculitides. *Arthritis & Rheumatism*, 65(1), pp.1-11.
- Eklof, B., Perrin, M., Delis, K.T., Rutherford, R.B. and Gloviczki, P., 2009. Updated terminology of chronic venous disorders: the VEIN-TERM transatlantic interdisciplinary consensus document. *Journal of vascular surgery*, 49(2), pp.498-501.

Kapitel 4 Herz
- Aikawa, E. and Libby, P., 2017. A rock and a hard place: chiseling away at the multiple mechanisms of aortic stenosis.
- Elliott, P., Andersson, B., Arbustini, E., Bilinska, Z., Cecchi, F., Charron, P., Dubourg, O., Kühl, U., Maisch, B., McKenna, W.J. and Monserrat, L., 2007. Classification of the cardiomyopathies: a position statement from the European Society Of Cardiology Working Group on Myocardial and Pericardial Diseases. *European heart journal*, 29(2), pp.270-276.
- Blausen.com staff, 2014. Medical gallery of Blausen Medical. *WikiJournal of Medicine*. doi:10.15347/wjm/2014.010.

Kapitel 6 Ösophagus und Magen
- Hayakawa, Y., Sethi, N., Sepulveda, A.R., Bass, A.J. and Wang, T.C., 2016. Oesophageal adenocarcinoma and gastric cancer: should we mind the gap?. *Nature Reviews Cancer*, 16(5), p.305.
- Bosman, F.T., Carneiro, F., Hruban, R.H. and Theise, N.D., 2010. *WHO classification of tumours of the digestive system* (No. Ed. 4). World Health Organization.

Kapitel 9 Gallenblase und Pankreas
- Ellis, C., Ramzy, A. and Kieffer, T.J., 2017. Regenerative medicine and cell-based approaches to restore pancreatic function. *Nature Reviews Gastroenterology & Hepatology*, 14(10), p.612.
- Bosman, F.T., Carneiro, F., Hruban, R.H. and Theise, N.D., 2010. *WHO classification of tumours of the digestive system* (No. Ed. 4). World Health Organization.

Kapitel 11 Männliche Geschlechtsorgane
- Moch, H., Cubilla, A.L., Humphrey, P.A., Reuter, V.E. and Ulbright, T.M., 2016. The 2016 WHO classification of tumours of the urinary system and male genital organs—part A: renal, penile, and testicular tumours. *European urology*, 70(1), pp.93-105.

Kapitel 13 Mamma und Schwangerschafts-assoziierte Erkrankungen
- Sinn, H.P. and Kreipe, H., 2013. A brief overview of the WHO classification of breast tumors. Breast Care, 8(2), pp.149-154.

Kapitel 14 Weichteile
- Jo, V.Y. and Fletcher, C.D., 2014. WHO classification of soft tissue tumours: an update based on the 2013 (4th) edition. *Pathology*, 46(2), pp.95-104.

Kapitel 15 Gelenke
- Aletaha, D., Neogi, T., Silman, A.J., Funovits, J., Felson, D.T., Bingham III, C.O., Birnbaum, N.S., Burmester, G.R., Bykerk, V.P., Cohen, M.D. and Combe, B., 2010. 2010 rheumatoid arthritis classification criteria: an American College of Rheumatology/European League Against Rheumatism collaborative initiative. *Arthritis & Rheumatism*, 62(9), pp.2569-2581.

Literaturverzeichnis

- Tan, E.M., Cohen, A.S., Fries, J.F., Masi, A.T., Mcshane, D.J., Rothfield, N.F., Schaller, J.G., Talal, N. and Winchester, R.J., 1982. The 1982 revised criteria for the classification of systemic lupus erythematosus. *Arthritis & Rheumatism: Official Journal of the American College of Rheumatology, 25*(11), pp.1271-1277.
- Petri, M., Orbai, A.M., Alarcón, G.S., Gordon, C., Merrill, J.T., Fortin, P.R., Bruce, I.N., Isenberg, D., Wallace, D.J., Nived, O. and Sturfelt, G., 2012. Derivation and validation of the Systemic Lupus International Collaborating Clinics classification criteria for systemic lupus erythematosus. *Arthritis & Rheumatism, 64*(8), pp.2677-2686.
- Van Den Hoogen, F., Khanna, D., Fransen, J., Johnson, S.R., Baron, M., Tyndall, A., Matucci-Cerinic, M., Naden, R.P., Medsger Jr, T.A., Carreira, P.E. and Riemekasten, G., 2013. 2013 classification criteria for systemic sclerosis: an American College of Rheumatology/European League against Rheumatism collaborative initiative. *Arthritis & Rheumatism, 65*(11), pp.2737-2747.
- Dougados, M., Linden, S.V.D., Juhlin, R., Huitfeldt, B., Amor, B., Calin, A., Cats, A., Dijkmans, B., Olivieri, I., Pasero, G. and Veys, E., 1991. The European Spondylarthropathy Study Group preliminary criteria for the classification of spondylarthropathy. *Arthritis & Rheumatism: Official Journal of the American College of Rheumatology, 34*(10), pp.1218-1227.
- Sieper, J., Rudwaleit, M., Baraliakos, X., Brandt, J., Braun, J., Burgos-Vargas, R., Dougados, M., Hermann, K.G., Landewe, R., Maksymowych, W. and Van Der Heijde, D., 2009. The Assessment of SpondyloArthritis international Society (ASAS) handbook: a guide to assess spondyloarthritis. *Annals of the rheumatic diseases, 68*(Suppl 2), pp.ii1-ii44.
- Van Tubergen, A., 2015. The changing clinical picture and epidemiology of spondyloarthritis. *Nature Reviews Rheumatology, 11*(2), p.110.

Kapitel 17 Haut
- Elder, D., Massi, D., Scolyer, R. and Willemze, R., 2018. WHO classification of skin tumours. World Health Organization.

Kapitel 18 Primäre lymphatische Organe: Knochenmark, Thymus
- Organisation mondiale de la santé, & Centre international de recherche sur le cancer. (2017). *WHO classification of tumours of haematopoietic and lymphoid tissues* (No. Ed. 4).

Kapitel 19 Sekundäre lymphatisch Organe: Lymphknoten, Milz
- Organisation mondiale de la santé, & Centre international de recherche sur le cancer. (2017). *WHO classification of tumours of haematopoietic and lymphoid tissues* (No. Ed. 4).

Kapitel 22 Zentrales Nervensystem
- Dalmau, J. and Graus, F., 2018. Antibody-mediated encephalitis. *New England Journal of Medicine, 378*(9), pp.840-851.
- Darlix, A., Zouaoui, S., Rigau, V., Bessaoud, F., Figarella-Branger, D., Mathieu-Daudé, H., Trétarre, B., Bauchet, F., Duffau, H., Taillandier, L. and Bauchet, L., 2017. Epidemiology for primary brain tumors: a nationwide population-based study. *Journal of neuro-oncology, 131*(3), pp.525-546.
- Elahi, F.M. and Miller, B.L., 2017. A clinicopathological approach to the diagnosis of dementia. *Nature Reviews Neurology, 13*(8), p.457.
- Louis, D.N., Perry, A., Reifenberger, G., Von Deimling, A., Figarella-Branger, D., Cavenee, W.K., Ohgaki, H., Wiestler, O.D., Kleihues, P. and Ellison, D.W., 2016. The 2016 World Health Organization classification of tumors of the central nervous system: a summary. *Acta neuropathologica, 131*(6), pp.803-820.
- Masui, K., Mischel, P.S. and Reifenberger, G., 2016. Molecular classification of gliomas. In *Handbook of clinical neurology* (Vol. 134, pp. 97-120). Elsevier.
- Ostrom, Q.T., Gittleman, H., Liao, P., Vecchione-Koval, T., Wolinsky, Y., Kruchko, C. and Barnholtz-Sloan, J.S., 2017. CBTRUS statistical report: primary brain and other central nervous system tumors diagnosed in the United States in 2010–2014. *Neuro-oncology, 19*(suppl_5), pp.v1-v88.

Kapitel 23 Peripheres Nervensystem und Muskulatur
- Mathis, S., Goizet, C., Tazir, M., Magdelaine, C., Lia, A.S., Magy, L. and Vallat, J.M., 2015. Charcot-Marie-Tooth diseases: an update and some new proposals for the classification. *Journal of Medical Genetics, 52*(10), 681 lp-690.

Kapitel 24 Auge
- Arnold, A. and Bärtsch, P., 2008. *Internistische Notfälle: Sicher durch die Akutsituation und die nachfolgenden 48 Stunden*. Georg Thieme Verlag.

Kapitel 25 Erbliche Tumorerkrankungen und Phakomatosen
- Altomare, D.A. and Testa, J.R., 2005. Perturbations of the AKT signaling pathway in human cancer. *Oncogene, 24*(50), p.7455.

Sachverzeichnis

A

AAT-Mangel 52
Abgangsstenose, Ureteropelvine 74
Abruptio placentae 91
Abszess 80, 79
– tuboovarieller 84
A. cerebri anterior Infarkt 156
A. cerebri media Infarkt 156
A. cerebri posterior Infarkt 156
Achalasie 40
Acne inversa 117
Acquired cystic kidney disease (ACKD) 65
Acrodermatitis chronica atrophicans 118
Adenofibrom, endometrioides 85
Adenokarzinom 5, 11
– Cervix uteri 82
– endometrioides 85
– Harnblase 75
– muzinöses 85
– seröses 84
– Vagina 81
Adeno-Karzinom 34
Adenolymphom 32
Adenom
– Corticotropes 140
– Lactotrophes 140
– Nicht-funktionelles 140
– pleomorphes 32
– Somatotropes 140
– Thyreotropes 140
Adenomyosis 79, 83
Adenose, sklerosierende 90
Adipositas-Hypoventilationssyndrom 11
Adnexe 79
Adnexitis 84
ADPKD, adulte 65
Adrenogenitales Syndrom 141
Agenesie 135
– isolierte vaginale 81
„Aggressive" periphere T-Zell-Lymphome 134
Akne vulgaris 117
Akromegalie 140, 167
Aktinomykose 118
akute disseminierte Enzephalomyelopathie (ADEM) 154
akutes Leberversagen (ALF) 53
akutes Nierenversagen (ANV) 63
Albinismus
– klassischer 120
– Okulokutaner 120
Allergie
– Typ 1: Sofort-Typ 4
– Typ 2: Zytotoxischer Typ 4
– Typ 3: Immunkomplex-Typ 4
– Typ 4: Verzögerter Typ 4
Alport-Syndrom 66
Altersbedingte Makuladegeneration (AMD) 171
Alveoli 9
Alzheimer Demenz (AD) 155
Amiodaron-Pneumopathie 12
Amnioninfektsyndrom 91

Amöbenabszess 53
Amotio retinae 172, 174
Amyloid Angiopathie 156
Amyloidose 2, 24, 66, 135
Amyloid-Polyneuropathie 165
Amyotrophe Lateralsklerose (ALS) 155
Analfissur 47
Analkarzinom 47
Analprolaps 47
Anämie 125
– Aplastische 128
– bei chronischen Erkrankungen 128
– Dysplastische 128
– Hämolytische 128
– Megaloblastäre 128
– Seltene makrozytäre 128
– Sideroblastische 128
Anaphylaxie 116
Aneuplodie
– autosomale 4
– gonosomale 4
Aneurysma
– luetisches 18
– mykotisches 18
– spurium 18
– verum 18
Angina
– abdominalis 18
– agranulocytotica 33
– pectoris (AP) 18, 24
– Plaut-Vincent 33
– specifica 33
– tonsillaris 33
Angiodysplasie 47
Angiofibrom, juveniles 34
Angioleiomyom 96
Angiomyolipom, renales 65
Angioödem 116
– epiglottisches 33
Angiosarkom 19, 53, 95, 97
Anisokorie 173
Anteriore ischämische Optikusneuropathie (AION) 172
Anti-C1q-Vaskulitis 19
Anti-GBM-Erkrankung 19
Antikörper 4
Antrochoanal-Polyp 34
Aortendissektion 23
Aortenklappen
– Insuffizienz 25
– Stenose 25
Aortenulkus, penetrierendes 18
APC-assoziierte Polypose 180
Aphthen 32
Apoptose 3
Appendizitis 46
Arbeitshypertrophie 135
ARDS 10
ARPKD, infantile 65
Arterielle Verschlusskrankheit (AVK) 18
Arteriitis temporalis 19
Arteriolohyalinose 18
Arteriolonekrose 18

Arteriolosklerose
– hyaline 18
– hyperplastische 18
Arteriosklerose 16
Arthritis 103
– enteropathische 105
– juvenile idiopathische 102
– reaktive 101, 105
– rheumatoide 101, 102
– septische 101, 102
– systemische juvenile idiopathische 117
– virale 102
Arthrose 101, 102, 110
– aktivierte 101
Asbestose 12
Asherman-Syndrom 79, 83
Aspergillose 10, 119
Aspiration 10
Asplenie 135
Ästhesioneuroblastom 34
Asthma 23
Asthma bronchiale 10
Astigmatismus 173, 175
Astrozytom
– anaplastisches 158
– diffuses 158
– pilozytisches 158
Aszites 53
Ataxia teleangiectatica 155, 181
Ataxie
– spinozerebelläre 155
Atelektase 11
Atherosklerose 16, 18
– Herzklappen 25
Atriumseptumdefekt 25
Atrophie 3, 5
Auge
– Anamnese 170
– Aufbau 171
– Diagnostik 170
– Malignes Melanom 173
– Nävus 173
– Papillom 173
– Untersuchung, klinische 170
Autoimmun-Adrenalitis 141
Autoimmunerkrankung 2
Autoimmungastritis 41
Autoimmunhepatitis 51, 52
Autoimmun-Hypophysitis 140
Autoimmun-Myositiden 167
Autosplenektomie 135
AV-Block 23, 25
AV-Fistel, spinale durale 164
AV-Knoten-Reentry-Tc 25
AV-Malformation (AVM) 18
AV-Reentrytachykardie 25

B

Balanitis 71
Bannwarth-Syndrom 165

Sachverzeichnis

Barotrauma 35
Barrett-Ösophagus 39, 40
Bartholini-Zyste 79
Bartholin-Zyste 80
Bartter-Syndrom 64
Basalganglien-Syndrom 152
Basalzellkarzinom 175
– Vulva 80
Basalzell-Karzinom-Syndrom
– nävoides 181
Basopenie 129
Becker-Nävus 120
Benigner Paroxysmaler Lagerungsschwindel 35
Berry-Aneurysma 156
Bilharziose 75, 119
Bindehautkarzinom 173, 175
Blasendivertikel 75
Blasenekstrophie 65, 75
Blasenmole 89
– komplette 91
– partielle 91
Blepharitis 173, 175
Blindheit, Corticale 172
Bloom-Syndrom 180
Blow-out-fracture, Orbita-Fraktur 34
Blutungsneigung 125
Boerhaave-Syndrom 40
Borderline-Tumor
– endometrioider 85
– muzinöser 85
– seröser 85
Borreliose 101
Botulismus 165
Bowman-Kapsel 63
Bradykardie 23
BRCA1-/BRCA2-assoziiertes Mamma- u. Ovarial-CA 180
Brenner-Tumor 85
Brodie-Abszess 109
Bronchiektase 10
Bronchien 9, 10
Bronchiole 9
– respiratorische 9
– terminale 9
Bronchiolitis
– akute, infektiöse 10
– obliterans 10
Bronchitis
– akute 10
– chronische 10
Brown-Séquard-Syndrom 153
Brugada-Syndrom 24
Brustasymmetrie 90
Brustgewebe, akzessorisches 90
Brustknoten 89
Brustzyste 90
Bruton-Syndrom 127
Budd-Chiari-Syndrom 52
Burkitt-Lymphom 134
Bursitis 101, 103
B-Zell Non-Hodgkin Lymphom 133

C

CADASIL 156
Café-au-Lait-Flecken 120
Café-au-Lait-Spot 179
Calciumpyrophosphat 101
Calcium-Pyrophosphat Ablagerungserkrankung 102
Candida-Intertrigo 119
Candida-Ösophagitis 39, 40
Candida-Paronychie 119
Candidiasis 32, 81
Capsulitis 101
Carcinom
– Adeno 32
– adenoid-zystisches 32
– Azinuszell 32
– mukoepidermoides 32
Carcinoma in Situ
– duktales 90
– lobuläres 90
Carney-Komplex 181
CDC73-assoz. Erkrankung 180
Central-Core-Krankheit 167
Cerumen obturans 35
Cervix uteri
– Adenocarcinoma in situ 82
– Adenokarzinom 82
– Plattenepithelkarzinom 82
– Präkanzerose 82
Chalazion 171, 173, 175
Chapel Hill Consensus Conference 17
Charcot-Marie-Tooth 165
Chediak-Higashi-Syndrom 120, 127
Cheiralgia paraesthetica 164
Chiari-Malformation 154
Chlamydien 174
Chloridkanalmyotonien 166
Choanal-Atresie 34
Cholangiokarzinom 58
Cholangitis 57, 58
– primär sklerosierende 58
Cholecystitis 57
– akalkuläre 58
– akute 57, 58
– chronische 57, 58
Cholecystolithiasis 57
Choledocholithiasis 57, 58
Choledochus-Zyste 57
Cholelithiasis 58
Cholestase 50
Cholesteatom 35
Cholesterin-Embolie-Syndrom 65
Cholesterolablagerung 2
Cholesterolose 58
Cholezystolithiasis 58
Chondroblastom 111
Chondrocalcinose 101
Chondrosarkom 111
Chorea Huntington 155
Chorea minor Sydenham 154
Chorioamnionitis 91
Chorionkarzinom 83, 91
Chorion-Karzinom 72
Chorioretinitis 171, 172
Choroiditis 171
Chromoblastomykose 119
Chromosomen-Aberration 2
– numerische 4
– strukturelle 4
Chronic granulomatous disease (CGD) 127
Cimikose 119
Clostridium-Myositis 96

Clusterkopfschmerz 155
Codman-Tumor 111
Cogan-I-Syndrom 19
Colitis ulcerosa 45, 47
Common variable immunodeficiency (CVID) 127
Commotio spinalis 157
Condyloma acuminatum 80, 81, 118, 121
Congenitale myasthene Syndrome 165
Congenitales Hämangiom (CH) 18
Conn-Syndrom 139
Contusio bulbi 172, 174
Contusio cordis 24
Contusio spinalis 157
COPD 10
Cor Pulmonale 24
Councilman body 51
Couperose 117
Coxitis
– fugax 101
– Septische 101
Critical-illness-(Neuro-)Myopathie 167
Cushing-Syndrom 141, 167
Cytomegalovirus 118
– Ösophagitis 40

D

Dakryoadenitis 173, 175
Dakryozystitis 173, 175
Dandy-Walker-Malformation 154
Dekortikations-Syndrom 152
Deletion 4
– ohne Frameshift 4
Demenz
– präsenile 155
– vaskuläre 155
Denguefieber 118
Depigmentierung 120
Dermatitis
– periorale 117
– solaris 116
Dermatomyositis 104, 117, 167
Dermatose, vulväre 80
Desmoid-Tumor 96
desquamative interstitial pneumonia (DIP) 13
Diabetes insipidus 140
– centralis 140
– renalis 140
Diabetes mellitus 167
– Typ 1 59
– Typ 2 59
– Typ 3 59
– Typ 4 59
Diarrhö 46
Dickdarm
– Anamnese 44
– Diagnostik 44
– Leitsymptome 44
– Polyposen 44
– Untersuchung, klinische 44
– Zusatzuntersuchung 44
diffuse alveolar damage (DAD) 13
Diffuse idiopathische pulmonale neuroendokrine Zellhyperplasie (DIPNECH) 11
Diffuse idiopathische Skeletthyperostose (DISH) 110

Diffuses grosszelliges B-Zell Lymphom (DLBCL) 134
DiGeorge-Syndrom 127
Diphtherie 33
Diskushernie 102
Dissektion 18
Disseminierte intravasale Koagulopathie (DIC) 2
Divertikulitis 47
Divertikulose 47
Dornwarzen 121
Dottersack-Tumor 72, 85
Dressler-Syndrom 24
Dünndarm
- Anamnese 44
- Diagnostik 44
- Leitsymptome 44
- Polyposen 44
- Untersuchung, klinische 44
- Zusatzuntersuchung 44
Duodenalartresie 46
Duodenalulkus 46
Duplikation 4
Durchblutungsstörung, spinale 157
Dysbalance, muskuläre 103
Dysfunktion, erektile 71, 73
Dysgerminom 85
Dysphagie, ösophageale 39
Dysplasie 3, 5
- fibromuskuläre 18
- Plattenepithel 32
Dystrophinopathien
- Typ Becker 166
- Typ Duchenne 166

E

Echinococcus-multiocluaris-Zysten 51
Echinokokkose
- alveoläre 53
- zystische 53
Ecthyma gangraenosum 118
Ehlers-Danlos-Syndrom 25
Einsekundenkapazität 9
Ekchymose 4
Ektopie, glanduläre 82
Ektropium 171, 173, 175
Ekzem
- atopisches 116
- chronisches 116
- seborrhoisches 116, 119
Embolie 2
Emery-Dreifuss-Muskeldystrophie (EDMD) 166
Emphysem 10
Enchondrom 111
Endocarditis
- lenta 25
- rheumatica 25
Endokarditis 23
- akute 25
- hypereosinophile 25
- infektiöse 25
- Libman-Sacks 25
- subakute 25
Endokrine Orbitopathie (EO) 173, 175
Endometriose 79, 83
Endometriose-Zyste 84
Endometriosis interna 83

Endometritis 79, 83
Endometriumhyperplasie, ohne Atypie 79
Endometriumkarzinom
- Typ I 83
- Typ II 83
Endometrium-Polyp 79
Endophthalmitis 172, 174
Engwinkelglaukom 171
Enteritis 46
Enterobiasis 119
Enthesiopathie 103
Enthesitis 101
Entropium 171, 173, 175
Entzündung
- akute 3, 5
  - eitrige 3
  - fibrinöse 3
  - hämorrhagische 3
  - seröse 3
- chronische 3, 5
  - granulierende 3
  - granulomatöse 3
- eitrige 3, 5
- fibrinöse 3, 5
- hämorrhagische 3, 5
- seröse 3, 5
Enzephalitis
- Arboviren 154
- neuronale Ak 154
Enzephalopathie
- dysglykämische 155
- hepatische 155
- ischämisch-hypoxische 156
- urämische 155
Eosinopenie 129
Eosinophile Granulomat. mit Polyangiitis (eGPA) 19
Eosinophilie
- simple, pulmonale 12
Ependymome 158
Epidermolysis bullosa 116
Epididymitis 71, 72
Epiduralhämatom (EDH) 157
Epiglottitis 33
Epilepsien 155
Epiphysiolysis capitis (SCFE) 101
Episkleritis 172, 174
Epispadie 73
Epistaxis 34
Epulis 32
Erfrierung 116
Erguss 2
Erosio 172, 174
Erysipel 34, 118
- aurikuläres 35
Erysipeloid 118
Erythema
- migrans 118
- nodosum 117
Erythema exsudativum multiforme 116
Erythrasma 118
Erythroplasie de Queyrat 71
Euthyroid-Sick-Syndrome 146
Ewing-Sarkom 95, 111
- extraskeletaler 97
Exanthem, virales 118
Exogene allergische Alveolitis (EAA) 12
Extrapyramidal-motorische Störung 155

F

Fallot-Tetralogie 25
Familiärer Hyperaldosteronismus
- Typ I 141
- Typ II 141
- Typ III 141
Fanconi-Anämie 180
Fanconi-Syndrom 64
Fasciitis plantaris 103
Fasertyp-Disproportion, Congenitale 167
Fasziitis
- nekrotische 118
- nekrotisierende 96
- noduläre 95, 96
- proliferative 96
Fazioskapulohumerale Muskeldystrophie (FSHD) 166
Fehlbildung, embryonale 91
Felty-Syndrom 135
Fe-Mangel-Anämie 128
Feminisierung, testikuläre 81
Fibroelastom, papilläres 25
Fibromatose
- oberflächliche 96
- tiefe 96
Fibromyalgie 103
Fibromyxoid-Sarkom 96
Fibrosarkom 95, 96
Fibrose, idiopathische pulmonale 13
Fieber-Syndrom 117
Flachwarzen 121
Flecken, melanotische 120
Flügelfell 173
Fokal noduläre Hyperplasie (FNH) 51, 53
Follikulitis 118
- Gram-negative 118
Frameshift 4
Fremdkörper, kornealer 172, 174
Friedreich-Ataxie 155
Frontotemporale Demenzen (FTD) 155
Frostbeulen 116
Frozen shoulder 103
Fundusdrüsenpolyp 41
Fundusvarizen 41
Furunkel 118

G

Gallenblase
- Adenom 56
- Anamnese 56
- Anatomie 57
- Diagnostik 56
- Histologie 57
- Karzinom 56, 58
- Leitsymptome 56
- Tumor 56
- Untersuchung, klinische 56
- Zusatzuntersuchung 56
Gallenblasenadenom 58
Gallengang, Karzinom 58
Gallengangsadenom 58
Gallengangsatresie 58
Gallengangszyste 58
Gallenkolik 23

Sachverzeichnis

Gallenwege
- Adenom 56
- Anamnese 50, 56
- Diagnostik 50, 56
- Karzinom 56
- Leitsymptome 50, 56
- Tumor 56
- Untersuchung, klinische 50, 56
- Zusatzuntersuchung 50, 56

Gangliogliom 158
Ganglion 101, 103
Gasbrand 96
Gastric antral vascular ectasia (GAVE-Syndrom) 41
Gastritis
- akute 39
- akute/aktive 41
- Typ A 41
- Typ B 41
- Typ C 41

Gastrointestinaler Neuroendokriner Tumor (GI-NET) 41
Gastrointestinaler Stromatumor (GIST) 41, 46
Gastroösophageale Refluxkrankheit (GERD) 40
Gastroparese 41
Gastropathie
- hypertensive 39, 41
- reaktive 41

Gefässe
- Anamnese 16
- Ausgangslage 16
- Besonderheit 16
- Diagnostik 16
- Untersuchung, klinische 16
- Verschluss, akuter 18
- Zusatzuntersuchung 16

Gefäss-Malformation 18
Gehörgang-Fremdkörper 35
Gelenk
- Anamnese 100
- Diagnostik 100
- Neoplasie 101
- Serummarker 100
- Untersuchung, klinische 100
- Zusatzuntersuchung 100

Gelenkspunktion 101
Gemini 91
Genital, intersexuelles 80
Genmutation 2
Germinom 159
Gerstenkorn 173
Geschlechtsorgane
- männliche 70
- weibliche 78
  - Anamnese 78
  - Diagnostik 78
  - Untersuchung
    - klinische 78
  - Zusatzuntersuchung 78

Gesichtsschädelfraktur 157
Gestationsdiabetes 91
Giardiasis 46
GI-Blutung 45
Gicht 101, 102
Gigantismus 140
Gingivahypertrophie 32

Gitelman-Syndrom 64
Glaukom 172, 174
- Kongenitales 174
Gleason-Score 71
Gliedergürtel-Muskeldystrophie 166
Glioblastom
- IDH-mutiert 158
- IDH-Wildtyp 158
Gliose, epiretinale 171
Glomerulonephritiden 64
Glomerulonephritis
- Cresentic 67
- extrakapillär-proliferative 67
- membranöse 67
- Membranprolif. 67
- post-infektiöse 67
Glomerulopathie 64
- diabetische 66
- hypertensive 66
Glomerulosklerose, fokal segmentale 66
Glomerulum 63
Glykogenose 52
Glykogenosen 166
Glykogenspeicherkrankheit 2
Gonadoblastom 72
Graft-Infekt 18
Granulom
- epitheloide 3, 5
- histiozytäres 3, 5
- pyogenes 19
Granuloma anulare 117
Granulomatose mit Polyangiitis (GPA) 19
Granulosazell-Tumor 85
Granulozyt 4
Grenzzoneninfarkt 156
Griscelli-Syndrom 120
Grosshirn 151
- Syndrom 152
Guillain-Barré-Syndrom 164
Gumprecht'sche Kernschatten 125
Gynäkomastie 90
- falsche 90

H

Haarzell-Leukämie 134
Hagelkorn 173
Halszyste
- laterale 32
- mediane 32
Hämangioendotheliom 53, 97
Hämangiom 51, 53, 97
- infantiles/juveniles 19
- kapilläres 95
- lobuläres kapilläres 19
Hämatochezie 45
Hämatologie
- Anamnese 124
- Diagnostik 124
- Leitsymptome 124
- Therapie 124
Hämatom 4
- chronisches 96
Hämatopoese 125
- extramedulläre 135
Hämaturie 64, 75
- benigne fam. 66

Hämochromatose 51, 52
- hereditäre 140
Hämorrhagie 2, 4, 128
- diffuse, alveoläre 11, 12
Hämorrhoiden 47
Hämostase 2
Harnblase
- Adenokarzinom 75
- HGPUC 75
- Leitsymptome 70
- LGPUC 75
- Papillom 75
- Plattenepithelkarzinom 75
- PUNLMP 75
- Untersuchung 70
Harnwege 70
Hashimoto-Thyroiditis 145, 146
Haut
- Anamnese 114
- Diagnostik 114
- Untersuchung, klinische 114
Hautwarzen 121
Hedinger-Syndrom 25
Henle-Schleife 63
Hepatitis
- A 52
- B 51, 52
- C 51, 52
- D 52
- E 52
- medik.-toxische 52
- virale 52
Hepatoblastom 53
Hepatomegalie 125
Hepatozelluläres Adenom (HCA) 53
Hereditärer diffuser Magenkrebs (HDGC) 180
Hermansky-Pudlak-Sydrom 120
Herniations-Syndrom 152
Hernie
- axiale 40
- paraösophageale 40
Herpangina 32
Herpes
- genitalis 118
- labialis 118
Herpes-Ösophagitis 40
Herz
- Anamnese 22
- Karzinoid-Syndrom 25
- Leitsymptom 22
- Makroskopie (post-mortem) 22
- Metastase 25
- Mikroskopie (post-mortem) 22
- Sarkom 25
- Untersuchung
  - intravitale 22
  - klinische 22
- Zusatzuntersuchung 22
Herzerkrankung
- hypertensive 26
- ischämische 26
- valvuläre 26
Herzinfarkt ▶ Myokardinfarkt
Herzinsuffizienz 24
Herztod, plötzlicher 24
Hiatus leucaemicus 125
Hidradenitis suppurativa 80, 117
Hidradenom, papilläres 80

Hinterstrang-Syndrom 153
Hippel-Lindau-Syndrom 178
Hirnabszess, bakterieller 154
Hirngefässe 151
Hirnstamm 151
Hirnstammsyndrome 157
Hirnverletzung 157
Histiozytom, benignes fibröses 96
Hoden 70
– Anatomie 71
– Histologie 71
– Infektionen 70
– Leitsymptome 70
– Metastase 72
– Pathologie 71
– Trauma 72
– Untersuchung 70
Hodentorsion 72
Hodentumor 71
Hodgkin-Lymphom, klassisches 134
Holoprosenzephalie 154
Hordeolum 171, 173, 175
Horner-Syndrom 175
Hornhaut-Pathologien 172
Hornhautulcus 172, 174
Hornhautverkrümmung 173
Hörsturz 35
Hörverlust 35
HSV-Enzephalitis 154
Hufeisenniere 65
Hunter-Glossitis 32
Hürthle-Zell-Adenom 147
HWS-Schleuderverletzung 157
Hydatidenzyste 79, 84
Hydranetitis suppurativa 79
Hydrocephalus
– malresorptivus 157
– occlusus 157
– ex vacuo 157
Hydrops
– fetalis 91
– placentae 91
Hydroxylapatit-Arthropathie 102
Hydrozele 72
Hygrom 101
Hymenalatresie 79, 81
Hyp-/Anosmie 34
Hyperaldosteronismus 141, 167
Hyperämie 2
– aktive 4
– passive 4
Hyper-IgE-Syndrom 127
Hyper-IgM-Syndrom 127
Hyperlaxizität 103
Hyperparathyroidismus
– Myopathie 167
– primärer 147
– sekundärer 147
– tertiärer 147
Hyperplasie 3, 5
– atypische
  – duktale 90
  – lobuläre 90
– endometriale
  – mit Atypie 83
  – ohne Atypie 83
– gewöhnliche duktale 90
– Rachenmandel 31, 33

– zystisch-lymphatische 32
Hyperprolaktinämie 90
Hypersensitivitätsreaktion ▶ Allergie
Hypertensive Enzephalopathie (HTE) 157
Hyperthyreose-Myopathie 167
Hyperthyroidismus 145
Hypertonie, pulmonale 11
Hypertrophie 5
Hypogonadismus 72
Hypomelanose, Blaschko-lineare 120
Hypoparathyroidismus 147
– Myopathie 167
Hypophyse
– Anamnese 138
– Aufbau 139
– Leitsymptome 138
– Metastasen 140
– Tumor 139
– Untersuchung, klinische 138
Hypophysenadenom 140, 159
Hypophysen-Apoplex 140
Hypophysen-Karzinom 140
Hypophysitis
– granulomatöse 140
– IgG4-assoziierte 140
– lymphozytäre 140
Hypopituitarismus 139, 140
Hypoplasie 135
Hypospadie 73
Hyposphagma 172, 174
Hypothyreose-Myopathie 167
Hypothyroidismus 145
Hypoxämie 9

I

Ichthyosis vulgaris 116
idiopathic pulmonary fibrosis (IPF) 8
Idiopathische bilaterale NNR-Hyperplasie (IAH) 141
Idiopathische pulmonale Fibrose 13
IgA-Mangel 127
IgA-Nephropathie 67
IgA Vaskulitis 19
Ikterus 50, 51
Ileus
– funktioneller 46
– mechanischer 46
– paralytischer 46
Immunantwort
– angeborene/unspezifische 2
– normale 2, 4
– pathologische 2
Immundefekt 2
Immungranulom 3
Impetigo contagiosa 118
Impingement-Syndrom 102
Induratio penis plastica 71, 73
Infarkt 2
– anämischer 4
– hämorrhagischer 4
– lakunärer 156
– roter 4
– weisser 4
Infertilität 72
Inklusionszysten 84
Innenohr 31

interstitial lung disease (ILD) 8
Interstitium 9
Intrahepatische cholangiozelluläres Karzinom (iCCC) 51
Intraventrikuläre Hirnblutung (IVH) 156
Intrazerebrale Blutung (ICB)
– hypertensive 156
– tiefe 156
Inzidentalom 141
IRDS 10
Iridozyklitis 172
Iris-Melanom 173, 175
Iris-Prolaps 173, 175
Ischämie 2
– chronische mesenteriale 46

J

Jodmangel 146

K

Kalottenfraktur 157
Kammerflimmern 23
Kammertachykardie 23
Kanalopathie, kardiale 24
Kaposi-Sarkom 19, 97
Kapsulitis, adhäsive 103
Karbunkel 118
Kardiomyopathie 22, 23, 24
– arrhythmogene ventrikuläre 27
– dilatative 26
– hypertrophe 26
– restriktive 27
– unklassifizierte 27
Kardiotoxizität
– Chemo-induzierte 24
– Kokain-induzierte 24
– Strahlen-induzierte 24
Karpaltunnelsyndrom 103, 164
Karzinoid 11
– Tumor 46
Karzinom (SCLC)
– adenosquamöses 11
– Adrenocorticales 141
– cholangiozelluläres 53
– embryonales 72, 85
– grosszelliges, neuroendokrines 11
– hepatozelluläres 53
– inflammatorisches 90
– invasives
  – duktales 90
  – lobuläres 90
– inversives seröses 85
– kleinzelliges 11
– kolorektales 47
– Larynx 33
– Lymphoepitheliales 33
– muzinöses 90
– papilläres 5
– Plattenepithel 11
– seröses tubares intraepitheliales 84
– sinunasales undifferenziertes 34
– tubuläres 90
Katarakt 171, 172, 174
Katzenkratzkrankheit 118

Kawasaki-Syndrom 19
Keimzellneoplasie in situ 72
Keimzelltumor, gemischter 72
Keratitis 171
- akute 172, 174
- neuroparalytica 172, 174
- photoelectrica 173, 175
Keratokonjunktivitis vernalis 172, 174
Keratokonus 173, 175
Keratoma sulcatum 118
Keratose
- aktinische 121
- seborrhoische 121
Kinetosis 35
Knochen
- Anamnese 108
- Diagnostik 108
- Dysplasie, fibröse 111
- Fraktur 110
- Fraktur-Heilung 110
- Frakturkallus 110
- Metastasen 111
- Mosaik-Muster 109
- Neoplasien, hämatologische 111
- Riesenzelltumor 111
- Strukturen 109
- Tumor 108
- Untersuchung, klinische 108
- Zellen 109
- Zusatzuntersuchung 108
Knochenbälkchen, nekrotische 109
Knochennekrose, aseptische 110
Knochen-Nekrose 101
Knochenzyste
- aneurysmatische 111
- juvenile 111
Knoten-Struma 146
Knudson-Hypothese 178
Kolitis 44
- ischämische 47
- mikroskopische 47
- pseudomembranöse 47
Kollagenose 101, 102
Kollagensynthese-Erkrankungen 103
Kolpitis 81
Koma, hypophysäres 140
Komplexes regionales Schmerzsyndrom 102
Kompressionsneuropathien 163
Konjunktivitis 171, 173, 174
- allergische 172, 174
- bakterielle 172, 174
- Chlamydien 172
- papilläre 171
- sicca 172, 174
- virale 172, 174
Kontaktdermatitis, toxische 116
Kontaktekzem, allergisches 116
Kontaktgranulom 33
Koronare Herzkrankheit (KHK) 24, 26
Koronarischämie, relative 24
Kraniopharyngeom 140, 159
Kretinismus 146
Krise, thyreotoxische 146
Kristallopathie 64
Krukenberg-Tumor 41
Kryoglobulinämische Vaskulitis 19
Kryptogen organisierende Pneumonie (COP) 13

Kryptorchismus 72

L

Labyrinthitis 35
Laktoseintoleranz 46
Lambert-Eaton-Syndrom 165
Lambliasis 46
Langerhans-Zell-Histiozytose 159
Langerhanszell-Histiozytose (LCH) 12
Larva migrans 119
Laryngitis
- acuta 33
- chronische unspezifische 33
- subglottica 33
Larynx 10, 30
- Anatomie 31
- Pathologie 31
Larynx-Tbc 33
Leber
- Abszess 53
- Anamnese 50
- Diagnostik 50
- Erkrankung, alkoholische 52
- Fibrose 53
- Histologie 51
- Läsion 51
- Leitsymptome 50
- Pathologie 51
- Transplantatabstossung 52
- Untersuchung, klinische 50
- Zusatzuntersuchung 50
- Zyste 53
Leberfibrose 53
Leberinfarkt, anämischer 52
Lebermetastase 53
Leberstauung 52
Lebertumor 50
Leberverfettung 52
Leberzellapoptose 51
Leberzirrhose 53
Leiomyom 83, 95, 96
- vaskuläres 96
Leiomyosarkom 83, 95, 96
Leishmaniose 119
Lentigo
- senilis 120
- simplex 120
- solaris 120
Lepra 165
- Lepromatöse 118
- Tuberkuloide 118
Leriche-Syndrom 18
Leukämie 124
- akute
  - lymphatische 126
  - myeloische 126
  - Pro-Myelozyten 126
- chronische
  - lymphatische 134
  - myeloische 126
Leukozyten-Adhäsions-Defizit 127
Leukozytopenie 129
Leukozytose 129
Lewis-Sumner-Syndrom 165
Lewy-Body-Demenz 155
Leydig-Zelle 71

Leydigzell-Tumor 71, 72, 85
Lichen
- ruber (planus) 117
  - oraler 32
- sclerosus et atrophicus 117
- simplex chronicus 116
Liddle-Syndrom 64
Lidspaltenfleck 173
Lidtumor
- benigner 173
- maligner 173
Lidverletzung 173
Li-Fraumeni-Syndrom (LFS) 181
Limbusdermoid 175
Linsen(sub)luxation 173, 175
Lipidmyopathien 166
Lipidsenker-Myopathie 167
Lipoblastom 96
Lipohyalinose 156
Lipom 95, 96
Liposarkom 95
- dedifferenziertes 96
- gut differenziertes 96
- myxoides 96
- pleomorphes 96
Lippen-Kiefer-Gaumen Spalte 32
Livedoerkrankungen 116
Löffler-Endokarditis 25
Löffler Syndrom 12
Löfgren-Syndrom 101
Loge-de-Guyon-Syndrom 103, 164
Long-QT-Syndrom 24
Louis-Bar-Syndrom 181
Lungenembolie 11, 23
Lungenerkrankung
- interstitielle 10
- obstruktive 10
Lungeninfarkt 11
Lungenödem, akutes 11
Lungenstauung, chronische 11
Lungentumor 8
Lupus
- erythematodes 117
- vulgaris 118
Lupusnephritis 66
Luxation 171
Lyme Arthritis 102
Lymphadenitis 134
Lymphadenopathie 125
- reaktive 134
Lymphangioleiomyomatose (LAM) 12
Lymphangiom 19, 97
Lymphangitis 19
Lymphknoten-Schwellung 133
Lymphödem 19
Lymphom 72
- Anamnese 132
- Engramme 133
- follikuläres 134
- Hodgkin 134
- kleinzelliges
- lymphozytisches 134
- Leitsymptome 132
- Lymphoplasmozytisches 134
- malignes 134
- Non-Hodgkin 134
- Tonsille 33
- Untersuchung, klinische 132

Lymphozyt 4
Lymphozyten-prädominantes Hodgkin-Lymphom 134
Lymphozytom 118
Lynch-Syndrom 180

M

Macula densa 63
Madura-Fuss 119
Magen
– Adenokarzinom 41
– adenomatöser Polyp 41
– hyperplastischer Polyp 41
– Karzinom, hereditäres 41
– Neoplasie 39
Magenulkus 23, 39, 41
Makroangiopathien 156
Makrophage 4
Makuladegeneration 172
– Altersbedingte 171
Makulaödem 172
Malabsorption 46
Malakoplakie 75
Malassezia-Follikulitis 119
Maldescensus testis 72
Mallory-Denk-Hyalin 51
Mallory-Weiss-Syndrom 39, 40
Mamillen-Piercing 90
Mamma
– Anamnese 88
– Aufbau 89
– Diagnostik 88
– Fibroadenom 90
– Leitsymptome 88
– Narbe, radiäre 90
– Neoplasie 89
– Papillom, intraduktales 90
– Pathologie 89
– Untersuchung, klinische 88
– Zusatzuntersuchung 88
Mantelzell-Lymphom 134
Marcus-Gunn-Pupille 173
Marfan-Syndrom 25
Marginalzonen-Lymphom 134
Masern 118
Mastitis 89, 90
Mastopathie 88, 90
Mastozytose 126
Mayer-Rokitansky-Küster-Syndrom 82
May-Thurner-Syndrom 18
Meckel-Divertikel 46
Medial tibial stress syndrome 103
Medianusläsion, proximale 164
Mediaverkalkung 18
Medulloblastom
– „Gruppe 3" 159
– „Gruppe 4" 159
– SHH-aktiviertes 159
– WNT-aktiviertes 159
Megakolon 47
– toxisches 47
Megaureter 65, 74
Melanom
– akrolentiginöses 120
– familiäres 181
– Lentigo maligna 120

– malignes 120
– noduläres 120
– superfiziell
– spreitendes 120
Melanosis conjunctivae 175
Ménétrier-Syndrom 41
Meningeom 159
– anaplastisches 159
– atypisches 159
– „benignes" 159
Meningeosis carcinomatosa 159, 164
Meningeosis lymphomatosa 164
Meningitis, bakterielle 154
Mening(oenzephal)itis, virale 154
Meningokokken-Sepsis 118
Meniskusläsion 101, 103
Meralgia paraesthetica 164
Mesoderm 95
Metaplasie 3, 5
Migräne 155
Mikroangiopathie 156
– thrombotische 65
Mikroskopische Polyangiitis (MPA) 19
Mikrozephalie 154
Milchglashepatozyt 51
Miller-Fisher-Syndrom 164
Milz
– chronische Malaria 135
– Hämangiom 135
– septische 135
– wandernde 135
Milzatrophie 135
Milzinfarkt 135
Milzruptur 135
Milzstauung 135
Minimal Change Disease (MCD) 66
Mirizzi-Syndrom 57, 58
Mitochondriale Myopathien 166
Mitochondriopathie 2
Mitralklappen
– Insuffizienz 25
– Stenose 25
– Prolaps 25
Mittelgesichts-Fraktur
– laterale 34
– zentrale 34
Mittellinien-Gliom 158
Mittelohr 31
Mixed connective tissue disease (MCTD) 104
Molluscum contagiosum 118, 173
Monoarthritis 101
Mononeuropathia multiplex 165
Mononeuropathie, diabetische 173
Mononukleose 33
Monozyt 4
Monozytopenie 129
Morbus 47
– Addison 139, 141
– Basedow 145, 146
– Behcet 19
– Besnier-Bock-Schaumann 117
– Bourneville Pringle 181
– Bowen 32, 71
– Bruton 127
– Bürger 19
– Crohn 45, 47
– Cushing 139, 140
– Gaucher 135

– Hurler 135
– Meniere 35
– Nieman-Pick 135
– Ormond 74
– Osgood-Schlatter 101
– Paget 80, 89, 90
– Paget der Brust 121
– Parkinson 155
– Still 101, 117
 – adulter 102
– von Recklinghausen 181
– Wegener 12, 19
– Whipple 46
– Wilson 2, 52, 155
Morton-Metatarsalgie 164
Motion sickness 35
Mukoviszidose 10
Mukozele 32, 34
Müller-Agenesie 82
Müller-Dysgenesie 82
Multiminicore-Krankheit 167
Multiple Endokrine Neoplasie (MEN) 179
– Typ 1 (MEN1) 180
– Typ 2 (MEN2) 180
Multiple Sklerose (MS) 154
Multisystematrophie 155
Mumps, epidemica 32
Mundhöhle 30
Muskeldystrophien 166
Muskelruptur 101, 103
Muskulatur
– Anamnese 162
– Diagnostik 162
– Untersuchung, klinische 162
MUTYH-assoziierte Polypose (MAP) 180
Myasthenia gravis 165
Myasthenie, medikamenten-induzierte 165
Mycosis Fungoides (MF) 121, 134
Myelinolyse, zentrale Pontine 155
Myelodysplastische Syndrome (MDS) 126
(Primäre) Myelofibrose (MF) 126
Myelomniere 64
Myelose, funikuläre 155
Mykobakteriosen 118
Myokardinfarkt 23, 24
Myokarditis 23
– bakterielle 24
– eosinophile 24
– Erreger, seltene 24
– granulomatöse 24
– Kollagenose 24
– rheumatische 24
– riesenzell 24
– virale 24
Myopathie 103, 163
– bei Hypercortisolismus 167
– nekrotisierende 167
– Neoplasie-assoziierte 167
– zentronukleäre 167
Myositis 101
– infektiöse 167
– okuläre 172, 174
– proliferative 96
Myotone Dystrophie (MD) 166
Myringitis 35
Myxödem-Koma 146
Myxofibrosarkom 96

Myxom 95
- intramuskuläres 97
Myzetom 119

N

Naevus flammeus 18
Narbengewebe 3, 5
Narkolepsie 155
Nase 30, 31
- Anatomie 31
- Fraktur 34
- Fremdkörper 34
- Pathologie 31
Nasenatmungsbehinderung 34
Nasenfistel 34
Nasenfurunkel 34
Nasenseptum
- Deviation 34
- Perforation 34
Nasenzyste 34
Natriumkanalerkrankungen 166
Nävus 175
- Blauer 120
- dermaler melanozytischer 120
- dysplastischer 120
- melanozytärer 120
Nebenhoden 70
- Anatomie 71
- Histologie 71
- Infektionen 70
- Leitsymptome 70
- Untersuchung 70
Nebenhöhlen-Melanom 34
Nebenmilz 135
Nebenniere
- Anamnese 138
- Aufbau 139
- Leitsymptome 138
- Tumor 139
- Untersuchung, klinische 138
Nebenschilddrüse
- Anamnese 144
- Aufbau 145
- Untersuchung, klinische 144
Necrobiosis lipoidica 117
Nekrose 3
- aseptische 101
Nemalin-Myopathie 167
Neoplasie 5, 19
- gynäkologische 78
- intraepitheliale 82
- mesenchymale 95
- prostatische intraepitheliale 73
- rundzellige 95
- zervikale 82
Nephritis
- hereditäre 66
- tubulointerstitielle
  - akute 63, 64
  - chronische 63, 64
Nephroangiosklerose 65
Nephroblastom 65
Nephron 63
Nephrosklerose, benigne 65
Nervenscheidentumor 95, 97
Netzhautablösung 171

Neurinom 97, 159
Neuritis vestibularis 35
Neuro-Behçet-Syndrom 154
Neuroblastom 141
- olfaktorisches 34
Neuroborreliose 154, 165
Neurodermatitis circumscripta 117
Neuroendokriner Tumor (NET) 46
Neurofibromatose 159, 178, 181
Neurolymphomatose 165
Neuromyelitis optica (NMO) 154
Neuropathien, hereditäre 165
Neurosarkoidose 154
Neurosyphilis 154
Neurotuberkulose 154
Nicht ossifizierendes Fibrom (NOF) 111
Nicht-Spezifische interstitielle Pneumonie (NSIP) 13
Niere
- Adenom, papilläres 65
- Agenesie 65
- Anamnese 62
- Aplasie 65
- Diagnostik 62
- Dysplasie 65
- Ektopie 65
- Hypoplasie 65
- Kontrastmittel 65
- Malrotationen 65
- Transplantat-Abstossung 65
- überzählige 65
- Untersuchung, klinische 62
- Zusatzuntersuchung 62
Nierenadenom 65
Nierenarterienstenose 65, 128
Nierendysplasie, multizystische 65
Niereninfarkt 65
Niereninsuffizienz
- akute 63, 64
- chronische 64
Nierenvenenthrombose 65
Nierenzell-Karzinom 65
Nierenzyste 65
NNR-Adenom 141
NNR-Insuffizienz 141, 167
Nodulär regenerativeHyperplasie (NRH) 52
Non-Hodgkin-Lymphom 95
Normaldruck-hydrozephalus (NPH) 157
Nutcracker-Syndrom 18

O

Obstruktives Schlafapnoe-Syndrom (OSAS) 11
Ödem 2, 4
Offenwinkelglaukom 171
Ogilvie-Syndrom 47
Ohr 30
- Anatomie 31
- äusseres 31
- Pathologie 31
Okulopharyngeale Muskeldystrophie (OPMD) 166
Oligoarthritis 101
Oligodendrogliom, anaplastisches 158
Onkologie
- Benignitätskriterien 3
- Deletion 3, 4

- Driver-Mutation 3
- Duplikation 4
- Grading 3
- Grundprinzipien 5
- Malignitätskriterien 3
- Mutation 3
- Passenger-Mutation 3
- (Proto-)Onkogen 3
- Punktmutation 3, 4
- Staging 3
- Translokation 3, 4
- Tumor-Parenchym 3
- Tumor-Stroma 3
- Tumorsuppressorgen 3
Onkozytom 65
Onychomykose 119
Ophthalmie, sympathische 172
OPSI-Syndrom 135
Optikusneuropathie 172
Optikusneuropathie (AION), anteriore ischämische 174
Orbitaphlegmone 173, 175
Orbitawandfraktur 175
Orchitis 71, 72
Orf 118
Organe
- primäre lymphatische 124
- sekundäre lymphatische 132
organizing pneumonia (OP) 13
Ösophagitis 23
- eosinophile 39, 40
Ösophagus
- Adeno-CA 40
- Divertikel 40
- Fremdkörper-Perforation 40
- hyperkontraktiler 40
- Neoplasie 39
- Plattenepithelkarzinom 40
- Striktur, peptische 40
- Verätzung 40
Ösophagusatresie 40
Ösophagushernie 40
Ösophagus Magen
- Anamnese 38
- Diagnostik 38
- Leitsymptome 38
- Untersuchung, klinische 38
- Zusatzuntersuchung 38
Ösophagusmembran 40
Ösophagusringe 40
Ösophagusruptur 23
Ösophagusspasmen 23, 40
Ösophagusvarizen 39, 40
Ossikel-Luxation 35
Osteitis 101, 103
- deformans 110
- fibrosa cystica 110
Osteoblastom 111
Osteochondrom 111
Osteochondrosis
- dissecans 103
- intervertebralis 102
Osteochondrosis dissecans 101
Osteogenesis imperfecta 110
Osteoidosteom 111
Osteolyse 109
Osteom 34
Osteomalazie 110

Osteomyelitis
- akute 110
- granulomatöse 110

Osteonekrose 103
Osteopathie, renale 110
Osteopetrose 110
Osteoporose 110
Osteosarkom 111
Otitis
- externa 31, 35
- media 35
  - acuta 35
  - akuta 31
  - chronica
    - simplex 35
- cholesteatosa 35

Otosklerose 35
Ovar
- Endometriose-Zyste 83
- Fibrom 85
- Metastase 85
- polyzystisches 84

Ovarialtorsion 84
Ovarialtumor 85
Ovula Nabothi 82

P

Palpations-Thyroiditis 146
Panarteriitis nodosa 19
Pankreas
- Adenokarzinom
  - azinäres 59
  - duktales 59
- Anamnese 56
- anulare 59
- Aplasie 59
- Diagnostik 56
- divisum 59
- Karzinom 56
- Leitsymptome 56
- Neoplasie, muzinöse 59
- Pathologie 57
- Pseudozyste 57, 59
- Tumor 57
  - neuroendokriner 59
- Untersuchung, klinische 56
- Zusatzuntersuchung 56
- Zystenadenom, seriöses 59

Pankreasgewebe, ektopes 59
Pankreaszyste 59
Pankreatische Intraepitheliale Neoplasie (PanIN) 59
Pankreatitis 23, 57
- akute 57, 59
- chronische 57, 59

Papillitis 171, 174
Papillom, sinunasales 34
Paralysen
- hypokaliämische
- periodische 166

Paraplegie, spastische 155
Parkinson-Demenz 155
Parotitis
- epidemica 32
- marantica 32

PECome 97

Pediculosis
- capitis 119
- corporis 119
- pubis 119

Pelvic inflammatory disease 84
Pelvic inflammatory disease 84
Pemphigoid, bullöses 117
Pemphigoid gestationis 91
Pemphigus vulgaris 117
Penis, Plattenepithelkarzinom 73
Peniskarzinom 70
Periarthropathia humeroscapularis (PHS) 103
Perichondritis 35
Perikarderguss (PE) 23, 24
Perikarditis 23, 24
Perikardtamponade 24
Peripheres Nervensystem
- Anamnese 162
- Diagnostik 162
- Untersuchung, klinische 162

Peritonsillar-Abszess 33
Peroneusläsion 164
Persistierender Ductus arteriosus 25
Persistierendes Foramen ovale 25
Petechie 4
Peutz-Jeghers-Syndrom 180
Peyronie-Krankheit 73
PFAPA-Syndrom 33
Pfortaderthrombose
- intrahepatische 52
- prähepatische 52

Phakomatosen 178, 179
Phäochromozytom 139, 141
Pharyngitis
- akute virale 33
- chronische 33

Pharynx 30
- Anatomie 31
- Pathologie 31

Phenylketonurie 120
Phimose 71
Phlegmone 34, 96, 118
Phrenicusparese 10
Phthiriasis 119
Phylloides-Tumor 89, 90
Pick-Disease 155
Piebaldismus 120
Pillen-Ösophagitis 40
Pilomatrixom 121
Pilz-Sinusititis 34
Pineoblastom 159
Pineozytom 159
Pinguecula 171, 173, 175
Pitted Keratolysis 118
Pituizytom 140
Pityriasis rosea 118
Pityriasis versicolor 119
Placenta
- accreta 91
- increta 91
- percreta 91
- praevia 91

Plasmazelle, reife 4
Plasmozytom/Multiples Myelom 134
Plattenepithelkarzinom 5
- Cervix uteri 82
- Harnblase 75

- oropharyngeales 33
- Penis 73
- sinunasales 34
- Vagina 81
- Vulva 80

Plattenepithelmetaplasie 82
Pleura, Tumor, solitärer fibröser 11
Pleuraerguss 10
Pleurakarzinose 11
Pleuramesotheliom, diffuses, malignes 11
Pleuraplaques 11
Pleuratumor 23
Pleuritis 10, 23
Plexopathien 163
Plexus
- cervicobrachialis 164
- Infraklavikulärer 164
- lumbosacralis 164
- Supraklavikulärer 164

Plummer-Vinson-Syndrom 32, 40
Pneumonie
- akute
  - eosinophile 12
  - interstitielle 13
- alveoläre 10
- Anschoppung 9
- atypische 10
- chronische, eosinophile 12
- Hepatisation
  - graue 9
  - rote 9
- interstitielle 10
- kryptogen organisierende 13
- lymphoide interstitielle (LIP) 12

Pneumothorax 10, 23
Podozyt 63
Poliomyelitis 154
Polyarteriitis nodosa (cPAN) 19
Polyarthritis 101
Polychondritis, relapsing 35
Polycythämie
- bei chronischer Steroid-Einnahme 128
- Paraneoplastische 128
- primäre 128
- reaktive 128
- relative 128
- sekundäre 128

Polycythemia vera (PV) 126, 128
Polymyalgia rheumatica 102, 167
Polymyositis 104, 167
Polyneuropathie 163
- alkoholische 165
- diabetische 165
- distal-symmetrische 165
- (Medikamentös-)Toxische 165
- paraneoplastische 165
- paraproteinämische demyelinisierende 165
- Vitamin-B12-Mangel 165

Polyp
- adenomatöser 47
- endometrialer 79, 83
- endozervikaler 82
- hamartomatöser 47
- hyperplastischer 47
- hyperplastischer 39

Polyradikuloneuropathien 163
Popliteales Entrapment 18

Posteriores reversibles Enzephalopathie-Syndr. (PRES) 157
Postthrombotisches Syndrom (PTS) 18
Post-Transplant Lympho-proliferative Disorder (PTLD) 134
Präeklampsie 91
Presbyakusis 35
Presbyopie 171
Priapismus 71, 73
Primär biliäre Cholangitis (PBC) 51, 52
Primäre Lateralsklerose (PLS) 155
Primär sklerosierende Cholangitis (PSC) 52
Progressive Muskelatrophie (PMA) 155
Prolactinom 140
Prolaps 47
Prolymphozytenleukämie 134
Prostata
– Anatomie 71
– Biopsie 70
– Gleason-Graduierung 70
– Histologie 71
– Karzinom 70
– Leitsymptome 70
– Untersuchung 70
Prostata-Abszess 73
Prostatahyperplasie, benigne 73, 74
Prostatakarzinom 70
Prostata-Karzinom 109
Prostatitis
– akute 73
– chronische 73
Proteindeposition 2
Proteinurie (PU) 64
Pseudohyperaldosteronismus 64
Pseudokrupp 33
Pseudopolyp 47
Pseudotumor cerebri 157
Psoriasis 117
– Arthritis 105
PTEN-Hamartom-Tumor-Syndrom (PHTS) 181
Pterygium 171, 175
– conjunctivae 173
Pulikulose 119
Pulmonale Alveolarproteinose (PAP) 12
Punktmutation 4
Pupillendefekt, relativer afferenter 173
Purin-Nucleotid-Stoffwechsel-Störungen 166
Purpura 4
– Schönlein Henoch 19
Pyelonephritis 63
– akute 64
– chronische 64
Pylorus-Stenose 41
Pyoderma gangraenosum 117
Pyurie 75

Q

Quarzstaublunge 12
Querschnitts-Syndrom 153

R

Rabies (Tollwut) 154
Rachitis 110

Radialisläsion
– Distale 164
– Proximale 164
Radikulitis 164
Radikulopathie 163
– Kompressive 164
Radiodermatitis 116
Rathke-Zyste 140
Raynaud-Syndrom
– primäres 19
– sekundäres 19
Recurrens-Parese 33
Reflux, vesikoureteraler 74
Refluxösophagitis 40
Reinke-Ödem 31, 33
Reizdarmsyndrom 47
Reizfibrom 32
Rektumprolaps 47
Renale tubuläre Azidose 64
Respirationstrakt
– Anamnese 8
– Diagnostik 8
– Untersuchung, klinische 8
– Zusatzuntersuchung 8
respiratory bronchiolitis with interstitial lung disease (RB-ILD) 13
Restitutio ad integrum 3
Restless-Legs-Syndrom 155
Retinitis pigmentosa 172, 174
Retinoblastom 175
– Familiäres 181
Retinopathia centralis serosa 171
Retinopathie
– diabetische 171, 172
– hypertensive 172, 174
Retrobulbärneuritis 171
Retroperitonealfibrose 74
Retropharyngeal-Abszess 33
Reye-Syndrom 52
Rhabdomyom 25, 95, 97
Rhabdomyosarkom 95, 97
Rhinitis
– allergische 34
– atrophicans 34
– chronische 34
Rhinophym 34
Rhinorrhoe 34
Rhinosinusitis
– akute 34
– chronische 34
– granulomatöse 34
Rickettsiose 118
Riedel-Thyroiditis 146
Riesenzell-Arteritis 19
Riesenzelltumor, tenosynovialer 96
Ringelröteln 118
Roemheld-Syndrom 23
Rosazea 34, 117
Roseola infantum 118
Röteln 118
Rubeosis iridis 173, 175
Rückenmark 151
Rückenmarks-Syndrom 153
Rückenschmerz-Syndrom 102

S

SA_2VE-Gruppe 24
Säbelscheidentrachea 10
Salpingitis 79
– granulomatöse 84
– nicht spezifische 84
Salz-und-Pfeffer-Aspekt 11
Sammelrohr 63
Sammelrohrkarzinom 65
SAPHO-Syndrom 105, 117
Sarkoidose 101, 102, 117
– pulminale 12
Sarkom 95
– epithelioides 97
– undifferenziertes pleomorphes 97
Schädelbasisfraktur 157
Schädelfraktur 157
Schädelhirntrauma (SHT) 157
Scharlach 118
Schatzki-Ring 40
Schaumzelle 18
Schilddrüse
– Adenom, follikuläres 147
– onkozytäres follikuläres 147
– Anamnese 144
– Aufbau 145
– Mikrotumor, papillärer 147
– Untersuchung, klinische 144
Schilddrüsenkarzinom
– anaplastisches 145, 147
– follikuläres 145, 147
– medulläres 145, 147
– papilläres 145, 147
– wenig differenziertes 147
Schilddrüsenknoten 145
Schistosomiasis 75, 119
Schläfenbein-Fraktur 35
Schlaganfall 156
Schmerz
– entzündlicher 102
– mechanischer 102
Schneeblindheit 173
Schneider'sches Papillom 34
Schock 2
Schockleber 52
Schuppenflechte 117
Schwangerschaft
– Anämie 91
– Anamnese 88
– Erkrankung 89
– Hypothyreose 91
– Leitsymptome 88
– Untersuchung, klinische 88
Schwangerschafts-Cholestase 91
Schwangerschafts-Fettleber 91
Schwannom 95, 97, 159
Schwartz-Bartter-Syndrom 140
Sehnenruptur 101
Seminom 71, 72
Septumhämatom 34
Seromukotympanon 31
Serotonin-Syndrom 155
Sertoli-Leydigzell-Tumor 85
Sertoli-Zelle 71
Sertoli-Zell-Tumor 72
Severe combined immunodeficiency (SCID) 127

Sézary Syndrom 121
Sheehan-Syndrom 140
Short-QT-Syndrom 24
Sialadenitis
– autoimmune 32
– chronische 32
– granulomatöse 32
Sialoadenose 32
Sialolithiasis 32
Sialometaplasie 32
Sick-Sinus-Syndrom 23, 25
Siderose 2
Silikatose 12
Silikose 12
Sinus-cavernosus-Syndrom 173
Sinusoidal obstruction Syndrome (SOS) 52
Sinusvenenthrombose 156
Sister-Mary-Joseph-Knoten 41
Sjögren-Syndrom 104
Skabies 119
Skleritis 171, 172, 174
Sklerodermie 117
Skleromalazie 171
Sklerose
– fokale 109
– systemische 104
– tuberöse 159
Skrotum, akutes 70
Small-Fiber-Neuropathie 165
Soor 32
Spannungskopfschmerz 155
Speicheldrüse 30
Spermatid 71
Spermatogonie 71
Spermatozele 72
Spermatozoen 71
Spermatozyt 71
Sphincter Oddi, Dysfunktion 58
Spina bifida (SB) 154
Spinale Muskelatrophie (SMA) 155
Spinalkanalstenose 102
Spindelzellsarkom 5
Splenitis, granulomatöse 135
Splenomegalie 125
Spondylarthrose 102
Spondyloarthritiden 101, 102
Spondyloarthritis
– axiale 105
– periphere 105
Spondylodiszitis 102
Spontan bakterielle Peritonitis (SBP) 53
Spontane Subarachnoidalblutung (SAB) 156
Sporadische Einschlusskörpermyositis (IBM) 167
Sporotrichose 119
Sprue
– einheimische 46
– tropische 46
Staphylococcal scaled skin syndrome (SSSS) 118
Steatohepatitis 51
Steroid-Myopathie 167
Stimmband-Karzinom 31
Stimmbandknötchen 31, 33
Stimmband- Papillom 33
Stimmbandpolyp 31, 33
Stimmstörung 33
Stippchengallenblase 58
Stomatitiden 32
STORCH 91

Strahlenthyroiditis 146
Streptokokken-Tonsillitis 33
Stressinvolution 127
Stress-Kardiomyopathie 24
Stromaknoten, endometrialer 79, 83
Stromasarkom, endometriales 83
Stromatumor, gastrointestinaler 39, 95, 97
Strongyloidose 119
Struma 144
Sturge-Weber-Syndrom 178, 181
Subarachnoidalblutung (SAB) 156
Subclavian steal-Syndrom 18
Subduralhämatom (SDH)
– akutes 157
– chronisches 157
Subkortikale arteriosklerot. Enzephalopathie (SAE) 157
Sweet-Syndrom 117
Syndrom
– nephritisches 64
– nephrotisches 64
Syndrome of Apparent Mineralocorticoid Excess 141
Synovialitis 101
Synovialsarkom 95, 97
Synovialzyste 103
Synovitis 103
Syphilis 118
Syringom 121
Systemischer Lupus erythematodes (SLE) 104

T

Tachykardie 23, 25
– ventrikuläre 25
Takayasu-Arteriitis 19
Tako-Tsubo 23
Tarsaltunnelsyndrom 164
Tendinopathie 101
Tendovaginitis 103
Teratom 72
– reifes 85
– unreifes 85
Thalassämie 128
Thekom 85
Thin basement membrane disease 66
Thoracic Outlet Syndrom (TOS) 18, 103
Thrombangiitis obliterans 19
Thrombophlebitis 18
Thrombose 2
– Virchow Trias 4
Thrombozythämie, essentielle 126
Thrombozytopenie 129
Thrombozytose 129
Thrombus 25
Thymitis, lymphofollikuläre 127
Thymom 127
Thymus-Karzinom 127
Thymus-Zysten 127
Thyreoglossus-Zyste 146
Thyreopathie
– Amiodaron-induzierte 146
– Lithium-induzierte 146
– nach Radiotherapie 146
Thyroiditis
– akute 145, 146

– de Quervain 145, 146
– postpartale 146
Tiefe Venenthrombose (TVT) 18
Tietz-Syndrom 120
Tinea
– capitis
  – ektotriche 119
  – endotriche 119
– faciei/corporis 119
– inguinalis 119
– pedis/manus/unguium 119
Toxidrom 155
Toxische Knotenstruma 146
Trachea 9, 10
Tracheitis, akute 10
Tracheomalazie 10
Tränenwegsverletzung 173
Transitorische ischämische Attacke (TIA) 156
Translokation 4
Transposition der grossen Arterien 25
Trauma, akustisches 35
Trichomoniasis 81
Trigeminusneuralgie 155
Triglyzeridablagerung 2
Trommelfellperforation 35
Tubargravidität 79, 84
Tubenmittelohrkatarrh 35
Tuberkulose 10
Tuberöse Sklerose 181
Tubukusnekrose 64
Tubulo-villöses Adenom 5
Tubulusapparat 63
Tubulusnekrose 63
Tumor
– brauner 111
– odontogener 32
– retroperitonealer 74
– solitärer fibröser 97
– spermatozytärer 72

U

Übergangskarzinom, gastroösophageales 40, 41
Übertragungsstörung, neuromuskuläre 163
Urat 101
Ureter
– duplex 65, 74
– fissus 74
Urethralklappe 73
Urethritis 71
Urolithiasis
– Calciumoxalat 74
– Cystin 74
– Medikament 74
– Struvit 74
– Urat 74
Urothelkarzinom 70, 75
Urtikaria 116
usual interstitial pneumonia (UIP) 8
Uterus 79
Uveitis
– anterior 171, 172, 174
– intermedia 172
– posterior 172, 174

V

Vagina 79
- Adenokarzinom, klarzelliges 81
- Malignom, sekundäres 81
- Plattenepithelkarzinom 81
- Präkanzerose 81
- Rhabdomyosarkom, embryonales 81

Vaginalseptum 81
Vaginitis 81
Vaginosis 81
Valvulopathie 23
Varikozele 72
Vaskulitiden 116
Vaskulitidis 116
Vaskulitis 11, 101, 165
Vaskulopathie
- Kokain-induzierte 18
- Rx-induzierte 18

Vena Cava Syndrom 18
Ventrikelseptumdefekt 25
Verätzung 116, 172, 174
Verbrennung 116
Verdrängungsanämie 128
Verkalkung
- dystrophe 2
- metastatische 2

Verruca 118
Verrucae
- planae 121
- plantares 121
- vulgares 121

Vestibularis-Ausfall 35
Villitis, chronische 91
Virchow-Knoten 41
Virus-Arthritis 101
Vitalkapazität 9
Vitiligo 120
Von Hippel-Lindau-Syndrom 181
Von-Hippel-Lindau Syndrom 159
Von-Meyenburg-Komplex 53
Vorderhorn-Syndrom 153
Vorhofflattern 23, 25
Vorhofflimmern 23, 25
Vorhofmyxom 25
Vulva 79
- Basalzellkarzinom 80
- Dermatitis, ekzematöse 80
- Lichen planus 80
- Lichen sclerosus 80
- malignes Melanom 80
- Plattenepithelkarzinom 80
- Präkanzerose, nicht invasive 80
- Psoriasis 80

Vulvitis 79, 80

W

Waardenburg-Syndrom 120
Wachstumsfugenstörung 110
Wartenberg-Syndrom 164
Warthin-Tumor 32
Wassermelonen-Magen 41
Web-Stenose 40
Weichteile
- Anamnese 94
- Diagnostik 94
- Leitsymptome 94
- Untersuchung, klinische 94
- Zusatzuntersuchung 94

Weichteilinfektion, nekrotisierende 96
Wermer-Syndrom 180
Wernicke-Korsakoff-Syndrom 155
Whirlpool-Dermatitis 118
Windmole 89, 91
Winkelblock, akuter 172, 174
Wiskott-Aldrich-Syndrom 127

X

Xeroderma pigmentosum 181
X-linked Agammaglobulinemia 127

Z

Zahn-Trauma 32
Zell-Hydrops 3
Zellschädigung 5
Zentralarterien(ast)verschluss 172, 174
Zentrales Nervensystem
- Anamnese 150
- Diagnostik 150
- Leitsymptome 150
- Untersuchung, klinische 150

Zentralvenen(ast)verschluss 172, 174
Zerebralparese 154
Zervizitis
- infektiöse 82
- nicht infektiöse 82

Zöliakie 44, 46
Zoster 118
Zosterkeratitis 173
Zoster-Neuritis 165
Zoster ophthalmicus 173, 175
Zungenbiss 32
Zungengrundstruma 146
Zwerchfellruptur 10
Zylindrom 121
Zystadenolymphom, papilläres 32
Zystadenom
- endometrioides 85
- muzinöses 85
- seröses 85

Zyste
- Corpus luteum 84
- follikuläre 84
- simple 84

Zystitis 71
- bakterielle 75
- granulomatöse 75
- hämorrhagische 75
- interstitielle 75

Zystizerkose 119

Allgemeines Abkürzungsverzeichnis

Mögliche Punkte der Patho-Box:	
Syn.	Synonym(e)
Engl.	englische Übersetzung
Def	Definition
E	Epidemiologie
Ä	Ätiologie
P	Pathogenese
K	Klinik
Ko	Komplikation(en)
D	Diagnostik
DD	Differenzialdiagnose
Ma	Makroskopie
Mi	Mikroskopie/Histologie
T	Therapie
Pr	Prognose

Ä	Ätiologie
AB	Antibiotika
ABGA	arterielle Blutgasanalyse
ACS	Akutes Koronarsyndrom
ADPKD	*engl. Autosomal dominant polycystic kidney disease;* autosomal dominante polyzystische Nierenerkrankung
Af	Atemfrequenz
Ak	Antikörper
Anz.	Anzeichen
art.	arteriell
AZ	Allgemeinzustand
b.	bei
BD	Blutdruck
BGW	Bindegewebe
bGZ	basophile Granulozyten
BM	Basalmembran
BNP	*engl. brain natriuretic peptide*
Bx	Biopsie
BDZ	Benzodiazepine
CA	Carcinom
Ca	Calcium
CF	Cystische Fibrose
CMV	Cytomegalovirus
CTC	Corticosteroide
cvRF	kardiovaskuläre Risikofaktoren
CVI	Achtung, zwei versch. Bedeutungen möglich! Chronisch-venöse Insuffizienz; Cerebrovaskulärer Insult
Cx	Chemotherapie
DD	Differentialdiagnose, differentialdiagnostisch
Def	Definition
DIC	Disseminierte intravasale Coagulopathie
DM	Diabetes Mellitus
DRU	Digital-rektale Untersuchung
D	Diagnostik
Dx	Diagnose
E	Epidemiologie
Ec	Erythrozyten
EGFR	*engl. epidermal growth factor receptor*
eGZ	eosinophile Granulozyten
EKG	Elektrokardiogramm
EPO	Erythropoetin
evt.	eventuell
ex	aus
FA	Familienanamnese
FFP	*engl. Fresh Frozen Plasma;* gefrorenes Frischplasma
Fx	Fraktur(en)
FNP	Feinnadelpunktion
ggf.	gegebenenfalls
gMZ	glatte Muskelzellen
GIT	Gastrointestinaltrakt
GVHD	Graft-versus-Host-Disease
GZ	Granulozyten (vorangestellt n: neutrophil, e: eosinophil, b: basophil)
Hf	Herzfrequenz
hfgst	häufig(ste)
HI	Herzinsuffizienz
HiTu	Hirntumoren
Hk	Hämatokrit
HSV	Herpes-simplex-Virus
HHV	Humane Herpesviren
HT	Hypertonie
idR	in der Regel
iF	in Folge
IHC	Immunhistochemie
iR	im Rahmen
IS	Immunosuppression
J.	Jahre
K	Klinik
KG	Körpergewicht
KM	Kontrastmittel
Km	Knochenmark
Ko	Komplikation(en)
Lc	Leukozyten
LE	Lungenembolie
LJ	Lebensjahre
LiHe	Linksherz
LK	Lymphknoten
LyZ	Lymphozyten
Ma	Makroskopie
Mi	Mikroskopie/Histologie
MI	Myokardinfarkt
MakroPh	Makrophagen
nGZ	neutrophile Granulozyten
NYHA	*engl. New York Heart Association;* Herausgeberin einer weit verbreiteten Klassifikation von Atemnot bei Herzinsuffizienz
o.	oder
P	Pathogenese
PA	persönliche Anamnese
PAS	Periodic Acid Schiff Reaktion (wird im Rahmen eines lichtmikroskopischen Anfärbeverfahrens genutzt)
pAVK	Periphere Arterielle Verschlusskrankheit
PTCA	perkutane transluminale coronare Angioplastie
PTH	Parathormon
PCD	Primäre Cilien-Dyskinesie
ReHe	Rechtsherz
RLS	Restless Legs Syndrom
RM	Rückenmark
Rtg	Röntgen
Rx	Radiotherapie
Pr	Prognose
PY	*engl. pack year;* = Anzahl tgl. konsumierter Zigarettenpackungen x Raucherjahre
Rx	Radiotherapie
scharfB	scharf begrenzt
SLE	Systemischer Lupus Erythematodes
SH	Schleimhaut
SS	Schwangerschaft
SSW	Schwangerschaftswoche(n)
Syn	Synonym(e)
Sz	Schmerz

Allgemeines Abkürzungsverzeichnis

T	Therapie		ZNS	Zentrales Nervensystem
Tbc	Tuberkulose		zB.	zum Beispiel
Tc	Tachycardie		zT.	zum Teil
Tu	Tumor			
T°	Temperaturerhöhung, Fieber		Symbole:	
TPL	Transplantation, Transplantat		ø	nicht, kein, ohne
TVT	Tiefe Venenthrombose		ø	Durchmesser
Tz	Thrombozyten		ø	Durchschnitt
TZA	Trizyklische Antidepressiva		†	Tod, Exitus letalis
u.	und		→	führt zu
ua.	unter anderem		↑	Zunahme, Steigerung
US	Ultraschall		↓	Abnahme, Senkung
v.	von		▶	Verweist auf andere Kapitel, wenn ohne Kapitelangabe: verweist auf Erkrankung auf der selben PathoMap
Vd.a.	Verdacht auf			
va.	vor allem			
VHF	Vorhofflimmern		▫	verweist auf Abbildung
vs.	versus		⚠	seltene, aber gefährliche Erkrankung.
VTE	Venöse Thrombembolie		rote Schrift	merke Patho!
WHO	Weltgesundheitsorganisation		blaue Schrift	merke Klinik!